Kohlhammer

Münchner Reihe Palliative Care
Palliativmedizin – Palliativpflege – Hospizarbeit

Band 21

Schriftleitung

Prof. Dr. med. Gian Domenico Borasio (federführend)
Prof. Dr. med. Monika Führer (federführend)
Prof. Dr. med. Dr. phil. Ralf Jox (federführend)
Prof. Dr. rer. biol. hum. Maria Wasner (federführend)

Prof. Dr. med. Johanna Anneser
Dipl.-Psych. Urs Münch
Dipl.-Soz.-Päd. Dipl.-Theol. Josef Raischl
Prof. Dr. theol. Traugott Roser
Prof. Dr. rer. biol. hum. Henrikje Stanze

Eine Übersicht aller lieferbaren und im Buchhandel angekündigten Bände der Reihe finden Sie unter:

https://shop.kohlhammer.de/muenchner-reihe-palliative-care

Die Herausgeberinnen

Prof. Dr. rer. biol. hum. Henrikje Stanze ist Studiengangsleitung und Professorin im multiprofessionellen Internationalen Master Palliative Care M. Sc. und Professorin im Internationalen Studiengang für Pflege B. Sc. an der Hochschule Bremen.
Prof. Dr. phil. habil. Annette Riedel, M. Sc., ist Professorin für Pflegewissenschaft mit dem Schwerpunkt klinische Pflegepraxis und -forschung an der Hochschule Esslingen.

Henrikje Stanze/Annette Riedel (Hrsg.)

Moral Distress und Moral Injury

Sensibilität, Verantwortung und Sorge
in der Palliative Care

Verlag W. Kohlhammer

Dieses Werk einschließlich aller seiner Teile ist urheberrechtlich geschützt. Jede Verwendung außerhalb der engen Grenzen des Urheberrechts ist ohne Zustimmung des Verlags unzulässig und strafbar. Das gilt insbesondere für Vervielfältigungen, Übersetzungen und für die Einspeicherung und Verarbeitung in elektronischen Systemen.

Pharmakologische Daten verändern sich ständig. Verlag und Autoren tragen dafür Sorge, dass alle gemachten Angaben dem derzeitigen Wissensstand entsprechen. Eine Haftung hierfür kann jedoch nicht übernommen werden. Es empfiehlt sich, die Angaben anhand des Beipackzettels und der entsprechenden Fachinformationen zu überprüfen. Aufgrund der Auswahl häufig angewendeter Arzneimittel besteht kein Anspruch auf Vollständigkeit.

Die Wiedergabe von Warenbezeichnungen, Handelsnamen und sonstigen Kennzeichen berechtigt nicht zu der Annahme, dass diese frei benutzt werden dürfen. Vielmehr kann es sich auch dann um eingetragene Warenzeichen oder sonstige geschützte Kennzeichen handeln, wenn sie nicht eigens als solche gekennzeichnet sind.

Es konnten nicht alle Rechtsinhaber von Abbildungen ermittelt werden. Sollte dem Verlag gegenüber der Nachweis der Rechtsinhaberschaft geführt werden, wird das branchenübliche Honorar nachträglich gezahlt.

Dieses Werk enthält Hinweise/Links zu externen Websites Dritter, auf deren Inhalt der Verlag keinen Einfluss hat und die der Haftung der jeweiligen Seitenanbieter oder -betreiber unterliegen. Zum Zeitpunkt der Verlinkung wurden die externen Websites auf mögliche Rechtsverstöße überprüft und dabei keine Rechtsverletzung festgestellt. Ohne konkrete Hinweise auf eine solche Rechtsverletzung ist eine permanente inhaltliche Kontrolle der verlinkten Seiten nicht zumutbar. Sollten jedoch Rechtsverletzungen bekannt werden, werden die betroffenen externen Links soweit möglich unverzüglich entfernt.

1. Auflage 2025

Alle Rechte vorbehalten
© W. Kohlhammer GmbH, Stuttgart
Gesamtherstellung: W. Kohlhammer GmbH, Heßbrühlstr. 69, 70565 Stuttgart
produktsicherheit@kohlhammer.de

Print:
ISBN 978-3-17-044578-9

E-Book-Formate:
pdf: ISBN 978-3-17-044579-6
epub: ISBN 978-3-17-044580-2

Geleitwort

Bernd Alt-Epping

»*Gesundheitswesen: Pflegende haben ein höheres Suizidrisiko als Ärzte*« – dies schrieb das Deutsche Ärzteblatt (2023) und bezog sich damit auf eine aktuelle epidemiologische Studie von Olfsen et al. (2023). Gemeint war ein *noch* höheres Suizidrisiko als Ärzt:innen in einer bis dahin in diesem Kontext nicht häufig untersuchten Berufsgruppe.

Wir Leser:innen können allenfalls fragmentarisch nachspüren, welche physischen, aber vor allem welche moralischen Belastungen manche Entscheidungs- und Handlungssituationen im Gesundheitswesen mit sich bringen; im Folgenden hierzu ein paar Beispiele:

- Während der Nachtschicht muss eine Pflegefachperson priorisieren (oder rationieren oder triagieren?), zu welchem bzw. welcher Patient:in in Not auf einer 34-Betten-Pflegeheimstation sie als Erstes gehen soll.
- Ein Notarzt muss sich entscheiden, ob der demente Patient im Pflegeheim mit der Aspirationspneumonie besser palliativ begleitet anstatt intubiert und eingewiesen werden soll, oder fragt sich, ob er das ertrunkene Kind nicht vielleicht doch noch länger hätte reanimieren müssen.
- Eine Psychotherapeutin kann einer Familie, die in akuter seelischer Not ist, nicht ausreichend oder zeitnah genug helfen, weil die Ressourcen fehlen oder durch die psychische Situation selbst Hilfe verunmöglicht wird.
- Die Pflegefachperson und die jungen Ärzt:innen auf einer operativen Intensivstation sehen bei einer Patientin im Mehrorganversagen schon lange kein realistisches Therapieziel mehr, können sich aber gegen ihre weisungsbefugten Vorgesetzten nicht durchsetzen und müssen eine aus ihren Augen sinnlose, quälende Therapie entgegen ihren klinischen und ethischen Vorstellungen fortsetzen.

Moralische Belastungen und die damit verbundenen sichtbaren und unsichtbaren Verletzungen sind real und sehr präsent im medizinischen und pflegerischen Alltag. Viele verletzende Situationen betreffen die eigenen Vorstellungen von Pflege und Fürsorge, aber auch Therapiebegrenzungssituationen. Nicht zuletzt aus diesem Grund bilden »palliative« Erkrankungs- und Begleitungssituationen und die damit verbundenen normativen Entscheidungsprozesse brennglasartig die Probleme und Nöte ab, die dort, aber auch in allen anderen Bereichen der Pflege und Medizin auftreten können. Daher stellen die in der Palliativmedizin und Palliative Care anzutreffenden Haltungen und Handlungsweisen möglicherweise paradigmatische Vorgehensweisen im Umgang mit diesen Dilemmata und Verletzungen dar, die –

bei näherer Analyse – möglicherweise hilfreich sein können für Vorgehensweisen in anderen Bereichen der Pflege und Medizin, wie zum Beispiel in der Notfall- und Intensivmedizin.

Aus diesem Grund ist es eine Besonderheit und Kostbarkeit dieses Buches, dass zwar der palliative Handlungskontext explizit adressiert und genannt wird, es letztlich implizit aber auch um den Übertrag dieser handlungsleitenden Prinzipien und Haltungen in die Medizin, in das therapeutische Handeln und in die Pflege insgesamt (»Care«) geht.

Nicht zuletzt vermag Palliative Care eine Haltung von Demut und eine »*readiness to live with questions*« (Saunders, 1997) vermitteln, denn ethische Probleme und der leidvolle Umgang mit Erkrankungen lassen sich eben nicht verlässlich in Konsens, Leidfreiheit und Zustimmung auflösen:

> »*Sometimes we have to bear our inability to understand, to feel as if we are not helping at all and yet to still go on staying close to a patient. It may be our very feeling of helplessness which enables us to meet him on the same level, and often we will find ourselves acknowledging that help has come to the two of us together.*« (Saunders, 1973)

Diese Haltung mag eine Entlastung sein für alle, die im Gesundheitswesen arbeiten, ähnlich wie die Analysen, Theorien und praktischen Erfahrungen der kompetenten Autor:innen, die in diesem Buch zusammengebracht wurden – und das nicht nur für die in der Palliativversorgung Tätigen.

Heidelberg, 10.02.2025
Bernd Alt-Epping

Literatur

Olfson, M., Cosgrove, C. M., Wall, M. M. et al. (2023). Suicide Risks of Health Care Workers in the US. *JAMA*, *330*(12): 1161–1166. https://doi.org/10.1001/jama.2023.15787

Saunders, C. (1973). ›Foreword‹. In: Lamerton R., *Care of the dying* (S. 8). Priory Press.

Saunders, C., Kastenbaum, R. (1997). *Hospice care on the international scene*. Springer Publishing Company.

Inhalt

Geleitwort 5
Bernd Alt-Epping

Vorwort der Herausgeberinnen 11
Henrikje Stanze und Annette Riedel

I Sensibilität – die Bedeutung und die Konsequenzen von Moral Distress und Moral Injury im Bereich der Palliative Care

1 **Definitorische Rahmung von Moral Distress und Moral Injury, Abgrenzungen und Konkretionen** 15
Anna-Henrikje Seidlein, Annette Riedel und Karen Klotz

2 **Moralisches Belastungserleben im Bereich der Palliative Care** 32
Susann May, Felix Mühlensiepen und Henrikje Stanze

3 **Moral Distress an palliativen Versorgungsschnittstellen – die Situation professionell ambulant Pflegender** 49
Julia Petersen

4 **Kinder und Jugendliche – besondere Herausforderungen** 65
Carl Friedrich Classen

5 **Moral Distress und Moral Injury – auslösende Faktoren und Effekte im Kontext der Palliativen Sedierung im Hospiz** 79
Annette Riedel, Karen Klotz und Anna-Henrikje Seidlein

6 **Resilienz und Selbstwirksamkeitserwartung** 99
Thomas Heidenreich und Stephanie Feinauer

II	Verantwortung – der Handlungsbedarf auf professioneller und institutioneller Ebene in der Palliative Care	
7	Institutionsbezogene Verantwortung und der damit verbundene Handlungsbedarf (Ethikkultur) .... *Christian Volberg*	111
8	Bildungsbezogene Verantwortung für Ethikkompetenzen im Rahmen der Palliative Care-Qualifikation .... *Annette Riedel und Henrikje Stanze*	121
9	Individuelle und professionelle Verantwortung .... *Susanne Hirsmüller und Margit Schröer*	137
10	Ethikberatung im Gesundheitswesen als institutionelle Ressource im Umgang mit moralischem Stress .... *Katja Kühlmeyer, Alfred Simon und Georg Marckmann*	151
11	Prävention von Moral Distress und Moral Injury – was kann Advance Care Planning leisten? .... *Settimio Monteverde, Isabelle Karzig-Roduner und Tanja Krones*	165

III	Sorge – für die Qualität in der Palliative Care und für die Mitarbeitenden	
12	Die COVID-19-Pandemie und ihre gesundheitlichen Folgen für medizinisches Fachpersonal .... *Henrikje Stanze*	185
13	Dasein als Sorge im Licht der Vulnerabilität .... *Martin W. Schnell*	191
14	Praktische Gesundheitsethik bei Moral Distress und Moral Injury in der Palliative Care .... *Jürg C. Streuli, Daniel Gregorowius und Hannah V. Schmieg*	201
15	Instrumente und Methoden der moralischen Entlastung im Kontext der Palliative Care-Praxis .... *Urs Münch*	217

IV Exemplarische zukünftige und aktuelle Herausforderungen

16 **Entscheidungen am Lebensende – moralische Spannungsfelder für Gesundheitsfachpersonen** **235**
Steven J. Kranz und Christina Mensger

17 **Moralische Herausforderungen für Pflegefachpersonen in der Langzeitpflege im Spannungsfeld zwischen Palliative Care und Suizidassistenz** **247**
Karen Klotz, Anna-Henrikje Seidlein und Annette Riedel

18 **Professionelle Haltung** **265**
Martina Kern und Henrikje Stanze

19 **Best-Practice-Beispiel zum Umgang mit Bildungsanforderungen im Rahmen von moralisch belastendenden Themen** **283**
Nathalie Castellanos-Herr, Rabea Sandt und Henrikje Stanze

V Zum Abschluss

Zusammenfassung und Ausblick **299**
Annette Riedel und Henrikje Stanze

Verzeichnis der Autorinnen und Autoren **302**

Vorwort der Herausgeberinnen

Henrikje Stanze und Annette Riedel

»Moral Distress« und »Moral Injury« sind Phänomene, die in hochkomplexen, aber auch wiederkehrend ethisch reflexionswürdigen Kontexten und Situationen auftreten. Angesichts dessen erscheint es relevant, das Augenmerk diesbezüglich auch auf Palliative Care und die besonderen ethischen Herausforderungen und Fragestellungen im Rahmen von Palliative Care zu richten, sowohl das potenzielle Vorkommen betreffend als auch die notwendigen Interventionen fokussierend – dies auch im Hinblick darauf, dass beide Phänomene bis dato insbesondere mit dem klinischen Setting in Verbindung gebracht werden, Palliative Care aber in allen Versorgungssettings bedeutsam ist und in der Folge auch professionsübergreifend betrachtet werden muss. Die Analyse im und die Kontextualisierung auf den Bereich der Palliative Care erscheint uns angesichts der dortigen wiederkehrenden ethischen Entscheidungserfordernisse, aber auch aufgrund der besonderen Anforderungen für die Mitarbeitenden als evident. So stellen z. B. die zunehmend wirkenden extrinsischen Faktoren (z. B. die Rahmenbedingungen, knappen Ressourcen) für die eingebundenen Berufsgruppen – sowohl in allgemeinen als auch in spezialisierten palliativen Schwerpunkten – eine Herausforderung für die professionellen moralischen Überzeugungen und Einstellungen der Fachpersonen dar, die zu *Moral Distress* oder gar zu *Moral Injury* führen kann. Demzufolge ist eine spezifizierte Betrachtung dahingehend notwendig, welche Einflussfaktoren wirken und welche Interventionen entlasten.

Die Auseinandersetzung mit der Thematik *Moral Distress* und *Moral Injury* hat uns zunächst vor die Herausforderung gestellt, welche Begriffe wir verwenden und ob wir statt der Anglizismen eine deutsche Übersetzung finden. Gegenwärtig haben die Begriffe *Moral Distress* und *Moral Injury* insbesondere im Zusammenhang mit der Forschung einen hohen Durchdringungsgrad und sind dementsprechend anschlussfähig. Aufgrund dessen haben wir uns als Herausgeberinnen dazu entschieden, uns an den englischen Begriffen zu orientieren, um die entsprechenden Verbindungen zu den Ursprüngen bestehen zu lassen.

Die unterschiedlichen Bezugspunkte in den einzelnen Kapiteln dieses Buches verdeutlichen, dass interdisziplinäre und interprofessionelle Sichtweisen und Expertisen nicht nur verschiedene wissenschaftliche Bezüge herstellen, sondern sich auch in spezifischen Herangehensweisen ausdrücken. Diese Heterogenität verdeutlicht die Perspektivenvielfalt und deren Relevanz in der Palliative Care, insbesondere im Zusammenhang mit ethisch bedeutsamen Bezugspunkten.

Neben einer sehr praxisbezogenen Perspektive ist im Kontext der Thematik zugleich ein wissenschaftlicher Diskurs relevant. Der Sammelband versucht diesem Anspruch Rechnung zu tragen und zugleich die unterschiedlichen, in der Palliative

Care bedeutsamen Berufsgruppen zu berücksichtigen. Ziel ist es, eine Diskussionsgrundlage zu schaffen und im Bereich der Palliativversorgung und Hospizarbeit für die Thematik zu sensibilisieren. So ist in diesem Buch eine Plattform des multiprofessionellen Austauschs entstanden, um interdisziplinäre und interprofessionelle Perspektiven und somit Gesprächsgrundlagen herleiten, entwickeln und vertiefen zu können.

Das Buch gliedert sich in die folgenden vier Bereiche:

- Teil I: Sensibilität – die Bedeutung und die Konsequenzen von Moral Distress und Moral Injury im Bereich der Palliative Care
- Teil II: Verantwortung – der Handlungsbedarf auf professioneller und institutioneller Ebene der Palliative Care-Versorgung
- Teil III: Sorge – für die Qualität der Palliative Care-Versorgung und die Mitarbeitenden
- Teil IV: Exemplarische zukünftige und aktuelle Herausforderungen – die Relevanz vorausschauender Maßnahmen zur Prävention von Moral Distress und Moral Injury
- Teil V: Zum Abschluss

Mit den jeweiligen Kapiteln spannen diese vier Bereiche den Bogen von der Sensibilisierung für die Relevanz der Thematik in der Palliative Care zur Verantwortung bezüglich des Umgangs mit Moral Distress und Moral Injury, weiter zur Sorge für die Mitarbeitenden, deren Entlastung, Wohlbefinden und Berufsverbleib, hin zur Prävention angesichts aktueller und zukünftiger Herausforderungen.

Das Fundament des Buches ist, den Stellenwert und die Bezugspunkte der beiden Phänomene – Moral Distress und Moral Injury – im Palliative Care-Kontext aufzuzeigen sowie mögliche und notwendige Interventionen und Maßnahmen der Reduktion für den spezifischen Bereich darzulegen.

Unser besonderer Dank gilt allen mitwirkenden Autor:innen, ohne deren Expertise das Buch in dieser Breite und Tiefe nicht hätte entstehen können. Wir bedanken uns bei Ralf J. Jox und Gian Domenico Borasio für die Idee zu diesem Vorhaben und das entgegengebrachte Vertrauen in dessen Realisierung. Zudem bedanken wir uns beim Kohlhammer-Verlag für die Unterstützung bei der Erstellung des Sammelbandes.

Bremen und Stuttgart im März 2025
Henrikje Stanze und Annette Riedel

I   Sensibilität – die Bedeutung und die Konsequenzen von Moral Distress und Moral Injury im Bereich der Palliative Care

1 Definitorische Rahmung von Moral Distress und Moral Injury, Abgrenzungen und Konkretionen

Anna-Henrikje Seidlein, Annette Riedel und Karen Klotz

1.1 Einleitung

Die Kernphänomene des vorliegenden Buches – »Moral Distress« und »Moral Injury« – lassen sich als zwei dezidierte Formen moralischen Belastungserlebens verstehen. Unter dem Terminus »Moralisches Belastungserleben«, der international auch als »Moral Suffering« bezeichnet wird (Papazoglou & Chopko, 2017; Rushton, 2024), können folglich noch weitere Erlebensqualitäten, wie bspw. das »Moral Residue« (Epstein & Hamric, 2009; ten Have & Patrão Neves, 2021; Webster & Baylis, 2000) subsummiert werden (Goldbach et al., 2023; Riedel et al., 2023; Riedel & Lehmeyer, 2022; Riedel et al., 2022). Übergeordnet lässt sich für jegliche Formen moralischen Belastungserlebens festhalten, dass es »in der situativen und/oder retrospektiven Bezugnahme zum subjektiven Erleben und individuellen Handeln in der Konfrontation bzw. im Umgang mit moralisch gehaltvollen Situationen« (Riedel et al., 2023, S. 6) entsteht. Übergreifend ist außerdem zu konstatieren, dass moralisches Belastungserleben »während oder im Rückblick auf eine Situation erfahren wird, in der ethische Werte, Prinzipien und moralische Verpflichtungen nicht realisiert werden können bzw. nicht im Einklang mit diesen gehandelt werden kann« (Riedel & Seidlein, 2024). Die Bedeutsamkeit für das professionelle Handeln im Kontext der Palliative Care ist bereits anhand dieser Merkmale antizipierbar und evident.

Das Forschungsfeld des moralischen Belastungserlebens (und darin insbesondere Moral Distress und Moral Injury) wird – davon zeugt die Publikationsdichte, die bei Verwendung dieser Schlagworte sichtbar wird – sehr umfangreich und dynamisch in verschiedenen Disziplinen bearbeitet. Sowohl empirische Arbeiten (bspw. Prävalenzerhebungen in verschiedenen Zielgruppen und Settings durch unterschiedliche Disziplinen wie Psychologie und Pflegewissenschaft) als auch konzeptuell-theoretische Arbeiten (bspw. zum normativen Gehalt der Konzepte und ihrer Definition durch Pflege- und Medizin-/Bioethiker:innen) entwickeln sich seit Jahrzehnten in einem raschen Tempo, welches durch die COVID-19-Pandemie – auch im Kontext der Palliative Care – noch einmal intensiviert wurde (Geng et al., 2024; Park et al., 2024; Beheshtaeen et al., 2023; Nagle et al., 2023; Latimer et al., 2023; Laher et al., 2022; Spilg et al., 2022; Rushton et al., 2022b; Xue et al., 2022; Fish & Lloyd, 2022; Ducharlet et al., 2021).

Dass moralisches Belastungserleben weit verbreitet und höchst relevant ist, ist folglich unstrittig und wird durch zahlreiche nationale und internationale Bemühungen, zumeist Moral Distress und Moral Injury in Häufigkeit und Schweregrad zu erfassen, belegt (z. B., Salari et al., 2022). Auch besteht Einigkeit darüber, dass moralisches Belastungserleben distinkt zu anderen in der Praxis der Gesundheitsversorgung und Pflege wirksamen Belastungs- bzw. Distressformen ist (z. B. somatischer, psychologischer oder spiritueller).

Zugleich könnten die Anforderungen an die Konzepte Moral Distress und Moral Injury nicht höher sein: Sie sollen nicht nur logisch korrekt und angemessen, sondern vor allem auch für die Praxis hilfreich sein, da alle Forschung zu moralischem Belastungserleben einen Problemlösungsanspruch und damit das Ziel der Reduktion moralischer Belastung für die Betroffenen verfolgt. Das anhaltende und sogar zunehmende Interesse an moralischem Belastungserleben ist kein Selbstzweck, sondern liegt in den vielfältigen Auswirkungen begründet, die *alle* Involvierten sowohl auf der Mikroebene (Patient:innen, Fachpersonal) als auch auf der Meso- (Teams, Organisationen) und Makroebene der Gesundheitsversorgung (Sicherstellung der Versorgung) betreffen. So wirken sich Moral Distress und Moral Injury nicht nur negativ auf die psychische und physische Gesundheit des (Pflege-)Fachpersonals aus (Anastasi et al., 2024; Hegarty et al., 2022; Jovarauskaite et al., 2022; Park et al., 2024; Thibodeau et al., 2023; Riedel et al., 2023), sondern gefährden auch die Pflegequalität und Sicherheit der Patient:innen sowie mittel- und langfristig die Fachkräftesituation vermittelt über ihre Einflussnahme auf die berufliche Zufriedenheit und damit die Intention, den Beruf zu verlassen bzw. dies auch tatsächlich umzusetzen (Hally et al., 2021; Corradi-Perini et al., 2021; Laurs et al., 2020; Maunder et al., 2023; Nazarov et al., 2024) (vgl. dazu auch Kapitel 5 in diesem Buch).

Im Rahmen dieses Beitrages wird angesichts der Bedeutung, aber auch der Komplexität der Phänomene Moral Distress und Moral Injury der Versuch unternommen, ihre theoretische Konzeptualisierung einzuordnen und in der Folge für den Diskurs im Kontext der Palliative Care anschlussfähig zu machen und besser nachvollziehen zu können. Im Zuge dieser Rekonstruktion wird zugleich das Verhältnis von Moral Distress und Moral Injury zueinander verdeutlicht. Dazu werden – ausgehend von ihrem jeweiligen Entstehungskontext und entsprechenden Referenzdefinitionen – die Kernelemente dargestellt. Nachfolgend werden wichtige Gemeinsamkeiten und Unterschiede in der Zusammenschau der Konzepte herausgestellt und die Bedeutung der zwei Konzepte für die Palliative Care dargelegt, bevor abschließend Herausforderungen für die zukünftige Auseinandersetzung formuliert werden.

1.2 Moral Distress

Neben »Moral Distress« wird teilweise auch »Moral Stress« unter moralischem Belastungserleben gefasst (Rushton et al., 2021). Dieser wird jedoch auf unterschiedliche Weise konzeptualisiert: Einige Autor:innen nutzen den Begriff des »Moral Stress«, um zuerst einmal die natürliche Reaktion auf das Erkennen und

Erleben einer moralischen Irritation durch die Konfrontation mit einer moralisch gehaltvollen Situation zu beschreiben, in der das eigene moralische Wohlbefinden gestört und moralisches Unbehagen ausgelöst wird. Sie gehen davon aus, dass erst »wenn die Intensität des moralischen Stresses die Fähigkeit der Person übersteigt, sich zu stabilisieren und unversehrt zu bleiben, dies zu Moral Distress oder Moral Injury führen kann« (Rushton et al., 2021, S. 120, eigene Übers.). Andere Autor:innen sehen »Moral Stress« als ein Konzept, dass die Systemebene des Problems von Moral Distress betont und die Aufmerksamkeit weg vom Individuum allein und hin zu Systemfaktoren lenkt (Buchbinder et al., 2023). »Moral Stress« ist demnach ein Resultat »des normalen Betriebs überlasteter Systeme und ist im Gegensatz zu Moral Distress und Moral Injury nicht mit einem Gefühl der Machtlosigkeit in Bezug auf die Patientenversorgung verbunden« (Buchbinder et al., 2023, S. 1, eigene Übers.). Im deutschsprachigen Raum wiederum wurden auch Versuche unternommen, den englischen Begriff des »Moral Distress« mit »Moralischem Stress« zu übersetzen, sodass es sich bei dieser Verwendung um keine eigene bzw. andere Form als »Moral Distress« selbst handelt, sondern lediglich um eine deutschsprachige Entsprechung (vgl. z. B. Monteverde, 2019).

Die Forschung zu Moral Distress blickt seit der Meilensteindefinition durch Andrew Jameton (1984) auf einen umfangreichen empirischen Wissenskorpus zurück. In seinem Buch »Nursing practice: The ethical issues« beschrieb er erstmalig Moral Distress als »negative feelings that arise when one knows the morally correct response to a situation but cannot act accordingly because of institutional or hierarchical constraints« (S. 6). Der Ursprung liegt damit in der Pflege; genauer gesagt in dem Versuch der Pflegeethik, dem moralischen Belastungserleben von Pflegefachpersonen in der Praxis zu mehr Sichtbarkeit zu verhelfen und damit zugleich dessen Bedeutung greifbar zu machen (Jameton, 2013). Jameton selbst beschreibt seinen Definitionsversuch als eine Antwort auf die emotionalen Schilderungen der Pflegenden im Rahmen seiner Lehrveranstaltungen, deren Empfinden in den pflege- und bioethischen Auseinandersetzungen bis dahin nicht abgebildet und damit zugleich marginalisiert wurde (Jameton, 2017). In diesem Sinne lenkt Moral Distress nach wie vor die Aufmerksamkeit auf die »moralische Arbeit« (McCarthy, 2013, S. 5, eigene Übers.) von Pflegefachpersonen. Zwischenzeitlich wurde das Phänomen des Moral Distress auch über die Pflege hinausgehend (Latimer et al. 2023; Kherbache et al., 2022; Ducharlet et al., 2021; Kühlmeyer et al., 2020) umfassend konturiert. Die Genese, der Gegenstand und die Charakteristika von Moral Distress können klar beschrieben werden und sind damit mit der Bezugnahme im Kontext der interprofessionellen Palliative Care vereinbar.

Die Definition von Jameton (1984), nach der die Pflegefachpersonen zwar genau wissen, was richtig wäre, dies aber aus verschiedenen Gründen nicht umsetzen können, wurde seither mehrfach weiterentwickelt. Es lassen sich zahlreiche engere und weitere Definitionen des Phänomens ausmachen (Campbell et al., 2016; Morley et al., 2021; Oelhafen et al., 2024; Wocial, 2016). Was »schon« oder »noch« als Moral Distress betrachtet werden darf, ist also durchaus umstritten. Unterschiede zwischen den Definitionen zeigen sich insbesondere hinsichtlich der Bedingungen der Entstehung bzw. der ursächlichen Auslöser; bspw., ob Moral Distress nur aus »illegitimen Zwängen« resultieren kann, ob derjenige, der Moral

Distress erfährt, aktiv in eine Handlung eingebunden sein muss, oder ob bereits antizipierte Handlungen und/oder sogar allgemeine Entscheidungsumgebungen bzw. Kontexte ausreichen können, um Moral Distress auszulösen (Kolbe & de Melo-Martin, 2023; Walton, 2018). Auch darüber, ob ein moralisches *Urteil* Voraussetzung für das Erleben von Moral Distress ist, besteht Uneinigkeit. So liefern bspw. Morley et al. (2023) eine sehr breite, empirisch basierte Typologie von Subtypen, nach der Moral Distress entweder durch moralische Begrenzung (»Constraint«), Unsicherheit (»Uncertainty«) oder Spannung (»Tension«), aber auch durch ein moralisches Dilemma (»Dilemma«) oder einen moralischen Konflikt (»Conflict«) ausgelöst werden kann.

Während viele Überarbeitungen der Definition von Jameton die Ursachen bzw. Auslöser im Kern beibehalten haben (vgl. z. B. Thomas & McCullough, 2015), schlagen andere – wie Campbell et al. (2016) – eine grundsätzliche Ausweitung der potenziell Moral Distress-auslösenden Situationen vor. Für sie besteht Moral Distress in »einer oder mehreren negativen, auf sich selbst gerichteten Emotionen oder Einstellungen, die als Reaktion auf die wahrgenommene Verwicklung in eine Situation entstehen, die man als moralisch unerwünscht empfindet« (Campbell et al., 2016, S. 6, eigene Übers.). Ebenfalls wurden aus verschiedenen Blickrichtungen empirische und theoretische Modelle und Theorien entwickelt, um die Entstehung von Moral Distress erklären zu können und daraus geeignete Maßnahmen der Prävention und (Nach-)Bearbeitung des moralischen Belastungserlebens abzuleiten (Barlem & Ramos, 2015; Caram et al., 2022; Fry et al., 2002; Goldbach et al., 2023; Guzys, 2021; Ko et al., 2018; Mareš, 2016; Wilson, 2018). Da es *die eine* allgemein anerkannte Theorie des Moral Distress nicht gibt, messen unterschiedliche Instrumente, mit dem Anspruch Moral Distress zu erfassen, letztlich verschiedene Teilaspekte der komplexen Realität, da ihnen zum Teil verschiedene Theorien zugrunde liegen (vgl. dazu auch Houle et al., 2024).Dazu gehören bspw. die »Moral Distress Scale-Revised« (MDS-R) oder das »Moral Distress Thermometer« (MDT) (Tian et al., 2021) oder in Anpassung auf den Palliative Care-Kontext die brasilianische Version des »Moral Distress for Healthcare Professionals« (MMD-HP BR) Instrumentes (Beltrao et al., 2023).

Besonders hervorgehoben sei an dieser Stelle das »deskriptive Modell der Entstehung und Wirkung moralischen Belastungserlebens« von Goldbach et al. (2023; Riedel et al., 2022), welches für den deutschsprachigen Raum erstmals einen umfassenden Erklärungsansatz vorlegt. Es unterscheidet nach Erlebens- und Handlungsdimensionen, die, eingebettet in ein komplexes Zusammenspiel mit kontextuellen Rahmenbedingungen (situativ-professionelle Verfasstheit der Pflegefachperson, moralisch gehaltvolle Situation, Moralischer Kompass, Moralisches Handlungsvermögen und Kontinuum des moralischen Belastungserlebens), die Entwicklung von Moral Distress aufzeigen.

1.3 Moral Injury

Nicht zuletzt im Kontext der COVID-19-Pandemie rückte verstärkt ein weiteres Phänomen in den Fokus, das bislang eher eine untergeordnete Rolle im Zusammenhang mit Settings der Gesundheitsversorgung gespielt hat: »Moral Injury« (Čartolovni et al., 2021; Coimbra et al., 2024; Dean, 2023; Hossain & Clatty, 2021; Park et al., 2024; Riedel & Kreh et al., 2022; Rushton et al., 2022a; Rushton et al., 2021; Thibodeau et al., 2023). Der Ursprung von Moral Injury lässt sich in der Militärmedizin verorten, wo der Psychiater Jonathan Shay dieses Konzept erstmalig im Zusammenhang mit seiner klinischen Arbeit und Forschung mit Soldat:innen sowie Veteran:innen benannte. Die unzureichende Beachtung der moralischen Dimension (und damit einhergehend auch der moralischen Emotionen wie Schuld) innerhalb der bis dato primär unter dem Konzept der posttraumatischen Belastungsstörung (PTBS) erfassten Erfahrungen und behandelten Symptome, wird als bedeutender Antrieb für die Einführung von Moral Injury beschrieben (Griffin et al., 2019).

Shay versteht unter Moral Injury einen »Verrat an dem, was richtig ist; von jemandem, der legitime Autorität besitzt (z. B. im Militär – ein Anführer) in einer Situation, in der viel auf dem Spiel steht« (Shay, 2014, S. 183, eigene Übers.). Moral Injury steht also für eine tiefgreifende psychische Belastung, welche in Folge von Handlungen entsteht, die gegen die persönlichen moralischen oder professionellen ethischen Grundsätze verstoßen (Williamson et al., 2020). Hintergründe zu dieser Definition konkretisiert Shay in seinen Büchern (Shay, 1994, 2002). Im Detail unterscheiden sich die Modelle danach, ob Moral Injury als Resultat einer Verletzung moralischer Überzeugungen ausschließlich durch *Unterlassung*, *Begehen* und/oder das *Beiwohnen (Zeugenschaft)* bei problematischen Handlungsweisen (Fleming, 2022) hervorgerufen wird bzw. werden kann (Shay, 2014). Die zwei derzeit am weitesten verbreiteten Zugangswege stellen die Konzeptualisierung nach Shay in seiner aktuellen Fassung (2014) sowie die von Litz et al. (2009) dar, die jeweils andere Aspekte betonen. Shay hebt besonders das Führungsversagen bzw. den Verrat durch eine Autorität als potenzielle Quelle von Moral Injury hervor. Litz et al. stellen vor allem den Trauma-Aspekt heraus in der Definition von Moral Injury als »Handlungen zu begehen, zu unterlassen, zu bezeugen oder davon zu erfahren, die gegen tief verwurzelte moralische Überzeugungen oder Erwartungen verstoßen« (Litz et al., 2009, S. 696). Andere Definitionen betonen die Auswirkung auf das Selbstwertgefühl und die Identität der Betroffenen (Drescher et al., 2011) und die verminderte Fähigkeit, anderen zu vertrauen (Jinkerson, 2016). Zum Teil schließen Definitionsvorschläge auch bereits konkrete Symptome mit ein, wie bspw. spirituelle Effekte (Carey & Hodgson, 2018; Ducharlet et al., 2021). Spiritualität und Spiritual Care gelten als Schlüsselkonzepte innerhalb des Moral Injury-Paradigmas (Davies, 2023; Graham, 2017). Moral Injury, so die Annahme, erschüttert die Weltanschauung, sodass ggf. auch religiöse Überzeugungen und spirituelle Praktiken ihren Sinn verlieren und existenzielle Fragen (neu) gestellt werden (Molendijk et al., 2022).

Trotz umfangreicher Versuche herauszuarbeiten, wie Moral Injury entsteht, was den Kern des Erlebens für die Betroffenen ausmacht und worin sich ihr klinisches Erscheinungsbild äußert, sind die Definitionen uneinheitlich und es fehlt den theoretischen Modellen zum Teil an empirischer Absicherung. Zahlreiche Instrumente, wie bspw. die »Moral Injury Events Scale«, ziel(t)en bislang darauf ab, die Exposition gegenüber potenziell moralisch verletzenden Ereignissen zu erfassen (sog. »Potentially moral injurous events«, PMIEs). Jüngst werden jedoch auch Instrumente entwickelt, die sich darum bemühen, die Symptome auf ein bestimmtes Ereignis zurückzuführen und damit als Resultat von PMIEs bzw. als Outcome von Moral Injury zu erfassen (Litz et al., 2022; Norman et al., 2024). Im Zusammenhang mit Moral Injury ist ein breites Spektrum von klinischen Erscheinungsbildern möglich, die – anders als Moral Injury selbst – z. T. im »Diagnostic and Statistical Manual of Mental Disorders« (DSM) als Diagnosen vertreten sind. So kann bspw. eine PTBS als Folge von Moral Injury auftreten. Moral Injury selbst wird jedoch derzeit (noch) als Syndrom verstanden, das mit klinisch relevanten psychischen und physischen Problemen bzw. Erkrankungen assoziiert ist. Entsprechend der oben dargestellten Uneinigkeit bzgl. der angemessenen Definition setzt sich dies auch für die klinische Behandlung von Moral Injury fort (Serfioti et al., 2023). So weisen bspw. Richardson et al. (2022) als Ergebnis ihrer Studie darauf hin, dass der bisherige Fokus, Moral Injury vornehmlich als relevantes Konstrukt für den Bereich der Psychotraumatologie oder der Theologie zu betrachten, hinderlich für einen systemischen Blick sei, der nötig wäre, um die Auswirkungen von Moral Injury auf mehreren Ebenen zu erfassen und anzugehen.

1.4 Gemeinsamkeiten und Unterschiede

Ähnlich wie bei dem »unübersichtlichen Konzept« (Giannetta et al., 2020, eigene Übers.) des Moral Distress gibt es auch für Moral Injury keine allgemein anerkannte, konsentierte Definition (Griffin et al., 2019). Zwar wurden bereits Versuche unternommen, die beiden Konzepte für die Militärpsychologie zusammenzuführen (Grimell & Nilsson, 2020); ob und inwiefern eine Übertragbarkeit auf den Kontext der Gesundheitsversorgung und die darin tätigen Professionen möglich ist, ist jedoch noch unklar. Zum Teil werden die beiden Konstrukte auch als Stufen moralischer Eskalation auf einem Kontinuum (Baumann-Hölzle & Gregorowius, 2022; Čartolovni et al., 2021; Ducharlet et al., 2021; Litz & Kerig, 2019; Mewborn et al., 2023; Osifeso et al., 2023; Rushton et al., 2021; Thibodeau et al., 2023) möglicher Antworten auf »moralische Widrigkeiten« (Rushton et al., 2021, S. 120, eigene Übers.) betrachtet. Empirische Untersuchungen zeigen, dass Moral Distress und Moral Injury zwar konzeptuell miteinander verbunden sind, jedoch trotzdem als unterschiedliche Konstrukte betrachtet werden sollten (Whitehead et al., 2023; Riedel & Seidlein, 2024). Entsprechend der unterschiedlichen Definitionen und Modelle, die in den empirischen Untersuchungen zum Einsatz kommen, kann derzeit keine eindeutige und abschließende Antwort darauf gegeben werden, ob Ursachen bzw. Auslöser von Moral Distress und Moral Injury kategorial verschieden sind, oder ob sie sich vor allem durch die Intensität und Dauer des moralischen Belastungserlebens voneinander abgrenzen lassen.

Hinsichtlich der *Symptome* zeigen die Studien klare Überschneidungen von Moral Distress und Moral Injury bzgl. der emotionalen Reaktionen: Ähnlich wie bei Moral Distress können Betroffene, die unter Moral Injury leiden, u. a. Schuld, Frustration, ein Gefühl der Ablehnung und Scham empfinden sowie Schwierigkeiten dabei haben, sich selbst und anderen zu verzeihen. Auch die *Konsequenzen* von Moral Distress und Moral Injury für das individuelle Wohlbefinden und gesundheitsbezogene Outcomes – wie Depression und Substanzabusus – können sich ähneln. PTBS kann in beiden Fällen eine Rolle spielen, wobei das Vorliegen des einen (Moral Distress oder Moral Injury) das andere (PTBS) nicht ausschließt (Barnes et al., 2019). Auch konnte für Pflegefachpersonen sowohl für Moral Distress (Hally et al., 2021; Laurs et al., 2020) als auch für Moral Injury (Hossain & Clatty, 2021; Rushton et al., 2021) u. a. ein Zusammenhang zu dem Verbleib im Beruf bzw. zu Austrittsabsichten nachgewiesen werden.

Neben Gesundheitsfachperson lässt sich in der Moral Injury-Forschung derzeit eine weitere Öffnung des Forschungsfokus zu anderen potenziell hoch gefährdeten Populationen wie Rettungspersonal, Polizei und geflüchtete Menschen beobachten (ter Heide & Olff, 2023). Auch Bioethiker:innen machen inzwischen darauf aufmerksam, dass selbst sie durch die ständige Konfrontation mit der Absurdität, auf der einen Seite hohe Ansprüche vermitteln und leben zu wollen, auf der anderen Seite jedoch in einem kaputten System arbeiten zu müssen, von Moral Injury betroffen sind (Ray, 2024). Besonders hervorzuheben ist deshalb an diesem Punkt die Gemeinsamkeit von Moral Distress und Moral Injury, dass beide als richtige und wichtige Reaktion der Betroffenen auf ein problematisches, »krankhaftes Umfeld« zu deuten sind und nicht als Pathologie eines Individuums (Fourie, 2016; Molendijk et al., 2022; Den et al., 2024). Obwohl sie von Einzelpersonen erlebt werden, sind sie nicht nur durch die Eigenschaften jeder einzelnen Person geprägt, sondern vor allem auch durch die vielfältigen Kontexte, in denen die Person agiert und von denen sie beeinflusst und beschränkt wird (Wilson et al., 2024; Dean et al., 2024). Damit ist ihnen gemein, dass Personen in Machtpositionen Moral Distress- und Moral Injury-Risikofaktoren beeinflussen können (Wilson et al., 2024). Sowohl Moral Distress als auch Moral Injury besitzen damit die unverzichtbare Funktion, auf ethische Probleme und Missstände hinzuweisen, woraus sich ein starker appellativer Charakter ergibt. Für Moral Distress (nicht jedoch für Moral Injury) wird daher diskutiert, dass dieser unsere moralische Sensibilität erhöht und umgekehrt eine erhöhte moralische Sensibilität jedoch auch den Moral Distress intensivieren kann, was z. T. bereits durch empirische Daten belegt wird (Kovanci & Atli Özbaş, 2023; Nejadsarvari et al., 2015; Ohnishi et al., 2019). So könnte das Fehlen von Moral Distress in Situationen, in denen wir ihn als Reaktion auf die Erfahrungen erwarten würden, alarmierend sein (z. B. als Zeichen einer verlorenen/ fehlenden moralischen Sensibilität). Interessant ist zudem, dass sich damit einhergehend das Narrativ im Zusammenhang mit Moral Distress im Laufe der Zeit zum Teil gewandelt hat: Während die einen die sofortige Behebung von Moral

Distress fordern, heben andere den positiven Wert von Moral Distress als Treiber für Veränderung hervor (Morley & Sankary, 2023; Tigard, 2019). Für Moral Injury lässt sich bislang keine ähnliche Beobachtung machen.

1.5 Bedeutung von Moral Distress und Moral Injury in der Palliative Care-Versorgung

Zwar ist das Erleben von Moral Distress und Moral Injury von zahlreichen persönlichen und damit auch kulturellen wie auch von situativen und kontextbezogenen Faktoren abhängig, dennoch lassen sich auf der Grundlage der existierenden Daten einige gängige Situationen und Kontexte vorhersagen, die besonders häufig zur Moral Distress und Moral Injury führen. Hierzu gehören v. a. Entscheidungen am Lebensende und die Wahrnehmung von Übertherapie (Geng et al., 2024; Kovanci & Akyar, 2022; Wilson et al., 2024). Gerade die Tatsache, dass Palliative Care in einigen Bereichen (bspw. auf der Intensivstation) nur zögerlich oder mangelhaft umgesetzt wird, führt zu einer Wahrnehmung von Übertherapie und »Futility« (Sinnlosigkeit) sowie dem Gefühl, ein »gutes Sterben« bzw. einen »guten Tod« nicht gewährleisten zu können – beides gilt als Hauptauslöser von Moral Distress im Zusammenhang mit der Begleitung von Menschen an ihrem Lebensende (St Ledger et al., 2021). Die Selbsteinschätzung, bei der eigenen Arbeit eine gute Sterbebegleitung zu leisten, ist demnach äußerst wichtig, um moralisch belastende Ereignisse zu vermeiden (De Brasi et al., 2021). Die Begleitung von Menschen an ihrem Lebensende wird von Pflegefachpersonen in zahlreichen Studien als eine Hauptquelle moralischen Belastungserlebens angegeben (Geng et al., 2024; Lee et al., 2024; Prompahakul et al., 2021). Die Bedeutsamkeit beider Erlebensformen für den Palliative Care-Kontext ist damit evident (Pereira et al., 2023; Rego et al., 2022; Corradi-Perini et al., 2021).

Aber auch diejenigen, die in der Palliative Care tätig sind, erfahren moralisches Belastungserleben, das u. a. aus der ständigen Konfrontation mit dem Leid(en) von Patient:innen und schlechter Kommunikation sowie Konflikten im Team resultiert (Maffoni et al., 2019). Neuere Arbeiten belegen auch für das Tätigkeitsfeld der Palliative Care die Bedeutung sowohl von Moral Distress als auch von Moral Injury, und deren Relevanz hinsichtlich der Entscheidung die berufliche Position bzw. den Beruf zu verlassen (Stanojević & Čartolovni, 2022).

Angesichts der Konsequenzen beider Phänomene für die Gesundheit und den Berufsverbleib der jeweiligen Profession, aber auch für die Qualität der Versorgung, ist die verantwortungsvolle Auseinandersetzung mit Moral Distress und Moral Injury unerlässlich; dies im Sinne der Prävention wie auch hinsichtlich moralisch entlastender Interventionen (Riedel & Seidlein, 2024; Albisser Schleger, 2023).

Das nachfolgende Schaubild stellt die beiden Phänomene in der Zusammenschau in den Kontext der Palliative Care – trotz oder gerade angesichts ihrer Besonderheiten und jeweiligen Spezifika.

1.6 Herausforderungen und Ausblick

Trotz jahrzehntelanger, umfänglicher Forschung zu Moral Distress und Moral Injury bleiben einige Fragen nach wie vor ungeklärt (Seidlein, 2023). Dies betrifft insbesondere die Definition und inhaltliche Trennschärfe von Moral Distress und Moral Injury (Čartolovni et al., 2021). Sowohl das Modell des Moral Distress als auch das des Moral Injury legt den Schwerpunkt auf verschiedene Arten moralischer Herausforderungen (die sich schwerlich objektivieren lassen, weil sie subjektiv unterschiedlich erlebt werden), die das Gewissen und die moralische Integrität des bzw. der Einzelnen verletzen und dabei starke moralische Emotionen hervorrufen. Das Begriffsverständnis und die Anwendung variieren je nach disziplinärer Perspektive, bspw. zwischen Theologie, Sozialwissenschaften und Philosophie (Molendijk et al., 2022). Mit Blick auf die beiden Ansätze gibt es konzeptionelle Unklarheit hinsichtlich des qualitativen Inhaltes und der begrifflichen Abgrenzungen der Theorien bzw. Erklärungsmodelle. Dies stellt nicht nur ein forschungsmethodologisches Problem dar, sondern ist von unmittelbarer klinischer Bedeutung hinsichtlich der Erfassung (klinisch/diagnostisches Assessment, Prävalenzerhebungen), der Entwicklung von präventiven Maßnahmen der Klinischen Ethik sowie (psycho-)therapeutischen Interventionen. Für die zukünftige Auseinandersetzung gilt es daher, ausgehend von weiterer definitorischer Schärfung und Konsentierung von Moral Distress und Moral Injury, auch das Verständnis über das Zusammenspiel mit und in der Abgrenzung zu anderen relevanten Konzepten wie moralischer Resilienz (Rushton, 2024; Young & Rushton, 2017), ethischer Sensibilität (Christen & Katsarov, 2016; Milliken, 2018), Burnout (Dean et al., 2024) und Second Victim (Chandrabhatla et al., 2022; Shomalinasab et al., 2023) weiter zu klären. Auf der Grundlage eines einheitlichen Verständnisses und der Integration der Konzepte von Moral Distress und Moral Injury können sodann Methoden wie bspw. Edukationsprogramme und Konsultationsservices (vgl. z. B. Amos & Epstein, 2022; Deschenes et al., 2024; Morley & Horsburgh, 2021) (weiter-)entwickelt und erprobt werden und zugleich Evidenz zu jeglichen (v. a. auch strukturellen/organisationsethischen) Ansätzen und Maßnahmen generiert werden, die dazu dienen sollen, Moral Distress und Moral Injury vorzubeugen, zu reduzieren und besser handhaben zu können.

Das heißt in Bezug auf den Palliative Care-Kontext Folgendes: Beiden Phänomenen gilt eine erhöhte Aufmerksamkeit und zugleich bedarf deren situativer oder evaluativer Einbindung und Verknüpfung ein Höchstmaß an Sensibilität und fordert in der jeweiligen Bezugnahme stets eine definitorische Grundlegung.

I Sensibilität

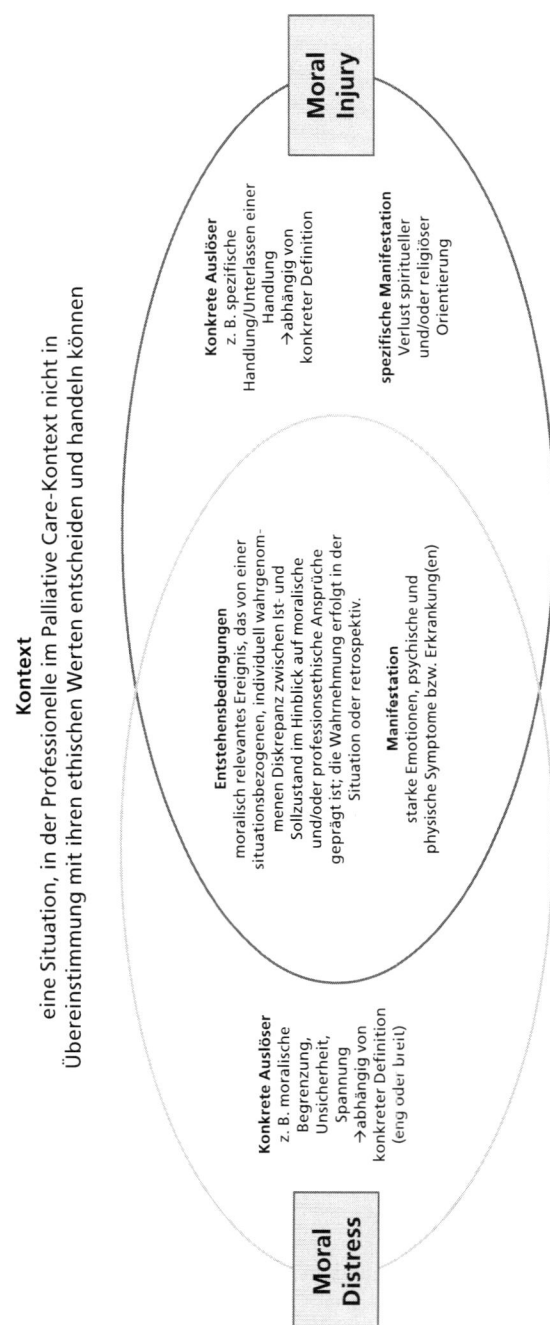

Abb. 1.1: Kernelemente: Auslöser, Situationsbezug, Erleben und Manifestation moralischen Belastungserlebens (angelehnt an Riedel & Seidlein, 2024)

1.7 Literatur

Albisser Schleger, H. (2023). Pflegefachpersonen moralisch entlasten. In A. Riedel, S. Lehmeyer, & M. Goldbach (Hrsg.), *Moralische Belastung von Pflegefachpersonen: Hintergründe – Interventionen – Strategien* (S. 157–176). Springer.

Amos, V. K., & Epstein, E. (2022). Moral distress interventions: An integrative literature review. *Nursing Ethics, 29*(3), 582–607. https://doi.org/10.1177/09697330211035489

Beltrao, J. R.; Beltrao M. R. Bernardelli R. S., et al. (2023). Adaption and validation of the Brazilian version of the Measure of Moral Distress for Healthcare Professionals (MMD-HP BR) in the contetx of palliative care. *BMC Palliative Care, 22*, 254. https://doi.org/10.1186/s12904-023-01277-3

Barlem, E. L., & Ramos, F. R. (2015). Constructing a theoretical model of moral distress. *Nursing Ethics, 22*(5), 608–615. https://doi.org/10.1177/0969733014551595

Barnes, H. A., Hurley, R. A., & Taber, K. H. (2019). Moral Injury and PTSD: Often Co-Occurring Yet Mechanistically Different. *The Journal of Neuropsychiatry and Clinical Neurosciences, 31*(2), A4–103. https://doi.org/10.1176/appi.neuropsych.19020036

Baumann-Hölzle, R., & Gregorowius, D. (2022). Moralische Eskalationen in der Corona-Krise: Ein Eskalationsmodell mit Beispielen aus dem Gesundheitswesen. In A. Riedel & S. Lehmeyer (Hrsg.), *Ethik im Gesundheitswesen* (S. 477–489). Springer.

Beheshtaeen, F., Torabizadeh, C., Khaki, S., et al. (2023). Moral distress among critical care nurses before and during the COVID-19 pandemic: A systematic review. *Nursinig Ethics, 31*(4), 613–634. https://doi.org/10.1177/09697330231221196

Buchbinder, M., Browne, A., Berlinger, N., et al. (2023). Moral Stress and Moral Distress: Confronting Challenges in Healthcare Systems under Pressure. *The American Journal of Bioethics*, 1–15. https://doi.org/10.1080/15265161.2023.2224270

Campbell, S. M., Ulrich, C. M., & Grady, C. (2016). A Broader Understanding of Moral Distress. *The American Journal of Bioethics, 16*(12), 2–9. https://doi.org/10.1080/15265161.2016.1239782

Caram, C. S., Peter, E., Ramos, F. R. S., et al. (2022). The process of moral distress development: A virtue ethics perspective. *Nursing Ethics, 29*(2), 402–412. https://doi.org/10.1177/09697330211033408

Carey, L. B., & Hodgson, T. J. (2018). Chaplaincy, Spiritual Care and Moral Injury: Considerations Regarding Screening and Treatment. *Frontiers in Psychiatry, 9*, 619. https://doi.org/10.3389/fpsyt.2018.00619

Čartolovni, A., Stolt, M., Scott, P. A., et al. (2021). Moral injury in healthcare professionals: A scoping review and discussion. *Nursing Ethics, 28*(5), 590–602. https://doi.org/10.1177/0969733020966776

Chandrabhatla, T., Asgedom, H., Gaudiano, Z. P., et al. (2022). Second victim experiences and moral injury as predictors of hospitalist burnout before and during the COVID-19 pandemic. *PLoS One, 17*(10), e0275494. https://doi.org/10.1371/journal.pone.0275494

Christen, M., & Katsarov, J. (2016). Moral Sensitivity as a Precondition of Moral Distress. *The American Journal of Bioethics, 16*(12), 19–21. https://doi.org/10.1080/15265161.2016.1239787

Coimbra, B. M., Zylberstajn, C., van Zuiden, M., et al. (2024). Moral injury and mental health among health-care workers during the COVID-19 pandemic: meta-analysis. *European Journal of Psychotraumatology, 15*(1). https://doi.org/10.1080/20008066.2023.2299659

Corradi-Perini, C., Beltrao, J. R., & de Castro Oliveira Ribeiro, U. R. V. (2021). Circumstances Related to Moral Distress in Palliative Care: An Intergrative Review. *American Journal of Hospice & Palliative Medicine, 38*(11), 1391–1397. https://doi.org/10.1177/10499091210978826

Davies, M. J. (2023). Spiritual Wounds and Injuries (Part 1): Moral Injury – A Prelude for Spiritual Care Practitioners. *Health & Social Care Chaplaincy, 11*(1), 40–67. https://doi.org/10.1558/hscc.23758

Dean, W., Morris, D., Llorca, P.-M., et al. (2024). Moral Injury and the Global Health Workforce Crisis – Insight from an International Partnership. *New Engl J Med*, 5, 782–784. https://doi.org/10.1056/nejmp2402833

Dean, W. (2023). *If I Betray These Words: Moral Injury in Medicine and Why It's So Hard for Clinicians to Put Patients First.* Steer Forth Press

De Brasi, E. L., Giannetta, N., Ercolani, S., et al. (2021). Nurses' moral distress in end-of-life care: A qualitative study. *Nursing Ethics*, 28(5), 614–627. https://doi.org/10.1177/0969733020964859

Deschenes, S., Kunyk, D., & Scott, S. D. (2024). Developing an evidence-and ethics-informed intervention for moral distress. *Nursing Ethics*, https://doi.org/10.1177/09697330241241772

Drescher, K. D., Foy, D. W., Kelly, C., et al. (2011). An Exploration of the Viability and Usefulness of the Construct of Moral Injury in War Veterans. *Traumatology*, 17(1), 8–13. https://doi.org/10.1177/1534765610395615

Ducharlet, K., Trivedi, M., Gelfand, S. L., et al. (2021). Moral Distress and Moral Injury in Nephrology during the COVID-19 Pandemic. *Seminars in Nephrology* 41(3), 253261. https://doi.org/10.1016/j.semnephrol.2021.05.006

Epstein, E., & Hamric, A. (2009). Moral distress, moral residue, and the crescendo effect. *Journal of Clinical Ethics*, 20(4), 330–342.

Fish, E. C.& Lloyd, A. (2022). Moral distress amongst palliative care doctors working during the COVID-19 pandemic: A narrative-focussed interview study. *Palliative Medicine*, 36(6), 955–963. https://doi.org/10.1177/02692163221088930

Fleming, W. H. (2022). Complex Moral Injury: Shattered Moral Assumptions. *Journal of Religion and Health*, 61(2), 1022–1050. https://doi.org/10.1007/s10943-022-01542-4

Fourie, C. (2016). The Ethical Significance of Moral Distress: Inequality and Nurses' Constraint-Distress. *The American Journal of Bioethics*, 16(12), 23–25. https://doi.org/10.1080/15265161.2016.1239783

Fry, S. T., Harvey, R. M., Hurley, A. C., et al. (2002). Development of a Model of Moral Distress in Military Nursing. *Nursing Ethics*, 9(4), 373–387. https://doi.org/10.1191/0969733002ne522oa

Geng, S., Zhang, L., Zhang, Q. et al. (2024). Ethical dilemmas for palliative care nurses: systematic review. *BMJ Supportive & Palliative Care*. https://doi.org/10.1136/spcare-2023-004742

Giannetta, N., Villa, G., Pennestrì, F., et al. (2020). Instruments to assess moral distress among healthcare workers: A systematic review of measurement properties. *International Journal of Nursing Studies*, 111. https://doi.org/10.1016/j.ijnurstu.2020.103767

Goldbach, M., Riedel, A., & Lehmeyer, S. (2023). Entstehung und Wirkung moralischen Belastungserlebens bei Pflegefachpersonen. In A. Riedel, S. Lehmeyer, & M. Goldbach (Hrsg.), *Moralische Belastung von Pflegefachpersonen: Hintergründe – Interventionen – Strategien* (S. 35–68). Springer.

Graham, L. K. (2017). *Moral injury: Restoring wounded souls.* Abingdon Press.

Griffin, B. J., Purcell, N., Burkman, K., et al. (2019). Moral Injury: An Integrative Review. *Journal of Traumatic Stress*, 32(3), 350–362. https://doi.org/10.1002/jts.22362

Grimell, J., & Nilsson, S. (2020). An advanced perspective on moral challenges and their health-related outcomes through an integration of the moral distress and moral injury theories. *Military Psychology*, 32(6), 380–388. https://doi.org/10.1080/08995605.2020.1794478

Guzys, D. (2021). Moral distress: A theorized model of influences to facilitate mitigation and resilience. *Nursing & Health Sciences*, 23(3), 658–664. https://doi.org/10.1111/nhs.12827

Hally, S. M., Settle, M., & Nelson, B. D. (2021). Relationship Between Moral Distress and Intent to Leave a Position Among Neonatal Intensive Care Nurses. *Advances in Neonatal Care*, 21(6), e191-e198. https://doi.org/10.1097/anc.0000000000000891

Hegarty, S., Lamb, D., Stevelink, S. A. M., et al. (2022). ›It hurts your heart‹: frontline healthcare worker experiences of moral injury during the COVID-19 pandemic. *European Journal of Psychotraumatology*, 13(2), 1–16. https://doi.org/10.1080/20008066.2022.2128028

Houle, S. A., Ein, N., Gervasio, J. et al. (2024). Measuring moral distress and moral injury: A systematic review and content analysis of existing scales. *Clinical Psychology Review, 108*, 102377. https://doi.org/10.1016/j.cpr.2023.102377

Hossain, F., & Clatty, A. (2021). Self-care strategies in response to nurses' moral injury during COVID-19 pandemic. *Nursing Ethics, 28*(1), 23–32. https://doi.org/10.1177/0969733020961825

Jameton, A. (1984). *Nursing practice: The ethical issues*. Prentice Hall.

Jameton, A. (2013). A Reflection on Moral Distress in Nursing Together With a Current Application of the Concept. *Bioethical Inquiry, 10*, 297–308. https://doi.org/10.1016/j.cpr.2023.102377

Jameton, A. (2017). What Moral Distress in Nursing History Could Suggest about the Future of Health Care. *AMA J Ethics, 19*(6), 617–628. https://doi.org/10.1001/journalofethics.2017.19.6.mhst1-1706

Jinkerson, J. D. (2016). Defining and assessing moral injury: A syndrome perspective. *Traumatology, 22*(2), 122–130. https://doi.org/10.1037/trm0000069

Jovarauskaite, L., Murphy, D., Truskauskaite-Kuneviciene, I., et al. (2022). Associations between moral injury and ICD-11 post-traumatic stress disorder (PTSD) and complex PTSD among help-seeking nurses: a cross-sectional study. *BMJ Open, 12*(5), e056289. https://doi.org/10.1136/bmjopen-2021-056289

Kherbache, A., Mertens, E., & Denier, Y. (2022). Moral distress in medicine: an ethical analysis. *Journal of health psychology, 27*(8), 1971–1990. https://doi.org/10.1177/13591053211014586

Ko, H.-K., Chin, C.-C., & Hsu, M.-T. (2018). Moral Distress Model Reconstructed Using Grounded Theory. *Journal of Nursing Research, 26*(1), 18–26. https://doi.org/10.1097/JNR.0000000000000189

Kolbe, L., & de Melo-Martin, I. (2023). Moral Distress: What Are We Measuring? *The American Journal of Bioethics, 23*(4), 46–58. https://doi.org/10.1080/15265161.2022.2044544

Kovanci, M. S., & Akyar, I. (2022). Culturally-sensitive moral distress experiences of intensive care nurses: A scoping review. *Nursing Ethics, 29*(6), 1476–1490. https://doi.org/10.1177/09697330221105638

Kovanci, M. S., & Atli Özbaş, A. (2023). Moral distress and moral sensitivity in clinical nurses. *Research in Nursing & Health*. https://doi.org/10.1002/nur.22366

Kühlmeyer, K., Kuhn, E., Knochel, K. et al. (2020) Moralischer Stress bei Medizinstudierenden und ärztlichen Berufseinsteigenden: Forschungsdesiderate im Rahmen der COVID-19-Pandemie. *Bundesgesundheitsblatt* 63(12): 1483–1490. https://doi.org/10.1007/s00103-020-03244-2

Laher, Z., Robertson, N., Harrad-Hyde, F., et al. (2022). Prevalence, Predictors, and Experience of Moral Suffering in Nursing and Care Home Staff during the COVID-19 Pandemic: A Mixed-Methods Systematic Review. *International Journal of Environmental Research and Public Health, 19*(15). https://doi.org/10.3390/ijerph19159593

Latimer, A., Pachner, T. M., Benner, K., et al. (2023). Palliative and hospice social workers' moral distress during the COVID-19 pandemic. *Palliative and Supportive Care*, 21, 628–633. https://doi.org/10.1017/S1478951522001341

Laurs, L., Blaževičienė, A., Capezuti, E., et al. (2020). Moral Distress and Intention to Leave the Profession: Lithuanian Nurses in Municipal Hospitals. *Journal of Nursing Scholarship, 52*(2), 201–209. https://doi.org/10.1111/jnu.12536

Lee, M. N., Kwon, S. H., Yu, S., Park, S. H., Kwon, S., Kim, C. H., Park, M. H., Choi, S. E., Kim, S., & Kim, S. (2024). Unveiling nurses' end-of-life care experiences: Moral distress and impacts. *Nursing Ethics, 31*(8), 1600–1615. https://doi.org/10.1177/09697330241246086

Litz, B. T., & Kerig, P. K. (2019). Introduction to the Special Issue on Moral Injury: Conceptual Challenges, Methodological Issues, and Clinical Applications. *Journal of Traumatic Stress, 32*(3), 341–349. https://doi.org/10.1002/jts.22405

Litz, B. T., Plouffe, R. A., Nazarov, A., et al. (2022). Defining and Assessing the Syndrome of Moral Injury: Initial Findings of the Moral Injury Outcome Scale Consortium. *Frontiers in Psychiatry, 13*, 923928. https://doi.org/10.3389/fpsyt.2022.923928

Litz, B. T., Stein, N., Delaney, E., et al. (2009). Moral injury and moral repair in war veterans: a preliminary model and intervention strategy. *Clinical Psychology Review*, 29(8), 695–706. https://doi.org/10.1016/j.cpr.2009.07.003

Maffoni, M., Argentero, P., Giorgi, I., et al. (2019). Healthcare professionals' moral distress in adult palliative care: a systematic review. *BMJ Supportive & Palliative Care*, 9(3), 245–254. https://doi.org/10.1136/bmjspcare-2018-001674

Mareš, J. (2016). Moral distress: Terminology, theories and models. *Kontakt*, 18(3), e137-e144. https://doi.org/10.1016/j.kontakt.2016.07.001

Maunder, R. G., Heeney, N. D., Greenberg, R. A., et al. (2023). The relationship between moral distress, burnout, and considering leaving a hospital job during the COVID-19 pandemic: a longitudinal survey. *BMC Nursing*, 22(1), 243. https://doi.org/10.1186/s12912-023-01407-5

McCarthy, J. (2013). Nursing Ethics and Moral Distress: the story so far. *Nursing Ethics*, 20(2), 1–7.

Mewborn, E. K., Fingerhood, M. L., Johanson, L., et al. (2023) Examining moral injury in clinical practice: A narrative literature review. *Nursing Ethics*, 30(7–8): 960–974. https://doi.org/10.1177/09697330231164762

Milliken, A. (2018). Nurse ethical sensitivity: An integrative review. *Nursing Ethics*, 25(3), 278–303. https://doi.org/10.1177/0969733016646155

Molendijk, T., Verkoren, W., Drogendijk, A., et al. (2022). Contextual dimensions of moral injury: An interdisciplinary review. *Military Psychology*, 34(6), 742–753. https://doi.org/10.1080/08995605.2022.2035643

Monteverde, S. (2019). Komplexität, Komplizität und moralischer Stress in der Pflege. *Ethik in der Medizin*, 31, 345–360. https://doi.org/10.1007/s00481-019-00548-z

Morley, G., Bena, J. F., Morrison, S. L., et al. (2023). Sub-categories of moral distress among nurses: A descriptive longitudinal study. *Nursing Ethics*. https://doi.org/10.1177/09697330231160006

Morley, G., Bradbury-Jones, C., & Ives, J. (2021). Reasons to redefine Moral Distress: A feminist empirical bioethics analysis. *Bioethics*, 35(1), 61–71. https://doi.org/10.1111/bioe.12783

Morley, G., & Horsburgh, C. C. (2021). Reflective Debriefs as a Response to Moral Distress: Two Case Study Examples. *HEC Forum*. https://doi.org/10.1007/s10730-021-09441-z

Morley, G., & Sankary, L. R. (2023). Nurturing moral community: A novel moral distress peer support navigator tool. *Nursing Ethics*, 30(6), 885–903. https://doi.org/10.1177/09697330231221220

Nagle, E., Šuriņa, S., & Griškēviča, I. (2023). Healthcare Workers' Moral Distress during the COVID-19 Pandemic: A Scoping Review. *Social Sciences*, 12(7). https://doi.org/10.3390/socsci12070371

Nazarov, A., Forchuk, C. A., Houle, S. A., et al. (2024). Exposure to moral stressors and associated outcomes in healthcare workers: prevalence, correlates, and impact on job attrition. *European Journal of Psychotraumatology*, 15(1), 2306102. https://doi.org/10.1080/20008066.2024.2306102

Nejadsarvari, N., Abbasi, M., Borhani, F., et al. (2015). Relationship of Moral Sensitivity and Distress Among Physicians. *Trauma Monthly*, 20(2), e26075. https://doi.org/10.5812/traumamon.26075

Norman, S. B., Griffin, B. J., Pietrzak, R. H., et al. (2024). The Moral Injury and Distress Scale: Psychometric evaluation and initial validation in three high-risk populations. *Psychological Trauma: Theory, Research, Practice, and Policy*, 16(2), 280–291. https://doi.org/10.1037/tra0001533

Oelhafen, S., Monteverde, S., & Trachsel, M. (2024). Overestimating prevalence? Rethinking boundaries and confounders of moral distress. *Journal of Health Psychology*. https://doi.org/10.1177/13591053241253233

Ohnishi, K., Kitaoka, K., Nakahara, J., et al. (2019). Impact of moral sensitivity on moral distress among psychiatric nurses. *Nursing Ethics*, 26(5), 1473–1483. https://doi.org/10.1177/0969733017751264

Osifeso, T., Crocker, S. J., Lentz, L., et al. (2023). A Scoping Review of the Components of Moral Resilience: Its Role in Addressing Moral Injury or Moral Distress for High-Risk Occupation Workers. *Current Treatment Options in Psychiatry*, 10(4), 463–491. https://doi.org/10.1007/s40501-023-00310-9

Papazoglou, K., & Chopko, B. (2017). The Role of Moral Suffering (Moral Distress and Moral Injury) in Police Compassion Fatigue and PTSD: An Unexplored Topic. *Frontiers in Psychology*, 8, 1999. https://doi.org/10.3389/fpsyg.2017.01999

Park, S., Thrul, J., Cooney, E. E., et al. (2024). Betrayal-based moral injury and mental health problems among healthcare and hospital workers serving covid-19 patients. *Journal of Trauma & Dissociation*, 25(2), 202–217. https://doi.org/10.1080/15299732.2023.2289195

Pereira, A. G., Linzer, M., & Berry, L. L. (2023). Mitigating Moral Injury for Palliative Care Clinicians. *Palliative Medicine Reports*, 4, 1. https://doi.org/10.1089/pmr.2022.0062

Prompahakul, C., Keim-Malpass, J., LeBaron, V., et al. (2021). Moral distress among nurses: A mixed-methods study. *Nursing Ethics*, 28(7–8), 1165–1182. https://doi.org/10.1177/0969733021996028

Ray, K. S. (2024). We Are Not Okay: Moral Injury and a World on Fire. *The American Journal of Bioethics*, 24(4), 11–12. https://doi.org/10.1080/15265161.2024.2313947

Rego, F., Sommovigo, V., Setti, I. et al. (2022). How Supportive Ethical Relationships Are Negatively Related to Palliative Care Professionals' Negative Affectivity and Moral Distress: A Portuguese Sample. *International Journal of Envoronmental Research and Public Health*, 19, 3863. https://doi.org/10.3390/ijerph19073863

Richardson, N. M., Lamson, A. L., & Hutto, O. (2022). »My whole moral base and moral understanding was shattered«: A phenomenological understanding of key definitional constructs of moral injury. *Traumatology*, 28(4), 458–470. https://doi.org/10.1037/trm0000364

Riedel, A. & Seidlein, A. H. (2024). Moralisches Belastungserleben. socialnet Lexikon. socialnet (Zugriff am: 20.04.2024). https://www.socialnet.de/lexikon/29976

Riedel, A., Goldbach, M., & Lehmeyer, S. (2023). Moralisches Belastungserleben und moralische Resilienz. Begriffliche Darlegungen und theoretische Einordnungen zur Hinführung. In A. Riedel, S. Lehmeyer, & M. Goldbach (Hrsg.), *Moralische Belastung von Pflegefachpersonen: Hintergründe – Interventionen – Strategien* (S. 3–33). Springer.

Riedel, A., & Lehmeyer, S. (2022). Erlebensqualitäten moralischer Belastung professionell Pflegender und die Notwendigkeit des Schutzes der moralischen Integrität – am Beispiel der COVID-19-Pandemie. In A. Riedel & S. Lehmeyer (Hrsg.), *Ethik im Gesundheitswesen*. (S. 447–475). Springer.

Riedel, P. L., Kreh, A., Kulcar, V., et al. (2022). A Scoping Review of Moral Stressors, Moral Distress and Moral Injury in Healthcare Workers during COVID-19. *International Journal of Environmental Research and Public Health*, 19(3), https://doi.org/10.3390/ijerph19031666

Rushton, C. H. (2024). Moral suffering: a reality of clinical practice. In *Moral Resilience: Transforming Moral Suffering in Healthcare*. Second Edotion. (S. 12–28). Oxford University Press.

Rushton, C. H., Nelson, K. E., Antonsdottir, I., et al. (2022a). Perceived organizational effectiveness, moral injury, and moral resilience among nurses during the COVID-19 pandemic: Secondary analysis. *Nursing Management*, 53(7), 12–22. https://doi.org/10.1097/01.NUMA.0000834524.01865.cc

Rushton, C. H., Thomas, T. A., Antonsdottir, I. M., et al. (2022b) Moral Injury and Moral Resilience in Health Care Workers during COVID-19 Pandemic. *Journal of Palliative Medicine*, 25(5), 712–719. https://doi.org/10.1089/jpm.201.0076

Rushton, C. H., Turner, K., Brock, R. N., et al. (2021). Invisible Moral Wounds of the COVID-19 Pandemic: Are We Experiencing Moral Injury? *AACN Adv Crit Care*, 32(1), 119–125. https://doi.org/10.4037/aacnacc2021686

Salari, N., Shohaimi, S., Khaledi-Paveh, B., et al. (2022). The severity of moral distress in nurses: a systematic review and meta-analysis. *Philosophy, Ethics, and Humanities in Medicine*, 17(1), 13. https://doi.org/10.1186/s13010-022-00126-0

Seidlein, A. H. (2023). Moral Distress: Allgegenwärtig, erschöpfend erforscht und nun? *Pflege*, 36(4), 187–188. https://doi.org/10.1024/1012-5302/a000945

Serfioti, D., Murphy, D., Greenberg, N., et al. (2023). Professionals' perspectives on relevant approaches to psychological care in moral injury: A qualitative study. *Journal of Clinical Psychology*, 79(10), 2404–2421. https://doi.org/10.1002/jclp.23556

Shay, J. (1994). *Achilles in Vietnam: Combat trauma and the undoing of character*. Scribner.

Shay, J. (2002). *Odysseus in America: Combat trauma and the trails of homecoming*. Scribner.

Shay, J. (2014). Moral injury. *Psychoanalytic Psychology*, 31(2), 182–191. https://doi.org/10.1037/a0036090

Shomalinasab, E., Bagheri, Z., Jahangirimehr, A., et al. (2023). The Nurses' Second Victim Syndrome and Moral Distress. *Nursing Ethics*, 30(6), 822–831. https://doi.org/10.1177/09697330221142079

Spilg, E. G., Rushton, C. H., Phillips, J. L., et al. (2022). The new frontline: exploring the links between moral distress, moral resilience and mental health in healthcare workers during the COVID-19 pandemic. *BMC Psychiatry*, 22(1), 19. https://doi.org/10.1186/s12888-021-03637-w

St Ledger, U., Reid, J., Begley, A., et al. (2021). Moral distress in end-of-life decisions: A qualitative study of intensive care physicians. *Journal of Critical Care*, 62, 185–189. https://doi.org/10.1016/j.jcrc.2020.12.019

Stanojević, S., & Čartolovni, A. (2022). Moral distress and moral injury and their interplay as a challenge for leadership and management: The case of Croatia. *Journal of Nursing Management*, 30(7), 2335–2345. https://doi.org/10.1111/jonm.13835

ten Have, H., & Patrão Neves, M. (2021). Moral Residue. In *Dictionary of Global Bioethics* (S. 743). Springer.

ter Heide, F. J. J., & Olff, M. (2023). Widening the scope: defining and treating moral injury in diverse populations. *European Journal of Psychotraumatology*, 14(2), 1–9. https://doi.org/10.1080/20008066.2023.2196899

Thibodeau, P. S., Nash, A., Greenfield, J. C., et al. (2023). The Association of Moral Injury and Healthcare Clinicians' Wellbeing: A Systematic Review. *International Journal of Environmental Research and Public Health*, 20(13). https://doi.org/10.3390/ijerph20136300

Thomas, T. A., & McCullough, L. B. (2015). A philosophical taxonomy of ethically significant moral distress. *Journal of Medical Philosophy*, 40(1), 102–120. https://doi.org/10.1093/jmp/jhu048

Tian, X., Jin, Y., Chen, H., et al. (2021). Instruments for Detecting Moral Distress in Clinical Nurses: A Systematic Review. *INQUIRY: The Journal of Health Care Organization, Provision, and Financing*, 58. https://doi.org/10.1177/00469580211996499

Tigard, D. W. (2019). The positive value of moral distress. *Bioethics*, 33, 601–608. https://doi.org/10.1111/bioe.12564

Walton, M. K. (2018). Sources of Moral Distress. In C. M. Ulrich & C. Grady (Hrsg.), *Moral Distress in the Health Professions* (S. 79–93). Springer International Publishing. https://doi.org/10.1007/978-3-319-64626-8_5

Webster, G. C., & Baylis, F. (2000). Moral residue. In S. B. Rubin & L. Zoloth (Hrsg.), *Margin of Error: The Ethics of Mistakes in the Practice of Medicine*. University Publishing Group.

Whitehead, P. B., Haisch, C. E., Hankey, M. S., et al. (2023). Studying moral distress (MD) and moral injury (MI) among inpatient and outpatient healthcare professionals during the COVID-19 pandemic. *The International Journal of Psychiatry in Medicine*, https://doi.org/10.1177/00912174231205660

Williamson, V., Murphy, D., & Greenberg, N. (2020). COVID-19 and experiences of moral injury in front-line key workers. *Occupational Medicine (Lond)*, 70(5), 317–319. https://doi.org/10.1093/occmed/kqaa052

Wilson, M. A. (2018). Analysis and evaluation of the moral distress theory. *Nursing Forum*, 53(2), 259–266. https://doi.org/10.1111/nuf.12241

Wilson, M. A., Shay, A., Harris, J. I., et al. (2024). Moral Distress and Moral Injury in Military Healthcare Clinicians: A Scoping Review. *AJPM Focus*, 3(2), 100173. https://doi.org/10.1016/j.focus.2023.100173

Wocial, L. D. (2016). A Misunderstanding of Moral Distress. *The American Journal of Bioethics*, 16(12), 21–23. https://doi.org/10.1080/15265161.2016.1239791

Xue, Y., Lopes, J., Ritchie, K., et al. (2022). Potential Circumstances Associated With Moral Injury and Moral Distress in Healthcare Workers and Public Safety Personnel Across the Globe During COVID-19: A Scoping Review. *Frontiers in Psychiatry*, *13*, 863232. https://doi.org/10.3389/fpsyt.2022.863232

Young, P. D., & Rushton, C. H. (2017). A concept analysis of moral resilience. *Nursing Outlook*, *65*(5), 579–587. https://doi.org/10.1016/j.outlook.2017.03.009

2 Moralisches Belastungserleben im Bereich der Palliative Care

Susann May, Felix Mühlensiepen und Henrikje Stanze

2.1 Einleitung

2.1.1 Palliativversorgung in Deutschland

Palliativversorgung stellt einen Ansatz dar, der darauf abzielt, die Lebensqualität von Patient:innen (sowohl Erwachsene als auch Kinder) sowie deren Familien, die mit den Herausforderungen einer lebensbedrohlichen Erkrankung konfrontiert sind, zu verbessern. Der Fokus liegt auf der Prävention und Linderung von Leid durch frühzeitige Identifikation, umfassende Beurteilung und effektive Behandlung von Schmerzen sowie anderen physischen, psychosozialen oder spirituellen Problemen (Leitlinienprogramm Onkologie, 2020). Es wird geschätzt, dass weltweit mehr als 57 Millionen Menschen jährlich Palliativversorgung benötigen, wobei etwa 31 Millionen Palliativversorgung in verschiedenen Stadien der Erkrankung und 26 Millionen Palliativversorgung am Lebensende in Anspruch nehmen. Unter diesen Personen sind über zwei Drittel Erwachsene über 50 Jahre und mindestens 7 % sind Kinder (WHPCA, 2020). In Deutschland benötigen jährlich etwa 765.000 Menschen Palliativversorgung (Radbruch et al., 2015). Bemühungen zur Integration der Palliativversorgung in das deutsche Gesundheitssystem sind im Gange (WHPCA, 2020), doch die Etablierung adäquater Versorgungsdienste in ländlichen und strukturschwachen Gebieten stellt weiterhin eine Herausforderung dar (Radbruch et al., 2015). Medizinische Abrechnungsdaten deuten darauf hin, dass jährlich etwa 400.000 Patient:innen in Deutschland Palliativversorgung erhalten (Gothe et al., 2022). Besonders unterversorgte Gruppen sind Personen mittleren Alters (Gothe et al., 2022) und solche, die in ländlichen Gebieten leben (WHPCA, 2020).

Aufgrund ihrer Multidimensionalität wird die Palliativversorgung von unterschiedlichen Professionen erbracht (Leitlinienprogramm Onkologie, 2020). Die Vielfalt an Professionen ermöglicht es, individuell auf die Bedürfnisse und Wünsche der Betroffenen einzugehen und eine ganzheitliche Palliativversorgung zu bieten. Zu den Professionen zählen:

- Pflegefachkräfte: Sie bieten Palliativpflege, unterstützen bei der Schmerzkontrolle und anderen Symptomen, setzen komplementärmedizinische Maßnahmen an und stehen den Patient:innen sowie deren Familien mit Rat zur Seite.
- Ärzt:innen: Neben der allgemeinen palliativmedizinischen Versorgung werden zudem auf Palliativmedizin spezialisierte Ärzt:innen konsultiert. Sie sind ver-

antwortlich für die besonders fachkundige medizinische Betreuung, einschließlich Schmerzmanagement und Symptomkontrolle.
- Sozialarbeiter:innen: Sie bieten Unterstützung in sozialen, finanziellen und rechtlichen Angelegenheiten und helfen bei der Bewältigung von Krankheitsfolgen im Alltag.
- Psycholog:innen: Sie unterstützen bei der emotionalen und psychischen Bewältigung der Krankheit von Patient:innen sowie Angehörige.
- Seelsorger:innen: Sie bieten spirituelle Unterstützung und Begleitung, unabhängig von der religiösen Zugehörigkeit der Betroffenen.
- Physiotherapeut:innen: Sie helfen bei der Erhaltung und Verbesserung der Mobilität und Lebensqualität durch angepasste körperliche Übungen.
- Ergotherapeut:innen: Sie unterstützen Patient:innen dabei, ihre Alltagsaktivitäten so lange wie möglich selbstständig zu bewältigen.
- Logopäd:innen: Sie helfen bei der Behandlung von Sprach-, Sprech-, Stimm- und Schluckstörungen und tragen zur Erhaltung der Kommunikationsfähigkeit und zur Verbesserung der Lebensqualität bei.
- Musiktherapeut:innen: Sie nutzen Musik, um emotionale und psychische Entlastung zu bieten und die Lebensqualität zu verbessern.
- Kunsttherapeut:innen: Sie bieten kreative Ausdrucksmöglichkeiten, die bei der Verarbeitung von Gefühlen und Erlebnissen helfen können.
- Freiwillige und Ehrenamtliche: Sie ergänzen das professionelle Team durch zusätzliche Unterstützung und entlasten Angehörige.

Die Angebote der Palliativversorgung unterteilen sich in die Allgemeine und Spezialisierte Palliativversorgung im ambulanten und stationären Setting. Entsprechend stellt sich der Behandlungspfad von Menschen, die Palliativversorgung in Anspruch nehmen, wie in ▶ Abb. 2.1 dar.

2.1.2 Moral Injury

Palliativversorgung ist ein Bereich, der physisch, psychisch, sozial und ethisch hohe Anforderungen an die Berufstätigen stellt. Die permanente Konfrontation mit dem Tod, kumulierten Todesfällen und verstärkter Trauer, kombiniert mit Erwartungen von Angehörigen, kann zu einer multidimensionalen Belastung für die Professionellen führen. Diese Belastung wurde durch die COVID-19-Pandemie noch verstärkt, die für viele die Anforderungen und die Arbeitsintensität weiter erhöht hat, z. B. durch fehlende Angehörigeneinbindung aufgrund von Besuchsbeschränkungen und Lockdowns. Die häufig berichteten psychischen Erkrankungen wie Schlaf- und Konzentrationsstörungen, verminderte Leistungsfähigkeit, emotionale Erschöpfung und Depressionen sind eng verbunden mit dem Risiko, aus dem Beruf auszusteigen, was vor allem in der Pflege vor dem Hintergrund des Fachkräftemangels besonders besorgniserregend ist (Nantsupawat et al., 2017; Gómez-Urquiza et al., 2020; Teng et al., 2010) (▶ Kap. 1.3).

Darüber hinaus können die Aufgaben in der Palliativversorgung persönliche Überzeugungen und Einstellungen herausfordern, insbesondere durch das Erleben

I Sensibilität

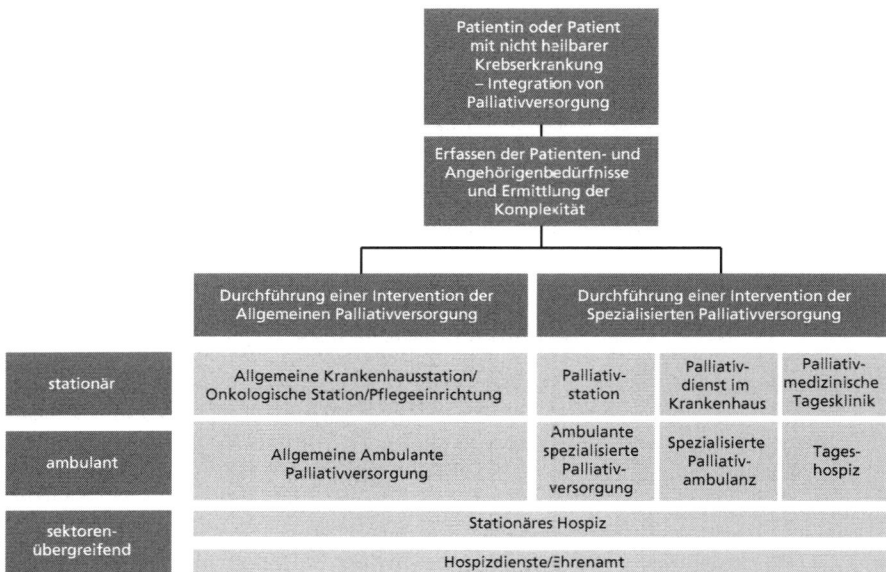

Abb. 2.1: Behandlungspfad von Patient:innen sowie deren Angehörigen (angelehnt an die S3-Leitlinie Palliativmedizin; modifiziert nach und mit freundlicher Genehmigung von Leitlinienprogramm Onkologie)

oder Beobachten von Situationen, die im Widerspruch zu tief verwurzelten, moralischen Überzeugungen stehen, was als Moral Injury beschrieben wird. Dieses Konzept beinhaltet die psychologische Verletzung, die auftritt, wenn ein Individuum eine Handlung begeht, beobachtet oder nicht stoppt, die gegen den eigenen moralischen Kodex verstößt (Dean & Talbot, 2019). Die Folgen von Moral Injury – wie Scham, Schuldgefühle, Depressionen und Burnout – treten besonders häufig bei Pflegefachpersonen im palliativen Versorgungssetting auf. Dies liegt daran, dass sie in ihrer Arbeit regelmäßig mit moralisch belastenden Situationen konfrontiert sind, etwa wenn sie Entscheidungen treffen müssen, die im Widerspruch zu ihren ethischen Überzeugungen stehen. Dadurch sind sie einem erhöhten Risiko ausgesetzt, moralisch verletzende Ereignisse zu erleben. Angesichts dieser Herausforderungen und der tiefgreifenden emotionalen Auswirkungen ist es entscheidend, Maßnahmen zu ergreifen, um die psychische Gesundheit des Personals in der Palliativversorgung zu schützen und zu fördern.

2.1.3 Ziel des Kapitels und Relevanz für die Palliativversorgung

Die Palliativversorgung steht vor komplexen Herausforderungen, die nicht nur individuell, sondern auch in verschiedenen Settings variieren. Ein tiefgreifendes Verständnis der spezifischen Belastungen in unterschiedlichen Palliativkontexten ist entscheidend, um eine angemessene Unterstützung und/oder Interventionen für die Mitarbeitenden bereitzustellen. So unterscheiden sich in verschiedenen palliativen Settings, wie der Spezialisierten Ambulanten Palliativversorgung (SAPV), der stationären Palliativversorgung und dem Hospiz, die Arbeitsabläufe und Anforderungen, wodurch sich auch das moralische Belastungserleben in den jeweiligen interprofessionellen Teams in der Palliativversorgung durchaus unterscheidet. Hierbei spielt nicht nur die fachliche Expertise, sondern auch die Dynamik innerhalb des Teams eine entscheidende Rolle. Die ethischen und moralischen Herausforderungen sind zudem oft kontext- bzw. settingabhängig.

Die differenzierte Betrachtung von Belastungen in verschiedenen Palliativsettings ist unerlässlich für eine ganzheitliche Versorgung der Patient:innen. Sie legt den Grundstein für eine individualisierte Herangehensweise, die die Komplexität der palliativen Versorgung reflektiert und die Lebensqualität der Patient:innen sowie das Wohlbefinden und Leistungsfähigkeit des Pflegepersonals verbessert. Die folgenden Ausführungen sollen dem Rechnung tragen und die Unterschiede im Belastungserleben in den jeweiligen Settings darlegen. Zudem sollen Möglichkeiten zur Reduktion der Belastungen in den Arbeitsroutinen aufgezeigt werden.

2.2 Moralisches Belastungserleben in unterschiedlichen Kontexten der Palliativversorgung

Im Allgemeinen wird Moral Distress als eine besondere Form des beunruhigenden und fordernden Gefühls verstanden, das entsteht, wenn eine Person gezwungen ist, entgegen ihren Überzeugungen und Werten zu handeln. Dabei ist das Erleben von moralischer Belastung individuell geprägt und wird von verschiedenen Faktoren beeinflusst, wie der moralischen Verfasstheit der Professionellen und dem ethischen Klima in der Organisation (Riedel et al., 2023). Die folgenden Ausführungen betrachten das moralische Belastungserleben als einen Sammelbegriff für verschiedene Ausprägungen bzw. Erlebnisqualitäten von moralischer Belastung (moral distress, moral injury, moral residue), denen Pflegefachpersonen in ihrem beruflichen Alltag oft gegenüberstehen (Riedel et al., 2023).

In Bezug auf moralisches Belastungserleben ist ein spezifischer Fokus auf den Bereich der Pflege zu beobachten, obwohl potenziell alle Berufsgruppen betroffen sein können. Dies liegt zum Teil an den spezifischen Herausforderungen und Belastungen, denen Pflegefachpersonen täglich gegenüberstehen. Der intensive Kontakt mit Leid, ethischen Dilemmata, Ressourcenknappheit und bürokratischen Hürden kann zu Situationen führen, in denen Pflegekräfte moralische Konflikte erleben. Daher konzentrieren sich viele Studien auf diesen Bereich, und auch die folgenden Ausführungen fokussieren die Situation des moralischen Belastungserlebens bei Pflegenden.

Maffoni et al. wie auch Corradi-Perini et al. identifizierten vier grundlegende Bereiche, in denen sich moralische Herausforderungen im Alltag von Palliativpflegekräften abzeichnen: im Umgang mit Patient:innen sowie deren Angehörige, im Palliativteam, in der Organisation selbst und und in den persönlichen Faktoren (Maffoni et al., 2019; Corradi-Perini et al., 2021).

2.2.1 Umgang mit Patient:innen sowie Angehörigen

Die Versorgung von Patient:innen kann eine fortlaufende Herausforderung darstellen, weil insbesondere Pflegefachkräfte permanent mit dem Leiden und den Emotionen von Patient:innen und deren Familien konfrontiert sind. In diesem Zusammenhang gilt es als Risikofaktor für ein moralisches Belastungserleben, die Last und die emotionalen Belastungen wie Trauer, Verlust, Schmerz, Angst und Hoffnungslosigkeit der Betroffenen mitzuerleben und entsprechend zu bewältigen (Brazil et al., 2010; Funk et al., 2014; Popejoy et al., 2009).

Zusätzlich zu dieser emotionalen Belastung ergibt sich für Gesundheitsfachkräfte eine weitere Herausforderung in der Kommunikation. Die Übermittlung von Prognosen und die Weitergabe von Informationen gestalten sich aus Sicht der Professionellen als komplex und werden zum Teil sogar von den Professionellen gefürchtet (Brazil et al., 2010; Funk et al., 2014; Popejoy et al., 2009). Zusätzlich wird es als moralisch belastend erlebt, wenn Pflege nicht in Entscheidungen über lebensverlängernde Behandlungen einbezogen werden. So berichteten bspw. End-of-Care-Pflegende in einer qualitativen Studie Anzeichen moralischer Not, wie z. B. einem Gefühl der Machtlosigkeit, wenn sie bei der Entscheidungsfindung nicht angehört oder mit negativen Behandlungsergebnissen konfrontiert wurden. Die Pflegefachpersonen fühlten sich frustriert, wenn ihre eigenen Werte bei der Entscheidungsfindung nicht berücksichtigt wurden oder wenn ihrer Ansicht nach die Ärzt:innen unrealistische Erwartungen weckten (Arends et al., 2022).

Ein weiterer herausfordernder Aspekt ist der Umgang mit unrealistischen Anfragen oder Wünschen bzw. Anforderungen an die Versorgung von Seiten der Familie (Browning et al., 2018; Lokker et al., 2018; Brazil et al., 2010). So werden beispielsweise Maßnahmen, die von den Pflegefachkräften empfohlen werden, teilweise nicht von der Familie umgesetzt, was bei den Pflegenden Stress auslöst und gleichzeitig die Patientensicherheit gefährden kann (Brazil et al., 2010).

Angehörige spielen, insbesondere wenn sie die informelle Pflege übernehmen, bei der Festlegung von Pflegeentscheidungen eine wesentliche Rolle. Diese stehen mitunter im Widerspruch zu den Ansichten des offiziellen Pflegefachpersonals (Brazil et al., 2010). Insbesondere wenn Meinungen oder Ratschläge des Pflegepersonals überstimmt werden, stellt dieses Verhalten eine wesentliche Quelle von Stress für das Pflegepersonal dar (May et al., 2022).

2.2.2 Das Team

Professionelle im Palliativkontext stehen oftmals vor Herausforderungen hinsichtlich der Aufrechterhaltung offener Kommunikation im Team und eines kollegialen Klimas. Diese Herausforderungen können sich bspw. in komplexen Verhandlungen im Team über den geeigneten Zeitpunkt und die Art der passenden Palliativversorgung manifestieren. Dabei wird nicht nur die Schwierigkeit betont, mit Kolleg:innen zu kommunizieren. Besonders belastend werden das Fehlen eines Konsenses bei der Entscheidungsfindung, die Entmenschlichung der Patientin oder des Patienten und die unzureichende Symptomkontrolle erlebt (Corradi-Perini et al., 2021).

Manchmal wird es von Professionellen als schwierig zu erleben beschrieben, wenn Patient:innen falsche Informationen gegeben oder ihnen durch andere Kolleg:innen falsche Hoffnungen gemacht werden (Lokker et al., 2018; Brazil et al., 2010).

Diese Herausforderungen stehen oft in direktem Zusammenhang mit Hierarchieproblemen und fehlendem Raum für einen offenen Dialog zwischen den verschiedenen Berufsgruppen (Dzeng et al., 2016; Browning et al., 2018). Hierarchische Herausforderungen führen nicht selten zu einem Gefühl der Machtlosigkeit bei Pflegefachkräften oder aber auch bei Ärzt:innenn, die sich noch in der Facharztausbildung befinden. Aus diesem Grund trauen sich die Professionellen nicht, Entscheidungen von anderen Personen, wie bspw. Oberärzt:innen infrage zu stellen, wenn sie diese als falsch einschätzen (Dzeng et al., 2016).

2.2.3 Persönliche Faktoren

Die Versorgung sterbender Patient:innen kann bei Pflegefachpersonen nicht nur negative Emotionen wie Frustration und Schuldgefühle hervorrufen, sondern birgt auch die ständige Herausforderung von plötzlichen Todesfällen während der Arbeitszeit. In diesem Zusammenhang wurde bereits eine negative Korrelation zwischen psychologischem Empowerment und der Häufigkeit von moralischem Stress identifiziert, wobei letzterer signifikant das psychologische Empowerment beeinflusst (Lokker et al., 2018; Zhen et al., 2015; Leboul et al., 2017; Funk et al., 2014).

Besondere Risikofaktoren für moralischen Stress sind die Betreuung sterbender Patient:innen sowie die mit der Verantwortung für bestimmte Behandlungen verbundenen Aufgaben. Hierzu zählen insbesondere palliative Sedierung und ineffektive Schmerzmanagementpraktiken. Innerhalb der klinischen Aktivitäten in der Palliativpflege werden mitunter Zweifel, Ängste und existenzielle Fragen bezüglich der Ethik des eigenen Verhaltens ausgelöst (Leboul et al., 2017; Lokker et al., 2018). Diese herausfordernden Erfahrungen stehen in direktem Zusammenhang mit moralischem Stress (▶ Kap. 5).

Ein weiterer Aspekt ist das Handeln oder das Beobachten von Handlungen, die im Widerspruch zu persönlichen Werten stehen. Diese können nicht nur zu Belastung und Unbehagen führen, sondern auch zusätzlich die Gesamterfahrung von moralischem Stress verstärken (Zhen et al., 2015; Leboul et al., 2017; Funk et al., 2014).

2.2.4 Arbeitsbedingungen

Arbeits- bzw. organisationsbedingte Herausforderungen nehmen den wohl wesentlichsten Raum im Belastungserleben ein. May et al. (2022) identifizierten in einer Mixed-Methods-Studie eine Vielzahl an Belastungen im täglichen Arbeitskontext. Dazu gehören ein hoher Dokumentationsaufwand, der viel Zeit in Anspruch nimmt und die Interaktion mit den Klient:innen einschränkt, sowie das ständige Gefühl der Erreichbarkeit, das keine richtige Pause ermöglicht. Die Anforderungen der Schichtarbeit und die damit verbundenen unregelmäßigen Arbeitszeiten tragen ebenfalls zur Belastung bei. Zusätzlich erschweren wenige freie Tage am Stück die Erholung und führen zu einem Gefühl der Kontinuitätsunterbrechung. Der ständig wechselnde Personalstamm und die personelle Unterbesetzung verschärfen die Situation weiter, indem sie die Arbeitslast auf die verbleibenden Mitarbeiter:innen verteilen. All diese Faktoren werden oft noch durch unzureichende Vergütung der geleisteten Arbeit verstärkt, was dazu führt, dass Pflegekräfte sich nicht angemessen entlohnt fühlen für die Mühe, die sie täglich aufbringen (May et al., 2022). Professionelle befürchten durch die Vielzahl der organisatorischen Verpflichtungen eine suboptimale Versorgung aufgrund von Verwaltungsanforderungen zur Kostensenkung (Corradi-Perini et al., 2021), was zu einem ethisch-moralischen Dilemma führt. Ein systematisches Review (Gómez-Urquiza et al., 2020) konstatiert zusätzlich, dass ungünstige Arbeitsbedingungen eine bedeutende Herausforderung für das Pflegefachpersonal darstellen. Überlastung und Ressourcenknappheit führen dazu, dass Pflegekräfte in Vollzeit arbeiten müssen, oft mit langen Arbeitszeiten und Wechselschichten, während das Personal für jede Schicht knapp bemessen ist. Diese Bedingungen, kombiniert mit niedrigen Gehältern, geringer Autonomie und einem hohen Verhältnis von Pflegepersonal zu Patient:innen, führen zu einer zunehmenden Unzufriedenheit am Arbeitsplatz. Diese Unzufriedenheit kann zu gesundheitlichen Problemen wie Reizbarkeit, Stress und Schlaflosigkeit führen, was letztendlich zu Burnout, Fehlzeiten und sogar zur Aufgabe des Berufs führen kann.

2.2.5 COVID-19

Die COVID-19-Pandemie brachte erhebliche ethische Herausforderungen mit sich, insbesondere durch strikte Infektionsschutzmaßnahmen. Studien zeigten, dass Pflegende häufiger unter moralischem Stress litten als Ärzt:innen (Sommerlatte et al., 2023; Prokopová et al., 2022). Auch Sozialarbeiter:innen waren stark betroffen (Latimer et al., 2023).

Der eingeschränkte interkollegiale Austausch und die reduzierte psychosoziale Betreuung führten zu emotionaler Belastung, insbesondere in der Palliativversorgung (May et al., 2021). Die fehlende persönliche Kommunikation und digitale Übergaben erschwerten die Zusammenarbeit und verringerten die Möglichkeit, emotionale Belastungen gemeinsam zu verarbeiten.

Zusätzlich mussten sich Fachkräfte ständig an neue Infektionsschutzrichtlinien anpassen, was Unsicherheiten und hohe kognitive Anforderungen mit sich brachte.

Führungskräfte standen vor der Herausforderung, diese Informationen zeitnah zu verarbeiten und tragfähige Entscheidungen zu treffen.

Darüber hinaus führte der gestiegene Verwaltungs- und Dokumentationsaufwand, wie etwa Besuchsregistrierungen, Fiebermessungen und Symptomtagebücher, zu einer zusätzlichen Belastung, die von vielen als hinderlich für die eigentliche Patientenversorgung empfunden wurde (May et al., 2021). Weitere vertiefende Informationen zur Thematik sind ▶ Kap. 12 dieses Buches zu entnehmen.

2.3 Moralisches Belastungserleben in verschiedenen Settings der Palliativversorgung

Nachstehend wird das moralische Belastungserleben in verschiedenen Settings der Palliativversorgung, exemplarisch anhand des Hospizes, der stationären Palliativversorgung und der spezialisierten ambulanten Palliativversorgung, dargestellt.

2.3.1 Hospize

Hospize widmen sich der Begleitung von Menschen in ihrer letzten Lebensphase, indem sie sich vor allem auf Symptomlinderung, emotionale Unterstützung und die Erhaltung der Lebensqualität bei schweren Krankheiten fokussieren. Im Mittelpunkt steht dabei nicht die Rückkehr ins häusliche Umfeld, sondern eine würdevolle und schmerzarme Begleitung bis zum Lebensende, basierend auf einer palliativen Pflegephilosophie, die die Lebensqualität priorisiert. Die Dauer der Betreuung in Hospizen kann variieren und reicht von kurzfristigen bis zu langfristigen Aufenthalten, mit der Möglichkeit einer stationären oder häuslichen Versorgung, je nach individuellen Bedürfnissen der Patient:innen sowie deren Angehörigen.

Ein zentrales Element der Hospizarbeit ist die Unterstützung von Patient:innen, Familien, Mitarbeiter:innen in der Bewältigung von Trauer und Verlust, was aufgrund der ungewissen Verweildauer der Patient:innen im Hospiz eine besondere Herausforderung darstellt. Zusätzlich kann der Personalmangel die Belastung für das verbleibende Personal weiter erhöhen. Hospize stehen auch vor der Aufgabe, eine Vielzahl von spirituellen, religiösen und weltanschaulichen Überzeugungen zu respektieren und angemessen darauf einzugehen.

Die Aufrechterhaltung einer hohen Lebensqualität bis zum Lebensende, einschließlich der sorgfältigen Schmerz- und Symptomkontrolle, erfordert eine ganzheitliche und fein abgestimmte Pflege. Die Pflegenden berichten von einer intensiven Beziehung zu den Patient:innen, geprägt durch den täglichen Austausch und das Teilen von Freude und Leid, was die Arbeit emotional sehr belastend machen kann. Zusätzlich erschweren Zeitdruck, um gesetzliche Pflegepflichten zu erfüllen, und die Schichtarbeit, insbesondere Nachtdienste, die Arbeit.

Für den Hospizbereich wurde festgestellt, dass Störungen im Tagesablauf, einschließlich Veränderungen in sozialen Beziehungen und der Arbeit sowie täglichen Aktivitäten, die sich auf die Pflege konzentrieren, mit erhöhter Angst und Depression verbunden sind. Hospizmitarbeitende können einem höheren Risiko für solche Störungen ausgesetzt sein, aufgrund der Balance zwischen Arbeit und Pflegeverantwortlichkeiten (Hebdon et al., 2021), was wiederum zu einem moralischem Belastungserleben führen kann.

Die Aufrechterhaltung einer hohen Lebensqualität für Patient:innen bis zum Lebensende und die Bewältigung von Schmerzen und Symptomen erfordern eine sorgfältige Abstimmung und eine ganzheitliche Pflege. Pflegende im Hospizbereich berichten mitunter, dass es sich um intensive Beziehungen zu Patient:innen handelt, weil sie tagtäglich mit ihnen in Kontakt stehen und Freude und Leid teilen. Diese enge Bindung kann zu einer zusätzlichen Belastung führen, insbesondere wenn sich die Professionellen mit schweren Diagnosen oder dem Tod der Patient:innen auseinandersetzen müssen (May et al., 2022).

Besonders in Nachtdiensten, in denen die Pflegenden mit vielfältigen und oft anspruchsvollen Aufgaben konfrontiert sind, kann das Gefühl, den Anforderungen nicht gerecht zu werden, verstärkt werden, insbesondere wenn es um die individuelle Betreuung und die Erfüllung der Wünsche der Patient:innen geht (May et al., 2022).

Trotz der herausfordernden Natur der Hospizarbeit wird jedoch hervorgehoben (Payne, 2001), dass Hospize ein positives Arbeitsumfeld bieten können, was die Bedeutung und den Wert dieser spezialisierten Pflegeform unterstreicht.

2.3.2 Stationäre Palliativversorgung

Die stationäre Palliativversorgung erfolgt in spezialisierten palliativen Einrichtungen oder auf palliativen Stationen in Krankenhäusern. Diese Einrichtungen bieten eine intensivere Versorgung als die SAPV (Spezialisierte ambulante Palliativversorgung) oder Hospize und sind auf die Bedürfnisse von Patient:innen mit fortgeschrittenen Erkrankungen ausgerichtet. In stationären Palliativeinrichtungen arbeiten verschiedene Professionen wie Ärzt:innen, Pflegefachpersonen, Sozialarbeiter:innen, Psycholog:innen und Seelsorger:innen eng zusammen, um eine umfassende Betreuung sicherzustellen. Dies ermöglicht eine ganzheitliche Herangehensweise an die Versorgung, kann dabei jedoch auch als herausfordernd und moralisch belastend erlebt werden, weil die Koordination und Abstimmung zwischen den verschiedenen Professionen eine kontinuierliche Kommunikation und Zusammenarbeit erfordert, um die individuellen Bedürfnisse der Patient:innen bestmöglich zu erfüllen. Jedoch ist die Kontinuität des Personals oft nicht gegeben, weil Mitarbeitende bspw. die Station wechseln müssen, auf anderen Stationen aushelfen oder Leasingkräfte eingesetzt werden (May et al., 2022). Diese Personalfluktuation kann die Koordination und Kommunikation erschweren und die Qualität der Betreuung beeinträchtigen. Eine Studie hat bspw. gezeigt, dass moralische Belastung häufig mit einer schlechten oder fehlenden Kommunikation zwischen Pflegekräften und Patient:innen sowie deren Angehörigen in Verbindung gebracht wird und nicht zuletzt dazu führt, dass die letzten Wünsche der Patient:innen nicht erfüllt werden können, was wiederum zu einem moralischen Belastungserleben führt (De Brasi et al., 2021).

Stationäre Einrichtungen für Palliativversorgung können aufgrund hoher Patientenzahlen und begrenzter Kapazitäten mit einer hohen Auslastung konfrontiert sein, was die individuelle Betreuung erschweren kann. Insbesondere auf Palliativstationen wird der bereits beschriebene Personalmangel als besonders belastend erlebt, vor allem wenn Palliativstationen aufgrund angespannter Personalsituationen nicht besetzt werden können oder Mitarbeitende auf anderen Stationen aushelfen müssen (May et al., 2022), was wiederum dazu führt, dass Pflegende die Palliativpatient:innen nur unzureichend versorgen können.

2.3.3 Spezialisierte ambulante Palliativversorgung

Die SAPV erfolgt vorwiegend im häuslichen Umfeld von Patient:innen. Ein spezialisiertes Team von Ärzt:innen, Pflegekräften und weiteren Fachleuten bietet eine ambulante palliative Versorgung direkt bei den Patient:innen zuhause an. Die SAPV legt Wert auf eine kontinuierliche Betreuung durch ein festes Team und ermöglicht eine persönliche Beziehung zwischen den Pflegekräften und den Patient:innen sowie den Angehörigen, was besonders in der häuslichen Umgebung wichtig ist (May et al., 2022).

Im Vergleich zu Palliativstationen und Hospizen sind die Mitarbeitenden in der SAPV in ihrer Flexibilität eingeschränkt und müssen mit begrenzten Ressourcen hinsichtlich der Verfügbarkeit von Fachpersonal, Medikamenten und Therapiemöglichkeiten arbeiten. Die Arbeit im häuslichen Umfeld bringt zudem spezifische Herausforderungen mit sich, wie begrenzten Platz, unzureichende Unterstützungssysteme und komplexe familiäre Dynamiken. Diese Faktoren können die Qualität der Versorgung beeinträchtigen und das Pflegepersonal vor zusätzliche Probleme stellen, insbesondere wenn die Erwartungen der Angehörigen an die Behandlungsmöglichkeiten nicht erfüllt werden können (May et al., 2022).

Eine weitere Herausforderung in der SAPV ist die Koordination zwischen den verschiedenen Fachkräften, die durch die Beteiligung mehrerer Dienstleister noch komplexer wird. Eine effektive Kommunikation und Zusammenarbeit sind daher entscheidend, um eine kohärente Versorgung zu gewährleisten. Zudem erfordert die SAPV eine hohe Flexibilität von den Professionellen, weil sie häufig mit unerwarteten Situationen konfrontiert werden und selten stabile Arbeitsroutinen entwickeln können.

Der Zeitdruck, unter dem die Pflegekräfte und andere Professionelle in der SAPV stehen, ist besonders hervorzuheben. Feste Routen, die die Fahrwege zur Versorgung der Patient:innen vorgeben, und die begrenzte Zeit für die Versorgung der Patient:innen können dazu führen, dass die intensive Betreuung, einschließlich notwendiger Gespräche und der Bereitstellung von Raum für Fragen und Bedenken, vernachlässigt wird. Dies führt nicht nur zu einer moralischen Belastung bei den Pflegekräften, die sich schuldig oder unzufrieden fühlen, weil sie den Bedürfnissen ihrer Patient:innen nicht vollständig gerecht werden können, sondern kann auch das Wohlbefinden der Pflegekräfte beeinträchtigen und die Qualität der Versorgung mindern.

Die SAPV steht somit vor der Aufgabe, komplexe ethische Entscheidungen zu treffen, insbesondere in Hinblick auf den Konflikt zwischen dem Wunsch der Patient:innen nach Autonomie und der Verpflichtung zur bestmöglichen Pflege. Diese Herausforderungen unterstreichen die Notwendigkeit, die Ressourcen und Unterstützungssysteme für die SAPV zu stärken, um die Qualität der palliativen Betreuung im häuslichen Umfeld zu sichern und das Wohlbefinden sowohl der Patient:innen als auch der Pflegekräfte zu fördern.

2.4 Synthese

Je weniger Kontrolle Professionelle über das Versorgungsgeschehen haben, desto mehr fühlen sie sich belastet. Dies gilt für die SAPV insofern, als sie im Vergleich zu den anderen Settings weniger flexibel und individuell handeln kann. Insbesondere Pflegekräfte, die in diesem Setting arbeiten, müssen sich ständig auf neue Situationen einstellen und können nicht unmittelbar auf medizinische Hilfsmittel zugreifen und diese nutzen. Wie in anderen Ländern erfordert die SAPV in Deutschland das Management komplexer Symptome und muss die Koordination der Pflege berücksichtigen, die Einbeziehung der Angehörigen vermitteln und Fragen des Todes behandeln. Die Pflegefachkräfte in diesem Umfeld sind derzeit auf sich allein gestellt und haben nur begrenzten Zugang zu Ressourcen, die für die Pflege erforderlich sind.

Darüber hinaus scheint der Grad der Zusammenarbeit die Wahrnehmung von Belastungen zu beeinflussen. Im Gegensatz zum Hospiz und zur stationären Palliativversorgung arbeiten die SAPV-Professionellen allein und können in ihren jeweiligen Pflegesituationen nicht auf die Unterstützung durch andere Pflegende oder Professionelle zurückgreifen. Dies bedeutet, dass sie oft auf sich allein gestellt sind und dadurch einer höheren Belastung ausgesetzt sein können. Außerdem beeinflusst der Grad der Institutionalisierung des Versorgungsortes das Stresserleben. Je stärker die Einrichtung institutionalisiert ist, desto weniger belastet sind die Pflegefachpersonen. Professionelle in stärker institutionalisierten Einrichtungen wie dem Hospiz oder der stationären Palliativversorgung mit regelmäßigen Arbeitsroutinen sind weniger belastet als Pflegefachpersonen in der SAPV, die die Palliativpflege im Zuhause der Betroffenen sicherstellen (May et al., 2022) (▶ Abb. 2.2).

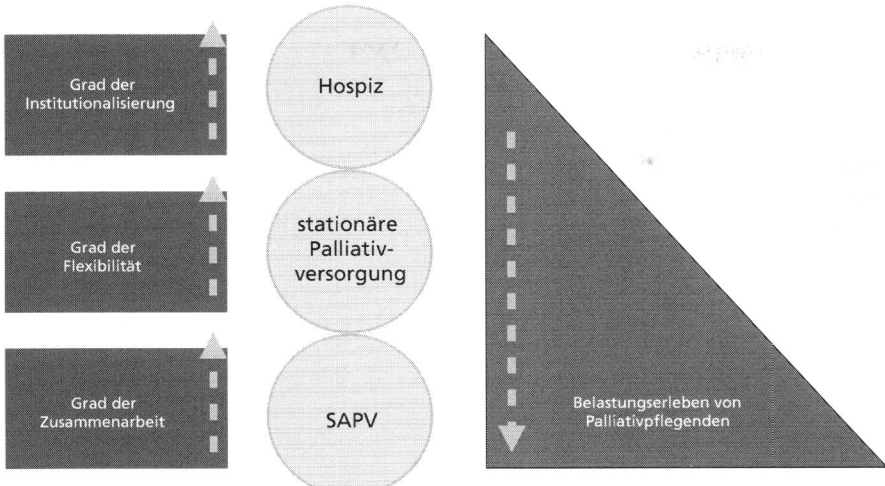

Abb. 2.2: Systematisierung des Belastungserlebens von Palliativpflegenden (übersetzt aus May, S., Gabb, F., Ignatyev, Y. et al. (2022). Mental and Physical Well-Being and Burden in Palliative Care Nursing: A Cross-Setting Mixed-Methods Study. *Int J Environ Res Public Health*, *19*(10), 6240; lizensiert nach CC BY 4.0, https://creativecommons.org/licenses/by/4.0/)

2.5 Umgang mit Moral Distress und Prävention von Moral Injury in der Palliativversorgung

Um moralischem Belastungserleben, einem möglichen Burnout und dem Ausstieg aus dem Berufsleben von Professionellen in der Palliativversorgung entgegenzuwirken, ist die Entwicklung von Lösungen entscheidend, die die spezifischen Faktoren berücksichtigen, die moralisches Belastungserleben begünstigen. Dabei sollten Interventionen auf der individuellen Ebene der Personen, auf institutioneller Ebene und auch auf der Ebene der Gesundheitssystems verortet sein.

Um moralisches Belastungserleben auf individueller Ebene vorzubeugen, ist es wichtig, dass Professionelle auf Selbstfürsorge achten, sich bei Bedarf Pausen gönnen, wenn sie das Gefühl haben, überlastet zu sein, oder sich emotional belastet fühlen, und ihre Resilienz stärken. Professionelle sollten dafür sensibilisiert werden, sich bewusst Zeit zu nehmen, um für ihr eigenes körperliches und emotionales Wohlbefinden zu sorgen (Pereira et al., 2022; May et al., 2022). Obwohl individuelle Faktoren die Reaktion auf verschiedene Stressoren beeinflussen und die Anpassungsfähigkeit eine wesentliche Rolle spielt, deutet die Literatur darauf hin, dass der organisatorische und soziale Kontext oft einen stärkeren Einfluss hat als individuelle Faktoren (Phoenix Australia, 2020).

Auf organisationaler Ebene kann die Prävention von moralischem Belastungserleben durch die Implementierung von Maßnahmen wie der Prüfung von alternativen Arbeitszeitmodellen, einem wertschätzenden und partizipativen Führungsstil, einem koordinierten Fehlzeitenmanagement, der Bereitstellung verlässlicher Arbeitspläne, einer angemessenen Entlohnung sowie der Reduzierung des Dokumentationsaufwands durch den Einsatz von unterstützenden Tools erreicht werden (May et al., 2022). Organisationen können mögliche moralische Konflikte des Personals besonders aufmerksam beobachten und positive Beziehungen zwischen den Mitarbeitenden fördern, indem sie Unterstützungs- und Diskussionsgruppen und/oder regelmäßige Beobachtungs- und Beratungsgespräche einrichten, in denen Einzelpersonen Probleme mit einer unabhängigen Partei besprechen können (Payne, 2001). Da individuelle Faktoren eine Rolle beim Auftreten von moralischem Belastungserleben spielen, kann es für Organisationen sinnvoll sein, pädagogische und unterstützende Interventionen zu fördern, die darauf abzielen, die Eigenverantwortung, die Autonomie und das ethische Wissen von Professionellen zu stärken (Lamiani et al., 2017). In der Literatur wird eine Reihe von Interventionen wie Ethikrunden, Supervisionen und Beratung empfohlen, um moralischen Stress zu verringern und mit ethisch belastenden Situationen umzugehen (Beumer, 2008; Rushton, 2006).

Auf der Ebene des Gesundheitssystems kann die Prävention von moralischem Belastungserleben durch die Festlegung gesetzlicher Löhne und Arbeitszeiten, Initiativen zur Wertschätzung der Palliativversorgung sowie die Bereitstellung von Informationen über Palliativpflege unterstützt werden.

Die vorgeschlagenen Maßnahmen beziehen sich somit vor allem auf die generellen Arbeitsbedingungen im Pflegeberuf. Dies umfasst die Überprüfung der Arbeitsbedingungen, der Arbeitsbelastung und der Ressourcenverfügbarkeit, um sicherzustellen, dass Professionelle die Unterstützung und die Ressourcen erhalten, die sie benötigen, um ihre Arbeit effektiv ausüben zu können, ohne dabei übermäßig belastet zu werden (Pereira et al., 2022). Die Anpassung von Arbeitszeitmodellen, eine angemessene Vergütung und die Reduzierung der Dokumentationslast würden nicht nur die Qualität der Palliativpflege verbessern, sondern den gesamten Pflegeberuf betreffen. Die Arbeitsbedingungen stehen in direktem Zusammenhang mit dem weit verbreiteten und zunehmenden Personalmangel in der Pflege. Eine Verschlechterung der Arbeitsbedingungen führt zu einer geringeren Anzahl von Auszubildenden im Pflegebereich, was wiederum zu längeren Arbeitszeiten und einem höheren Dokumentationsaufwand führt, während die Vergütung im Verhältnis zur erbrachten Leistung sinkt. Günstige Arbeitsbedingungen, insbesondere ausreichend bemessene Zeitressourcen, sind eng mit der Fähigkeit verbunden, berufsspezifische Werte im Arbeitsalltag umzusetzen. Dies ist besonders in der Palliativpflege von großer Bedeutung, weil Kommunikation und persönliche Einstellung entscheidende Faktoren für die Bereitstellung einer qualitativ hochwertigen Versorgung von Menschen mit chronischen, fortschreitenden Erkrankungen sind, wie auch in anderen Studien festgestellt wurde (May et al., 2022).

Die besonderen Herausforderungen bei der Betreuung von Schwerkranken und Sterbenden während der COVID-19-Pandemie wurden von der Bundesregierung anerkannt. Um diesen Herausforderungen besser begegnen zu können, hat das

Bundesministerium für Bildung und Forschung das groß angelegte Forschungsprojekt »PallPan« gefördert. Ziel dieses Projekts war es, Handlungsempfehlungen für die Palliativversorgung während der COVID-19-Pandemie zu entwickeln und umzusetzen. Es fokussierte sich darauf, Versorgungskonzepte zu verbessern, um pandemiebedingte Belastungen für Palliativpatient:innen sowie Professionelle zu mindern. Die Ergebnisse und Handlungsempfehlungen sind hier nachzulesen: https://pallpan.de/. »PallPan« bietet konkrete Strategien und Maßnahmen, die speziell auf die Pandemiezeit und weniger auf die generelle Prävention von Moral Distress und Moral Injury im Bereich Palliative Care abzielen.

2.6 Zusammenfassung

Moralisches Belastungserleben stellt eine signifikante Herausforderung für das Personal in der Palliativversorgung dar. Die Konfrontation mit Tod und Trauer, kombiniert mit hohen Erwartungen von Angehörigen und begrenzten Ressourcen, führt zu emotionaler Erschöpfung und dem Risiko eines Berufsausstiegs.

Die differenzierte Betrachtung von Belastungen in verschiedenen Settings der Palliativversorgung – Hospize, stationäre Palliativversorgung und SAPV – zeigt auf, dass jede Umgebung spezifische Herausforderungen birgt, die eine angepasste Herangehensweise erfordern. Während Hospize ein positives Arbeitsumfeld bieten können, sind die stationäre Palliativversorgung und die SAPV mit komplexen Koordinationsaufgaben, Zeitdruck und Ressourcenknappheit konfrontiert. Die Notwendigkeit, individuelle Bedürfnisse von Patient:innen und deren Angehörigen zu erfüllen, stellt das Personal vor zusätzliche ethische Entscheidungen und moralische Dilemmata.

Die Bewältigung von Moral Distress und die Prävention von Moral Injury erfordern ein mehrschichtiges Vorgehen, das individuelle Selbstfürsorge, organisationale Unterstützungsmaßnahmen und systemweite Initiativen umfasst. Maßnahmen wie flexible Arbeitszeitmodelle, ein wertschätzender Führungsstil und die Förderung der Teamkommunikation können dazu beitragen, die Arbeitsbedingungen zu verbessern und moralisches Belastungserleben zu reduzieren. Darüber hinaus ist eine stärkere Anerkennung und Unterstützung der Palliativversorgung auf gesellschaftlicher und politischer Ebene notwendig, um das Wohlbefinden des Personals zu fördern. Die Anerkennung und aktive Bewältigung moralischen Belastungserlebens sind dabei entscheidend, um die Integrität und die Qualität der Palliativversorgung zu gewährleisten.

2.7 Literatur

Arends, S. A. M., Steenbergen, M., Thodé, M. et al. (2022). Moral distress among nurses involved in life-prolonging treatments in patients with a short life expectancy: A qualitative interview study. *Patient Educ Couns*, *105*(7), 2531–2536. https://doi.org/10.1016/j.pec.2022.01.017

Beumer, C. M. (2008). Innovative solutions: The effect of a workshop on reducing the experience of moral distress in an intensive care unit setting. *Dimensions of Critical Care Nursing*, *27*(6), 263–267. https://doi.org/10.1097/01.DCC.0000338871.77658.03

Bové, H. M., Noer, V. R., Mousing, C. A. (2023). Being a Hospice Nurse in Times of the COVID-19 Pandemic: A Phenomenological Study of Providing End-of-Life Care. *J Hosp Palliat Nurs*, *25*(5), 277–285. https://doi.org/10.1097/NJH.0000000000000961

Bradshaw, A., Dunleavy, L., Garner, I. (2022). Experiences of staff providing specialist palliative care during COVID-19: a multiple qualitative case study. *J R Soc Med*, *115*(6), 220–230. https://doi.org/10.1177/01410768221077366

Brazil, K., Kassalainen, S., Ploeg, J. et al. (2010). Moral distress experienced by health care professionals who provide home-based palliative care. *Soc Sci Med*, *71*, 1687–1691. https://doi.org/10.1016/j.socscimed.2010.07.032

Browning, E. D., Cruz, J. S. (2018). Reflective Debriefing: A Social Work Intervention Addressing Moral Distress among ICU Nurses. *J Soc Work End Life Palliat Care*, *14*, 44–72. https://doi.org/10.1080/15524256.2018.1437588

Corradi-Perini, C., Beltrão, J. R., Ribeiro, U. R. V. C. O. (2021). Circumstances Related to Moral Distress in Palliative Care: An Integrative Review. *Am J Hosp Palliat Care*, *38*(11), 1391–1397. https://doi.org/10.1177/1049909120978826

Dean, W., Talbot, S., Dean, A. (2019). Reframing Clinician Distress: Moral Injury Not Burnout. *Fed. Pract.*, *36*, 400–402.

De Brasi, E. L., Giannetta, N., Ercolani, S. et al. (2021). Nurses' moral distress in end-of-life care: A qualitative study. *Nurs Ethics*, *28*(5), 614–627. https://doi.org/10.1177/0969733020964859

Dzeng, E., Colaianni, A., Roland, M. et al. (2016). Moral distress amongst American physician trainees regarding futile treatments at the end of life: a qualitative study. *J Gen Intern Med*, *31*(1), 93–99. https://doi.org/10.1007/s11606-015-3505-1

Fish, E. C., Lloyd, A. (2022). Moral distress amongst palliative care doctors working during the COVID-19 pandemic: A narrative-focussed interview study. *Palliat Med*, *36*(6), 955–963. https://doi.org/10.1177/02692163221088930

Funk, L. M., Waskiewich, S., Stajduhar, K. I. (2014). Meaning-making and managing difficult feelings: Providing front-line end-of-life care. *OMEGA – Journal of Death and Dying*, *68*, 23–43. https://doi.org/10.2190/om.68.1.b

Gómez-Urquiza, J. L., Albendín-García, L., Velando-Soriano, A. et al. (2020). Burnout in Palliative Care Nurses, Prevalence and Risk Factors: A Systematic Review with Meta-Analysis. *Int J Environ Res Public Health*, *17*(20), 7672. https://doi.org/10.3390/ijerph17207672

Gothe, H., Brinkmann, C., Schmedt, N. et al. (2022). Is there an unmet medical need for palliative care services in Germany? Incidence, prevalence, and 1-year all-cause mortality of palliative care sensitive conditions: real-world evidence based on German claims data. *J Public Health* (Berl.), *30*, 711–720. https://doi.org/10.1007/s10389-020-01319-7

Hebdon, M. C. T., Xu, J., Reblin, M., Clayton, M. F. et al. (2022). Balancing Work and Hospice Caregiving-A Closer Look at Burden, Preparedness, and Mental Health. *J Pain Symptom Manage*, *63*(2), 283–292. https://doi.org/10.1016/j.jpainsymman.2021.08.003

Jameton, A. (1984). *Nursing Practice: The Ethical Issue*. Englewood Cliffs. Prentice Hall.

Jones, T., Lin, S. Y., Durga, A. et al. (2023). Potential sources of moral distress during COVID-19: Perspectives of hospice interdisciplinary teams. *Palliat Support Care*, *21*(4), 644–650. https://doi.org/10.1017/S1478951522000633

Lamiani, G., Borghi, L., Argentero, P. (2107). When healthcare professionals cannot do the right thing: A systematic review of moral distress and its correlates. *J Health Psychol, 22*(1), 51–67. https://doi.org/10.1177/1359105315595120

Latimer, A., Fantus, S., Pachner, T. M. et al. (2023). Palliative and hospice social workers' moral distress during the COVID-19 pandemic. *Palliat Support Care, 21*(4), 628–633. https://doi.org/10.1017/S1478951522001341

Leboul, D., Aubry, R., Peter, J.-M. et al. (2017). Palliative sedation challenging the professional competency of health care providers and staff: a qualitative focus group and personal written narrative study. *BMC Palliat Care, 16*, 25. https://doi.org/10.1186/s12904-017-0198-8

Leitlinienprogramm Onkologie (Deutsche Krebsgesellschaft, Deutsche Krebshilfe, AWMF). (2020). Palliativmedizin für Patienten mit einer nicht-heilbaren Krebserkrankung, Langversion 2.2, AWMF-Registernummer: 128/001OL, https://www.leitlinienprogramm-onkologie.de/leitlinien/palliativmedizin/

Lokker, M. E., Swart, S. J., Rietjens, J. A. C. et al. (2018). Palliative sedation and moral distress: A qualitative study of nurses. *Appl Nurs Res, 40*, 157–161. https://doi.org/10.1016/j.apnr.2018.02.002

Nantsupawat, A., Kunaviktikul, W., Nantsupawat, R. et al. (2017). Effects of Nurse Work Environment on Job Dissatisfaction, Burnout, Intention to Leave. *Int. Nurs. Rev., 64*, 91–98. https://doi.org/10.1111/inr.12342

Maffoni, M., Argentero, P., Giorgi, I. et al. (2019). Healthcare professionals' moral distress in adult palliative care: a systematic review. *BMJ Support Palliat Care, 9*(3), 245–254. https://doi.org/10.1136/bmjspcare-2018-001674

May, S., Stahlhut, K., Allsop, M. et al. (2021). ›…you just put up with it for the sake of humanity.‹: an exploratory qualitative study on causes of stress in palliative care nursing during the COVID-19 pandemic in Germany. *BMJ Open, 11*, e051550. https://doi.org/10.1136/bmjopen-2021-051550

May, S., Gabb, F., Ignatyev, Y. et al. (2022). Mental and Physical Well-Being and Burden in Palliative Care Nursing: A Cross-Setting Mixed-Methods Study. *Int J Environ Res Public Health, 19*(10), 6240. https://doi.org/10.3390/ijerph19106240

Payne, N. (2001). Occupational stressors and coping as determinants of burnout in female hospice nurses. *J Adv Nurs, 33*(3), 396–405. https://doi.org/10.1046/j.1365-2648.2001.01677.x

Pereira, A. G., Linzer, M., Berry, L. L. (2023). Mitigating Moral Injury for Palliative Care Clinicians. *Palliat Med Rep, 4*(1), 24–27. https://doi.org/10.1089/pmr.2022.0062

Phoenix Australia – Centre for Posttraumatic Mental Health and the Canadian Centre of Excellence – PTSD. (2020). Moral Stress Amongst Healthcare Workers During COVID-19: A Guide to Moral Injury. Phoenix Australia – Centre for Posttraumatic Mental Health and the Canadian Centre of Excellence – PTSD, ISBN online: 978-0-646-82024-8.

Popejoy, L. L., Brandt, L. C., Beck, M. et al. (2009). Intensive Care Unit Nurse Perceptions of Caring for the Dying. *Journal of Hospice & Palliative Nursing, 11*, 179–186. https://doi.org/10.1097/njh.0b013e3181a1ac61

Prokopová, T., Hudec, J., Vrbica, K. et al. (2022). RIPE-ICU study group. Palliative care practice and moral distress during COVID-19 pandemic (PEOpLE-C19 study): a national, cross-sectional study in intensive care units in the Czech Republic. *Crit Care, 26*(1), 221. https://doi.org/10.1186/s13054-022-04066-1

Radbruch, L., Andersohn, F., Walker, J. (2015). Überversorgung kurativ — Unterversorgung palliativ? Analyse ausgewählter Behandlungen am Lebensende. Palliativversorgung (Modul 3). [Overuse curative – underuse palliative? Analysis of selected treatments at the end of life. Palliative care (Module 3).] In: Bertelsmann Stiftung (ed.). Faktencheck Gesundheit. https://www.bertelsmann-stiftung.de/de/publikationen/publikation/did/faktencheck-palliativversorgung-modul-3

Riedel, A., Goldbach, M., Lehmeyer, S. (2023). Moralisches Belastungserleben und moralische Resilienz: Begriffliche Darlegungen und theoretische Einordnungen zur Hinführung. In: *Moralische Belastung von Pflegefachpersonen: Hintergründe–Interventionen–Strategien* (pp. 3–33). Springer.

Rushton, C. H. (2006). Defining and addressing moral distress: Tools for critical care nursing lead- ers. *AACN Advanced Critical Care*, *17*(2), 161–168.

Sommerlatte, S., Lugnier, C., Schoffer, O. et al. (2023). Mental burden and moral distress among oncologists and oncology nurses in Germany during the third wave of the COVID-19 pandemic: a cross-sectional survey. *J Cancer Res Clin Oncol*, *149*(9), 6211–6223. https://doi.org/10.1007/s00432-023-04580-x

Teng, C. I., Hsiao, F.J., Chou, T.A. (2010). Nurse-perceived time pressure and patient-perceived care quality. *J. Nurs. Manag.*, *18*, 275–284. https://doi.org/10.1111/j.1365-2834.2010.01073.x

WHPCA. (2020). *Global atlas of palliative care*. Worlwide Hospice and Palliative Care Alliance.

Zheng, R. S., Guo, Q. H., Dong, F. Q. et al. (2015). Chinese oncology nurses' experience on caring for dying patients who are on their final days: a qualitative study. *Int J Nurs Stud*, *52*, 288–296. https://doi.org/10.1016/j.ijnurstu.2014.09.009

3 Moral Distress an palliativen Versorgungsschnittstellen – die Situation professionell ambulant Pflegender

Julia Petersen

3.1 Einleitung

3.1.1 Palliative Versorgung im ambulanten Bereich

Die meisten Menschen möchten auch im hohen Alter in ihrer Häuslichkeit verbleiben – und am liebsten auch dort sterben (Zich & Sydow, 2015). Um diesem Wunsch gerecht werden zu können, wird ein multiprofessionelles Versorgungsteam bzw. die Kooperation vielfältiger Akteur:innen der Gesundheitsversorgung benötigt. Etwa 1,05 Millionen der 4,96 Millionen Pflegebedürftigen im häuslichen Bereich werden von bzw. mit Unterstützung ambulanter Pflegedienste versorgt (Statistisches Bundesamt, 2023). Diese begleiten oftmals die ihnen anvertrauten Menschen auch in der letzten Lebensphase und leisten etwa in Zusammenarbeit mit Hausärzt:innen die sogenannte allgemeine palliative Versorgung. Sind weiterführende therapeutische Maßnahmen nötig, kann die spezialisierte ambulante Palliativversorgung (SAPV) miteinbezogen werden (Deutsche Gesellschaft für Palliativmedizin [DGP], 2022). Das Ziel ambulanter Palliativversorgung ist es, die Lebensqualität und Selbstbestimmung von Palliativpatient:innen bestmöglich zu erhalten, zu fördern und zu verbessern, um ihnen ein menschenwürdiges Leben bis zum Tod in ihrer gewohnten Umgebung zu ermöglichen (DGP, 2022). Die ambulante Palliativversorgung wurde in den letzten Jahren stark weiterentwickelt und ausgebaut. So haben gesetzlich Versicherte seit 2007 einen Rechtsanspruch auf SAPV-Leistungen (SAPV – Spezialisierte ambulante Palliativversorgung). Derzeit stehen in Deutschland etwa 1500 ambulante SAPV-Dienste zur Verfügung (Bundesministerium für Bildung und Forschung, 2023).

An der ambulanten palliativen Versorgung sind verschiedene Akteur:innen beteiligt (▶ Abb. 3.1), woraus sich unterschiedliche Versorgungspfade für die Betroffenen und zahlreiche Schnittstellen in der Zusammenarbeit der professionellen Begleiter:innen ergeben. Insbesondere am Übergang von stationärer zu ambulanter Versorgung, folglich bei Entlassung aus dem Krankenhaus, entstehen häufig Bruchstellen, die zu mangelnder (palliativer) Unterstützung von Patient:innen in ihrer Häuslichkeit führen (Radbruch et al., 2022). Gründe hierfür werden etwa im Zeitdruck der Klinikmitarbeitenden und in deren fehlendem Wissen über regionale Angebote gesehen (Ates et al., 2018), sodass eine palliative Nachsorge nur unzureichend organisiert werden kann. Die Einbindung palliativer Leistungserbringer erfolgt somit oftmals zu einem sehr späten Zeitpunkt (Kaur et al., 2011; Radbruch et al., 2022). Angesichts der Vorteile einer frühzeitigen Integration pal-

I Sensibilität

liativer Versorgung, wie die Steigerung der Lebensqualität, die Verlängerung der Überlebenszeit der Betroffenen sowie die Senkung von Behandlungskosten, bestehen hier deutliche Verbesserungspotenziale (Temel et al., 2010).

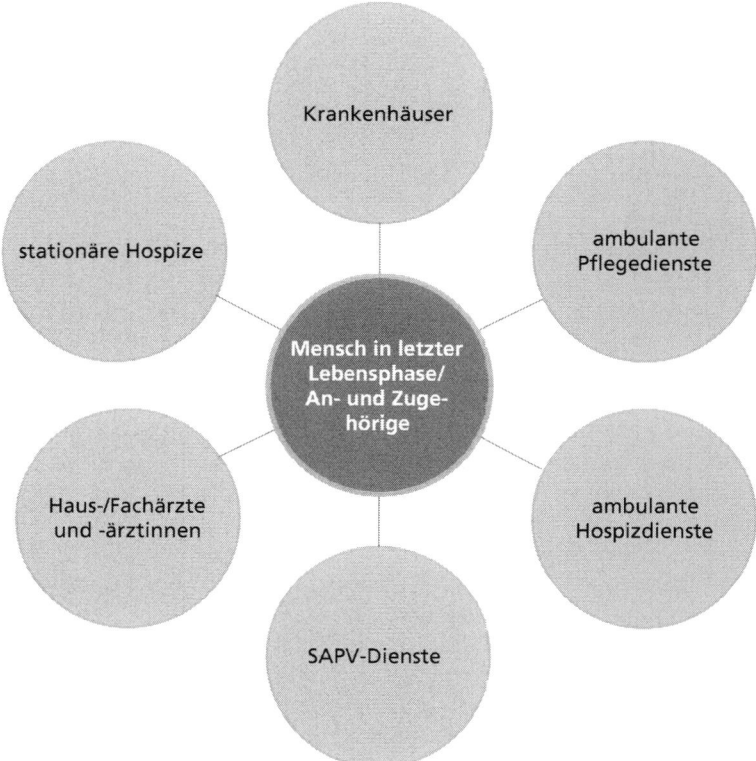

Abb. 3.1: Akteur:innen der Palliativversorgung (angelehnt an die Übersicht der DGP)

Eine Berufsgruppe, die besonders intensiven Kontakt mit Menschen in deren letzten Lebensphasen hat, sind ambulant Pflegende. Hierunter werden nachfolgend examinierte Pflegefachpersonen verstanden, die im Rahmen eines Anstellungsverhältnisses bei einem Pflegedienst pflegebedürftige Menschen in ihrer Häuslichkeit versorgen.

Im Folgenden geht es deshalb um die beruflichen Herausforderungen ambulant Pflegender und den damit verbundenen moralischen Stress, der sich insbesondere an Versorgungsschnittstellen ergibt.

3.1.2 Moralisch-ethische Herausforderungen für Pflegende

Die Begleitung von Menschen in ihrer letzten Lebensphase ist für diejenigen, die sie professionell versorgen, mit verschiedenen Herausforderungen verbunden. May et al. (2022) unterteilen Stressursachen bzw. Belastungsfaktoren für Pflegende im palliativen Bereich in patientenbezogene Belastungen wie die Allgegenwärtigkeit von Tod und Sterben, Belastungen durch Angehörige, wie etwa deren hohe Erwartungen an Behandlungsmöglichkeiten, und Belastungen durch Arbeitsbedingungen, z. B. in Form von Zeitmangel sowie Dokumentationsaufwand (▶ Kap. 2).

Neben diesen allgemeinen Belastungsfaktoren prägen insbesondere moralisch-ethische Fragen die palliative Versorgung und Pflege von Menschen. Professionell Pflegende sind mit diesen Fragestellungen tagtäglich in Kontakt und müssen sich mit ihnen auseinandersetzen. Denn professionelles Pflegehandeln – insbesondere in der letzten Lebensphase – wird aufgrund der Vulnerabilität und der Angewiesenheit des Pflegebedürftigen auf Unterstützung stets als moralisch bedeutsam verstanden, sodass ein »achtsames, ethisch begründetes und ethisch verantwortungsvolles Handeln der Pflegefachperson« notwendig wird (Riedel et al., 2022).

Ethische Fragestellungen, die in der palliativen Versorgung auftreten, betreffen laut Vogt (2014) insbesondere

- die Behandlung am Lebensende (z. B. Therapieentscheidungen),
- die Kommunikation (z. B. Frage nach der Entscheidungsfähigkeit des oder der Pflegebedürftigen oder Fragen nach der Schweigepflicht),
- die Patientenautonomie (mögliche Diskrepanz zwischen Patientenwohl und Patientenwunsch),
- die Pflege und Betreuung allgemein (z. B. familiäre Dilemmasituationen) sowie
- die Ressourcenallokation.

Der Umgang mit moralisch-ethischen Fragestellungen in der Palliativpflege ist somit oftmals eine hochkomplexe Angelegenheit und erfordert umfassende Kompetenzen auf Seiten der Pflegenden (Kohlen et al., 2019). Bleiben moralisch-ethische Fragestellungen und daraus möglicherweise resultierende Konflikte unbeantwortet, entsteht das Gefühl, dass das eigene Pflegehandeln nicht mit den persönlichen und/oder professionellen Werten in Einklang zu bringen ist. Insbesondere durch die Bedrohung der eigenen moralischen Integrität, folglich des Empfindens der moralischen Ganzheit, kann es zu moralischem Stress bzw. moralischen Verletzungen der Pflegenden kommen (Klotz & Riedel, 2023).

Dieses Kapitel behandelt den moralischen Stress, verstanden als »psychische Reaktion auf moralisch herausfordernde Situationen« (Fourie, 2017), den ambulant Pflegende unter anderem an der Schnittstelle zu weiteren Akteur:innen in palliativen Versorgungssituationen erleben, und zieht mögliche Schlussfolgerungen für die Palliative Care-Praxis. Der differenzierte Blick auf die settingspezifischen Ursachen und Situationen, die bei Pflegenden nicht nur psychischen, sondern zudem speziell *moralischen* Stress auslösen, ist insbesondere für die Entwicklung von Strategien zur Prävention bedeutend (Walton, 2018).

3.2 Welche Situationen lösen im palliativen Versorgungskontext moralischen Stress aus?

Grundlage der hier beschriebenen Beanspruchungssituation Pflegender ist eine qualitative Interviewstudie mit zwanzig ambulant Pflegenden, die danach gefragt wurden, welche Situationen in ihrem Arbeitsalltag moralischen Stress auslösen, wie sie ihn erleben und auf welche Weise sie damit in der Vergangenheit umgegangen sind (Petersen et al., 2024). Die Befragung fand zwischen April und August 2023 statt.

Anhand der inhaltsanalytischen Auswertung ergaben sich fünf Situationen, die in der ambulanten Pflege zu moralischem Stress führen, wobei jede Situation durch Unterthemen und zugehörige Codes genauer definiert ist. ▶ Abb. 3.2 präsentiert die fünf übergeordneten Situationen.

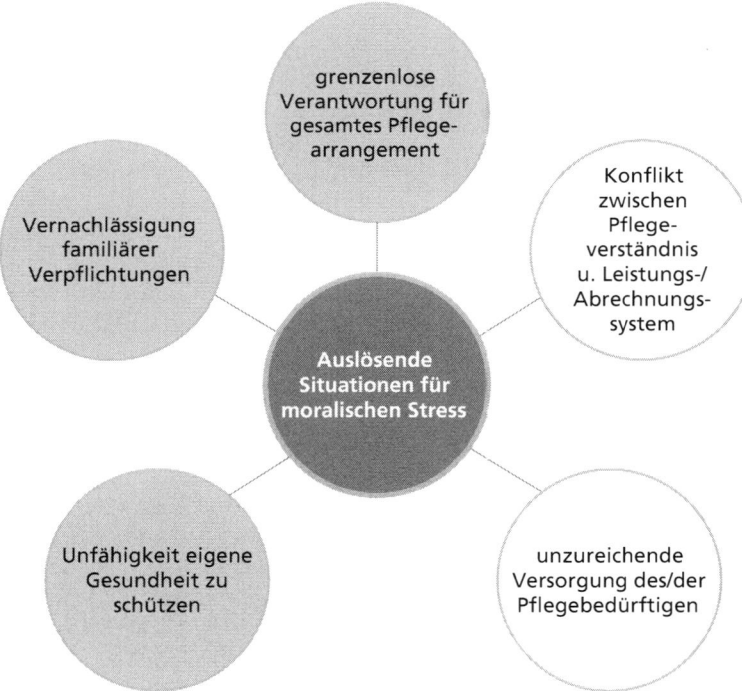

Abb. 3.2: Situationen, die bei ambulant Pflegenden zu moralischem Stress führen; die für den palliativen Kontext besonders bedeutsamen Situationen sind in weiß dargestellt (mit freundlicher Genehmigung der Bundesanstalt für Arbeitsschutz und Arbeitsmedizin [BAuA]).

Im Kontext der palliativen Versorgung waren in den Interviews insbesondere die Themen Unzureichende Versorgung der oder des Pflegebedürftigen und Konflikte zwischen Pflegeverständnis und dem Leistungs- und Abrechnungssystem der ambulanten Pflege bedeutsam.

Die Wahrnehmung einer unzureichenden Versorgung der oder des Pflegebedürftigen wurde etwa ausgelöst durch folgende Unterthemen:

a. eine schlechte Versorgung durch externe Stakeholder,
b. eine als unzureichend empfundene informelle Pflege,
c. die Ablehnung pflegerischer Maßnahmen von Seiten der Pflegebedürftigen,
d. Fehler von Kolleg:innen,
e. die begrenzte Entscheidungsmacht der Pflegenden oder
f. fehlende finanzielle Möglichkeiten der Pflegebedürftigen.

Das Thema Konflikte zwischen Pflegeverständnis und Leistungs- und Abrechnungssystem gliederte sich in folgende Unterthemen:

a. Verrichtungspflege,
b. Übernahme nicht bezahlter Leistungen (sog. Liebesdienste),
c. Notfallsituationen,
d. Ablehnung geplanter Maßnahmen,
e. Zeitdruck,
f. Dokumentation vs. menschliche Zuwendung sowie
g. Mitverantwortung für die finanzielle Situation des Pflegedienstes.

Nachfolgend werden jene Versorgungssituationen beispielhaft beleuchtet, die laut der Interviewstudie bei ambulant Pflegenden zu moralischem Stress führten und dem palliativen Setting zuzuordnen sind. Hierfür werden 1) Interviewzitate exemplarisch dargestellt und 2) Schlussfolgerungen für eine mögliche Reduktion von moralischem Stress in der Palliative Care-Praxis gezogen. Die ausführlichen Ergebnisse sind bei Petersen et al. (2024) zu finden.

3.2.1 Beispiel 1: »Das ist für mich ein klares Zeichen, er leidet. Wir können so nicht mehr arbeiten.«

Situationsbeschreibung

In der folgenden Situation, die eine ambulant Pflegende schilderte, geht es um die palliative Versorgung eines Mannes, der von seinem Sohn und seiner Schwiegertochter zusammen mit einem ambulanten Pflegedienst betreut wird. Das Beispiel gehört zum Thema der *unzureichenden Versorgung des Pflegebedürftigen* (Unterthema: *als unzureichend empfundene informelle Pflege«*).

»Die finale Phase kam. [...] Und es war dann so, dass ich bemerkt habe, dass er starke Schmerzen hat. Und ich hab dann mit dem Sohn gesprochen, hab gesagt: ‚Es gibt bei uns das SAPV, das ist ein Hospiz, kennen Sie das? Mit denen arbeiten wir gerne zusammen. Das kann ich Ihnen nur empfehlen'. Ja, und dann war er sofort anti und hat gemeint: ‚Na, die spritzen den ja nur tot'. Und dann hab ich gesagt: ‚Also das stimmt jetzt nicht. Er würde natürlich etwas kriegen, wenn es ihm leichter fällt, dass er keine Schmerzen hat, und dass er einfach irgendwann einschläft'. Und das wollte er aber dann nicht hören. […] Dann hab ich gesagt: ‚Er hat starke Schmerzen'. Und dann meinte die Schwiegertochter, das wisse sie. Das habe sie auch schon dem Arzt gesagt. Ich: ‚Ja, das hab ich dem Arzt auch schon gesagt.' – ‚Ja, er hat ja ein Schmerzpflaster.' Darauf ich: ‚Ja, wie viel denn?' – ‚12 Mikrogramm'. Und das war ein sehr starker Mensch. Und ich hab dann gesagt: ‚Also seien Sie mir nicht böse, aber 12 Mikrogramm, das bringt nix mehr.' – ‚Ja, das hat der Arzt auch gesagt'. Und sie hat ja die 100 schon da. Dann hab ich gesagt: ‚Ja, und wo sind die?' – ‚Ja, ich wollte jetzt erstmal die 12 aufbrauchen'. Darauf ich: ‚Okay, das ist ja nett, dass Sie sparen wollen, aber da sparen wir an der falschen Stelle'. Und dann hab ich ihr gesagt, sie solle bitte das 100er kleben. […] ‚Ich kann Ihren Vater im Bett nicht mehr bewegen, ohne dass er aufschreit oder das Gesicht verzieht. Das ist für mich ein klares Zeichen, er leidet. Wir können so nicht mehr arbeiten.' – ‚Ja, dann braucht ihr gar nicht mehr kommen'. […] Und dann bin ich im Auto gesessen und hab erstmal geweint. […] Und dann hab ich aber auch zu dem Sohn gesagt: […] ‚Ich muss das bei der Pflegekasse melden. Die Pflege ist nicht mehr gesichert'. Das hab ich dann gemacht und die von der Pflegekasse haben dann gesagt, sie werden das überprüfen. Das Problem war aber, dass die Pflegeberaterin in den Urlaub gegangen ist. Sie hat zu mir am Telefon gesagt, dass es ihr sehr leidtue, aber sie habe keine Chance, weil sie gehe in den Urlaub. Und sie habe keinen Ersatz, keine Vertretung. […] Und ich habe dann auch meinen Vorgesetzten angerufen, habe gesagt: ‚Mir fällt das jetzt sehr schwer. Das ist jetzt eine Situation, mit der ich kaum umgehen kann'. Und da hab ich dann nur gehört: ‚Ja, manchmal ist das halt so'. Also da hätte wahrscheinlich eine Supervision oder einfach ein gescheites Gespräch hergehört. Weil diese Geschichte, die werde ich nie vergessen. Und dieses Gefühl meiner Hilflosigkeit.« (Ambulant Pflegende, 33 Jahre)[1]

Einschätzung und Schlussfolgerungen

Wie ist es zu dieser aus Sicht der Pflegenden fatalen Situation gekommen, die den moralischen Stress auslöste? Und welche Schlussfolgerungen lassen sich aus der geschilderten Situation ziehen?

In der geschilderten Situation geht es unter anderem um unterschiedliche Einschätzungen von Angehörigen und der ambulant Pflegenden hinsichtlich der adäquaten Versorgung des Palliativpatienten, etwa bei der Schmerzmedikation. Das ethische Prinzip der Fürsorge bzw. in einem care-ethischen Verständnis das Element »für die Rechte von Menschen einstehen« (Conradi, 2016) spielt hier eine besondere Rolle. Eine achtsame Zuwendung (*care*), die für die Praxis der Pflege als zentral gilt, scheint nicht mehr möglich. Zum einen lehnen die Angehörigen eine intensivere Betreuung durch eine SAPV ab – wahrscheinlich aufgrund unzutref-

---

[1] Die Zitate wurden im Sinne der Leserlichkeit geglättet (z. B. wurden Füllwörter entfernt).

fender Vorstellungen der SAPV-Arbeit. Zum anderen reicht die von den Angehörigen angewandte Dosis des Schmerzmedikaments aus fachlicher Sicht der Pflegenden nicht aus, um die Schmerzen des Pflegebedürftigen zu lindern, was diese auch kommuniziert. Das Gespräch zwischen der ambulant Pflegenden und den Angehörigen zur angemessenen Schmerzmedikation führt aus Sicht der Pflegenden zu keiner Lösung. Die Konsequenz aus dem Konflikt ist die Kündigung des Pflegevertrags durch die Angehörigen. Die Pflegende sieht die Versorgung nicht mehr als gesichert und sucht Hilfestellung bei der Pflegekasse. Die zuständige Sachbearbeiterin ist jedoch nicht verfügbar, sodass das Anliegen der Pflegenden nicht bearbeitet werden kann. Die ambulant Pflegende beschreibt im Interview, durch die geschilderte Situation moralischen Stress erlebt zu haben, der sich im Mitleiden mit dem Patienten, dem Gefühl der Hilflosigkeit und Überforderung äußert. Sie fühlt sich mit der Situation allein gelassen. Diese für sie kritische Situation, in der sie nicht nach ihren berufsethischen Überzeugungen handeln, also in diesem Fall keine angemessene Schmerzlinderung beim Patienten erwirken konnte, beschäftigt sie auch noch Jahre nach der Erfahrung.

Retrospektiv hätte an verschiedenen Stellen angesetzt werden können, um den Verlauf der Geschehnisse – mit Bezug auf den entstehenden moralischen Stress – positiv zu beeinflussen. Zunächst wäre es hilfreich gewesen, wenn unzutreffende Vorstellungen der Angehörigen gegenüber der SAPV hätten abgebaut werden können. Ein Gespräch zwischen Angehörigen, dem Patienten – abhängig von dessen Zustand –, einer (vertrauten) Führungskraft des Pflegedienstes, einer in die derzeitige Versorgung eingebundenen Pflegenden, einer Person aus dem kooperierenden SAPV-Team und dem Hausarzt hätte geholfen, die SAPV-Arbeit vorzustellen und mögliche Therapieziele für den Patienten zu besprechen. Auch Absprachen zur adäquaten Schmerzmedikation hätten in diesem Kreis getroffen werden können. Das Auftreten als Behandlungsteam hätte der Pflegenden ggf. dabei geholfen, ihre fachlichen Einschätzungen zu validieren und gleichzeitig mehr Gehör bei den Angehörigen zu finden. Auch das Gefühl, mit der Situation allein gelassen zu werden, wäre durch eine derartige Gesprächssituation abgefangen worden.

In jedem Fall wären die Unterstützung und der Rückhalt des Vorgesetzten notwendig gewesen, um die Situation für die Pflegende wenigstens im Nachgang aufzulösen und eventuell auch die Situation mit der Familie zu entspannen. Die resignative Haltung der Führungskraft in diesem Beispiel ist wenig hilfreich. Sie kommt ihrer Fürsorgepflicht nicht ausreichend nach. Weitere potenziell unterstützende Maßnahmen wie eine Supervision zur psychischen Entlastung spricht die Pflegende selbst an.

Eine ambulante Ethikberatung ist eine zusätzliche Möglichkeit, die im Laufe des Geschehens hätte in Anspruch genommen werden können. Diese erörtert bei Konflikten etwa durch ethische Fallbesprechungen verschiedene Lösungsoptionen mit den Beteiligten unter ethischen Gesichtspunkten. Auf diesem Weg kann sowohl das Stresserleben der betroffenen Pflegenden verringert als auch ihr professionelles Selbstverständnis gestärkt werden.

3.2.2 Beispiel 2: »Warum machen wir das denn noch?«

Situationsbeschreibung

Die nachfolgende Situation handelt von der Pflege einer Frau mit Sterbewunsch, der zur Ablehnung von Maßnahmen der Dekubitusprophylaxe führt. Das Beispiel gehört zum Thema der *unzureichenden Versorgung des Pflegebedürftigen* (Unterthema: *Ablehnung pflegerischer Maßnahmen von Seiten der Pflegebedürftigen*).

»Die Frau wollte einfach nicht mehr. Und die Tochter, das hat man auch gemerkt, die wollte diesen Wunsch respektieren, um jeden Preis. Die Mutter bleibt zu Hause und die verlässt das Bett auch nicht mehr und lässt sich nicht auf eine Weichlagerungsmatratze lagern und möchte auch nicht umgelagert werden. Und der Dekubitus ist entstanden, trotz Beratung und trotz Arztinformation. Und dieses Alleingelassenwerden, ne? [...] Die Tochter im Haus hat ständig nur geklagt, weil [sie] überfordert [war], hatte an der Situation aber auch nichts geändert. Und als der Dekubitus so groß und schwarz und tief war – und das Ganze war schon so widerwärtig, dass die Frau auch unglaubliche Schmerzen gehabt hat, neben dem Wundgeruch und dem wahnsinnigen Exsudat –, dass ich überhaupt nicht mehr wusste, wie versorge ich diese Wunde? [...]. Und selbst meine Kollegin hat geweint, die hat gesagt: ›Ich kann das nicht. Ich bin schon so grün im Gesicht, wenn ich nur klingle und muss in den Haushalt rein. Warum machen wir das denn noch?‹ Und keiner hat uns geholfen. Nicht der Hausarzt. Ich habe überlegt, warum macht die PDL [Pflegedienstleitung] nichts? [...] Und so hat man wirklich gesehen, wie man das aushalten musste, der Prozess des Sterbens, beginnend mit einem klitzekleinen Dekubitus. Die Frau, die war ja in dem Sinn nicht hoch krebskrank. Die hatte nichts, außer einfach nur [Altsein] und wollte nicht mehr. Und diese Begleitung und so allein gelassen zu werden in der Arbeit, also da muss ich sagen, das hat mir Jahre später noch zu schaffen gemacht. [...] Ich musste ja mit meiner Kollegin zuschauen, wie sich das entwickelt hatte, was sich entwickeln musste. Und musste das bis zum Schluss mittragen, obwohl ich das überhaupt nicht mittragen wollte. Ich hab mich ja innerlich dagegen gesperrt, weil ich wollte ja nur eine Verbesserung der Situation. Und tagtäglich dieses Leid zu ertragen und diese Verschlechterung und diese Vergrößerung des Dekubitus und, und ich wusste, wenn ich jetzt komme, es kann ja nicht besser werden, es wird schlechter.« (Ambulant Pflegende, 48 Jahre)

Einschätzung und Schlussfolgerungen

In dieser Situation geht es um den Wunsch der pflegebedürftigen Person, zu Hause sterben zu wollen, auch wenn nicht direkt eine lebensbedrohliche Erkrankung vorliegt, die ein terminales Stadium verursachen würde. Die Patientin lehnt deshalb pflegerische Maßnahmen wie die Dekubitusprophylaxe ab. Die im Haus lebende Tochter pflegt ihre Mutter und respektiert deren Wunsch, wobei sie von der

Pflegenden als »mit der Situation überfordert« wahrgenommen wird. Die ambulant Pflegenden führen eine Basisversorgung durch, können aber die als fachlich dringend erachteten Maßnahmen zur Dekubitusprophylaxe aufgrund der Ablehnung durch die Patientin nicht erbringen. Somit entsteht ein sich immer weiter verschlimmernder Dekubitus, dessen Versorgung die Pflegende zum einen aufgrund der Schmerzen für die Patientin und zum anderen als Quelle von Ekel als Zumutung empfindet. Neben dem Prinzip der Fürsorge spielt dabei auch das Prinzip der (nicht realisierbaren) Selbstsorge eine wichtige Rolle.

Auch hier kann die Pflegende nicht nach ihren berufsethischen Überzeugungen handeln – diesmal aufgrund des Patientenwillens. Aus dem Bericht geht nicht hervor, wie die Beratung zur Dekubitusprophylaxe stattgefunden hat und was die Gründe für die Ablehnung der Maßnahmen von Seiten der Pflegebedürftigen waren. Kernpunkt in Bezug auf den erlebten moralischen Stress scheint für die Pflegende auch hier die fehlende Unterstützung zu sein – sei es vom Hausarzt oder der Pflegedienstleitung. Der Einbezug eines SAPV-Teams hätte in diesem Fall möglicherweise zusätzliche Handlungsoptionen eröffnet und eine umfassende Betreuung ermöglicht, die eine Entlastung der Tochter hätte mit sich bringen können. In jedem Fall wäre eine emotionale Unterstützung durch die Führungsperson, z. B. die Pflegedienstleitung, notwendig gewesen. Um die Pflegende vor der berichteten Überforderung und der damit einhergehenden psychischen Belastung zu schützen, hätte es sicherlich geholfen, die Einsatztage in dieser Familie zu reduzieren oder sie vorerst ganz aus dem Versorgungsteam zu nehmen.

Auch dieser Fall hätte durch eine externe Ethikberatung aufgegriffen und mit den Beteiligten besprochen werden können. Dies hätte nicht nur die beteiligten Pflegenden unterstützt, sondern ggf. auch für die Patientin und deren Tochter weitere Handlungsmöglichkeiten zutage gefördert, die womöglich die Schmerzen hätten verhindern können, z. B. alternative Maßnahmen zur Dekubitusprophylaxe (neben der hier erwähnten Weichlagerungsmatratze).

3.2.3 Beispiel 3: »Und wir haben den Mund gehalten, aber das war auch fürs Team ganz schlimm«

Situationsbeschreibung

In Beispiel 3 geht es darum, dass die Tochter eines Patienten nicht möchte, dass die Pflegenden die terminale Diagnose ihres Vaters thematisieren. Auch dieses Beispiel ordnet sich in das Thema der *unzureichenden Versorgung des Pflegebedürftigen* ein (Unterthema: *als unzureichend empfundene informelle Pflege*).

> »Da habe ich gedacht, das hat der sowieso schon verstanden. Denn mir war aufgefallen, dass die Augen gelb wurden. Er hat gesagt, sein Vater oder Onkel, der sei ganz schnell dran gestorben, an Leberkrebs. Das war dann nicht Leberkrebs, aber es war ein anderer Krebs. Und es war für ihn, glaube ich, klar. Aber die Tochter wollte nicht, dass er die Diagnose erfährt. Und wir haben den Mund gehalten, aber das war auch fürs Team ganz schlimm. Und ich habe dann schon

immer gesagt, also ich denke, der weiß das, im Grunde weiß er es.« (Ambulant Pflegende, 42 Jahre)

Einschätzung und Schlussfolgerungen

Die Tochter eines Patienten formuliert gegenüber dem Pflegepersonal die Erwartung, dass die ihr bekannte Krebsdiagnose des Vaters nicht offen vor ihm kommuniziert wird. Das pflegerische Team dagegen ist der moralischen Überzeugung, die Diagnose dürfe dem Patienten nicht vorenthalten werden, was daran ersichtlich wird, dass der Wunsch der Tochter zur Belastung des Teams führte. Die Pflegende beruhigt sich in diesem Fall damit, dass sie davon ausgeht, dass der Patient seine Diagnose oder zumindest die vermutlich verkürzte Lebenserwartung ohnehin erahnt.

Auch diese Situation hat der Pflegenden zufolge zu moralischem Stress geführt. Einerseits ist sie der Ansicht, der Patient sollte die Wahrheit über seinen gesundheitlichen Zustand kennen, was dem Wert der Selbstbestimmung bzw. Autonomie der medizinethischen Prinzipien entspricht (Beauchamp & Childress, 2009). Zudem möchte sie die Vertrauensbeziehung zum Patienten durch die bewusste Vorenthaltung dieser Informationen nicht gefährden, was im care-ethischen Kontext eine achtsame Zuwendung unmöglich macht. Andererseits will sie die Erwartungen der Tochter nicht enttäuschen und auch deren Befürchtung, durch die Thematisierung der Diagnose eine zusätzliche Belastung beim Patienten auszulösen, nicht wahr werden lassen. Es kommt zum ethischen Konflikt, der von den einzelnen Pflegenden selbst ausgetragen werden muss.

Es empfiehlt sich in diesem Fall, mit der Tochter ein offenes und klärendes Gespräch über die Problematik zu führen. Hier wäre eine Führungsperson des beauftragten ambulanten Dienstes in der Verantwortung, die Situation in Zusammenarbeit mit dem pflegerischen Team zu bearbeiten. Auch in diesem Fall erscheint es sinnvoll, eine externe Person der Ethikberatung einzubeziehen. In dem Gespräch mit der Tochter könnte insbesondere der Frage nachgegangen werden, warum sie nicht möchte, dass ihr Vater mit der Diagnose konfrontiert wird. Im Rahmen eines Perspektivwechsels kann der Tochter möglicherweise vermittelt werden, wie schwierig die Situation für die betreuenden Pflegenden ist. Schließlich könnte konkret bestimmt werden, wie sich die Pflegenden in der Situation verhalten können und sollten. So wäre eine Möglichkeit, unter den Beteiligten festzulegen, dass, sobald der Patient die eigene Sterblichkeit oder Ähnliches thematisiert, die Pflegenden direkt darauf eingehen, ohne vom Thema abzulenken oder zu relativieren. Wenn sie im Rahmen der pflegerischen Versorgung hingegen den Eindruck gewinnen, der Patient möchte bewusst nicht über den bevorstehenden Tod sprechen, werden sie dies akzeptieren. Zur Thematik könnte auch (in Zusammenarbeit mit der Ethikberatung) eine ethische Leitlinie im Pflegedienst entwickelt werden, um Handlungsoptionen und Empfehlungen in zukünftigen Situationen vorliegen zu haben.[2]

3.2.4 Beispiel 4: »Ich kann nicht eine Palliativversorgung machen und auf die Uhr schauen«

Situationsbeschreibung

Die folgenden Beispiele für moralischen Stress beziehen sich allgemein auf die Rahmenbedingungen ambulanter Palliativpflege und sind dem Thema *Konflikte zwischen Pflegeverständnis bzw. berufsethischen Prinzipien und Leistungs- und Abrechnungssystem* zugeordnet (Unterthema: *Zeitdruck*)

> »Ich kann nicht eine Palliativversorgung machen und auf die Uhr schauen. Da liegt jemand im Sterben, oder was auch immer.« (Ambulant Pflegende, 52 Jahre)

> »Oder wenn, wie gesagt, wenn Menschen in dieser Sterbephase sind, dann einfach zu sagen: Ja, ich habe jetzt eine Stunde Zeit, um ganz in aller Ruhe alles zu machen und vielleicht doch nochmal ein Gespräch mit den Angehörigen zu führen. […] [Die Zeit] hat man meistens nicht. Und das sind dann so Sachen, die nimmt man mit nach Hause.« (Ambulant Pflegende, 39 Jahre)

Einschätzung bzw. Schlussfolgerungen

Diese beiden Zitate beschreiben Situationen, in denen die Pflegenden moralischen Stress aufgrund von Zeitdruck in palliativen Versorgungssituationen erlebt haben. Sie sind aufgrund der getakteten Tourenplanung in der Situation, dass sie nicht die Zeit für die Patient:innen haben, die sie ihrer Meinung nach bräuchten, um eine adäquate Versorgung sicherzustellen oder die Angehörigen angemessen zu unterstützen. Es besteht ein grundsätzlicher Konflikt zwischen dem Pflegeverständnis bzw. den berufsethischen Prinzipien und dem Leistungs- und Abrechnungssystem der ambulanten Pflege in Deutschland. Diesen Konflikt müssen die ambulant Pflegenden täglich austragen, was zu moralischem Stress führt, der Pflegende nachhaltig belastet. Die Durchführung von vorab vertraglich vereinbarten Leistungen aus einem Leistungskatalog widerstrebt in der Regel dem ganzheitlichen Pflegeverständnis der Pflegenden, da eine individuelle, achtsame Zuwendung den Pflegebedürftigen gegenüber und das Eingehen auf deren aktuelle Bedarfe oftmals nicht möglich ist. Dies wäre jedoch insbesondere in palliativen Versorgungssituationen notwendig.

Lösungsansätze zur Prävention oder Reduktion von moralischem Stress erscheinen hier besonders komplex, da die den moralischen Stress auslösenden Si-

---

2 Anlaufstelle könnte hier auch die Ethikkommission für Berufe in der Pflege des Niedersächsischen Ministeriums für Soziales, Arbeit, Gesundheit und Gleichstellung sein.

tuationen systemimmanent sind. In manchen Pflegediensten (etwa bei einigen kirchlichen Trägern) ist es möglich, für Patient:innen mit hohem Versorgungsbedarf, der nicht durch Kassenleistungen finanziert werden kann, zusätzliche Gelder und somit Zeiten zu akquirieren. Das Hinzuziehen von SAPV-Teams in bestimmten Fällen hilft sicherlich, um die palliative Versorgung des oder der Einzelnen zu verbessern, da diese Teams andere zeitliche Ressourcen zur Verfügung haben. Auch der Einbezug von ambulanten Hospizdiensten, konkret etwa von ehrenamtlichen Sterbebegleiter:innen könnte hilfreich sein, um den Patient:innen emotionalen Beistand zu bieten. Das Wissen, dass sterbende Patient:innen auch von anderen formellen und informellen Unterstützer:innen begleitet werden, könnte bei den ambulant Pflegenden zu einer Reduktion von moralischem Stress führen. Dies täuscht aber nicht über die Insuffizienz des tätigkeitsfokussierten Leistungs- und Abrechnungssystems der ambulanten Pflege hinweg, das nur durch politische Umstrukturierung verbessert werden kann.

3.3 Diskussion und Reflexion im Kontext der nationalen und internationalen Bezugswissenschaften

Ambulant Pflegende »klassischer« ambulanter Pflegedienste befinden sich, wie die hier exemplarisch vorgestellten Ergebnisse einer Interviewstudie zeigen, in einer besonderen Rolle hinsichtlich der palliativen Versorgung von Pflegebedürftigen. Sie leisten die allgemeine ambulante Palliativversorgung. In diesem Rahmen erleben die Pflegenden moralischen Stress, ausgelöst durch vielfältige Situationen. Einerseits ist eine unzureichende Versorgung der Pflegebedürftigen in deren letzten Lebensphase, die – aus Sicht der Pflegenden – zu leidvollen Erfahrungen führt, Auslöser für moralischen Stress. Andererseits befinden sich die ambulant Pflegenden in Pflegediensten mit »klassischen« Organisationsformen kontinuierlich unter Zeitdruck, der einer würdevollen Sterbebegleitung entgegensteht. Die von den Befragten beschriebenen Auslöser von moralischem Stress spiegeln teilweise die von Vogt (2014) aufgeworfenen ethischen Fragestellungen der Palliativmedizin wider. So lassen sich ethische Konflikte im Zusammenhang mit Patientenautonomie, dem Umgang mit »schwierigen« Angehörigen oder der Ressourcenverteilung auch in den dargestellten Beispielen wiederfinden. Insbesondere der Zeitmangel wird auch in internationalen Studien als große Herausforderung in unterschiedlichen Settings der Palliative Care-Praxis berichtet (Sekse et al., 2018).

Viele der berichteten Situationen, die zu moralischem Stress bei ambulant Pflegenden führen, könnten durch den Einbezug von SAPV-Diensten oder ambulanten Hospizdiensten positiv beeinflusst werden. Eine frühzeitige Integration spezialisierter palliativer Leistungserbringer setzt jedoch voraus, dass ein verstärktes gesellschaftliches Bewusstsein für die SAPV-Arbeit entwickelt wird, sodass eine

Annahme von Unterstützung den Betroffenen in den entsprechenden Situationen leichter fällt. Ein Wechsel des Therapieziels von »kurativ« auf »palliativ« sollte dabei für die Betroffenen fließend und durch intensive psychologische Begleitung erfolgen. Eine weitere Möglichkeit, um die palliative Versorgungssituation zu verbessern und damit auch moralischen Stress zu reduzieren, könnten regionale Hospiz- und Palliativnetzwerke sein, die die Zusammenarbeit der verschiedenen Akteur:innen koordinieren und erleichtert (BAGFW, 2021).

Moralischer Stress hat weitreichende Konsequenzen für Pflegende. Die dargestellten Zitate zeigen deutlich, dass ein kompromittiertes Handlungsvermögen bei den beteiligten Pflegenden vorliegt und sie das Gefühl haben, ihrer moralischen Verantwortung in den jeweiligen Situationen nicht gerecht werden zu können. Dieser Umstand hat laut Riedel et al. (2022) wesentlichen Einfluss auf das Erleben ihrer Selbst – auch bei der Auseinandersetzung mit zukünftigen moralisch schwierigen Situationen. Die Ergebnisse der Interviewstudie verdeutlichen zudem, dass moralisch schwierige Ereignisse ambulant Pflegende sowohl in der Situation als auch weit darüber hinaus beschäftigen. Das Erleben ist geprägt von schlechtem Gewissen, negativen Emotionen (z. B. Überforderung, Schuld und Hilflosigkeit), körperlichen Symptomen (gastrointestinale Beschwerden) und gesundheitskritischem Verhalten (z. B. Rauchen) bzw. negativen gesundheitlichen Folgen (Schlafprobleme, Depression oder Burnout) (Petersen et al., 2024). Auch quantitative Studien belegen die körperlichen (z. B. gastrointestinale Beschwerden, Kopfschmerzen, physische Erschöpfung) und psychischen Folgen (z. B. Burnout, Depression) von moralischem Stress (Hanna, 2004; Wiegand & Funk, 2012). Bei ambulant Pflegenden besteht ein Zusammenhang zwischen Belastungserleben durch moralischen Stress und einem schlechteren Gesundheitszustand, der Entstehung von Burnout und der Intention, die aktuelle Stelle und sogar den Beruf zu verlassen (Petersen & Melzer, 2023). Insbesondere die Bedrohung der eigenen moralischen Integrität durch die Missachtung der eigenen Wertvorstellungen im Handeln wird als schwerwiegende Konsequenz moralischen Stresses bzw. als moralische Verletzung verstanden (Litz & Kerig, 2019).

3.4 Zusammenfassung und zentrale Ableitungen für die ambulante Palliative Care-Praxis

Palliative Versorgungssituationen können für ambulant Pflegende Quellen für moralischen Stress darstellen. Die Wahrnehmung von moralischem Stress verweist zunächst auf die moralische Sensibilität der Pflegenden und ist ein Warnsignal insbesondere hinsichtlich der (palliativen) Versorgungssituation der Pflegebedürftigen. Somit ist es dringend geboten, die unzureichenden Versorgungssituationen zu verbessern und dabei gleichzeitig Pflegende vor moralischem Stress zu schützen. Hierfür kann bei verschiedenen Akteursgruppen sowie insbesondere an deren Schnittstellen angesetzt werden.

Als Erstes sollte im Pflegeteam und an der Haltung der Vorgesetzten angesetzt werden, um moralischen Stress und die davon ausgehenden negativen Konsequenzen für Pflegende zu reduzieren. Dafür benötigt es ein »ethisches Klima« im Pflegedienst, welches ein Bewusstsein für moralisch schwierige Situationen schafft und diesen entsprechend begegnet. Denn der Pflegedienst fungiert für ambulant Pflegende als »moral community«, als Bezugsrahmen gemeinsamer Werte (Liaschenko & Peter, 2016) und hat wesentlichen Einfluss auf die gelebte Praxis hinsichtlich ethischer Entscheidungsfindungen.

Es ist wesentlich, dass Führungspersonen ihrer Vorbildfunktion gerecht werden und die Pflegenden uneingeschränkt unterstützen (Salari et al., 2022). Denn Führungskräfte sind in der Pflicht, ihre Mitarbeitenden vor psychischer Gefährdung zu schützen (§ 5 (3) ArbSchG). Deshalb stehen sie in der Verantwortung, moralischem Stress als einen psychischen Belastungsfaktor präventiv zu begegnen, diesen zu erkennen und zusammen mit den Betroffenen einen Umgang damit zu finden. Ein erster Schritt kann die Gefährdungsbeurteilung sein, die dazu dient, die mit der Arbeit verbundenen Gefährdungen zu ermitteln und entsprechende Maßnahmen im Betrieb zu implementieren (Salari et al., 2022).

Die systematische Einbindung von ambulanter Ethikberatung von Seiten ambulanter Pflegedienste bietet die Möglichkeit, strukturell auf moralisch schwierige Situationen vorbereitet zu sein, um moralischen Stress nicht unbearbeitet zu lassen. Ethische Fort- und Weiterbildungen sowie weitere Diskussionsformate wie ethische Fallbesprechungen, Ethikcafés oder ethische Fragestellungen als Teil von Übergaben bzw. Dienstbesprechungen, geben Raum und Zeit für die Besprechung moralisch-ethischer Fragen (Dacar et al., 2019; Imbulana et al., 2021).

Nicht alle Pflegenden in ambulanten Diensten, die allgemeine ambulante Palliativpflege durchführen, haben eine palliativmedizinische Qualifikation (DGP, 2018). Für »klassische Pflegedienste«, die keine SAPV-Dienste sind, ist eine Zusammenarbeit mit spezialisierten Anbieter:innen hilfreich, um qualitativ gute ambulante Palliativversorgung leisten zu können. Die Einbindung von Leistungserbringern der Palliativversorgung sollte dabei frühzeitig erfolgen. Dies ist bisher nur bei Patient:innen mit Tumorerkrankungen und onkologischen Erkrankungen – etwa durch Leitlinien – angestoßen worden (Radbruch et al., 2022). Aber auch bei der Versorgung anderer Patientengruppen mit ungünstiger Prognose (z. B. Demenz, Herzinsuffizienz) sollte frühzeitig eine (wenn auch phasenweise) Zusammenarbeit mit der spezialisierten Palliativversorgung angestrebt werden (Radbruch et al., 2022).

3.5 Literatur

Ates, G., Peuten, S., Jaspers, B. et al. (2018). Übergänge in der ambulanten und stationären Palliativversorgung (PV) am Beispiel von Bonn (BN) und Augsburg (A). *Zeitschrift für Palliativmedizin, 19*(05), e13-e14, http://dx.doi.org/10.1055/s-0038-1669247

Beauchamp, T. L. Childress, J. F. (2009). Principles of Biomedical Ethics. 6. Auflage Oxford University Press, Oxford/New York

Bundesarbeitsgemeinschaft der freien Wohlfahrtspflege (BAGFW). (2021). Förderung von palliativer Entscheidungskompetenz am Lebensende. Wo stehen wir und welchen Beitrag können hierbei regionale Hospiz- und Palliativnetzwerke leisten? Abschlussstatement der Fachtagung der BAGFW am 16.11.2021.

Braun, V., Clarke, V. (2020). One size fits all? What counts as quality practice in (reflexive) thematic analysis? *Qual. Res. Psychol., 18*, 1–25. https://doi.org/10.1080/14780887.2020.1769238

Bundesministerium für Bildung und Forschung. (2023). *Palliativversorgung.* https://www.gesundheitsforschung-bmbf.de/de/palliativversorgung-7535.php

Conradi, E. (2016): Die Ethik der Achtsamkeit zwischen Philosophie und Gesellschaftstheorie. In: E. Conradi, F. Vosman (Hrsg.): *Praxis der Achtsamkeit. Schlüsselbegriffe der Care-Ethik* (S. 53–86), Campus Verlag.

Dacar, S. L., Covell, C. L., Papathanassoglou, E. (2019). Addressing moral distress in critical care nurses: a systemized literature review of intervention studies. *Connect: The World of Critical Care Nursing, 13*(2), 71–89. https://doi.org/10.1891/1748-6254.13.2.71

Deutsche Gesellschaft für Palliativmedizin. (2022). *Spezialisierte ambulante Palliativversorgung (SAPV). Definition.* https://www.dgpalliativmedizin.de/allgemein/sapv.html

Diekmann, A. (2002). *Empirische Sozialforschung.* Rowohlt-Taschenbuch-Verlag.

Flanagan, J. (1954). The critical incident technique. *Psychol Bull, 51*, 327–358. https://doi.org/10.1037/h0061470

Fourie C. (2017). Who is experiencing what kind of moral distress? Distinctions for moving from a narrow to a broad definition of moral distress. *AMA J Ethics, 19*, 578–584. https://doi.org/10.1001/journalofethics.2017.19.6.nlit1-1706

Haas, M. (2015). (Selbst-)Wahrnehmung und Rollen professionell Pflegender in Entscheidungsprozessen zur PEG-Sonde bei Menschen mit Demenz. In M. Coors, A. Simon, M. Stiemerling (Hrsg.), *Ethikberatung in Pflege und ambulanter Versorgung – Modelle und theoretische Grundlagen* (S. 33–44). Jacobs Verlag.

Hanna, D. R. (2004). Moral distress: the state of the science. *Res Theory Nurs Pract, 18*(1), 73–93. https://doi.org/10.1891/rtnp.18.1.73.28054

Imbulana, D. I., Davis, P. G., Prentice, T. M. (2021, Oct). Interventions to reduce moral distress in clinicians working in intensive care: a systematic review. *Intensive Crit Care Nurs, 66*, 103092. https://doi.org/10.1016/j.iccn.2021.103092

International Council of Nurses. (2021). *The ICN Code of Ethics for Nurses.* https://www.icn.ch/system/files/2021-10/ICN_Code-of-Ethics_EN_Web_0.pdf

Kaur, J., Mohanti, B. K. (2011). Transition from curative to palliative care in cancer. *Indian J Palliat Care, 17*(1), 1–5. https://doi.org/10.4103/0973-1075.78442

Klotz, K., Riedel, A. (2023). Moralisches Belastungserleben von Pflegefachpersonen im Lichte des ICN-Ethikkodex. *EthikJournal, 1.* https://www.ethikjournal.de/fileadmin/user_upload/ethikjournal/Texte_Ausgabe_2023_1/Klotz_Riedel_Moralisches-Belastungserleben-von-Pflegefachpersonen.pdf

Kohlen, H., Giese, C., Riedel, A. (2019, 2019/12/01). Pflege und Ethik. Aktuelle Herausforderungen. *Ethik in der Medizin, 31*(4), 283–288. https://doi.org/10.1007/s00481-019-00550-5

Liaschenko, J., Peter, E. (2016, Sep). Fostering Nurses' Moral Agency and Moral Identity: The Importance of Moral Community. *Hastings Cent Rep, 46 Suppl 1*, 18–21. https://doi.org/10.1002/hast.626

Litz, B. T., Kerig, P. K. (2019, Jun). Introduction to the Special Issue on Moral Injury: Conceptual Challenges, Methodological Issues, and Clinical Applications. *J Trauma Stress*, 32(3), 341–349. https://doi.org/10.1002/jts.22405

May, S., Gabb, F., Ignatyev, Y. et al. (2022, May 20). Mental and Physical Well-Being and Burden in Palliative Care Nursing: A Cross-Setting Mixed-Methods Study. *Int J Environ Res Public Health*, 19(10), 6240.https://doi.org/10.3390/ijerph19106240

Petersen, J., Rösler, U., Meyer, G. et al. (2024). Understanding moral distress in home-care nursing: An interview study. *Nurs Ethics*, 31(8), 1568–1585. https://doi.org/10.1177/09697330241238338

Petersen, J., & Melzer, M. (2023). Predictors and consequences of moral distress in home-care nursing: A cross-sectional survey. *Nurs Ethics*, 30(7–8), 1199–1216.https://doi.org/10.1177/09697330231164761

Radbruch, L., Schmedding, L., Ates, G. et al. (2022). Infrastruktur der Palliativversorgung – Versorgungspfade von pflegebedürftigen Menschen in der palliativen Phase. In: K. Jacobs, A. Kuhlmey, S. Greß et al. (Hrsg.): *Pflege-Report 2022* (S. 33–52). Springer. https://doi.org/10.1007/978-3-662-65204-6_3

Riedel, A., Goldbach, M., Lehmeyer, S. (2022). Moralisches Belastungserleben von Pflegefachpersonen – Ein deskriptives Modell der Entstehung und Wirkung eines ethisch bedeutsamen Phänomens der Pflege. In A. Riedel, Lehmeyer, S., Goldbach, M. (Hrsg.), *Moralische Belastung von Pflegefachpersonen* (S. 1–21). Springer.. https://doi.org/https://doi.org/10.1007/978-3-662-67049-1_1

Salari, N., Shohaimi, S., Khaledi-Paveh, B. et al. (2022, Nov 9). The severity of moral distress in nurses: a systematic review and meta-analysis. *Philos Ethics Humanit Med*, 17(1), 13. https://doi.org/10.1186/s13010-022-00126-0

Sekse, R. J. T., Hunskår, I., Ellingsen, S. (2018). The nurse's role in palliative care: A qualitative meta-synthesis. *Journal of Clinical Nursing*, 27(1–2), e21-e38. https://doi.org/https://doi.org/10.1111/jocn.13912

Statistisches Bundesamt. (2023). *Pressemitteilung Nr. N029 vom 11. Mai 2023*. https://www.destatis.de/DE/Presse/Pressemitteilungen/2023/05/PD23_N029_23.html

Temel, J. S., Greer, J. A., Muzikansky, A. et al. (2010) Early palliative care for patients with metastatic non-small-cell lung cancer. *N Engl J Med*, 363(8), 733–742. https://doi.org/10.1056/NEJMoa1000678

Vogt, C. (2014). *Ethische Fragestellungen in der Palliativmedizin – eine qualitative Beobachtungsstudie*. Friedrich-Alexander-Universität Erlangen-Nürnberg].

Walton, M. (2018). Sources of Moral Distress. In C. G. Ulrich (Ed.), *Moral Distress in the Health Professions* (pp. 79–93). Springer. https://doi.org/10.1007/978-3-319-64626-8_5

Wiegand, D. L., Funk, M. (2012, Jul). Consequences of clinical situations that cause critical care nurses to experience moral distress. *Nurs Ethics*, 19(4), 479–487. https://doi.org/10.1177/0969733011429342

Zich, K., Sydow, H. (2015). *Palliativversorgung – Sterbeort Krankenhaus – Regionale Unterschiede und Einflussfaktoren*. IGES-Institut.

4 Kinder und Jugendliche – besondere Herausforderungen

Carl Friedrich Classen

4.1 Versorgung von Kindern: Professionelle und ihre Gefühle

Einem Kind zu begegnen – ob krank oder gesund – unterscheidet sich von der Begegnung mit einem Erwachsenen. Ein Kind ist seinem Wesen nach nicht unabhängig, sondern abhängig. Darum braucht es die Sorgeberechtigten, in der Regel die Eltern. Diese Abhängigkeit bezieht sich auf die materielle Versorgung ebenso wie auf die Entscheidungsmacht, auf die alltägliche Körperpflege sowie insbesondere auf den emotionalen Halt. Dabei spielt in den allermeisten Fällen die Mutter die wichtigste Rolle. Übrigens hat ein Kind im Alltag gar nicht das Gefühl, schwach und hilflos zu sein. Ein zwei- oder dreijähriges Kind wird munter drauflos laufen in die Welt hinaus – und sich darauf verlassen, dass es aufgefangen wird, wenn es in Gefahr geraten sollte. Es sind weniger konkrete Risiken, die es wahrnimmt – vielmehr hat das kleine Kind Angst, wenn die vertrauten Personen fort sind.

Des Weiteren kann ein kleines Kind nicht sprechen. Es äußert sich natürlich mit lautem Schreien, wenn es Hunger, Schmerzen oder Angst hat oder Zorn verspürt. Und die Natur verlässt sich darauf, dass die Erwachsenen wissen, spüren oder herausfinden werden, was für ein Bedürfnis das Kind hat, um seine Beschwerden zu lindern – ob es also gefüttert, getröstet oder abgelenkt werden sollte.

Drittens schließlich ist unsere spontane Haltung gegenüber einem Kind eine andere als gegenüber einem Erwachsenen – wir sind meist stärker emotional berührt, empfinden viel eher Mitleid, nehmen ein Kind als »süß« wahr – was auch immer das bedeutet.

All dies gilt für ein krankes Kind ebenso wie für ein gesundes Kind.

Für ein krankes Kind aber kommt noch einiges hinzu: die besondere Intuition, die Empathie, welche es uns ermöglicht, den Willen und die Bedürfnisse des Kindes zu erkennen, auch wenn es diese nicht benennen kann – sie ist gerade für die Versorgung eines kranken Kindes wichtig und wertvoll. Ohne sie würde ein Kind wohl viel eher zu Schaden kommen. Pflegefachpersonen, die intuitiv spüren, ob ein Kind Schmerzen hat oder bloß aus Zorn oder Langeweile schreit, können dem Kind besser helfen, können eine bessere Pflege gewähren als jemand, der weniger Erfahrung oder Einfühlungsvermögen hat. Es ist unmittelbar wichtig, herauszufinden, was einem Kind wehtut, wie sehr und wo. Und selbstverständlich wird das Kind auch viel eher Trost und Vertrauen finden, wenn die Pflegefachpersonen auf nonverbaler Ebene ein gutes Verhältnis zu dem Kind aufbauen. Wer immer mit der

Pflege von Säuglingen und Kleinkindern befasst ist, lernt früh, wie wichtig es ist, mit einem kleinen Kind zu sprechen, es anzusehen sowie auf sein Lächeln oder seine Kontaktaufnahme zu reagieren. Indem wir dies tun, mobilisieren wir eine instinktive, emotionale Kompetenz, die für die Versorgung des Kindes unerlässlich ist (Prentice et al., 2021; Carreño et al., 2023; Sadeghi et al., 2021).

Das emotionale, intuitiv begründete Verhältnis der Pflegefachperson zum Kind ist also mehr als ein nettes Beiwerk; es ist eine wichtige Ressource in der Pflege.

Vereinfacht könnte man sagen, dass die Professionellen bei der Betreuung eines kranken Kindes immer auch ein wenig in die Rolle von Mutter oder Vater schlüpfen, und dass dies auch so sein muss, um eine gute Pflege zu gewährleisten (Chew et al., 2021; Prentice et al., 2021; Sadeghi et al., 2021; Cadge & Catlin, 2006; Antonsdottir et al., 2021).

Als Ersatzmutter oder -vater ist man dann aber natürlich auch in besonderer Weise emotional berührt bei Fragen, die das Kindeswohl betreffen. Dies gilt übrigens für das Leid ebenso wie für die Freude über ein Kind (De Lourdes et al., 2021). Hinzu kommt oft bei Professionellen, die selber Kinder im entsprechenden Alter haben, eine besondere Innigkeit durch die Identifikation des kranken Kindes mit den eigenen (Chew et al., 2021).

4.2　Entwicklungsstand der Kinder

Um einem Kind gerecht zu werden, müssen wir seinen Entwicklungsstand berücksichtigen. Natürlich entwickeln sich das Denken, das Fühlen und das Weltbild eines Kindes abhängig vom Alter: Ein dreijähriges Kind kann sich schon Gedanken machen, aber diese sind andere als die eines achtjährigen oder zwölfjährigen Kindes. Und wir reden mit einem Säugling anders als mit einem dreijährigen oder achtjährigen Kind, einer Zwölfjährigen oder einem Jugendlichen. Eine Fülle von pädagogischen oder psychologischen Empfehlungen, Lehrmeinungen oder Gewohnheiten bestimmen unseren Umgang mit Kindern und Jugendlichen. Beim kleinen Kind ist es, wie gesagt, oft die Intuition. In der Zeit von der Vorpubertät bis zur Volljährigkeit spielen oft pädagogische Probleme, wie zum Beispiel Fragen von Autonomie oder Abgrenzung, eine zunehmende Rolle.

Maßgeblich aber sind im Alltag nicht rein chronologische Kriterien, sondern – sowohl rechtlich als auch faktisch – die sogenannte Reife, die wir wiederum intuitiv einschätzen. Hierbei immer die adäquate Sprache zu finden, ist ein Vorgang, der viel Erfahrung und Kompetenz erfordert. Das eine achtjährige Kind mag schon detaillierte Auskünfte über seine Erkrankung einfordern, benötigen und verstehen – das andere kann damit völlig überfordert sein. Die eine Vierzehnjährige entscheidet und tritt auf wie eine Erwachsene, die andere wie ein hilfloses Kind. Darum kann man die Regeln für altersbezogen korrekte Kommunikation nicht einfach in einem Lehrbuch nachlesen (Sadeghi et al., 2021).

4.3 Die Rollen von Sorgeberechtigten bzw. Familien

Ein weiterer Punkt in der Kinder- und Jugendmedizin ist das Dreiecksverhältnis Patient – Sorgeberechtigte – Professionelle, mit all seinen Besonderheiten (Afoko et al., 2021; Sadeghi et al., 2021).

Während der volljährige Mensch primär allein Ansprechpartner der Professionellen ist, haben diese bei einem Kind immer zwei Gegenüber: das Kind und seine Sorgeberechtigten, in der Regel die Eltern. Abhängig vom Alter ist dies Verhältnis unterschiedlich – beim Säugling sprechen wir Professionellen nur mit den Eltern, bei jugendlichen Menschen sind es primär die Patient:innen selbst, die wir ansprechen, zusätzlich aber auch die Eltern. Die Sorgeberechtigten haben dabei eine Doppelrolle. Einerseits sind sie – wie die Patient:innen – gewissermaßen Objekte unserer Bemühungen: Wir klären sie auf, wir bemühen uns um das, was für sie das Allerwertvollste auf der Welt ist, ihre Kinder, wir suchen sie zu verstehen mit ihren Ängsten und Nöten, wir wollen ihnen Mut machen. Und andererseits sind die Eltern oft auch Teil des professionellen Teams: Heutzutage sind sie in der Kinderklinik quasi allgegenwärtig, sie übernehmen viel von der alltäglichen Versorgung, sie lernen auch komplizierteste pflegerische Maßnahmen. Dabei ist die Aufgabe der Professionellen, sie anzuleiten und zu betreuen, bis sie schließlich selbst komplexe Aufgaben übernehmen können.

Dabei können viele Arten von Missverständnissen entstehen.

Ein Aspekt ist die Emotionalität der Eltern. Wie gesagt sind die Kinder das Wertvollste, das es für sie gibt. Die Elternliebe ist also elementar, kompromisslos, in der Regel stärker als fast jedes andere Gefühl: Entsprechend klar können die Forderungen wie auch Ängste der Eltern sein, und das ist ja auch gut so.

Zweitens sind Eltern und ihre Erziehungsstile natürlich unterschiedlich. In der Situation eines Krankenhauses spielt sich sozusagen das gesamte Privatleben einer Familie vor den Augen der Professionellen ab; dies kann sich ganz unterschiedlich auswirken. Eine Ärztin kann zum Beispiel bestürzt darüber sein, wie die Eltern mit dem Kind umgehen; eine Pflegefachkraft darüber, wie eine Ärztin mit den Eltern eines kranken Kindes umgeht, oder die Eltern darüber, wie die Pflegenden das Kind behandeln (Sadeghi et al., 2021).

Es kann sein, dass Eltern einem Zehnjährigen die Prognose verheimlichen wollen, es kann sein, dass sie pädagogisch ungeschickt sind und sich untereinander vor dem Kind streiten, das Kind überfordern oder instrumentalisieren; es kann sein, dass sie im Kind die Angst statt den Mut verstärken. Die eine Pflegefachperson glaubt, dass der vierzehnjährige Junge überfordert wird, wenn man von ihm eine klare Entscheidung einfordert – die andere meint, dass er entmündigt wird, wenn man es nicht tut (Field et al., 2016).

Eine zusätzliche Herausforderung kann gerade in der Palliativversorgung auch dadurch entstehen, dass neben den Sorgeberechtigten auch die ganze Familie, in erster Linie die Geschwister, »Patient« sind.

4.4 Kultursensibilität

Eine essenzielle Rolle spielen bei der Kommunikation in der Medizin oft auch kulturelle Prägungen (Afoko et al., 2022).

Wenn wir sagen, ein mündiger Mensch müsse und dürfe allein, selbstverantwortlich und selbstbestimmt über alle Fragen seines Lebens, gerade auch über Grenzfragen zu Krankheit und Sterben, entscheiden, nachdem er zuvor über alles akkurat informiert wurde – und dies sei ein Menschenrecht –, dann vergessen wir leicht, dass diese Haltung vor allem auf dem westlichen, aufgeklärten, individualistischen Menschenbild beruht.

In traditionelleren Kulturen gelten oft noch andere Werte: Der Einzelne wird als Teil eines Kollektivs gesehen – seien es der Clan, die Religionsgemeinschaft oder die mythische Gemeinschaft mit den Ahnen. Bestimmte Themen mögen tabu sein – Leid, Tod und Sterben, Aspekte der Körperlichkeit – und schon offen darüber zu sprechen, ist eine Grenzüberschreitung. Soziale Rollenverteilungen, insbesondere zwischen den Geschlechtern, zwischen Eltern und Kindern, gar zwischen Generationen, können sakrosankt sein, mit einer strengen Hierarchie. So kann es sein, dass ein untergeordneter Mensch eben keine Gelegenheit bekommt, über Tabuthemen zu sprechen, kein Recht bekommt, aus eigenem Willen für sich zu entschieden.

Und nun empfinden wir womöglich die Art, wie Eltern eines anderen Kulturkreises mit ihrem Kind umgehen, als ungerecht. Dabei wollen wir doch kultursensibel sein und Respekt haben vor dem Denken und den Maßstäben von Menschen, die aus den unterschiedlichsten Kulturkreisen stammen. Wir wollen nicht unser westliches Denken als überlegen hinstellen und sind ja doch zugleich von ihm bestimmt. Schnell geraten wir da mit unserer eigenen Position in einen inneren Widerspruch.

4.5 Andere Häufigkeit, andere Erkrankungen, experimentelle Therapien

Schwere, unheilbare, palliativ zu behandelnde Erkrankungen im Kindes- und Jugendalter sind deutlich seltener als bei Erwachsenen. Daher haben alle Beteiligten weniger »Routine« damit. Das ist vielleicht ein Nachteil und ein Vorteil zugleich. Denn bei jedem »Fall« entdecken wir die medizinischen, pflegerischen wie auch die psychosozialen Voraussetzungen neu und setzen uns mit der eigenen Professionalität wie Anfänger aufs Neue auseinander.

Viele Erkrankungen in der Pädiatrie sind genetisch bedingt. Gelegentlich werden sie schon vor der Geburt eines Kindes diagnostiziert. In vielen Bereichen der Humangenetik, Gentherapie, Embryonenforschung und Perinatalmedizin haben sich in den letzten Jahrzehnten medizinische Möglichkeiten und offene Fragen entwickelt, zu denen weder in der medizinischen Community noch in der Gesellschaft ein wirklicher Konsens gefunden wurde. Vermutlich wird es noch immer neue Fragen und immer weniger Konsens geben, wenn sich die technischen Möglichkeiten weiterentwickeln. Diese Fragen führen für diesen Artikel sicherlich zu weit, werden aber immer wieder auch Implikationen moralischer Belastung haben.

Experimentelle Therapieoptionen oder Therapiestudien spielen in der Kinderonkologie traditionell eine sehr große Rolle. Nur indem bewusst an und mit den scheinbar unheilbar an Leukämie erkrankten Kindern in den Siebzigerjahren des 20. Jahrhunderts hochtoxische Chemotherapie-Protokolle erprobt wurden, konnte der historische Durchbruch in der Heilungsrate erreicht werden. Auch heute steht in scheinbar hoffnungslosen Erkrankungssituationen immer die Frage nach möglichen experimentellen Ansätzen im Raum (Classen, 2022).

Wenn aber auf die verzweifelte Frage der Eltern – »…gibt es nicht irgendetwas, das man noch versuchen könnte, um unser Kind zu retten?« – eigentlich die ehrliche Antwort immer lauten müsste: »Ja, wir können noch weiter an Ihrem Kind herumexperimentieren…«, dann stellt sich natürlich für die Mitglieder eines Behandlungsteams immer neu die Frage, was man noch mittragen kann und was nicht (Sadeghi et al., 2021).

Manche mögen gar im Hinterkopf haben, dass medizinische Experimente an Menschen gerade in unserem Lande nicht nur als Quellen des Fortschrittes, sondern auch als unermessliche Verbrechen, im Zusammenhang mit der sogenannten »Euthanasie« und den Menschenversuchen in Konzentrationslagern, eine dramatische Geschichte haben.

4.6 Zusammenspiel der Professionen

Traditionell ist in der Kinder- und Jugendmedizin immer eine enge Zusammenarbeit der verschiedenen Professionen üblich – Visiten werden in der Regel mit Pflegefachpersonen sowie Ärzt:innen gemeinsam, mit lebhaftem Austausch der Einschätzungen, Kenntnisse und Erfahrungen, durchgeführt, und meist darüber hinaus mit psychosozialen Mitarbeiter:innen, weil wir ja auch einen entsprechend ganzheitlichen Blick auf das Kind haben.

Dadurch werden Entscheidungsfindungen auf mehrere Schultern verteilt – zugleich aber möglicherweise auch die damit verbundene Belastung. Die Frage, ob bei einem schwerstkranken Kind noch einmal eine Operation, noch einmal eine Knochenmarktransplantation erfolgen soll oder nicht, wird damit dann nicht nur von Ärzt:innen entschieden. Und eine Pflegefachperson, die mit einer solchen Entscheidung hadert, wird eventuell nicht nur das Mitleid mit dem Kind, sondern auch die Frage nach eigener Mitschuld mit nach Hause tragen.

4.7 Andere Trauer

Wenn ein alter Mensch stirbt, ist das schlimm, aber es ist der natürliche Gang der Dinge.

Wenn ein Kind stirbt, dann ist es gegen die Natur – und die Angehörigen leben meist noch Jahrzehnte mit dem Verlust weiter. Der Tod eines Kindes bleibt wie eine tiefe Narbe in der Geschichte der Familie bestehen, und wenn darin Schmerz, Schuld oder Trauma verborgen sind, können diese bei verwaisten Eltern oder Geschwistern während des gesamten weiteren Lebens aufs Neue aufbrechen.

In der Kinder-Palliativversorgung geht es auch nicht nur um die letzte Phase eines Lebens, sondern um das Leben als Ganzes. Daraus ergibt sich eine besondere Verantwortung (Barnes et al., 2021; Chew et al., 2021).

Und so, wie Professionelle in der Sorge um ein leidendes und krankes Kind ein wenig zu »Ersatz-Eltern« werden, so werden sie um ein verstorbenes Kind auch ein wenig trauern, als wäre es ihr eigenes.

4.8 Fallbeispiele

In ein paar Fallbeispielen sollen unterschiedliche Situationen von moralischem Distress anschaulich gemacht werden – die Schilderungen sind aus dem alltäglichen Leben gegriffen, aber in Details verfremdet.

Carina

Carina ist drei Jahre alt. Wenn sie die kinder-onkologische Station betritt, mit ihrem großen weißen Hut und dem bunten Schleier auf ihrem Glatzkopf, sehen sich alle nach ihr um. Carina legt immer besonderen Wert darauf, selbst den Tisch für das Essen zu decken und hinterher wieder abzuräumen. Kommt jemand auf die Idee, dies für sie zu tun, so räumt sie erst einmal alles ab, bringt die Teller in die Küche und holt sie dann wieder hervor, um selbst den Tisch zu decken.

Seit zwei Wochen geht es ihr allerdings sehr schlecht. Die Akute Myeloische Leukämie ist nach einer Knochenmarktransplantation wiedergekommen. Carina liegt abgeschlagen und mit massiv aufgetriebenem Bauch sowie generalisierten Ödemen, mit Sauerstoffzufuhr und künstlicher Ernährung auf der Intensivstation. Sie hat sehr starke Schmerzen. Von Zeit zu Zeit schreit sie auf und hat Bauchkrämpfe.

»Ja, Frau Müller«, sagt die Ärztin. »Carina könnte durch eine zweite Knochenmarktransplantation geheilt werden. Dafür müsste allerdings zunächst die Leukämie mit einer wirksamen Chemotherapie zurückgedrängt werden. Aktuell hat Carina nun leider eine unkontrollierte Pilzinfektion und eine Graft-versus-host-Erkrankung (GHVD) des Darms mit blutigen Stühlen, dazu kommt jetzt das akute Nierenversagen.«

»Kann man sie nicht dialysieren?«

»Natürlich kann man auch ein dreijähriges Kind dialysieren. Wir können eine zweite Knochenmarktransplantation nur durchführen, wenn Carina in die Lage kommt, eine Chemotherapie zu erhalten. Dafür müsste die Pilzinfektion zurückgedrängt werden, was nur mit Medikamenten geht, die die Niere angreifen. Zugleich muss die GVHD behandelt werden wodurch das Immunsystem geschwächt wird, was die Behandlung der Pilzinfektion untergräbt. Und solange all diese Probleme nicht gelöst sind, läuft uns die Zeit davon, denn dann schreitet die Leukämie ungehindert weiter.«

Tilda, die Pflegefachperson, überlegt mühsam, wie sie zwischen die 17 Medikamenteninfusionen und die künstliche Ernährung noch eine zusätzliche Schmerzmittelgabe arrangieren kann. Und sie fragt sich: »Warum darf dieses Kind nicht einfach sterben?«

Folgende Moral-Distress-Probleme zeigen sich im Fallbeispiel »Carina«:

- Die Schmerztherapie kommt viel zu kurz.
- Es ist eine unerträgliche, würdelose Sterbesituation.
- Die Ärzt:innen sprechen nicht aus, dass das Kind sterben wird; sie bieten diese Option für die Eltern nicht an.
- Die Eltern lassen ihr Kind nicht sterben – obwohl es doch sterben wird.

Woody

Bei der Geburt musste das Neugeborene bereits wiederbelebt werden. Es war in einer kleinen Entbindungsklinik zwei Wochen vor errechneten Termin mit 1800 Gramm geboren worden, also deutlich untergewichtig; auch der Kopfumfang lag weit unter der Altersnorm.

Bei Verlegung in die große Kinderklinik hieß es bereits, dass die alleinerziehende Mutter eine genetische Diagnostik ablehnte. Das Kind blieb über mehrere Wochen stationär auf der Intensivstation der Kinderklinik, dabei stabilisierte es sich in Bezug auf Atmung und Kreislauf. Woody hatte regelmäßig Krampfanfälle und zeigte sehr auffällige Bewegungsmuster. Er konnte nicht von der Flasche trinken und erbrach beinahe ständig, wenn er Nahrung über die Magensonde erhielt. Weitere Untersuchungen zeigten eine schwere Hirnfehlbildung, im Magen-Darm-Trakt fanden sich keine organischen Auffälligkeiten. Das Kind nahm kaum an Gewicht zu.

Die Mutter, die selbst eine leichte geistige Behinderung hatte und meist von einer Betreuerin begleitet wurde, lehnte weiterhin eine genetische Diagnostik ab, ebenso wie die Anlage eines zentralen Venenkatheters für eine parenterale Ernährung.

Die Kommunikation war schwierig, da die Mutter meistens im Gespräch gar nichts sagte oder einfache Sätze wie: »Ich fühle mir nicht zuhause auf der Intensivstation«.

Und die Betreuerin sagte Sätze wie: »Wie jetzt, kriegen Sie das Kind denn gesund oder wird es sterben?«.

Nach ein paar Wochen wurde Woody in eine Pflegeeinrichtung entlassen, wo er bei mangelnder Ernährbarkeit immer schmächtiger wurde. Die Mutter kam dort oft zu Besuch und hielt ihr winziges Kind stundenlang auf den Armen.

Schließlich verstarb Woody im Alter von acht Wochen unter dem Bild einer maximalen Kachexie.

Jede neue Pflegefachperson in der Pflegeeinrichtung, die Woody betreute, fragte sich: »Was machen wir hier eigentlich?«

Die Moral-Distress-Probleme im Fallbeispiel »Woody« sind folgende:

- Es erfolgen Entscheidungen ohne Diagnose und demnach ohne Prognose.
- Man entscheidet sich gegen eine künstliche Ernährung, man lässt zu, dass ein Kind verhungert.
- Wie ist mit der mütterlichen Überforderung umzugehen?

Jaromir

Medizinischer Verlauf

Jaromir wurde im März (Jahr 1) im Alter von zehn Jahren und drei Monaten in der Klinik vorgestellt, mit einer Schwellung am linken Fuß. Es zeigte sich die Diagnose Rhabdomyosarkom mit zahlreichen Metastasen. Darauf folgte eine Chemotherapie gemäß einem Standardprotokoll ab April (Janssen et al., 2022).

Bei Kontrollen im Juli waren sämtliche Metastasen nicht mehr nachweisbar, der Haupttumor hatte sich weitgehend zurückgebildet. Allerdings war Jaromir von schweren Nebenwirkungen betroffen – Übelkeit, Gewichtsverlust, Fieberepisoden mit stationärer Antibiotikagabe, eine Venenthrombose, eine vorübergehende Zytostatika-assoziierte Hirnfunktionsstörung mit schwerem Verwirrtheitszustand sowie eine Nierenschädigung. Er war mehr als die Hälfte der Zeit von April bis August (Jahr 1) stationär. Im August und September erhielt er noch eine Bestrahlung, die er gut vertrug, und anschließend eine ambulante Erhaltungstherapie.

Im März (Jahr 2) erlitt er einen Rückfall mit zahlreichen Metastasen im Körper. Zuerst erfolgte eine erneute Chemotherapie nach einem Rückfallprotokoll ab April mit ähnlich heftigen Nebenwirkungen wie bei der ersten Therapie – leider jetzt aber mit mangelhaftem Ansprechen. Daraufhin erfolgte ab August eine Behandlung nach einem experimentellen Protokoll in einer Spezialklinik, in einer fremden Stadt, mit anstrengenden Transportfahrten. Auch hierbei war kein Ansprechen erkennbar, die experimentelle Therapie wurde im Oktober abgebrochen. Der Junge erhielt eine erneute ambulante Erhaltungstherapie und eine palliative Bestrahlung. Zuletzt waren Metastasen in seinem ganzen Körper nachweisbar. Er nahm rapide ab, wurde bettlägerig und immer schwächer; schließlich verstarb er im Januar von Jahr 3, im Alter von zwölf Jahren und einem Monat (1 Jahr und 9 Monate nach Diagnosestellung).

Gesprächsführung und Entscheidungsfindungen

Bei Diagnosestellung berichteten die Ärzt:innen den Eltern in Abwesenheit von Jaromir offen: Es handle sich um keine infauste Diagnose, es gebe Behandlungsmöglichkeiten, aber nur eine Minderheit derart betroffener Patienten überlebe langfristig. Und sie besprachen die Chemotherapie. Die Eltern sagten explizit, dass Jaromir nichts Genaues erfahren solle. Sie wollten oder konnten auch nicht selbst mit ihrem Sohn sprechen. Jaromir erfuhr die Krebsdiagnose, mit Zustimmung der Eltern, in einem Gespräch mit der Psychologin; von der Chemotherapie erfuhr er nebenbei.

Im ersten Jahr, als die Chemotherapie nach Plan stattfand und auch wirksam war, allerdings viele Nebenwirkungen hatte, wurde über die Grundkrankheit wenig gesprochen, eher über die Komplikationen. Jaromir begriff, dass er wegen einer sehr schwerwiegenden Krankheit eine sehr nebenwirkungsreiche Therapie bekam und akzeptierte dies auch so. Immer wieder äußerte er, dass er nicht so gerne in der Klinik und viel lieber zu Hause sein wollte. Wir Professionellen sagten dann z. B. »Jaromir, du schaffst das!«, und das gab ihm auch Kraft.

Beim ersten Rezidiv wurden die Diskrepanzen deutlicher. Medizinisch war nun eine Heilung sehr unwahrscheinlich; aber natürlich standen noch viele tumorwirksame Maßnahmen zur Verfügung. Daher wollte das Ärzteteam Jaromir die Situation möglichst genau erklären und von ihm selbst erfahren, was sein persönlicher Wille war: eine weitere nebenwirkungsreiche Therapie oder eine Palliativbehandlung. Die Eltern hingegen lehnten ab, dass Jaromir die ganze Wahrheit erfuhr, und sie lehnten auch die Beteiligung eines Palliativteams ab. Sie machten deutlich, dass es aufgrund ihres kulturellen Hintergrundes für sie ausgeschlossen war, den Kampf aufzugeben und eine infauste Diagnose hinzunehmen.

Im Rahmen mühseliger, kleinschrittiger Diskussionen gelang es schließlich doch, einen gemeinsamen »Runden Tisch« mit Jaromir und seinen Eltern, den Onkolog:innen sowie dem Palliativteam zu organisieren. In dieser Situation fühlte sich Jaromir sichtlich unwohl, er sagte, es solle alles so entschieden werden, wie es auch die Eltern wollten. Auf etwa diese Weise kamen die jeweils weichenstellenden Entscheidungen im April und Oktober von Jahr 2 zustande.

In kleineren Gesprächen mit der Psychologin, zu der er Vertrauen gefasst hatte – dennoch blieb er immer sehr still und in sich gekehrt – machte er folgende Aussagen:

- Er könne diese großen Gespräche am »Runden Tisch« nicht ertragen, sie seien eine Quälerei für ihn,
- er wisse um die Todesdrohung, wolle aber nicht darüber sprechen,
- er wolle auch nicht, dass die Psychologin den Eltern davon erzählt, dass er über den Tod gesprochen habe.

Beim Gespräch der Psychologin mit den Eltern sagten diese, dass sie wüssten, das Jaromir sterben müsse, sie dies aber nicht akzeptieren könnten, und dass die Psychologin bitte nicht mit Jaromir über den Tod sprechen solle.

> Nur in den letzten drei Wochen vor dem Tod konnte eine palliative Betreuung in der Häuslichkeit erfolgen. Jaromir konnte in seinem eigenen Zimmer, zwischen seinen geliebten Modellflugzeugen und seinem Hund sein, und verstarb dort auch – eng angekuschelt an seine Eltern.

Folgende Moral-Distress-Probleme zeigen sich im Fallbeispiel »Jaromir«:

- War die Art der Eltern mit dem Kind zu sprechen altersadäquat? War es richtig, dies so zu akzeptieren?
- Sind wir richtig mit der kulturell bedingten Weigerung der Eltern, die Beteiligung des Palliativteams zuzulassen, umgegangen?
- Wurde das Kind seinem Alter angemessen in die Entscheidungen einbezogen?
- Waren die Entscheidungen richtig?

4.9 Moral Distress und Moral Injury: Die »klassischen« Faktoren Ressourcenmangel und Hierarchien

Die beiden klassischen zu Moral Distress führenden Faktoren gibt es auch und gerade in der Kinder- und Jugendmedizin. Besonders hier führt Moral Distress sehr oft zu vorzeitigen Berufsabbrüchen, zu Burnout, zu Teamkonflikten – also zu Verlust an Versorgungsqualität und zu schwerem Schaden für die Professionellen wie auch die kleinen Patient:innen (Jameton, 1984; Kleinknecht-Dolf, 2015; Wong et al., 2023; Seidlein & Kuhn, 2023).

4.9.1 Ressourcenmangel

Primär finanzielle Restriktionen, sekundär aber der aus mangelhafter materieller wie immaterieller Honorierung resultierende Fachkräftemangel und Pflegenotstand sind in der ganzen Medizin wirksam. In der Kinder- und Jugendmedizin gilt dies besonders: Das Diagnosis-Related-Groups(DRG)-System bildet nachgewiesenermaßen die Erfordernisse der Kinder- und Jugendmedizin besonders schlecht ab – der erhöhte personelle Aufwand, der für die Versorgung von Kindern nötig ist, wird nicht honoriert. Die spezialisierte Ausbildungsform »Gesundheits- und Kinderkrankenpfleger:in« wurde kürzlich in Deutschland abgeschafft. Mit diesen beiden Maßnahmen wurde eine offen sichtbare politische Herabstufung der Kindermedizin vollzogen.

Auch inhaltlich ist die Ressourcenlage in der Kindermedizin eine besondere. Die flächendeckende Vorhaltung der Spezialkompetenzen, z. B. in der Spezialisierten Ambulanten Palliativversorgung (SAPV), erfordert viel mehr Ressourcen als in der

Erwachsenenmedizin, da sich eine viel kleinere Patientenzahl auf einem größeren Raum verteilt und dadurch weitere Wegstrecken zustande kommen.

In der Kindermedizin werden viele medizinische Spezialbereiche, wie Kindernephrologie, Kinderendokrinologie, Neuropädiatrie oder Kinderonkologie, als Schwerpunkte, nicht aber als eigene Facharzttitel geführt. Dies hat ganz andere Proportionen und Relationen zur Folge.

All dies bewirkt, dass eine adäquate Abbildung der Kindermedizin in den von Funktionären beherrschten Verteilungskämpfen eine andere Herangehensweise benötigt als in der Erwachsenenmedizin. Neben Nachteilen in der Ressourcenverteilung führt dies nicht selten in der Kindermedizin auch zu kontraproduktiven Fehlentscheidungen struktureller Art.

4.9.2 Hierarchien

Auf die Auswirkung von flachen Hierarchien bzw. von Multiprofessionalität auf Situationen der Entscheidungsfindung wurde bereits eingegangen. Was allerdings noch erwähnt werden muss, ist, dass in modernen deutschen Kliniken das gesamte an den Patient:innen arbeitende Personal – sei es ärztlich, pflegerisch oder in anderen Funktionsbereichen – eher auf einer unteren Hierarchieebene steht. Macht wird in Kliniken heute von Kaufleuten, Jurist:innen sowie Funktionär:innen ausgeübt, die in der Regel einen massiven Druck auf die Vertreter der patientenversorgenden Berufsgruppen anwenden. Mithin entsteht Moral Distress durch die Führungsstruktur der Kliniken, und zwar im pflegerischen wie im ärztlichen Bereich.

Denn den patientennahen Berufen wird dabei ja durchweg abverlangt, eine Minderung der Versorgungsqualität für die Patient:innen hinzunehmen. Die daraus resultierende Entfremdung steht in der Kinder- und Jugendmedizin noch mehr als in anderen Bereichen der Medizin und Pflege absolut konträr zu den beschriebenen elementaren Prinzipien ihrer Berufe.

Zu der allgemeinen Herabwürdigung der patientennahen Berufsgruppen kommt die oben beschriebene der Kinder- und Jugendmedizin mittels politischer Beschlüsse hinzu. Dass die Pädiatrie – obwohl aus ihr ganz elementare medizinische Fortschritte der letzten fünfzig Jahre hervorgingen (z. B. die schon erwähnte zytostatische Chemotherapie) – immer dagegen ankämpfen muss, verniedlicht oder verachtet zu werden, gehört wohl schon seit Anbeginn zu ihrer Geschichte. Konkret heißt das, dass Kinder- und Jugendmediziner:innen in den Führungsgesprächen an Kliniken nicht nur wie die anderen um Ressourcen an sich rangeln, sondern auch die Kinder- und Jugendmedizin an sich verteidigen müssen (Classen, 2022).

Da geht es um die Sicherung eigenständiger kindermedizinischer, kindgerechter Versorgungsstrukturen und Kompetenzen, Personalressourcen, Sicherung funktionierender Strukturen, Dienstpläne und Spezialbereiche. Die Missstände haben in den letzten Jahren tatsächlich existenzielle Formen angenommen. Gerade in der deutschen Kinder- und Jugendmedizin haben zuletzt an vielen Orten leitende Ärzt:innen ihre Positionen aufgeben müssen, da sie gezwungen werden sollten,

Dinge zu verantworten, die sie nicht mit ihrem Gewissen vereinbaren konnten – Moral Distress in Reinform! –, so auch an der Heimatklinik des Autors in Rostock.

4.10 Moral Distress und Moral Injury: weitere Faktoren mit besonderem Blick auf die Kinder- und Jugendmedizin

Wie oben ausgeführt und wie an den Fallbeispielen ersichtlich, tragen in der Kinder- und Jugendmedizin noch weitere Faktoren zur Qualität und zum Ausmaß von Moral Distress bei.

Erstens sind die Professionellen durch ihre Rolle als »Ersatz-Eltern« und durch die emotionale Intuition als Bestandteil ihrer Professionalität besonders emotional involviert, weshalb als unethisch empfundene Vorgänge sie mit besonderer Wucht treffen. Sehr oft werden ethische Konflikte zu Teamkonflikten, ja, zu persönlichen Konflikten, die Verletzungen hinterlassen.

Zweitens erfordert die eingeschränkte oder fehlende Einwilligungsfähigkeit und die erhöhte Vulnerabilität von Kindern im Alltag eine ständige Positionsbestimmung.

Drittens führt die multiprofessionelle Arbeitsweise mit der Einbeziehung aller Berufsgruppen und Hierarchieebenen in die Entscheidungsverantwortung dazu, dass sich auch nicht hinter die Grenzen der eigenen professionellen Zuständigkeit zurückgezogen werden kann.

Viertens besteht eine zusätzliche Belastung mit pädagogischen Aufgaben und kultursensiblen Aspekten, insbesondere im Eltern-Kind-Verhältnis.

Fünftens spielen genetische Erkrankungen und experimentelle Therapien eine besondere Rolle: die Genetik mag dazu verleiten, dass wir letztlich Designerbabies anstreben – was wohl viele Menschen moralische Schauer empfinden lässt, darauf kann hier aber nicht eingegangen werden. Und experimentellen Therapien ist immer der Zielkonflikt eigen, wenn das Gelingen des Experimentes nicht immer hundertprozentig mit dem Patientenwohl identisch ist.

Sechstens stellt die besondere Trauer (▶ Kap. 4.7) eine weitere Herausforderung dar – zum Beispiel, wenn ein Teammitglied als inadäquat oder übergriffig empfindet, wie ein anderes Teammtglied den Trauernden begegnet – sich in dieser Situation aber selber zurückhalten muss, um die Trauernden nicht noch mehr zu belasten.

4.11 Lösungsperspektiven

Für den Alltag haben gerade die große Emotionalität und die flachen Hierarchien in der Kinder- und Jugendmedizin dazu geführt, dass sich Strategien des Umgangs mit Moral Distress und Moral Injury in den Behandlungsteams entwickelt haben. Diese sind sicherlich im praktischen Alltag der Kliniken in unterschiedlicher Weise entwickelt; es sollte jedoch immer, so gut es geht, an ihnen gearbeitet werden (Hülsheger et al., 2021; Rushton et al., 2017; Holsten, 2017).

Die wichtigsten Ansätze hierbei sind:

- das statusunabhängige Zulassen von Emotionalität: Jede:r Professionelle – auch ein Chefarzt bzw. eine Chefärztin oder eine Pflegefachperson – kann und darf weinen,
- das Bemühen, der Diskussion moralischer Stressfaktoren grundsätzlich zeitlichen Raum und inhaltliche Wertschätzung zu geben,
- das Prinzip der Achtsamkeit innerhalb der Behandlungsteams,
- das regelmäßige Praktizieren und damit Üben der Verbalisierung von moralischen Belastungsfaktoren sowie
- die Etablierung von festen Strukturen der Aufarbeitung und Artikulation, wie ethische Fallkonferenzen, Supervision und Fortbildungen zu Fragen der Ethik.

Es gilt aber auch: Wenn ein Kind Hunger hat, geht es darum, ihm etwas zu essen zu geben, und kein Beruhigungsmittel.

Wir dürfen niemals zulassen, dass so getan wird, als wären die, die mit kranken Menschen direkt arbeiten, das Problem, wenn die Ursache in Wirklichkeit in Ressourcenverteilung und strukturell mangelnder Wertschätzung begründet ist. Ein Problem sollte immer bei denen angesiedelt werden, die etwas an diesem ändern können. Und wenn ein Problem politisch ist, dann muss es auch politisch gelöst werden.

Dies muss am Anfang aller Aktivität gegen Moral Distress und Moral Injury in der Kinder- und Jugendmedizin stehen.

4.12 Literatur

Afoko, V., Hewison, A., Neilson, S. et al. (2022). Moral distress experienced by neonatal intensive and paediatric care nurses in Northern Ghana: a qualitative study. *J Res Nurs*, 27(6), 519–529. https://doi.org/10.1177/17449871221122022

Antonsdottir, I., Rushton, C. H., Nelson, K. E. et al. (2022) Burnout and moral resilience in interdisciplinary healthcare professionals. *J Clin Nurs*, 31(1–2), 196–208. https://doi.org/10.1111/jocn.15896

Barnes, S., Jordan, Z., Broom, M. (2022). Health professionals' experiences of grief associated with the death of pediatric patients: a systematic review. *JBI Evid Synth, 18*(3), 459–515. https://doi.org/10.11124/JBISRIR-D-19-00156

Cadge, W., Catlin, E. A. (2006). Making sense of suffering and death: how health care providers' construct meanings in a neonatal intensive care unit. *J Relig Health,45,* 248–263. https://doi.org/10.1007/s10943-006-9012-2

Carreño, M. A., Yago, A. M., Bellón, J. J. et al. (2023). An Exploratory Study of ICU Pediatric Nurses' Feelings and Coping Strategies after Experiencing Children Death. *Healthcare, 11,* 1460. https://doi.org/10.3390/healthcare11101460

Chew, Y. J. M., Ang, S. L. L., Shorey, S. (2021). Experiences of new nurses dealing with death in a paediatric setting: A descriptive qualitative study. *J Adv Nurs,77*(1), 343–354. https://doi.org/10.1111/jan.14602

Classen, C. F. (2022). Kinder- und Jugendmedizin in Mecklenburg-Vorpommern: Problem oder Ressource? – *Ärzteblatt Mecklenburg-Vorpommern, 32,* 354–358.

De Lourdes Custódio Duarte, M., Glanzner, C.H., Correa Bagatini, M.M., et al. (2022), Pleasure and suffering in the work of nurses at the oncopediatric hospital unit: qualitative research. *Rev Bras Enferm. 74(suppl 3),* e20200735. https://doi.org/10.1590/0034-7167-2020-0735

Field, D., Deeming, J., Smith, L. K. (2016). Moral distress: an inevitable part of neonatal and paediatric intensive care? *Arch Dis Child, 101*(8), 686–687. https://doi.org/10.1136/archdischild-2015-310268

Holsten, C. C. (2017). Moralischer Stress in der Pflege – Ein Lösungsmodell. *Pflegezeitschrift, 70*(1), 42–46. https://www.researchgate.net/publication/323104543_Moralischer_Stress_in_der_Pflege_-_Ein_Losungsmodell

Hülsheger, Y., Sowade, H., Classen, C. F. (2021). Palliativversorgung in der Kinderonkologie. *Der Onkologe (Die Onkologie) | Ausgabe 5/*2021. https://doi.org/10.1007/s00761-021-00940-9

Jameton, A. (1984). *Nursing Practice: The ethical issues. Prentice Hall Series in the Philosophy of Medicine.* Prentice Hall.

Janssen, G., Trocan, L., Schmitz, L. et al. (2022). Ethische Herausforderungen in der pädiatrischen Palliativversorgung. *Zeitschrift für medizinische Ethik, 68,* 425. https://doi.org/10.14623/zfme.2022.4.425-437

Kleinknecht-Dolf, M. (2015). Wie erleben Pflegefachpersonen moralischen Stress in einem Schweizer Universitätsspital? *Beltz Juventa. Pflege&Gesellschaft 20. Jg., 2,* 115. https://doi.org/10.5167/uzh-114985

Prentice, T. M., Janvier, A., Gillam, L., et al. (2021). Moral Distress in Neonatology. *Pediatrics, 148*(2), e2020031864. https://doi.org/10.1542/peds.2020-031864

Rushton, C. H., Schoonover-Shoffner, K., Kennedy, M. S. (2017). A Collaborative State of the Science Initiative: Transforming Moral Distress into Moral Resilience in Nursing. *Am J Nurs, 117(2 Suppl 1),* S2-S6. https://doi.org/10.1097/01.NAJ.0000512203.08844.1d

Sadeghi, N., Hesami, S. A., Sadeghi, S. et al. (2021). Barriers to palliative care in the neonatal intensive care unit from nurses' perspective: a qualitative study. *Med Surg Nurs J, 10*(2).

Seidlein, A. H., Kuhn, E. (2023). When nurses' vulnerability challenges their moral integrity: A discursive paper. *J Adv Nurs, 79*(10), 3727–3736. https://doi.org/10.1111/jan.15717

Wong, J. Q. H., Charles, J. S., Mok, H. T. et al. (2023). Experiences of healthcare personnel with death in the neonatal intensive care unit: a systematic review of qualitative studies. *Arch Dis Child Fetal Neonatal Ed, 108*(6), 617–622. https://doi.org/10.1136/archdischild-2023-325566

5 Moral Distress und Moral Injury – auslösende Faktoren und Effekte im Kontext der Palliativen Sedierung im Hospiz

Annette Riedel, Karen Klotz und Anna-Henrikje Seidlein

5.1 Einleitung

Jegliche Form des moralischen Belastungserlebens – wie Moral Distress und Moral Injury – ist sowohl in der moralisch gehaltvollen Situation selbst wie auch in der retrospektiven Betrachtung und Bewertung einer erfolgten Entscheidung bzw. Handlung erfahrbar. Hierbei handelt es sich vornehmlich um Situationen, in denen ethische Werte, Prinzipien und moralische Verpflichtungen nicht realisiert werden können bzw. nicht im Einklang mit diesen entschieden und gehandelt werden kann oder konnte (Riedel & Seidlein, 2024; Oelhafen et al., 2024; Riedel et al., 2023). Bezugnehmend auf ▶ Kap. 1 in diesem Sammelband ist auch an dieser Stelle zu konstatieren, dass Moral Distress und Moral Injury von Einzelpersonen erlebt wird. Das Erleben selbst wird indes nicht nur durch die Eigenschaften und die Verfasstheit der Pflegefachperson geprägt (wie bspw. moralische Selbstwirksamkeit, moralische Resilienz, ethische Kompetenz), sondern vor allem auch durch die vielfältigen Kontexte, in denen die Person agiert und von denen sie beeinflusst und beschränkt wird, modelliert (Wilson et al., 2024; Oelhafen et al., 2024; Goldbach et al., 2023; Riedel et al., 2023, 2022; Gianetta et al., 2022). Das heißt auch: Neben der persönlichen und professionellen Verfasstheit und dem subjektiven Erleben der Person in der jeweiligen Situation mit moralischem Gehalt gilt den Besonderheiten, Anforderungen und auch Rahmungen der Palliative Care-Praxis ein besonderes Augenmerk; dies insbesondere im Zusammenhang mit der Analyse zur Entstehung wie auch zur Prävention von Moral Distress und Moral Injury, als zwei Qualitäten des moralischen Belastungserlebens.

Den Palliative Care-Kontext prägen vielfältige und vielfach komplexe Situationen und Entscheidungen mit moralischem Gehalt (Imbrahim, et al., 2024; Alanazi et al., 2024; Geng et al., 2024; Abbott et al., 2023; Kirchhoffer et al., 2023; Beltrao et al., 2023; Pereira et al., 2023; Stanojević & Čartolovni, 2022; de Brasi et al., 2021; Corradi-Perini et al., 2021; Cherny et al., 2021; Maffoni et al., 2019; Rushton et al., 2013a, b), und in der Folge dessen besteht ein mehr oder weniger großes Potenzial für Moral Distress und Moral Injury seitens der Pflegefachpersonen. Um diese Zusammenhänge und Wechselwirkungen zu verdeutlichen, wird nachfolgend exemplarisch herausgearbeitet, in welcher Gestalt sich Moral Distress und Moral Injury zeigen können, welche auslösenden Faktoren eine mögliche Rolle spielen und welche Effekte diese beiden Phänomene entfalten. Im Fokus stehen hierbei stets die Pflegefachpersonen, die Personen mit Palliative Care-Bedarf, die spezifische Versorgungssituation und die Institution.

Um die Entstehung, die Wirkkraft und die Folgen von Moral Distress und Moral Injury möglichst konkret und praxisnah darzulegen, basiert der Beitrag auf drei exemplarischen Bezugspunkten: (1) den Pflegefachpersonen (aus dem interprofessionellen und interdisziplinären Hospizteam), (2) dem Wunsch eines Hospizgastes nach einer dauerhaften tiefen Palliativen Sedierung (Situation mit moralischem Gehalt) und (3) dem Setting Hospiz (als exemplarisches Setting der Palliative Care). Zur Verdeutlichung der Zusammenhänge und Effekte werden in einem ersten Schritt potenziell auslösende Faktoren und Kontextfaktoren aufgezeigt, die die beiden Formen des moralischen Belastungserlebens (Moral Distress und Moral Injury) – in Bezug auf die exemplarische Situation und in dem exemplarischen Setting – bei den Pflegefachpersonen auslösen und bewirken können. Im zweiten Schritt werden mögliche Auswirkungen von Moral Distress und Moral Injury dargelegt, die ihrerseits verdeutlichen, dass die Notwendigkeit, aber auch die Ausrichtung der Maßnahmen zur Prävention und Reduktion von Moral Distress und Moral Injury unterschiedliche Ebenen adressieren müssen.

Ziel des Beitrages ist es, an den genannten drei Bezugspunkten die ethische Komplexität, die damit einhergehenden ethischen Herausforderungen und die potenziellen ethischen Konflikte zu skizzieren (auslösende und beeinflussende Faktoren für Moral Distress und Moral Injury) und somit die Potenzialität moralischen Belastungserlebens von Pflegefachpersonen im exemplarischen Palliative Care-Kontext aufzuzeigen. Angesichts der negativen Konsequenzen von Moral Distress und Moral Injury lässt sich die Bedeutsamkeit präventiver Maßnahmen pointieren.

5.2 Exemplarische auslösende Faktoren und Einflussfaktoren

Bezugnehmend auf die ethische Komplexität einer dauerhaften tiefen Palliativen Sedierung im Hospiz werden die Auslöser von und die Einflussfaktoren auf das Erleben von Moral Distress und Moral Injury der Pflegefachpersonen beispielhaft verdeutlicht, sowohl die Situation mit moralischem Gehalt selbst betreffend (der Wunsch eines Hospizgastes nach einer dauerhaften tiefen Palliativen Sedierung) als auch die Kontextfaktoren betrachtend (Setting, Anforderungen und Erwartungen an die Palliative Care-Begleitung und -Versorgung).

Die Palliative Sedierung ist eine wichtige und anerkannte Behandlungsoption in der Palliativversorgung (Surges et al., 2024a, b, 2023, a, b, 2022; Kremling et al., 2025; Beauverd et al., 2024; Van der Elst et al., 2024; Kremling, 2023; Klein et al., 2023; Heijltjes et al., 2022; Garralda et al., 2022; Koksvik et al., 2022; Forschungsverbund SedPall, 2021). Pflegefachpersonen spielen im Kontext der Palliativen Sedierung – in unterschiedlichen Palliative Care-Settings – eine bedeutsame Rolle (Alanazi et al., 2024; Kwon et al., 2022; Heino et al., 2022, 2021; Wright et al., 2020;

Bruce & Boston, 2011). Bislang besteht kein Konsens dahingehend, wie Palliative Sedierung explizit und umfassend zu konturieren, zu definieren ist (Kremling, 2023; Kremling et al., 2025, 2024, 2022), zugleich werden die vorhandenen Definitionen vielfach nicht korrekt angewendet (Kremling et al., 2025). Die aktuelle Stellungnahme der European Asssociation for Palliative Care (EAPC) zu dem Ziel und den Konsequenzen lautet: »Palliative Sedierung zielt auf die Linderung von refraktärem Leid durch die überwachte proportionale Gabe von Medikamenten mit dem Ziel der Bewusstseinsreduktion bei Patienten mit lebenslimitierenden Erkrankungen. Palliative Sedierung hat deutliche soziale und ethische Auswirkungen, die besondere Berücksichtigung bei Patienten, An- und Zugehörigen sowie Behandelnden erfordern« (Surges et al., 2023b, S. 232; vgl. Surges et al. 2023a). Diese aktuelle Definition der EAPC (Surges et al., 2024a, b) ergänzt und konkretisiert auf der Basis einer Delphi-Studie das Papier zur Palliativen Sedierung aus dem Jahr 2009 um folgende Aspekte:

> Die Terminologie wird genauer definiert, wobei der Begriff ‚Leiden' verwendet wird, um belastende körperliche und psychische Symptome sowie existenzielles Leiden zu umfassen, und der Begriff ‚refraktär' verwendet wird, um die Unbehandelbarkeit (Gesundheitspersonal) und Unerträglichkeit (Patient:in) des Leidens zu beschreiben. Der Grundsatz der Verhältnismäßigkeit wird in die Definition der palliativen Sedierung aufgenommen. Auf der Grundlage der Prinzipien der Refraktärität des Leidens, der Verhältnismäßigkeit und der unabhängigen Entscheidungsfindung für die Flüssigkeitszufuhr wird kein bestimmter Zeitraum der verbleibenden Lebenserwartung definiert. Die Autonomie der Patient:innen wird hervorgehoben. Es wird ein schrittweiser pharmakologischer Ansatz und eine Anleitung zur Entscheidungsfindung bei der Flüssigkeitszufuhr gegeben (eigene Übersetzung; S. 213).[3]

Das heißt, die aktualisierte Definition konturiert die Phänomene Leiden und existenzielles Leiden, ergänzt den Grundsatz der Verhältnismäßigkeit/Proportionalität im Rahmen der Palliativen Sedierung und unterstreicht die Bedeutsamkeit der Autonomie der betroffenen Person. Bezug wird zudem auf die Besonderheiten der Entscheidung zur Weiterführung von Flüssigkeitszufuhr genommen und eine entsprechende Anleitung zur Entscheidungsfindung aufgezeigt. Bereits in diesen definitorischen Grundlegungen werden ethische Implikationen und Herausforderungen dargelegt bzw. lassen sich diese antizipieren. Ethische Aspekte werden auch in bestehenden Praxisleitlinien thematisiert, allerdings in unterschiedlichem Ausmaß spezifiziert und/oder reflektiert (Tomczyk et al., 2024, 2025).

Der vorliegende Beitrag legt den Schwerpunkt auf die dauerhafte tiefe Palliative Sedierung, verstanden als »dauerhafte Sedierung (bis zum Tod), verabreicht für einen unbestimmten Zeitraum und ohne Unterbrechung« (Schildmann et al.,

---

3 Im Original: »Terminology is defined more precisely with the terms suffering used to encompass distressing physical and psychological symptoms as well as existential suffering and refractory to describe the untreatable (healthcare professionals) and intolerable (patient) nature of the suffering. The principle of proportionality is introduced in the definition of palliative sedation. No specific period of remaining life expectancy is defined, based on the principles of refractoriness of suffering, proportionality and independent decision-making for hydration. Patient autonomy is emphasised. A stepwise pharmacological approach and a guidance on hydration decision-making are provided.« (Surges et al., 2024a, S. 213)

2022, S. 216; vgl. Forschungsverbund SedPall, 2021). Der Wunsch nach einer Palliativen Sedierung, insbesondere der Wunsch nach einer dauerhaften tiefen Palliativen Sedierung fordert – neben der Indikation (Ostgathe et al., 2023; Surges et al., 2024a, b, 2023a, b) – eine ethische Abwägung und ethisch begründete Entscheidung (Riedel, 2023, 2020; Alt-Epping, 2023), dies angesichts der ethischen Komplexität, die der Behandlungsoption inhärent ist. Die ethische Komplexität wird hier verstanden als ein Phänomen, das gekennzeichnet ist von einem merklichen Maß an moralischer Unsicherheit, von ethischen Konfliktpotenzialen und dem Bedarf eines umfassenden ethischen Abwägungs- und Entscheidungsprozesses, von der Erst- oder Einmaligkeit der jeweiligen Situation und Konstellation und der fehlenden Eindeutigkeit. Die ethische Komplexität rahmt und beeinflusst die vorliegende Thematik in besonderer Weise. Nachfolgend werden exemplarische Merkmale und Facetten der ethischen Komplexität der Situation und Konstellation mit moralischem Gehalt dargelegt, um die potenziellen auslösenden Faktoren für moralische Unsicherheit, moralische Verunsicherung oder auch Moral Distress und Moral Injury von Pflegefachpersonen nachvollziehen und einordnen zu können.

Ethisch komplex und herausfordernd ist die ethische Abwägung und ethisch begründete Entscheidung in Bezug auf die Einleitung einer dauerhaften tiefen Palliativen Sedierung, z. B. angesichts dessen, dass das existenzielle Leiden – als mögliche Indikation für die Behandlungsoption – ein höchst individuelles Phänomen ist, das aufgrund der Einmaligkeit und Subjektivität kaum objektivierbar ist (Surges et al., 2024a, b, 2023a, b; Jox, 2024; Gabl et al., 2024; Riedel, 2025; Thomas et al., 2024; Heino et al., 2021; Bozzaro & Schildmann, 2018; Weixler et al., 2017; Bozzaro, 2015; Abarshi et al., 2014). Das heißt übergreifend: Pflegefachpersonen sind aufgefordert – gemäß dem Total-Pain-Ansatz (Riedel & Lehmeyer, 2022; Schulz-Quach et al., 2022) – einen umfassenden Blick auf das wirkende soziale System wie auch auf das je subjektiv erlebte Leiden der betroffenen Person zu richten. Diese professionelle personenorientierte Perspektive und Ausrichtung wird vielfach von den Erwartungen und Hoffnungen der An- und Zugehörigen begleitet, eine umfassende Symptom- und insbesondere Leidenslinderung zu realisieren. Diese Erwartungen wiederum sind nicht immer kongruent mit denen der Gäste. Hier eröffnet sich möglicherweise ein ethisches Spannungsfeld zwischen dem *subjektiven existenziellen* Leiden der betroffenen Person (und den damit einhergehenden *Wünschen und Bedürfnissen nach Leidenslinderung*) und dem appellativen Charakter, *den das Leiden auf Außenstehende* (z. B. Palliative Care-Teammitglieder, An- und Zugehörige) vielfach auslöst und bewirkt (und dem damit einhergehend abgeleiteten *Bedarf nach Leidenslinderung*) (Gabl et al., 2024; Bozzaro, 2015; vgl. Bernhofer, 2024; vgl. Younas & Inayat, 2024).

Die ethische Komplexität und die Potenzialität für einen ethischen Konflikt und/oder eine ethisch bedingte Handlungsunsicherheit zeigen sich insbesondere auch dann, wenn das existentielle Leiden und die dauerhafte tiefe Palliative Sedierung mit einem Sterbewunsch in Verbindung stehen (Guité-Verret et al., 2024; Beauverd et al., 2024; Kühlmeyer et al., 2024; Maeda et al., 2023; Seidlein, 2022; Heino et al., 2021; Wright et al., 2020). Die geforderte und notwendige Abgrenzung zwischen einer dauerhaften tiefen Palliativen Sedierung bis zum Versterben und der Suizidassistenz (Tomczyk et al., 2024, 2025; Birnbacher, 2023; Mills et al., 2023;

Koksvik et al., 2022) wie auch Diskussionen zur dauerhaften tiefen Palliativen Sedierung als mögliche Alternative zum assistierten Suizid (Jox, 2024; Gilbertson et al., 2023; Schildmann & Kremling, 2022; Tomczyk et al., 2021; Forschungsverbund SedPall, 2021) und die Begleitsedierung bei freiwilligem Verzicht auf Essen und Trinken (Schöne-Seifert et al., 2024; Birnbacher, 2023) fordern ethisch heraus und ethisch gut begründete Entscheidungen ein. Dies auch vor dem Hintergrund einer denkbaren Abgrenzung dahingehend, dass der assistierte Suizid als eine Entscheidung über den eigenen Todeszeitpunkt und den eigenen Tod und demgegenüber die Palliative Sedierung als eine Entscheidung hinsichtlich des eigenen Sterbens, und somit auch über das weitere Leben und das Weiterleben eingeordnet wird (vgl. Ziegler, 2023, S. 131). Das entspricht auch dem zentralen Unterschied, den Koksvik et al. (2022) in ihrer Studie ableiten, wenn sie zu der Schlussfolgerung kommen, dass der Wunsch nach Palliativer Sedierung mit dem Wunsch verbunden ist, nicht leiden zu müssen (»a desire not to suffer«, S. 526) und demgegenüber der assistierte Suizid mit dem Wunsch nach Kontrolle assoziiert ist (»a desire to control«, S. 526). Diese persönlichen Wünsche und Intentionen in Bezug auf die letzte Lebensphase kollidieren möglicherweise mit dem im Palliative Care-Kontext formulierten Anspruch, die Lebensqualität des Menschen zu verbessern, zumindest aber zu erhalten, sowie mit der Prämisse, den Tod nicht zu beschleunigen (World Health Association, WHO, 2002, 2020; vgl. Deutsche Gesellschaft für Palliativmedizin et al., 2020; vgl. Radbruch & Jaspers, 2024).

Zu einer Situation mit moralischem Gehalt wird der Wunsch nach einer dauerhaften tiefen Palliativen Sedierung möglicherweise auch dadurch, dass das Handeln und Entscheiden der Pflegefachpersonen – parallel zu den mit der Palliative Care verbundenen Werten – an professionsethische Werte geknüpft ist, die möglicherweise zu situationsbezogenen Widersprüchlichkeiten führen. So fordert z.B. der Ethikkodex des International Council of Nurses (ICN) – als zentraler ethischer Kompass für Pflegefachpersonen – in seiner Präambel von den Pflegenden »Leiden (zu) lindern und ein würdiges Sterben (zu) unterstützen« (ICN, 2021, S. 4). Diese Forderung markiert in Bezug auf die dauerhafte tiefe Palliative Sedierung den genuinen Auftrag der Pflegefachpersonen im Kontext der Symptomlinderung und der verantwortungsvollen ethischen Abwägung, eine würdevolle leidenslindernde Begleitung der sterbenden Gäste im Hospiz zu ermöglichen, was für die Behandlungsoption einer dauerhaften tiefen Palliativen Sedierung sprechen kann (Riedel, 2023, 2020; Wright et al., 2020). Zugleich sind das Setting Hospiz und die dort Tätigen dem Palliative Care-Konzept verpflichtet, welches seinerseits gemäß den Definitionen von Palliative Care an normative Vorgaben gebunden ist (insbesondere: WHO, 2002, 2020; Deutsche Gesellschaft für Palliativmedizin et al., 2020; vgl. Abbott et al., 2023; Radbruch et al., 2020; vgl. de Lima et al., 2017; vgl. Kirk & Mahon, 2010). Demgemäß werden an das Setting Hospiz hohe – und nicht immer miteinander zu vereinbarende – Ansprüche an die Palliative Care-Begleitung und palliative Versorgung gestellt, wie zum Beispiel die Selbstbestimmung zu fördern, die Lebensqualität der Gäste im Hospiz zu verbessern, zumindest aber zu erhalten, das Leiden zu lindern und *zugleich* den Prozess des Sterbens nicht zu beeinflussen bzw. gar zu beschleunigen (Riedel, 2023, 2020; Jox, 2024).

Ferner geht es für die Mitarbeitenden im Hospiz und der Palliative Care vielfach darum, ein »gutes« Sterben bzw. einen »guten« Tod zu ermöglichen, wie auch nach den pflegeberuflichen Standards zu handeln (Bazata et al., 2025; Nassehi et al., 2024; Abbott et al., 2023; Breitsameter, 2024; de Vries & Plaskota, 2017; Vieille et al., 2021; vgl. Cottrell & Duggleby, 2016). Indes sind auch diese Bestrebungen vielfach uneindeutig und können innerhalb des Hospiz- und Palliative Care-Teams ethische Kontroversen dahingehend auslösen, *was* in der jeweils einmaligen Situation unter einem »guten Sterben« oder einem »guten Tod« verstanden und antizipiert wird und welche Konsequenzen damit verbunden bzw. erwartet werden.

Dies führt zu dem letzten hier exemplarisch zu nennenden Aspekt, der angesichts der ethischen Komplexität zu ethischen Irritationen und Konflikten im Hospiz- und Palliative Care-Team führen kann: das »Ideal des bewussten Sterbens« und die damit verbundene Bewertung (Nassehi et al., 2023, S. 51; vgl. Jox, 2024). Die dauerhafte tiefe Palliative Sedierung – bei der das Bewusstsein gezielt ausgeschaltet wird – führt zu einem Erlebens-, Interaktions- und Kommunikationsabbruch, was dem bewussten Sterben entgegensteht. Zudem ist es den Betroffenen nicht mehr möglich selbstbestimmte Entscheidungen zu treffen oder einen Willen für Entscheidungen zu bilden. Schildmann und Kremling (2022, S. 240) sprechen von einem Zustand, »der als ›sozialer‹ bzw. ›kommunikativer Tod‹ bezeichnet werden kann« (vgl. Vieille et al., 2021). Die dauerhafte tiefe Palliative Sedierung gerät angesichts dessen – je nach Perspektive und Werteorientierung – möglicherweise in einen ethischen Konflikt mit dem Palliative Care-Anspruch, die Lebensqualität bis zuletzt zu verbessern sowie die Kontaktaufnahme und soziale Teilhabe zu fördern, im Sinne eines gelebten Lebens bis zuletzt (WHO, 2002; vgl. Deutsche Gesellschaft für Palliativmedizin et al., 2020; Payne et al., 2022).

Deutlich ist: Vor dem Hintergrund der professionsethischen Anforderungen (wie: Selbstbestimmung zu respektieren, ein würdiges Sterben zu unterstützen, Leiden zu lindern; vgl. ICN, 2021; vgl. Deutsche Gesellschaft für Palliativmedizin et al., 2020) sowie der situativ *parallel* beachtlichen Prämissen für eine qualitätsvolle Palliative Care und gelebte Hospizkultur (wie: die Lebensqualität zu verbessern, aber auch die Forderung: »bejaht das Leben und erkennt das Sterben als normalen Prozess an«; WHO, 2002; vgl. Deutsche Gesellschaft für Palliativmedizin et al., 2020) – als weiteres Kennzeichen der moralischen Komplexität – kann sich die Entscheidung zur Durchführung einer dauerhaften tiefen Palliativen Sedierung (gemäß der Selbstbestimmung der betroffenen Person, bei vorliegender Indikation) zu einem ethischen Konflikt für die Pflegefachpersonen im Hospiz verdichten (Riedel, 2020; vgl. Jox, 2024). Die moralisch komplexe Situation kann in der ethisch reflexiven Bezugnahme das Gewissen in Unruhe versetzen, zu einem kompromittierten moralischen Handlungsvermögen führen (Riedel et al., 2025, 2024a, b; Klotz et al., 2025; Riedel, 2023; Goldbach et al., 2023; Čartolovni et al., 2021) und ist in der Folge für Pflegefachpersonen per se als moralisch belastend einzuordnen (Kwon et al., 2022; de Brasi et al., 2021; Heino et al., 2021; Wright et al., 2020; Riedel, 2020; de Vries & Plaskota, 2017; Ziegler et al., 2017; Leboul et al., 2017; Rietjens et al., 2007; Morita et al., 2004).

Übergreifend ist folglich zu konstatieren, dass die Palliative Care-Praxis angesichts der exemplarisch dargelegten ethischen Komplexität mit moralischer Unsicherheit, moralischem Unbehagen und ethischen Konflikten verbunden ist, was in der Folge bis hin zu Moral Distress und Moral Injury bei den Pflegefachpersonen führen kann (Beltrao et al., 2023; Pereira et al., 2023; Stanojević & Čartolovni, 2022; Corradi-Perini et al., 2021; de Brasi et al., 2021; Cherny et al., 2021; Ziegler et al., 2017; Rushton et al., 2013a, 2013b).

Die Potenzialität für Moral Distress und Moral Injury ist im Kontext der Palliativen Sedierung empirisch belegt. So zeigen Studien, dass insbesondere die Entscheidung darüber, wann eine Palliative Sedierung im hospizlichen Setting eingeleitet wird, Moral Distress auslösen kann (Kwon et al., 2022; de Brasi et al., 2021; Cherny et al., 2021; Wright et al., 2020; Riedel, 2020; Maffoni et al., 2019; Lokker et al., 2018; Leboul et al., 2017; de Vries & Plaskota, 2017, Rietjens et al., 2007).

Leboul et al. (2017, S. 10) verweisen auf vorhandene persönliche und professionelle Verunsicherungen und stellen in ihrer Studie Folgendes fest: »ethical justification for sedation is a source of psychological burden and moral distress, and it has proved to be a major source of suffering in the workplace«. Die Studie von Morita et al. (2004, S. 505; vgl. S. 555) kommt im Rahmen ihrer Befragung zu dem folgenden Ergebnis: »A significant number of nurses felt serious emotional burden related to sedation«. Die Studien verdeutlichen exemplarisch die Potenzialität für psychische und emotionale Belastungen wie auch die für Moral Distress.

In der qualitativen Studie von Lokker et al. (2018) »Palliative sedation and moral distress« werden folgende Situationen beschrieben, die Moral Distress auslösen und repräsentieren: »Nurses […] reported on situations where they experienced pressure to be actively involved in the provision of palliative sedation, while they felt this was not in the patient's best interest[:] […] (1) starting palliative sedation, when the nurse felt not all options to relieve suffering had been explored yet; (2) family requesting an increase of the sedation level where the nurse felt that this may involve unjustified hastening of death; (3) a decision by the physician to start palliative sedation where the patient has previously expressed an explicit wish for euthanasia« (Lokker et al., 2018, S. 157).

Wright et al. (2020) folgend steigt die Potenzialität von Moral Distress im Kontext der Palliativen Sedierung dadurch, dass ethische Fragen unbeantwortet bleiben bzw. abgetan werden: »…marginalizing and dismissing the perspectives of nurses whose ethical questions remain unanswered, and thereby aggravating their moral distress« (S. 881).

Diese exemplarischen Studienerkenntnisse verweisen auf zwei – bereits an dieser Stelle – bemerkenswerte Aspekte: zum einen, dass Palliative Sedierung die Potenzialität für Moral Distress aufweist und es angesichts dessen notwendig ist, moralische Unsicherheit und ethische Fragestellungen wahrzunehmen, ernst zu nehmen und zu bearbeiten. Zum anderen wird deutlich, dass Pflegefachpersonen in die ethischen Abwägungen und Entscheidungen im Kontext der Palliativen Sedierung einbezogen werden müssen. Dies einerseits aufgrund der spezifischen professionellen Perspektive auf die Situation, der professionellen Pflegebeziehung zu den begleiteten Menschen, der advokatorischen Rolle der Pflegefachpersonen, und andererseits, um eine fachlich fundierte und ethisch gut begründete Entscheidung im weiteren Verlauf der Palliative Care-Begleitung als eine ethisch abgewogene und ethisch gut begründete Maßnahme der Symptom- und Leidenslinderung der Gästin oder des Gastes im Hospiz mittragen zu können.

5.3 Effekte auf mehreren Ebenen

Den Zusammenhang zwischen Moral Distress und Moral Injury beschreiben Rushton et al. (2021) wie folgt: »When moral distress is unrelieved or becomes chronic, or the intensity of it overwhelms a person's capacity to remain whole, it can lead to more severe forms« of moral suffering, such as moral injury« (S. 121). Das heißt, wenn die Erlebensqualität des Moral Distress nicht aufgegriffen, gelindert und aufgearbeitet wird, kann das zu der nächsten Eskalationsstufe moralischen Belastungserlebens, der Moral Injury führen. Sowohl Moral Distress als auch Moral Injury kennzeichnet die verletzte moralische Integrität (Riedel & Seidlein, 2024; Seidlein & Kuhn, 2023; Riedel et al., 2023; Goldbach et al., 2023; Rushton, 2024). Demgegenüber unterscheiden sich die auslösenden Faktoren und die jeweiligen Erlebensqualitäten von Moral Distress und Moral Injury. So differenzieren z. B. Čartolovni et al. (2021, S. 597): »moral distress emerges from moral conflict in morally distressing situations« (Moral Distress entsteht durch moralische Konflikte in moralisch belastenden Situationen; eigene Übersetzung); zum Beispiel dann, wenn Pflegefachpersonen sich situativ gezwungen fühlen, entgegen ihren professionellen Werten und der moralischen Verantwortung zu handeln (Riedel & Seidlein, 2024). Moral Distress ist die Erfahrung, die aus dem Gefühl entsteht, in moralische Konflikte oder in unethisches Verhalten verwickelt zu sein, wobei die Möglichkeit, das eigene Verhalten oder die eigene Position zu ändern, begrenzt ist (Giannetta et al., 2022). Moral Distress tritt z. B. dann auf, wenn Pflegefachpersonen aufgrund restriktiver Rahmenbedingungen und knapper Ressourcen nicht die Möglichkeit haben, die Lebensqualität der begleiteten Menschen zu erhalten oder zu verbessern, wie es der Palliative Care-Kontext fordert. Moral Distress resultiert laut Čartolovni et al. (2021) in »a psychological disequilibrium and negative feeling state«. Das heißt, Moral Distress führt in der Folge zu einem psychologischen Ungleichgewicht oder zeigt sich in einer psychologischen Unausgewogenheit, die mit einem negativen Gefühlszustand einhergeht (▶ Kap. 1).

Bezogen auf die Entstehung von Moral Injury formulieren Čartolovni et al. (2021, S. 597): »moral injury emerges from potentially morally injurious events« (Moral Injury entsteht durch potenziell moralisch verletzende Ereignisse; eigene Übersetzung). D. h., Moral Injury resultiert insbesondere aus Ereignissen, in denen man (unfreiwillig) Teil schwerwiegender unethischer Handlungen und Verhaltensweisen ist, in denen moralische Übertretungen oder Missachtung praktiziert oder diese beobachtet wurden (Riedel & Seidlein, 2024). Moral Injury tritt z. B. dann auf, wenn Pflegefachpersonen das Gefühl haben, nicht genug tun zu können, um das Leiden der zu pflegenden Menschen zu lindern (Čartolovni et al., 2021). Moral Injury führt in der Folge zu einer tiefen emotionalen Verletzung bei denjenigen Personen, die Zeuge von menschlichem Leid und/oder Grausamkeit werden (Čartolovni et al., 2021, S. 597). Die Erschütterung ist tief. Die inneren moralischen Konflikte sind mit Emotionen wie Schuld, Scham und Selbstverurteilung, verbunden. Übergreifend kennzeichnet Moral Injury einen persönlichen, höchst subjektiven, tiefgehenden inneren moralischen Konflikt begleitet von einer tiefen psychischen, sozialen und möglicherweise auch spirituellen Verwundung (Riedel & Seidlein, 2024) (▶ Kap. 1).

Deutlich ist: Die Bedeutsamkeit der Varianz der situativen moralischen Dimension und Qualität des Ereignisses, die Unterschiede in den Erlebensqualitäten und auch die Varianz der Kontextfaktoren sind in Bezug auf die beiden Formen des moralischen Belastungserleben – Moral Distress und Moral Injury – beachtlich. Die jeweiligen Konsequenzen des moralischen Belastungserlebens sind angesichts der damit einhergehenden Verletzung der moralischen Integrität, der möglichen Einwirkung auf das Gewissen der Pflegefachperson und des Einflusses auf das moralische Handlungsvermögen tiefgreifend und umfangreich.

Die Folgen von Moral Distress und Moral Injury wirken hierbei auf unterschiedlichen Ebenen: die Person selbst, die Pflegequalität und die Versorgungssicherheit (Larsman et al., 2024; Deschenes et al., 2024; Riedel & Seidlein, 2024; Oelhafen et al., 2024; D'Allesandro-Lowe et al., 2024; Riedel et al., 2023; Goldbach et al., 2023; Berdida, 2023; Pereira et al., 2023; Bahlmann-van Ooijen et al., 2023; Morley et al., 2021; Corradi-Perini et al., 2021; Hall et al., 2020; Rushton et al., 2013a, 2013b). Deschenes et al. (2020) sprechen übergreifend von zwei Merkmalsausprägungen hinsichtlich der Entstehung und den Effekten von Moral Distress: das Innere (internal: »unique to each individual« (S. 1141)) und das Äußere (external: »outside of the individual« (S. 1141)) der Person. Diese zwei Ausprägungen wiederum spiegeln sich in den drei Ebenen wider, die die nachfolgende Struktur der Darlegungen bildet: (1) die Pflegefachperson (»internal«), sowie (2) die Pflege- bzw. Palliative Care-Qualität und (3) die Versorgungssicherheit (»external«).

5.3.1 Effekte auf die Pflegefachperson

Übergreifend hat sowohl Moral Distress als auch Moral Injury Auswirkungen auf die moralische Integrität (Riedel & Seidlein, 2024; Rushton, 2024; Goldbach et al., 2023; Seidlein & Kuhn, 2023; Riedel et al., 2022; Čartolovni et al., 2021), so auch im hiesigen Palliative Care-Kontext (Beltrao et al., 2023; Corradi-Perini et al., 2021; Rushton et al., 2013a, 2013b). Die Auswirkungen von Moral Distress und Moral Injury zeigen sich in Bezug auf das persönliche psychische und physische Wohlbefinden und die Gesundheit der Pflegefachpersonen; sie können bis zu einem Burnout-Syndrom führen (Oelhafen et al., 2024; Park et al., 2024; Deschenes et al., 2024; Beltrao et al., 2023; Thibodeau et al., 2023; Pereira et al., 2023; Hegarty et al., 2022; Jovarauskaite et al., 2022; Corradi-Perini et al., 2021; Deschenes et al., 2021;

Rushton et al., 2013a, 2013b). Ein weiterer belastender Effekt ist die Gewissensnot (»Stress of conscience«) (Čartolovni et al., 2021, S. 594).

Das subjektive moralische Belastungserleben wird von den Pflegefachpersonen nicht nur in der Situation selbst erlebt, sondern wirkt sich – bei einer retrospektiven reflexiven Bezugnahme auf die entsprechende Situation mit moralischem Gehalt – zugleich auf die persönliche und professionelle moralische Verfasstheit der Pflegefachperson (z. B. die moralische Integrität, das Gewissen, die moralische Sensibilität) aus (Goldbach et al., 2023; Riedel et al., 2025, 2024a, b; Klotz et al., 2025; Rushton, 2024). Das heißt auch, dass die retrospektive Bewertung einer Situation – als moralisch angemessen oder als moralisch unangemessen – wiederum Einfluss auf die nachfolgende Konfrontation mit einer herausfordernden moralisch gehaltvollen Situation, auf das zukünftige moralische Handlungsvermögen im Kontext der Palliative Care-Versorgung und somit möglicherweise auch auf die Versorgungssicherheit hat.

Die Vielfalt der Zusammenhänge verdeutlich das nachfolgende Schaubild (▶ Abb. 5.1).

5.3.2 Effekte auf die Pflege- bzw. Palliative Care-Qualität und die Versorgungssicherheit

Bereits die oben genannten Effekte auf die Pflegefachperson lassen Auswirkungen auf die Pflege- bzw. Palliative Care-Qualität antizipieren (Čartolovni et al., 2021; Corradi-Perini et al., 2021). Ein weiterer in der Literatur beschriebener Effekt von Moral Distress und Moral Injury von Pflegefachpersonen – auch in der Palliative Care – ist die Berufsunzufriedenheit, die bis zu einem Berufsausstieg führen kann (Nazarov et al., 2024; Deschenes et al., 2024; Maunder et al., 2023; Stanojević & Čartolovni, 2022; Corradi-Perini et al., 2021; Hally et al., 2021; Laurs et al., 2020). Verlassen qualifizierte und erfahrene Pflegefachpersonen das Palliative Care-Setting, verdichtet sich die Verantwortung (vorübergehend) für das verbleibende Personal, was Auswirkungen auf die Pflege- bzw. Palliative Care-Qualität und insbesondere auch auf die Versorgungssicherheit nach sich ziehen kann. Die Konsequenzen der Berufsunzufriedenheit, des Burn-out-Syndroms und der potenziell damit verbundene Berufsausstieg der Pflegefachpersonen entwickeln sich in der Kombination zu einer für die Versorgungssituation von Menschen mit Palliative Care-Bedarf prekären Gesamtlage, die einer qualitätsvollen, menschenrechtskonformen und würdevollen Palliative Care entgegensteht.

Unverkennbar fordert die Vielfalt der Auswirkungen von Moral Distress und Moral Injury zugleich ein breites Spektrum an Interventionen und Angeboten zur Bearbeitung, Reduktion und Prävention, des höchst subjektiven Phänomens. Die Komplexität und die Subjektivität des moralischen Belastungserlebens – sowohl in Bezug auf die auslösenden und wirkenden Faktoren, die zum Erleben einer moralischen Belastung führen, als auch in Bezug auf die Varianz des Erlebens und der damit einhergehenden Effekte und Konsequenzen für die jeweilige Pflegefachperson – erklären die Herausforderung, passgenaue, möglichst individuelle Interventionen zu etablieren. Die Subjektivität, die Komplexität und die Varianz der

5 Moral Distress und Moral Injury – auslösende Faktoren und Effekte

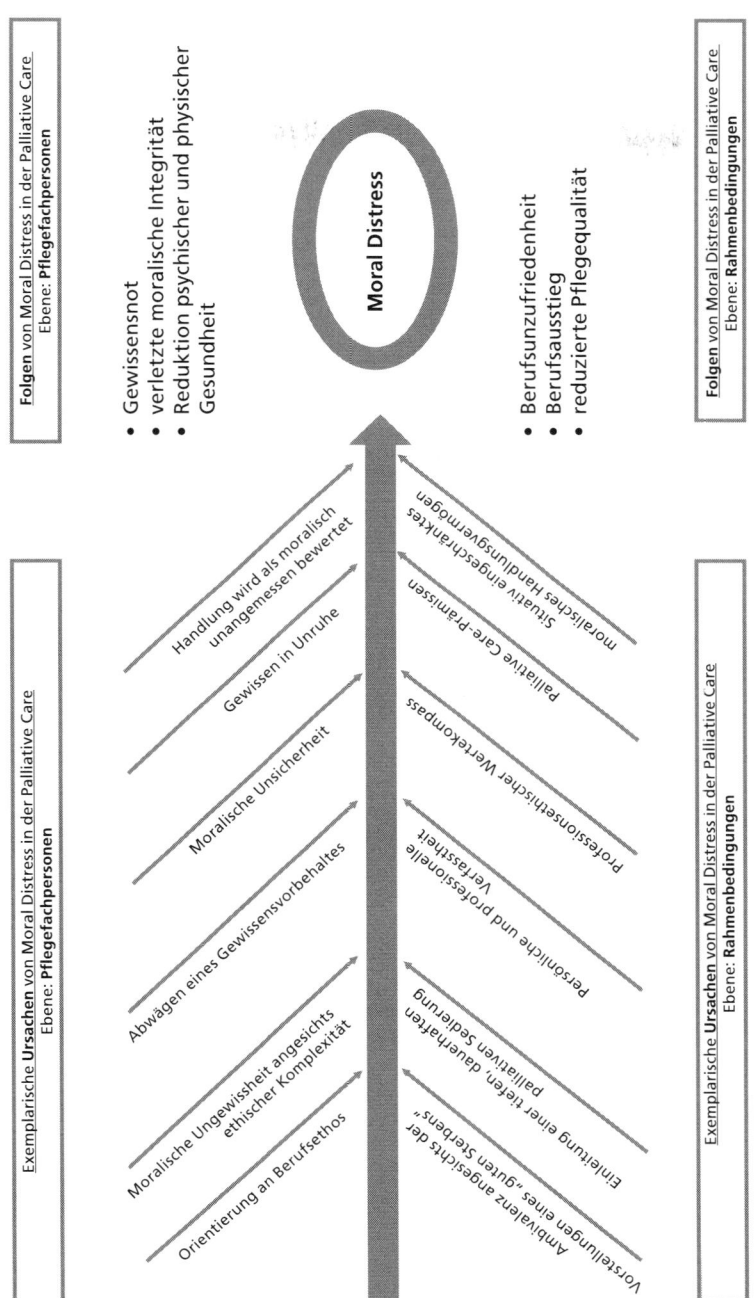

Abb. 5.1: Ursachen und Folgen von Moral Distress in der Palliative Care

Wirkfaktoren und Effekte (Oehlhafen et al., 2024; Rodrigues et al., 2023; Morley et al., 2021; Deschenes et al., 2021) sind auch ein Grund dafür, dass bis dato keine Standardintervention und kein Standardpräventionsprogramm existieren (Deschenes et al., 2021) und es diese möglicherweise auch nicht geben kann. Zugleich wurde auch deutlich, dass die präventiven und entlastenden Interventionen nicht seitens der Pflegefachperson allein realisiert werden können, sondern organisatorische und organisationsethische Rahmungen (Skyvell Nilsson et al., 2024; Deschenes et al., 2024; Dean et al., 2024; Berdida & Grande, 2023; Albisser Schleger, 2023; de Brasi et al., 2021; Rushton et al., 2013b) im jeweiligen Palliative Care-Setting einfordern. Denn so ist bezogen auf die situative moralische Unsicherheit und die möglichen Gewissenskonflikte im Kontext der Palliativen Sedierung gemäß Wright et al. (2020, S. 881) zu konstatieren: »Therefore, lack of knowledge and ‚personal' objections of conscience are not at all sufficient for understanding and addressing the reasons that nurses may feel morally conflicted about palliative sedation«.

5.4 Zusammenfassung

Eine dauerhafte tiefe Palliative Sedierung ist eine ethisch komplexe und herausforderungsvolle Intervention. Das heißt: Sie hat angesichts der exemplarisch dargelegten ethischen Komplexität das Potenzial für ethische Wertekonflikte, sie kann Auslöser für moralisches Unbehagen und moralische Unsicherheit bzw. moralische Ungewissheit sein, zum moralischen Belastungserleben (wie Moral Distress und Moral Injury) führen und in der Folge die moralische und professionelle Integrität der Pflegefachpersonen verletzen (Rushton, 2024; Seidlein & Kuhn, 2023; Heino et al., 2022; Kwon et al., 2022; Wright et al., 2020; Lokker et al., 2018; Leboul et al., 2017; de Vries & Plaskota, 2017; Ziegler et al., 2017).

Pflegefachpersonen spielen im Kontext der Palliative Care und insbesondere auch im Zusammenhang mit der Palliativen Sedierung eine bedeutsame Rolle, sowohl als zentrale Bezugsperson für die zu pflegenden Menschen als auch in den vielfältigen Abwägungs- und Entscheidungsfindungsprozessen (Geng et al., 2024; Alanazi et al., 2024; Martins et al., 2024; Phillips et al., 2024; Van der Elst et al., 2024; Riedel, 2023, 2020; Kwon et al., 2022; Heino et al., 2022, 2021; Wright et al., 2020; Hernández-Marrero et al., 2019; Abarshi et al., 2014; Rushton et al., 2013a, 2013b; Bruce & Boston, 2011). Sie bringen eine wichtige Expertise und eine für die Behandlungsoption und die Palliative Care-Qualität bedeutsame personenorientierte, zugewandte sowie mitfühlende Perspektive ein (Zulueta Egea et al., 2023; Kwon et al., 2022; Heino et al., 2022, 2021; Wright et al., 2020; Banerjee & Freeman, 2019; Arevalo et al., 2013; Rushton et al., 2013a, 2013b). Auch angesichts dessen erscheint es essenziell, dass in Situationen, in denen Pflegefachpersonen – im Vorfeld oder im Verlauf einer dauerhaften tiefen Palliativen Sedierung – ein moralisches Unbehagen artikulieren, diesen Emotionen Beachtung geschenkt wird und derartige Äußerungen als Indikator für einen moralischen Klärungs- und somit einen ethischen Reflexionsbedarf eingeordnet werden. Die Artikulation der Pflegefachperson sollte demgemäß »als wertvolles Korrektiv und Moment der eigenen Positionsfindung wertgeschätzt werden« (Alt-Epping, 2023, S. 81; vgl. Maier, 2024; vgl. Wright et al., 2020). Und sie ist als Apell dahingehend einzuordnen, zeitnah entsprechende Interventionen einzuleiten, die zur ethisch gut begründeten Entscheidung beitragen und zur moralischen Entlastung der Pflegefachperson führen. Dies im Sinne der auf eine qualitätsvolle Palliative Care angewiesenen Menschen sowie im Sinne der Palliative Care-Qualität in einem ethisch herausfordernden Gesamtkontext, aber auch in der Sorge um die Pflegefachpersonen und deren Gesundheit, ohne die eine würdevolle Palliative Care-Begleitung im Setting Hospiz nicht möglich ist.

5.5 Literatur

Abarshi, E. A., Papavasiliou E. S., Preston, N., et al. (2014). The complexity of nurses' attitudes and practice of sedation at the end of life: A systematic literature review. *Journal of Pain and Symptom Management*, 47(5), 915–925. https://doi.org/10.1016/j.jpainsymman.2013.06.011

Abbott J., Kerwin, J., Holden, C., et al. (2023). Hospice Nurse Ethics and Institutional Policies towart Medical Aid in Dying. *AJN*, 123(6), 37–43. https://doi.org/10.1097/01.NAJ.0000938728.13124.c3

Alanazi, M. A., Shaban, M. M., Ramadan, O. M. E. (2024). Navigating end-of-life decision-making in nursing: a systematic review of ethical challenges and palliative care practices. *BMC Nursing*, 23, 467, https://doi.org/10.1186/s12912-024-02087-5

Albisser Schleger, H. (2023). Pflegefachpersonen moralisch entlasten. In A. Riedel, S. Lehmeyer, & M. Goldbach (Hrsg.), *Moralische Belastung von Pflegefachpersonen: Hintergründe – Interventionen – Strategien* (S. 157–176). Springer.

Alt-Epping, B. (2023). Was ist das Problematische an der Palliativen Sedierung? Perspektiven aus der palliativmedizinischen Behandlungspraxis. In D. Borgardts & M. Roth (Hrsg.), *Sedierung am Lebensende. Beiträge zur ethischen Debatte* (S. 71–82). Karl Alber.

Arevalo, J. J., Rietjens, J. A., Swart, S. J., et al. (2013). Day-to-day care in palliative sedation: Survey of nurses' experiences with decision-making and performance. *International Journal of Nursing Studies*, 50(5), 613–621. https://doi.org/10.1016/j.ijnurstu.2012.10.004

Bahlman-van Ooijen, W., Malfait, S., Huisman-de Waal, G. et al. (2023). Nurses' motivations to leave the nursing profession: A qualitative meta-aggregation. *Journal of Advanced Nursing*, 79(12), 4455–4471, https://doi.org/10.1111/jan.15696

Banerjee, C., Freeman, B. (2019). Sedation for refractory symptoms. In B. R. Ferrell & J. A. Paice (Hrsg.), *Oxford Textbook of Palliative Nursing* (S. 356–360). Oxford.

Bazata, J., Meesters, S., Bozzaror, C., et al. (2025). An easier way to die? – A qualitative interveiw study on specialist palliative care team members' views on dying under sedation. *Palliative Medicine*, Online first, https://doi.org/10.1177/02692163251321320

Beauverd, M., Mazzoli, M., Pralong, J., et al. (2024). Palliative sedation – revised recommendations. *Swiss Medical Weekly*, 154, 3590. https://doi.org/10.57187/s.3590

Beltrao, J. R., Beltrao, M. R., Bernardelli, R. S., et al. (2023). Adaption and validation of the Brazilian version of the Measure of Moral Distress for Healthcare Professionals (MMD-HP BR) in the context of palliative care. *BMC Palliative Care*, 22, 254. https://doi.org/10.1186/s12904-023-01277-3

Berdida, D. J. E. (2023). The mediating role of moral courage and moral resilience between nurses' moral distress and moral injury: An online cross-sectional study. *Nurse Education in Practice*, 71, 103730. https://doi.org/10.1016/j.nepr.2023.103730

Berdida, D. J. E., Grande R. A. N. (2023). Moral distress, moral resilience, moral courage, and moral injury among nurses in the Philippines during the Covid-19 Pandemic: A Mediation Analysis. *Journal of Religion and Health*, 26, 3957–3978. https://doi.org/10.1007/s10943-023-01873-w

Bernhofer, E. I. (2024). Attending the Moral Meaning of Pain. *Pain Management Nursing*, 25, 29–33. https://doi.org/10.1016/j.pmn.2023.10.003

Birnbacher, D. (2023). Sedierung und hastening death. Eine ethisch-handlungstheoretische Perspektive. In D. Borgardts & M. Roth (Hrsg.), *Sedierung am Lebensende. Beiträge zur ethischen Debatte* (S. 163–176). Karl Alber.

Bozzaro, C. (2015). Der Leidensbegriff im medizinischen Kontext. Ein Problemaufriss am Beispiel der tiefen palliativen Sedierung am Lebensende. *Ethik in der Medizin*, 27, 93–106. https://doi.org/10.1007/s00481-015-0339-7

Bozzaro, C., Schildmann, J. (2018). »Suffering« in palliative sedation: conceptual analysis and implications for decision making in clinical practice. *Journal of Pain and Symptom Management*, 56(2), 288–294. https://doi.org/10.1016/j.jpainsymman.2018.04.003

Breitsameter, C. (2024). When dying does not get well: a qualitative study. *BMC Palliative Care*, 23, 69, https://doi.org/10.1186/s12904-024-01379-6

Bruce, A., Boston, P. (2011). Relieving existential suffering through palliative sedation: discussion of an uneasy practice. *Journal of Advanced Nursing*, 67(12), 2732–2740. https://doi.org/10.1111/j.1365-2648.2011.05711.x

Čartolovni, A., Stolt, M., Scott, P. A., et al. (2021). Moral injury in healthcare professionals: A scoping review and discussion. *Nursing Ethics*, 28(5), 590–602. https://doi.org/10.1177/0969733020966776

Cherny, N. I., Ziff-Werman, B., Kearney, M. (2021). Burnout, compassion fatigue, and moral distress in palliative care. In N. I. Cherny, M. T. Fallon, & S. Kaasa (Hrsg.), *Oxford Textbook of Palliative Medicine* (S. 166–180). Oxford.

Cottrell, L., & Duggleby, W. (2016). The »good death«: An integrative literature review. *Palliative and Supportive Care*, 14, 686–712. https://doi.org/10.1017/S1478951515001285

Corradi-Perini, C., Beltrao, J. R., & de Castro Oliveira Ribeiro, U. R. V. (2021). Circumstances Related to Moral Distress in Palliative Care: An Integrative Review. *American Journal of Hospice & Palliative Medicine*, 38(11), 1391–1397. https://doi.org/10.1177/10499091210978826

D'Alessandro-Lowe, A. M., Patel, H., Easterbrook, B. et al. (2024). The independent and combined impact of moral injury and moral distress on post-traumatic stress disorder symptoms among healthcare workers during the COVID-19 pandemic. *European Journal of Psychotraumatology*, 15(1), 2299661, https://doi.org/10.1080/20008066.2023.2299661

Dean, W., Morris, D., Llorca, P.-M. et al. (2024). Moral Injury and the Global Health Workforce Crisis – Insight from an International Partnership. *New Engl J Med*, 5, 782–784. https://doi.org/10.1056/nejmp2402833

De Brasi, E. L., Giannetta, N., Ercolani, S., et al. (2021). Nurses' moral distress in end-of-life care: A qualitative study. *Nursing Ethics*, 28(5), 614–627. https://doi.org/10.1177/09697330210964859

De Lima, L., Woodruff, R., Pettus, K., et al. (2017): International Association for Hospice and Palliative Care Position Statement: Euthanasia and Physician-Assisted Suicide. *Journal of Palliative Medicine*, 20(1), 1–7. https://doi.org/10.1089/jpm.2016.0290

De Vries, K., Plaskotoa, M. (2017). Ethical dilemmas faced by hospice nurses when administering palliative sedation to patients with terminal cancer. *Palliative and Supportive Care*, 15(2), 148–157. https://doi.org/10.1017/S1478951516000419

Deschenes, S., Tate, K., Scott, S. D., et al. (2021). Recommendations for navigating the experience of moral distress: A scoping review. *International Journal of Nursing Studies*, 122, 104935. https://doi.org/10.1016/j.ijnurstu.2021.104035

Deschenes, S., Gagnon, M., Park, T., et al. (2020). Moral distress: A concept clarification. *Nursing Ethics*, 27(4), 1127–1146. https://doi.org/10.1177/0969733020909523

Deschenes, S., Kunyk, D., Scott, S. D. (2024). Developing an evidence-and ethics-informed intervention for moral distress. *Nursing Ethics*, https://doi.org/10.1177/09697330241241772

Deutsche Gesellschaft für Palliativmedizin e. V., Deutscher Hospiz- und Palliativverband e. V., & Bundesärztekammer (2020). *Charta zu Betreuung schwerstkranker und sterbender Menschen in Deutschland* (Januar 2020). https://www.charta-zur-betreuung-sterbender.de/files/dokumente/2020_Charta%20Broschuere_Stand_Jan2020.pdf

Forschungsverbund SedPall. (2021). *Handlungsempfehlung. Einsatz sedierender Medikamente in der spezialisierten Palliativversorgung.* In Kooperation mit der Deutschen Gesellschaft für Palliativmedizin. https://www.dgpalliativmedizin.de/images/210422_Broschu%CC%88re_SedPall_Gesamt.pdf

Gabl, C., Feichtner, A., Weixler, D. (2024). Sedation indicated? – rethinking existential suffering: a narrative review. *Annals of Palliative Medicine*, 13(2). https://doi.org/10.21037/apm-23-474

Garralda, E., Busa, C., Pozsgai, E., et al. (2022). Regulations on palliative sedation: an international survey across eight European countries. *European Journal of Public Health*, 33(1), 35–41. https://doi.org/10.1093/eurpub/ckac153

Geng, S., Zhang, L., Zhang, Q. et al. (2024). Ethical dilemmas for palliative care nurses: systematic review. *BMJ Supportive & Palliative Care*. https://doi.org/10.1136/spcare-2023-004742

Giannetta, N., Villa, G., Pennestrì, F., et al. (2020). Instruments to assess moral distress among healthcare workers: A systematic review of measurement properties. *International Journal of Nursing Studies*, 111. https://doi.org/10.1016/j.ijnurstu.2020.103767

Gilbertson L., Savulescu, J., Oakley, J., et al. (2023). Expanded terminal sedation in end-of-life care. *Journal of Medical Ethics*, 49(4), 252–260. https://doi.org/10.1136/jme-2022-108511

Goldbach, M., Riedel, A., & Lehmeyer, S. (2023). Entstehung und Wirkung moralischen Belastungserlebens bei Pflegefachpersonen. In A. Riedel, S. Lehmeyer, & M. Goldbach (Hrsg.), *Moralische Belastung von Pflegefachpersonen: Hintergründe – Interventionen – Strategien* (S. 35–68). Springer.

Guité-Verret, A., Boivin, J., Hanna, A. M. R., et al. (2024) Continuous palliative sedation until death: a qualitative study of palliative care clinicians' experiences. *BMC Palliative Care*, 23, 104. https://doi.org/10.1186/s12904-024-01426-2

Hall, N. A., Everson, A. T., Billingsley, M. R. et al. (2022). Moral injury, mental health and behavioural health outcomes: A systematic review of the literature. *Clinical Psychology & Psychotherapy*, 29(1), 92–110. https://doi.org/10.1002/cpp.2607

Hally, S. M., Settle, M., & Nelson, B. D. (2021). Relationship Between Moral Distress and Intent to Leave a Position Among Neonatal Intensive Care Nurses. *Advances in Neonatal Care*, 21(6), e191-e198. https://doi.org/10.1097/anc.0000000000000891

Hegarty, S., Lamb, D., Stevelink, S. A. M., et al. (2022). ›It hurts your heart‹: frontline healthcare worker experiences of moral injury during the COVID-19 pandemic. *European Journal of Psychotraumatology*, 13(2), 1–16. https://doi.org/10.1080/20008066.2022.2128028

Heijltjes, M. T., Morita, T., Mori, M., et al. (2022). Physicians' opinion and practice with the continuous use of sedatives in the last days of life. *Journal of Pain and Symptom Management*, 63(1), 78–87. https://doi.org/10.1016/j.jpainsymman.2021.07.012

Heino, L., Stolt, M., & Haavisto, E. (2022): The practices of nurses about palliative sedation on palliative care wards: A qualitative study. *Journal of Advanced Nursing*, 78(11), 3733–3744. https://doi.org/10.1111/jan.15350

Heino, L., Stolt, M., Haavisto, E. (2021). The practice and attitudes of nurses regarding palliative sedation: A scoping review. *International Journal of Nursing Studies*, 117, 103859. https://doi.org/10.1016/j.ijnurstu.2020.103859

Hernández-Marrero, P., Fradique, E., & Pereira, S. M. (2019). Palliative care nursing involvement in end-of-life-decision-making: Qualitative secondary analysis. *Nursing Ethics*, 26(6), 1680–1695. https://doi.org/10.1177/0969733018774610

Ibrahim A. M., Zaghamir, F. E. F., Abdel-Aziz, H. R., et al. (2024). Ethical issues in palliative care: nursing and quality of life. *BMC Nursing*, 23, 854, https://doi.org/10.1186/s12912-024-02530-7

ICN (International Council of Nurses) (2021). Der ICN-Ethikkodex für Pflegefachpersonen. https://www.dbfk.de/media/docs/download/Allgemein/ICN_Code-of-Ethics_DE_WEB.pdf

Jovarauskaite, L., Murphy, D., Truskauskaite-Kuneviciene, I., et al. (2022). Associations between moral injury and ICD-11 post-traumatic stress disorder (PTSD) and complex PTSD among help-seeking nurses: a cross-sectional study. *BMJ Open, 12*(5), e056289. https://doi.org/10.1136/bmjopen-2021-056289

Jox, R. J. (2024). Suizidassistenz und Palliativmedizin – zwei Geschwister auf Abstand. In C. Bozzaro, G., Richter, C., Rehmann-Sutter (Hrsg.). *Ethik des Assistierten Suizids. Autonomien, Vulnerabilitäten, Ambivalenzen* (S. 111–123). transcript.

Kirchhoffer, D. G., Lui, C.-W., Ho, A. (2023). Moral uncertainty and distress about voluntary assisted dying prior to legalisation and the implications for post-legalisation practice: a qualitative study of palliative and hospice care providers in Queensland, Australia. *BMJ Open, 13*, e065964. https://doi.org/10.1136/bmjopen-2022-065964

Kirk, T. W., Mahon, M. M. (2010) National Hospice and Palliative Care Organization (NHPC) Position statement and commentary on the use of palliative sedation in imminently dying terminally ill patients. *Journal of Pain and Symptom Management, 39*(5), 914–923. https://doi.org/10.1016/j.jpainsymman.2010.01.009

Klein, C., Voss, R., Ostgathe, C., et al. (2023). Sedation in Palliative Care. *Deutsches Ärzteblatt International, 120*, 235–242.

Klotz K., Seidlein, A.-H., Riedel, A. (2025). *Todes- und Suizidwünsche. Ethische Herausforderungen in der Pflege*. Springer. Im Erscheinen.

Koksvik, G. H. (2022). Medicalisation, suffering and control at the end of life: The interplay of deep continuous palliative sedation and assisted dying. *Health, 26*(4), 512–531. https://doi.org/10.1177/1363459320976746

Kremling, A., Bausewein, C., Klein, C., et al. (2025). Sedierung in der Palliativversorgung. Ergebnisse einer Online-Befragung zum Test der Anwendung von Definitionen auf Fallszenarien unter den Mitgliedern der Deutschen Gesellschaft für Palliativmedizin und der Österreichischen Palliativgesellschaft. *Zeitschrift für Palliativmedizin*, https://doi.org/10.1055/a-2530-2642

Kremling, A. (2023). Gezielte Sedierung am Lebensende. Terminologie und Missverständnisse. In D. Borgardts & M. Roth (Hrsg.), *Sedierung am Lebensende. Beiträge zur ethischen Debatte* (S. 145–162). Karl Alber.

Kremling, A., Bausewein, C., Klein, K., et al. (2024). Terminological confusion about sedation in Palliative Care: results of an international online vignette survey. *Journal of Palliative Medicine, 27*(4), 487–494. https://doi.org/10.1089/jpm.2023.0159

Kremling, A., Bausewein, C., Klein, K., et al. (2022). Intentional Sedation as a means to ease suffering: A systematically constructed terminology for sedation in palliative care. *Journal of Palliative Medicine, 25*(5), 793–796. https://doi.org/10.1089/jpm.2021.0428

Kühlmeyer, K., Hirsch, A., Marckmann, G. (2024). Kommentar I zum Fall »Sterbewunsch trotz behandelbarer Erkrankung«. *Ethik in der Medizin, 36*, 173–177. https://doi.org/10.1007/s00481-024-00813-w

Kwon, S., Kim, M., Choi, S. (2022). Ethical dilemmas and care actions in nurses providing palliative sedation. *Nursing Ethics, 29*(5), 1220–1230. https://doi.org/10.1177/09697330221105639

Larsman, P., Pousett, A., Skyvell Nilsson, M., et al. (2024). Ethical value conflicts in healthcare and their effects on nurses' health, turnover intent, team effectiveness, and patient safety: a longitudinal questionnaire study. *Scand J Work Environ Health, 50*(2), 113–121, https://doi.org/10.5271/sjweh.4138

Laurs, L., Blaževičienė, A., Capezuti, E., et al. (2020). Moral Distress and Intention to Leave the Profession: Lithuanian Nurses in Municipal Hospitals. *Journal of Nursing Scholarship, 52*(2), 201–209. https://doi.org/10.1111/jnu.12536

Leboul, D., Aubry, R., Peter, J.-M., et al. (2017). Palliative sedation challenging the professional competency of health care providers and staff: a qualitative focus group and personal written narrative study. *BMC Palliative Care, 16*(1), 25, https://doi.org/10.1186/s12904-017-0198-8

Lokker, M. E., Swart, S. J., Rietjens, J. A. C., et al. (2018). Palliative sedation and moral distress: A qualitative study of nurses. *Applied Nursing Research*, 40(4), 157–161. https://doi.org/10.1016/j.apnr.2018.02.002

Maeda, S., Morita, T., Yokomichi, N., et al. (2023): Continuous deep sedation for psycho-existential suffering: A multicenter nationwide study. *Journal of Palliative Medicine*, 26(11), 1501–1509. https://doi.org/10.1089/jpm.2023.0140

Maffoni, M., Argentero, P., Giorgi, I., et al. (2019). Healthcare professionals' moral distress in adult palliative care: a systematic review. *BMJ Supportive & Palliative Care*, 9(3), 245–254. https://doi.org/10.1136/bmjspcare-2018-001674

Maier, B. O. (2024). Kommentar II zum Fall »Sterbewunsch trotz behandelbarer Erkrankung«. *Ethik in der Medizin*, 36, 179–181. https://doi.org/10.1007/s00481-024-00814-9

Martins, H., Silva, R. S., Braganca, J., et al. (2024). Spiritual distress, hopelessness, and depression in Palliative Care: Simultaneous concept analysis. *Healthcare*, 12, 960. https://doi.org/10.3390/healthcare12100960

Maunder, R. G., Heeney, N. D., Greenberg, R. A., et al. (2023). The relationship between moral distress, burnout, and considering leaving a hospital job during the COVID-19 pandemic: a longitudinal survey. *BMC Nursing*, 22(1), 243. https://doi.org/10.1186/s12912-023-01407-5

Mills, A., Nolen, A., Qureshi, F., et al. (2023). Use of palliative sedation following Medical Assistance in Dying (MAID) legislation: A mixed-methods study of palliative care providers. *Palliative and Supportive Care*, 21, 570–577. https://doi.org/10.1017/S1478951523000706

Morita, T., Miyashita, M., Kimura, R. et al. (2004). Emotional burden of nurses in palliative sedation therapy. *Palliative Medicine*, 18(6), 550–557. https://doi.org/10.1191/0269216304pm911oa

Morley, G., Field, R., Horsburgh, C. C., et al. (2021). Interventions to mitigate moral distress: A systematic review of the literature. *International Journal of Nursing Studies*, 121, 103984. https://doi.org/10.1016/j.ijnurstu.2021.103984

Nassehi, A., Saake, I., Mayr, K. et al. (2023). Das Ideal des bewussten Sterbens und die multiprofessionelle Begleitung von Sterbenden. Eine medizinsoziologische Perspektive. In D. Borgardts & M. Roth (Hrsg.), *Sedierung am Lebensende. Beiträge zur ethischen Debatte* (S. 49–70). Karl Alber.

Nazarov, A., Forchuk, C. A., Houle, S. A., et al. (2024). Exposure to moral stressors and associated outcomes in healthcare workers: prevalence, correlates, and impact on job attrition. *European Journal of Psychotraumatology*, 15(1), 2306102. https://doi.org/10.1080/20008066.2024.2306102

Oelhafen, S., Monteverde, S., Trachsel, M. (2024). Overestimating prevalence? Rethinking boundaries and confounders of moral distress. *Journal of Health Psychology*. https://doi.org/10.1177/13591053241253233

Ostgathe, C., Bausewein, C., Schildmann, E., et al. (2023). Expert-approved best practice recommendations on the use of sedative drugs and intentional sedation in specialist palliative care (SedPall). *BMC Palliative Care*, 22, 126. https://doi.org/10.1186/s12904-023-01243-z

Park, S., Thrul, J., Cooney, E. E., et al. (2024). Betrayal-based moral injury and mental health problems among healthcare and hospital workers serving covid-19 patients. *Journal of Trauma & Dissociation*, 25(2), 202–217. https://doi.org/10.1080/15299732.2023.2289195

Payne, S., Harding, A., Williams, T., et al., on behalf of the Board of Directors of the European Association for Palliative Care (2022). Revised recommendations on standards and norms of palliative care in Europe from the European Association for Palliative Care /EAPC): A Delphi study. *Palliative Medicine*, 36(4), 680–697. https://doi.org/10.1177/02692163221074547

Pereira, A. G., Linzer, M., Berry, L. L. (2023). Mitigating Moral Injury for Palliative Care Clinicians. *Palliative Medicine Reports*, 4, 1. https://doi.org/10.1089/pmr.2022.0062

Phillips, J. L., Virdun, C., Vandersman, P., et al. (2024). Nursing and Palliative Care. In MacLeod, R. D. & Van de Block, L. (Hrsg.), *Textbook of Palliative Care* (S. 1–20). Springer Nature. https://doi.org/10.1007/978-3-319-31738-0_43-2

Radbruch, L., Jaspers, B. (2024). Quality of Life: Main Goral of Palliative Care. In MacLeod, R. D. & Van de Block, L. (Hrsg.), *Textbook of Palliative Care* (S. 1–12). Springer Nature. https://doi.org/10.1007/978-3-319-31738-0_8-2

Radbruch, L., De Lima, L., Knaul, F., et al. (2020). Redefining Palliative Care – A New Consensus-Based Definition. *Journal of Pain and Symptom Management*, 60(4), 754–764. https://doi.org/10.1016/j.jpainsymman.2020.04.027

Riedel, A. (2025). Leiden. In: A. Riedel A & A.-C. Linde (Hrsg.), *Ethische Reflexion in der Pflege. Konzepte – Werte – Phänomene*. 2. Auflage. Springer. Im Erscheinen.

Riedel, A., Seidlein, A.-H., Klotz, K. (2025). Gerontologische Pflege und Ethik als Grundlage für den professionellen Umgang mit Todeswünschen und dem Wunsch nach einem assistierten Suizid älterer Menschen. In: Giese, C., Rabe, M., Salomon, F. (Hrsg.), *Assistierter Suizid. Ein Thema in der Pflege?* De Gruyter. Im Erscheinen.

Riedel, A., Klotz, K., Seidlein, A. (2024a). Assistierter Suizid und die ethischen Implikationen für die Pflegefachpersonen. In A. Riedel & S. Lehmeyer (Hrsg.), *Ethik im Gesundheitswesen. Springer Reference Pflege – Therapie – Gesundheit*. Springer. https://doi.org/10.1007/978-3-662-58685-3_102-1

Riedel, A., Seidlein, A.-H., Klotz, K. (2024b). Integrität wahren – gewissenhaft abwägen. *Pflege Zeitschrift*, 77(4), 20–23.

Riedel, A. (2023). Kontinuierliche tiefe Palliative Sedierung im stationären Hospiz. Einordnung und Reflexion einer dynamischen Diskussion. In D. Borgardts & M. Roth (Hrsg.), *Sedierung am Lebensende. Beiträge zur ethischen Debatte* (S. 91–113). Karl Alber.

Riedel, A. (2020). *Palliative Sedierung im Hospiz. Konstruktion einer Ethik-Leitlinie mittels partizipativer Forschung*, Pflegewissenschaft und Pflegebildung, Bd. 16. V&R unipress.

Riedel, A., Goldbach, M., Lehmeyer, S. (2023). Moralisches Belastungserleben und moralische Resilienz. Begriffliche Darlegungen und theoretische Einordnungen zur Hinführung. In A. Riedel, S. Lehmeyer, & M. Goldbach (Hrsg.), *Moralische Belastung von Pflegefachpersonen: Hintergründe – Interventionen – Strategien* (S. 3–33). Springer.

Riedel, A., Goldbach, M., Lehmeyer, S. (2022). Moralisches Belastungserleben von Pflegefachpersonen – Ein deskriptives Modell der Entstehung und Wirkung eines ethisch bedeutsamen Phänomens in der Pflege. In A. Riedel & S. Lehmeyer (Hrsg.), *Ethik im Gesundheitswesen* (S. 427–446). Springer.

Riedel, A., Lehmeyer, S. (2022a). Palliative Care und Total Pain – Bezugspunkte für ethisch begründete Entscheidungen in der stationären Langzeitpflege. In: Riedel, A., Lehmeyer, S. (Hrsg.), *Ethik im Gesundheitswesen*. Springer. https://doi.org/10.1007/978-3-662-58685-3_101-1

Riedel, A., Seidlein, A.-H. (2024). *Moralisches Belastungserleben*. socialnet Lexikon. Bonn: socialnet, 12.04.2024 [Zugriff am: 20.06.2024]. https://www.socialnet.de/lexikon/29976

Rietjens, J. A. C., Hauser, H., Emanuel, L. (2007). Having a difficult time leaving: experience and attitudes of nurses with palliative sedation. *Palliative Medicine*, 21(7), 643–649. https://doi.org/10.1177/0269216307081186

Rodrigues, S., Mercier, J.-M., McCall, A., et al. (2023). Against everything that got you into the job: experiences of potentially morally injurious events among Canadian public safety personnel. *European Journal of Psychotraumatology*, 14(2), 2205332, https://doi.org/10.1080/20008066.2023.2205332

Rushton, C. H. (2024). Integrity. In C. Rushton (Hrsg.). *Moral Resilience. Transforming moral suffering in healthcare* Second Edition (S. 100–132), Oxford University Press.

Rushton, C. H., Turner, K., Brock, R. N., et al. (2021). Invisible Moral Wounds of the COVID-19 Pandemic: Are We Experiencing Moral Injury? *AACN Adv Crit Care*, 32(1), 119–125. https://doi.org/10.4037/aacnacc2021686

Rushton, C. H., Kasznik A. W., Halifax, J. S. (2013a). A framework for understanding moral distress among palliative care clinicians. *Journal of Palliative Medicine*, 16(9), 1074–1079. https://doi.org/10.1089/jpm.2012.0490

Rushton, C. H., Kasznik A. W., Halifax, J. S. (2013b). Addressing moral distress: Application of a framework to palliative care practice. *Journal of Palliative Medicine*, 16(9), 1080–1088. https://doi.org/10.1089/jpm.2013.0105

Schildmann, E., Rémi, C., Bausewein, C. (2022a). Sedierung in der Palliativversorgung – Schritt für Schritt. *Onkologieup2date*, 4(3), 215–220. https://doi.org/10.1055/a-1841-4624

Schildmann, J., Kremling, A. (2022). Sedierung als eine Alternative zur Selbsttötung? In A. Feichtner, U. Körtner, R. Likar et al. (Hrsg.), *Assistierter Suizid. Hintergründe, Spannungsfelder und Entwicklungen* (S. 237–252). Springer.

Schöne-Seifert, B., Birnbacher, D., Dufner, A., et al. (2024). Begleitsedierung bei Behandlungsverzicht mit Sterbewunsch oder beim Sterbefasten: eine ethische Stellungnahme. *Ethik in der Medizin*, 36(1), 31–53.

Seidlein, A.-H. (2022). Kommentar II zum Fall: »Palliative Sedierung in der häuslichen palliativen Versorgung«. *Ethik in der Medizin*, 34, 265–267. https://doi.org/10.1007/s00481-022-00694-x

Seidlein, A.-H., Kuhn, E. (2023). When Nurses' Vulnerability Challenges Their Moral Integrity: A Discursive Paper. *Journal of Advanced Nursing*, 79(10), 3727–3736. https://doi.org/10.1111/jan.15717

Skyvell Nilsson, M., Gadolin, C., Larsman, P. et al. (2024). The role of perceived organizational support for nurses' ability to handle and resolve ethical value conflicts: A mixed methods study. *Journal of Advanced Nursing*, 89, 765–776. https://doi.org/10.1111/jan.15889

Stanojević, S., Čartolovni, A. (2022). Moral distress and moral injury and their interplay as a challenge for leadership and management: The case of Croatia. *Journal of Nursing Management*, 30(7), 2335–2345. https://doi.org/10.1111/jonm.13835

Surges, S. M., Brunsch, H., Jaspers, B., et al. (2024a). Revised European Association for Palliative Care (EAPC) recommended framework on palliative sedation: An international Delphi study. *Palliative Medicine*, 38(2), 213–228. https://doi.org/10.1177/02692163231220225

Surges, S. M., Brunch, H., Przyrborek, M., et al. (2024). Neue Empfehlungen zur palliativen Sedierung. *Schmerz*, 38, 365–373. https://doi.org/10.1007/s00482-024-00825-x

Surges, S. M., Brunch, H., Jaspers, B., et al. (2023a). Palliative Sedierung. Was empfiehlt die Europäische Gesellschaft für Palliative Care (EAPC)? In D. Borgardts & M. Roth (Hrsg.), *Sedierung am Lebensende. Beiträge zur ethischen Debatte* (S. 83–90). Karl Alber.

Surges, S. M., Brunch, H., Jaspers, B., et al. (2023b). Palliative Sedierung. Was empfiehlt die Europäische Gesellschaft für Palliative Care (EAPC)? *Zeitschrift für Palliativmedizin*, 24, 232–234. https://doi.org/10.1007/s00482-024-00825-x

Surges, S., Garralda, E., Jaspers, B., et al. (2022). Review of European Guidelines on Palliative Sedation: A Foundation for the Updating of the European Association for Palliative Care Framework. *Journal of Palliative Medicine*, 25(11), 1721–1731. https://doi.org/10.1089/jpm.2021.0646

Thibodeau, P. S., Nash, A., Greenfield, J. C., et al. (2023). The Association of Moral Injury and Healthcare Clinicians' Wellbeing: A Systematic Review. *International Journal of Environmental Research and Public Health*, 20(13), 6300. https://doi.org/10.3390/ijerph20136300

Thomas, C., Kulikowski, J. D., Breitbart, W., et al. (2024) Existential suffering as an indication for palliative sedation – identifying and dressing challenges. *Palliat Support Care*, 22(4), 633–636. https://doi.org/10.1017/S1478951524000336

Tomczyk, M., Jaques, C., Jox, R. J. (2025). Clinical Practice Guidelines on Palliative Sedation around the World: A Systematic Review. *Journal of Palliative Care*, 40(1), 58–71. https://doi.org/10.1177/08258597221138674

Tomczyk, M., Jaques, C., Jox, R. J. (2024). Palliative sedation: ethics in clinical practice guideline – systematic review. *BMJ Supportive & Palliative Care*, 8, 13(e3), e651-e663. https://doi.org/10.1136/spcare-2023-004266

Tomczyk, M., Dieudonné-Rahm, N., Jox, R. J. (2021). A qualitative study on continuous deep sedation until death as an alternative to assisted suicide in Switzerland. *BMC Palliative Care*, 20, 67. https://doi.org/10.1186/s12904-021-00761-y

Van der Elst, M., Payne, S., Arantzamendi M., et al., (2024). Decision-making about palliative sedation for patients with cancer: a qualitative study in five European countries linked to the Palliative sedation project. *BMC Palliative Care*, 23, 295, https://doi.org/10.1186/s12904-024-01612-2

Vieille, M., Dany, L., Le Coz, P., et al. (2021). Perception, beliefs, and attitudes regarding sedation practices among palliative care nurses and physicians: A qualitative study, in: *Palliative Medicine Reports*, 24(2), 160–167. https://doi.org/10.1136/spcare-2023-004266

Weixler, D., Roider-Schur, S., Likar, R. et al. (2017). Leitlinie zur Palliativen Sedierungstherapie (Langversion). Ergebnisse eines Delphiprozesses der Österreichischen Palliativgesellschaft (OPG). *Wiener Medizinische Wochenschrift*, 167(1), 31–48. https://doi.org/10.1007/s10354-016-0533-3

WHO. (2002). *Definition von Palliative Care*. Deutsche Gesellschaft für Palliativmedizin. https://www.dgpalliativmedizin.de/images/stories/WHO_Definition_2002_Palliative_Care_englisch-deutsch.pdf

WHO. (2020). Palliative care. https://www.who.int/news-room/fact-sheets/detail/palliative-care

Wilson, M. A., Shay, A., Harris, J. I., et al. (2024). Moral Distress and Moral Injury in Military Healthcare Clinicians: A Scoping Review. *AJPM Focus*, 3(2), 100173. https://doi.org/10.1016/j.focus.2023.100173

Wright, D. K., Gastmans, C., Vandyk, A., et al. (2020). Moral identity and palliative sedation: A systematic review of normative nursing literature. *Nursing Ethics*, 27(3), 868–866. https://doi.org/10.1177/0969733019876312

Younas A., Inaya, S. (2024). Alleviating suffering of individuals with multimorbidity and complex needs: A descriptive qualitative study. *Nursing Ethics*, 31(2–3), 189–201. https://doi.org/10.1177/09697330231191280

Ziegler, K. (2023). Der Würdebegriff als Wegweiser? Wege und Abwege der rechtlichen Debatte über Sterben und Bewusstsein in der palliativmedizinischen Versorgung. In D. Borgardts & M. Roth (Hrsg.), *Sedierung am Lebensende. Beiträge zur ethischen Debatte* (S. 115–143). Karl Alber.

Ziegler, S., Merker, H., Schmid, M., et al. (2017). The impact of the inpatient practice of continuous deep sedation until death on healthcare professionals' emotional well-being: a systematic review. *BMC Palliative Care*, 16, 30. https://doi.org/10.1186/s12904-017-0205-0

Zulueta Egea, M., Prieto-Ursúa, M., Bermejo, T. L., et al. (2023). Dimensions of good palliative nursing care: Expert panel consensus and perceptions of palliative professionals. *Journal of Clinical Nursing*, 32(13–14), 3746–3756. https://doi.org/10.1111/jocn.16583

6 Resilienz und Selbstwirksamkeitserwartung

Thomas Heidenreich und Stephanie Feinauer

6.1 Einleitung

In den vorausgehenden Kapiteln wurde deutlich, dass im Kontext der Palliative Care moralisch herausfordernde Situationen auftreten können. Bleiben dabei persönliche und berufsethische Werte und Prinzipien der Fachkräfte (z.B. die Wahrung der Autonomie des pflegebedürftigen Menschen) ungeachtet, kann dies zu einer Gefährdung oder Verletzung ihrer moralischen Integrität, also der persönlichen moralischen Unversehrtheit, führen (Noelliste, 2013; Wicclair, 2017). Dadurch können Moral Distress und Moral Injury begünstigt werden (Riedel et al., 2022, 2023).

Vor diesem Hintergrund werden in dem vorliegenden Beitrag zwei in der (psychologischen) Forschung etablierte Konzepte vorgestellt, die es Menschen ermöglicht, unter Belastungen handlungsfähig zu bleiben und die persönliche (moralische) Integrität zu schützen oder wiederaufzubauen. Diese sind die Resilienz und die Selbstwirksamkeitserwartung. *Resilienz* bezeichnet dabei grundlegend das Phänomen, dass Menschen trotz starker körperlicher und/oder seelischer Belastungen nicht oder nur zeitweise psychisch erkranken (Bonanno et al., 2011). Unter *Selbstwirksamkeitserwartung* wird im Allgemeinen die Erwartung einer Person verstanden, Handlungen zur Bewältigung anstehender Situationen erfolgreich initiieren und umsetzen zu können (Bandura, 1977). Für beide Konzepte liegen umfassende Forschungsarbeiten vor, welche ihre Wirksamkeit in der Konfrontation mit Belastungen belegen. Teilweise werden diese Faktoren hierarchisch konzipiert, wobei die Selbstwirksamkeitserwartung als eine Facette der Resilienz betrachtet wird (Heidenreich & Chmitorz, 2024).

In diesem Kapitel werden beide Konzepte für die Konfrontation mit moralisch herausfordernden Situationen im Bereich der Palliative Care spezifiziert: Die *moralische Resilienz* bezeichnet in diesem Kontext die Fähigkeit von Personen, »die eigene Integrität in der Konfrontation und dem Umgang mit moralisch herausfordernden und komplexen Situationen zu schützen oder wiederherzustellen« (Riedel et al., 2022, S. 444–445; Riedel et al., 2023). Die *moralische Selbstwirksamkeitserwartung* meint demgegenüber die persönliche Überzeugung und das Vertrauen in die eigenen Fähigkeiten, im Rahmen ethisch komplexer Situationen und Sachverhalte aktiv ethisch zu entscheiden und zu handeln (Cooper et al., 2020). Die moralische Resilienz und die moralische Selbstwirksamkeitserwartung werden hier als Ressourcen vorgestellt, durch die es für das im Bereich der Palliative Care tätige Fachpersonal (Pflegefachpersonen, ärztliches und therapeutisches Personal, Seelsorge etc.) möglich wird, in den verschiedenen Settings der Palliative Care wie Palliativstationen, in der stationären Langzeitpflege, im Hospiz sowie in Diensten der spezialisierten ambulanten Palliativversorgung (SAPV) moralisch herausfordernde Situationen zu bewältigen und hierbei moralisch handlungsfähig zu bleiben. Dies setzt Maßnahmen zur Stärkung der moralischen Resilienz und der moralischen Selbstwirksamkeitserwartung sowohl auf der Ebene der Institutionen als auch auf der Ebene einzelner Akteur:innen in den Einrichtungen und Diensten der Palliative Care voraus.

6.2 Resilienz und Selbstwirksamkeitserwartung

In der psychologischen Forschung wird früh auf Zusammenhänge zwischen Belastungen und Stressoren einerseits sowie psychischen und körperlichen Folgen andererseits hingewiesen. So quantifizierten Holmes und Rahe (1967) beispielsweise mittels der »Social Readjustment Rating Scale« psychosoziale Belastungen und konnten eine positive Korrelation zwischen sozialem Stress und körperlicher Krankheit nachweisen. Weiter lieferten Bengel und Lyssenko (2012) einen bis heute aktuellen Überblick zu Schutzfaktoren der Gesundheit im Erwachsenenalter. Darunter erwiesen sich unter anderem Optimismus, eine hohe Selbstwirksamkeitserwartung und Kontrollüberzeugungen als hilfreich (Bengel und Lyssenko, 2012). Studien aus dem Bereich der Pflege belegen, dass der Zusammenhang zwischen der Exposition an Stressoren und gesundheitlichen Beeinträchtigungen besonders ausgeprägt ist (für einen aktuellen Überblick siehe Rohwer et al., 2021). Typische Stressoren in der Pflege, die auch in Settings der Palliative Care auftreten können, sind die Arbeitsüberlastung, unzureichende Entlohnung und Schwierigkeiten in der Vereinbarkeit des Berufslebens mit dem Privatleben.

6.2.1 Resilienz und Selbstwirksamkeitserwartung aus psychologischer Perspektive

In diesem Abschnitt werden zunächst die allgemeinen psychologischen Grundlagen der Resilienz und der Selbstwirksamkeitswartung dargelegt. Dabei wird deutlich, dass beide Konzepte hierarchisch aufgebaut sind (allgemeine Selbstwirksamkeitserwartung, globale Resilienz) und eine Spezifikation im Hinblick auf die Bewältigung von moralischen Belastungen erfolgen kann. Bereits an dieser Stelle soll verdeutlicht werden, dass sowohl eine hohe globale Resilienz als auch eine hohe allgemeine Selbstwirksamkeitserwartung protektive Faktoren für den Umgang mit moralisch herausfordernden Situationen darstellen. Erst im darauffolgenden Abschnitt sollen die Spezifika der moralischen Resilienz und der moralischen Selbstwirksamkeit konkretisiert werden.

Psychologisches Verständnis von Resilienz

Der Begriff der Resilienz stammt aus dem Lateinischen von resiliere und bedeutet wörtlich »zurückspringen« oder »abprallen« (DER, 2022). Gemäß dem Verständnis des Deutschen Ethikrates bezeichnet diese »die Kraft, inmitten der Situation der Verletzlichkeit und des konkreten Verletztseins mit den daraus resultierenden Herausforderungen so umzugehen, dass die Möglichkeit eines gelingenden Lebens offenbleibt« (DER, 2022, S. 26). Resilienz stellt demnach kein Persönlichkeitsmerkmal dar, sondern ist das Ergebnis eines dynamischen Anpassungsprozesses, der in der Konfrontation mit Stressoren sichtbar werden kann. Typische Stressoren liegen dabei in kritischen Lebensereignissen und in alltäglichen Belastungen (»daily hassles«). In der Palliative Care auftretende Stressoren sind beispielsweise emotionale Belastungen durch die häufige Konfrontation mit Sterben und Tod, eine hohe Arbeitsbelastung und ein Mangel an Unterstützung. Die Resilienz ermöglicht es, mit derartigen arbeitsbedingten Stressfaktoren konstruktiv umzugehen und dadurch das Auftreten psychischer Belastungen zu verhindern oder zumindest zu minimieren, sodass eine sichere und qualitativ hochwertige Betreuung und Versorgung pflegebedürftiger Menschen gewährleistet wird (vgl. Cooper et al., 2022). Hierbei wirken die sogenannten Resilienzfaktoren, die den potenziell negativen Effekten der Stressoren schützend entgegenstehen. Nach diesem Verständnis besteht ein bedeutsamer internaler Resilienzfaktor in einer hohen Selbstwirksamkeitserwartung, während die verfügbare soziale Unterstützung einen wichtigen externalen Resilienzfaktor darstellt (Heidenreich & Chmitorz, 2024).

Psychologisches Verständnis der Selbstwirksamkeitserwartung

Die Selbstwirksamkeitserwartung (englisch: self-efficacy) wurde von Albert Bandura (1977) erstmalig beschrieben und im Laufe der letzten Jahrzehnte intensiv empirisch untersucht. Der Begriff der Selbstwirksamkeit bezeichnet die Überzeugung einer Person, notwendige Handlungen durchführen zu können, um bestimmte Leistungen oder Ziele zu erreichen. Somit stellt die Selbstwirksamkeitserwartung eine zentrale kognitive Ressource dar, die beeinflusst, wie Menschen denken, fühlen, sich motivieren und handeln. Die Ausprägung der Selbstwirksamkeitserwartung hat Einfluss auf die subjektive Gewissheit, komplexe Anforderungen bewältigen zu können (Bandura, 1997; Schwarzer & Jerusalem, 2002) und basiert auf der persönlichen Einschätzung der eigenen Handlungskompetenz (Schwarzer & Jerusalem, 2002). Ferner handelt es sich Bandura (1997) zufolge um eine generative Fähigkeit, durch die kognitive, soziale und verhaltensbezogene Fertigkeiten in einer Vielzahl von Aufgaben effektiv organisiert und ausgeführt werden können. Die Selbstwirksamkeitserwartung hat tiefgreifende Auswirkungen auf verschiedene Lebensbereiche, darunter auf die Bildung, die Gesundheit und die berufliche Leistung. Menschen mit hoher Selbstwirksamkeitserwartung setzen sich anspruchsvollere Ziele, zeigen ein höheres Maß an Engagement und Beharrlichkeit und sind eher in der Lage, Stress und Herausforderungen zu bewältigen. Wesentliche Befunde zur Selbstwirksamkeitserwartung werden von Bandura (2020) zusammengefasst.

Ein häufig untersuchtes Phänomen im Bereich der Palliative Care ist die Selbstwirksamkeitserwartung von Fachpersonal im Umgang mit Palliativsituationen (z. B. DeFusco et al., 2022; Mason & Ellershaw, 2004; Oji et al., 2022). So zeigte sich beispielsweise in der Studie von Oji et al. (2022), dass die Selbstwirksamkeitserwartung von ärztlichem Personal im Wesentlichen durch die sozioökonomischen Gegebenheiten in ressourcenbeschränkten Palliative Care-Settings und durch kulturell-religiöse Hintergründe beeinflusst wird. Weiter untersuchten DeFusco et al. (2022), ob ein Online-Bildungsprogramm die Selbstwirksamkeit von Intensivpflegefachpersonen in der Ausübung der Palliative Care verbessern kann. Anhand der Studienergebnisse wird deutlich, dass aus der Bildungsmaßnahme eine erhöhte Selbstwirksamkeit der Teilnehmenden resultierte (DeFusco, 2022).

6.2.2 Moralische Resilienz und moralische Selbstwirksamkeitserwartung

Wie zuvor dargestellt, wurden sowohl das Konzept der Resilienz als auch das Konzept der Selbstwirksamkeitserwartung für den Umgang mit moralisch herausfordernden Situationen spezifiziert.

Moralische Resilienz

Der Begriff der moralischen Resilienz meint das Vermögen, »die eigene Integrität in der Konfrontation und dem Umgang mit moralisch herausfordernden und komplexen Situationen zu schützen oder wiederherzustellen« (Riedel et al., 2022, S. 444–445; Riedel et al., 2023). Moralisch resiliente Menschen sind somit in der Lage, moralisch konflikthaften Situationen kompetent zu begegnen, sie zu bewältigen und damit ihre moralische Integrität zu wahren (Arries-Kleyenstüber, 2021; Riedel et al., 2023). Darüber hinaus kann die moralische Resilienz die berufsethischen Kompetenzen stärken und die Handlungsbereitschaft der Fachkräfte fördern (Lachmann, 2016), womit sie einer Vermeidung oder Verleugnung moralisch herausfordernder Situationen diametral entgegengesetzt ist. In der Bewältigung moralisch anspruchsvoller Situationen wird die individuelle moralische Resilienz sowohl durch personenbezogene als auch institutionelle Einflüsse determiniert: Unter den personenbezogenen Faktoren finden sich die soziale Unterstützung im privaten und beruflichen Umfeld, Selbstfürsorge, Humor, Optimismus und der Realitätssinn (Cooper et al., 2020). Institutionelle Faktoren umfassen hingegen die Arbeitsplatzbedingungen, das Engagement der Führungskräfte und die Zusammenarbeit im (multi-)professionellen Team (Cooper et al., 2022).

Moralische Selbstwirksamkeitserwartung

Die moralische Selbstwirksamkeitserwartung ist ein spezifischer Aspekt der allgemeinen Selbstwirksamkeitserwartung und bezeichnet das Vertrauen in die eigenen Fähigkeiten, moralische Standards und ethische Prinzipien in verschiedenen Lebenslagen zu verteidigen und anzuwenden (Aoyanagi et al., 2022; Stenmark et al., 2021). Konkret meint dies die persönliche Überzeugung, im Rahmen ethisch komplexer Situationen und Sachverhalte aktiv ethisch zu entscheiden und zu handeln. Ein Beispiel im Kontext der Palliative Care sind die Konfrontation und der professionelle Umgang der Fachkräfte mit Todes- und Sterbewünschen von Menschen, die angesichts einer schweren und unheilbaren Erkrankung palliativ versorgt und begleitet werden. In einer solchen Situation kann eine hohe moralische Selbstwirksamkeitserwartung zu einer größeren Bereitschaft führen, moralische Entscheidungen zu treffen und ethische Prinzipien zu verteidigen, auch wenn die betroffene professionelle Person unter Druck steht oder sie sich mit Gegenwind aus ihrem Umfeld (z. B. aus ihrem Team) konfrontiert sieht. Die moralische Selbstwirksamkeitserwartung ist außerdem ein entscheidender Faktor für ethisches Verhalten sowie die moralische Integrität und spielt eine zentrale Rolle in unterschiedlichen Lebensbereichen, die neben dem Arbeitsplatz auch soziale Interaktionen im Allgemeinen und das persönliche Leben umfassen. Die Förderung moralischer Selbstwirksamkeit kann dazu beitragen, ethisches Verhalten zu stärken und eine gerechtere und integrere Gesellschaft zu schaffen. Wichtige Anwendungsfelder zur Stärkung der moralischen Selbstwirksamkeitserwartung sind Bildungsprozesse, aber auch die Führungs- und im weitesten Sinne die Organisationsethik in Institutionen (Frömmer et al., 2021; Lee et al., 2017; May & Luth, 2013; May et al., 2014; Owens et al., 2019; Paciello et al., 2023; Zhang et al., 2022). Die Pflege betreffend gibt es einzelne Studien mit Bezug auf den Zusammenhang von Moral Distress und der Selbstwirksamkeitserwartung, z. B. im Setting der Intensivpflege (Harorani et al., 2019), wie auch von Moral Distress und der moralischen Selbstwirksamkeitserwartung (z. B. Ishihara et al., 2022; Rathert et al., 2016). So konnten beispielsweise Harorani et al. (2019) eine negative Korrelation zwischen der Intensität von Moral Distress und der Selbstwirksamkeit zeigen.

6.2.3 Förderung der moralischen Resilienz und der moralischen Selbstwirksamkeitserwartung

Konkret stellt sich die Frage, wie moralische Resilienz und Selbstwirksamkeitserwartung im Bereich der Palliative Care gefördert werden können.

Im Hinblick auf relevante Bezugswissenschaften wurde zunächst vor allem die *Psychologie* fokussiert. Dies ist der Tatsache geschuldet, dass die Konzepte Resilienz und Selbstwirksamkeitserwartung vor allem im Rahmen psychologischer Forschungen entwickelt und etabliert wurden. Dennoch können die in diesem Bereich etablierten Studiendesigns interessante Orientierungspunkte für die Palliative Care darstellen. Gleichzeitig sollte darauf geachtet werden, diese Konzepte nicht naiv und unkritisch zu übernehmen, sondern sie an die speziellen Anforderungen der

Palliative Care anzupassen. Auch wenn Kontextfaktoren im Bereich der psychologischen Forschung berücksichtigt werden, spielen diese traditionell eine geringe Rolle. Ein zentraler Bezugspunkt ist deshalb auch die *Soziologie*, die einen wesentlichen Beitrag zum Verständnis institutioneller und sozialer Rahmenbedingungen in der Entwicklung von Resilienz und Selbstwirksamkeit liefern kann: Der sozioökonomische Status spielt eine wichtige Rolle für den Zugang zu Ressourcen, für das Bildungsniveau und für die Verfügbarkeit sozialer Unterstützung. Diese Faktoren wiederum stehen im direkten Verhältnis zur Resilienz und Selbstwirksamkeitserwartung. Schließlich stellt die *Ethik* als philosophische Disziplin wichtige Prinzipien und Leitlinien für die Bewältigung moralischer Herausforderungen bereit.

Stärkung der moralischen Resilienz

Der Betrachtung der moralischen Resilienz liegt hier die Annahme zugrunde, dass die Resilienz im Allgemeinen veränderbar und trainierbar ist (Masten, 2001). Dies wird angesichts der kaum überschaubaren Anzahl an bereits entwickelten Resilienztrainings deutlich, die in der Regel darauf abzielen, einzelne Resilienzfaktoren zu fördern (Heidenreich & Chmitorz, 2024). Mit der Stärkung der moralischen Resilienz in Einrichtungen und Diensten der Palliative Care soll erreicht werden, die dort tätigen Fachkräfte moralisch zu entlasten. Dies kann zum einen dadurch gelingen, wenn entsprechende institutionelle Rahmenbedingungen geschaffen werden. Von großer Bedeutung sind hier beispielsweise das ethische Klima und die Ethikkultur (Klotz et al., 2022) in den Einrichtungen und Diensten der Palliativversorgung. Diese können dazu beitragen, einen professionellen Umgang mit ethischen Herausforderungen im Arbeitsalltag zu fördern (Olson, 2018). Zum anderen gilt es für Fachkräfte der Palliative Care, ihre persönliche moralische Resilienz zu stärken. Dazu können sie beispielsweise Angebote der Ethikbildung wahrnehmen (Resilient Nurse Initiative, 2021) und sich zu spezifischen ethischen, in der Palliativversorgung relevanten Themen (z. B. zum Umgang mit Anfragen nach Suizidassistenz oder zur Trauerbegleitung) fort- bzw. weiterbilden. Durch die Teilnahme an derartigen Bildungsmaßnahmen kann die Handlungskompetenz der Fachkräfte gefördert werden. Des Weiteren werden sie möglicherweise dazu ermutigt, sich in moralisch konflikthaften Situationen und darüber hinaus für ihre persönlichen und berufsethischen Werte und Prinzipien einzusetzen (Numminen et al., 2021). Die moralische Resilienz kann in diesem Sinne eine wichtige Rolle in Bezug auf das Empowerment von Fachkräften in der Palliative Care darstellen.

Stärkung der moralischen Selbstwirksamkeitserwartung

Analog zur Resilienz wird auch für die Selbstwirksamkeitserwartung angenommen, dass sie veränderbar ist (Bandura, 2020). Dies gilt ebenso für die moralische Selbstwirksamkeitserwartung, für welche die empirische Studienlage jedoch deutlich schmaler ist. Im Hinblick auf deren Stärkung scheinen achtsamkeits- und mitgefühlsorientierte Interventionen (Orellana-Rios et al., 2018) sowie Palliativpflege-Trainingsprogramme (Deghani et al., 2020) erfolgsversprechend zu sein. So untersuchten Ishihara et al. (2022) beispielsweise die Auswirkungen einer Ethikschulung auf die moralische Selbstwirksamkeitserwartung und konnten zeigen, dass sich positive Entwicklungen unter anderem im Hinblick auf das Einnehmen einer aktiven Rolle im Umgang mit ethischen Herausforderungen ergaben.

6.3 Schlussfolgerungen

Die moralische Resilienz und moralische Selbstwirksamkeitserwartung stellen bedeutsame Prinzipien für die Bewältigung moralisch anspruchsvoller Situationen in der Pflege im Allgemeinen und der Palliative Care im Speziellen dar. Sowohl moralische Resilienz als auch moralische Selbstwirksamkeit lassen sich demnach als Mediatoren des Zusammenhangs zwischen der Exposition belastender Ereignisse und Moral Injury konzipieren (Berdida, 2023; Clark et al., 2021). Diese Zusammenhänge lassen sich in einem Schaubild darstellen (▶ Abb. 6.1):

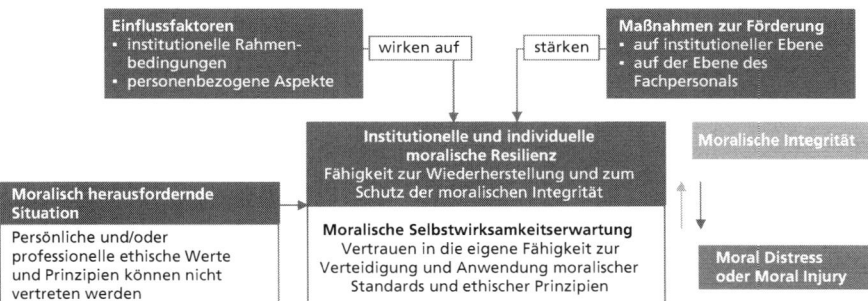

Abb. 6.1: Dynamisches Modell zur Rolle von moralischer Resilienz und Selbstwirksamkeitserwartung bei der Bewältigung moralisch herausfordernder Situationen in der Palliative Care

Deutlich ist, dass die (moralische) Resilienz und die (moralische) Selbstwirksamkeitserwartung wichtige Ressourcen für den Umgang mit moralisch herausfordernden Situationen darstellen. Beide Faktoren sind nicht statisch konzipiert, sondern unterliegen einem dynamischen Prozess, der sowohl von individuumsspezifischen als auch institutionellen Bedingungen beeinflusst wird. Eine Förderung der (moralischen) Resilienz und (moralischen) Selbstwirksamkeitserwartung sollte deshalb im Rahmen institutioneller Maßnahmen angestrebt werden. Hierzu zählen die Schaffung eines positiven ethischen Klimas und die Einführung einer unterstützenden Ethikkultur in Einrichtungen und Diensten der Palliative Care. Im Bereich der Bildung und Weiterbildung sollten zudem Maßnahmen zur

Ethikbildung etabliert werden, die Fachkräfte in die Lage versetzen, sich in moralisch herausfordernden Situationen für ihre ethischen Werte einzusetzen.

6.4 Literatur

Aoyanagi, M., Shindo, Y., Takahashi, K. (2022). General Ward Nurse's Self Efficacy, Ethical behavior, and Practice of Discharge Planning for End-Stage Cancer Patients: Path Analysis. *Healthcare*, 10(7), 1161. https://doi.org/10.3390/ healthcare10071161

Arries-Kleyenstüber, E. J. (2021). Moral resilience in nursing education: exploring undergraduate nursing students' perceptions of resilience in relation to ethical ideology. *SAGE Open Nursing*, 7, 1–14. https://doi.org/10.1177/23779608211017798

Bandura, A. (1997). *Self-efficacy: The exercise of control.* Freeman.

Bandura, A. (2020). Social Cognitive Theory: An Agentic Perspective. *Annual Review of Psychology*, 52(1), 1–26. https://doi.org/10.1146/annurev.psych.52.1.1

Bengel, J., Lyssenko, L. (2012). Resilienz und psychologische Schutzfaktoren im Erwachsenenalter: Stand der Forschung zu psychologischen Schutzfaktoren von Gesundheit im Erwachsenenalter. *BZgA Bundeszentrale für Gesundheitliche Aufklärung.*

Berdida D. J. E. (2023). The mediating roles of moral courage and moral resilience between nurses' moral distress and moral injury: An online cross-sectional study. Nurse education in practice, 71, 103730. https://doi.org/10.1016/j.nepr.2023.103730

Bonanno, G. A., Westphal, M., Mancini, A. D. (2011). Resilience to loss and potential trauma. *Annual Review of Clinical Psychology*, 7, 511–535. https://doi.org/10.1146/annurev-clinpsy-032210-104526

Clark, P., Crawford, T. N., Hulse, B., Polivka, B. J. (2021). Resilience, Moral Distress, and Workplace Engagement in Emergency Department Nurses. Western journal of nursing research, 43(5), 442–451. https://doi.org/10.1177/0193945920956970

Cooper, A. L., Brown, J. A., Rees, C. S. et al. (2020). Nurse resilience: A concept analysis. *International Journal of Mental Health Nursing*, 29, 553–575. https://doi.org/10.1111/inm.12721

Cooper, A. L., Leslie, G. D., Brown, J. A. (2022). Defining the influence of external factors on nurse resilience. *International Journal of Mental Health Nursing*, 31, 1523–1533. https://doi.org/10.1111/inm.13059

DeFusco, C., Lewis, A., Cohn T. (2022). Improving Critical Care Nurses Perceived Self-Efficacy in Providing Palliative Care: A Quasi-Experimental Study. *American Journal of Hospice and Palliative Medicine*, 40(2), 117–121. https://doi.org/10.1177/10499091221094313

Dehghani, F., Barkhordari-Sharifabad, M., Sedaghati-kasbakhi, M. et al. (2020). Effect of palliative care training on perceived self-efficacy of the nurses. *BMC Palliative Care*, 19, 63, 1–6. https://doi.org/10.1186/s12904-020-00567-4

Deutscher Ethikrat (DER). (2022). *Vulnerabilität und Resilienz in der Krise – Ethische Kriterien für Entscheidungen in einer Pandemie. Stellungnahme.* https://www.ethikrat.org/fileadmin/Publikationen/Stellungnahmen/deutsch/stellungnahme-vulnerabilitaet-und-resilienz-in-der-krise.pdf (letzter Zugriff am 20. Juli 2023).

Frömmer, D., Hollnagel, G., Franke-Bartholdt, L. et al. (2021). Linking authentic leadership, moral voice and silence – A serial mediation model comprising follower constructive cognition and moral efficacy. *German Journal of Human resource Management*, 35(4), 436–466. https://doi.org/10.1177/2397002220984440

Hannah, S. T., Avolio, B. J., May, D. R. (2011). Moral maturation and moral conation: A capacity approach to explaining moral thought and moral action. *Academy of Management Review*, 36(4), 663–685. https://doi.org/10.5465/ amr.2010.0128

Harorani, M., Golitaleb, M., Davodabady, F. et al. (2019). Moral distress and self-efficacy among nurses working in critical unit in Iran – an analytical study. *Journal of Clinical and Diagnostic Research, 13*(11), LC06–LC09. https://doi.org/10.7860/JCDR/2019/41053/13266

Heidenreich, T., Chmitorz, A. (2024). Nachhaltigkeit und Resilienz. In S. Hartung, P. Wihofszky (Hrsg.), *Gesundheit und Nachhaltigkeit. Springer Reference Pflege – Therapie – Gesundheit* (S. 1–6). Springer.

Holmes, T. H., Rahe, R. H. (1967). The Social Readjustment Rating Scale. *Journal of Psychosomatic Research, 11*(2), 213–218. https://doi.org/10.1016/0022-3999(67)90010-4

Ishihara, I., Inagaki, S., Osawa, A. et al. (2022). Effects of an ethics education program on nurses' moral efficacy in an acute health care facility. *Journal of Nursing Management, 30*(7), 2207–2215. https://doi.org/10.1111/jonm.13579

Klotz, K., Haug, P., Riedel, A. et al. (2022). Wenn Berufsethik zu moralischer Belastung führt. Individuelle Betroffenheit und organisationale Verantwortung. *Pflege Zeitschrift, 75*, 54–57. https://doi.org/10.1007/s41906-022-1936-y

Lachmann, V. D. (2016). Moral Resilience: Managing and Preventing Moral Distress and Moral Residue. *Medsurg Nursing, 25*(2), 121–124.

Lee, D., Choi, Y., Youn, S. et al. (2017). Ethical Leadership and Employee Moral Voice: The Mediating Role of Moral Efficacy and the Moderating Role of Leader–Follower Value Congruence. *Journal of Business Ethics, 141*, 47–57. https://doi.org/10.1007/s10551-015-2689-y

Mason, S., Ellershaw, J. (2004). Assessing undergraduate palliative care education: validity and reliability of two scales examining perceived efficacy and outcome expectancies in palliative care. *Medical Education, 38*(10), 1103–1110. https://doi.org/10.1111/j.1365-2929.2004.01960.x

Masten A. S. (2001). Ordinary magic. Resilience processes in development. *The American psychologist, 56*(3), 227–238. https://doi.org/10.1037//0003-066x.56.3.227

May, D. R., Luth, M. T. (2013). The effectiveness of ethics education: A quasi-experimental field study. *Science and Engineering Ethics, 19*, 545–468. https://doi.org/10.1007/s11948-011-9349-0

May, D. R., Luth, M. T., Schwoerer, C. (2014). The influence of business ethics education on moral efficacy, moral meaningfulness, and moral courage: A quasi-experimental study. *Journal of Business Ethics, 124*, 67–80. https://doi.org/10.1007/s10551-013-1860-6

Noelliste, M. (2013). Integrity: An Intrapersonal Perspective. *Human Resource Development Review, 12*(4), 474–499. https://doi.org/10.1177/1534484313492333

Numminen, O., Konings, K., Dierckx de Casterlé, B. et al. (2021). Validation of the Dutch-language version of Nurses' Moral Courage Scale. *Nursing Ethics, 28*(5), 809–822. https://doi.org/10.1177/0969733020981754

Oji, N., Onyeka, T., Soyannwo, O., et al. (2022). Perspectives, perceived self-efficacy, and preparedness of newly qualified physicians' in practising palliative care-a qualitative study. *BMC Palliative Care, 21*(1), 141. https://doi.org/10.1186/s12904-022-01028-w

Olson, L. L. (2018). Building compassionate work environments: the concept of and measurement of ethical climate. In C. M. Ulrich & C. Grady (Hrsg.), *Moral distress in the health professions* (S. 95–101). Springer.

Orellana-Rios, C. L., Radbruch, L., Kern, M. et al. (2018). Mindfulness and compassion-oriented practices at work reduce distress and enhance self-care of palliative care teams: a mixed-method evaluation of an »on the job« program. *BMC Palliative Care, 17*(3), 1–15. https://doi.org/10.1186/s12904-017-0219-7

Owens, B. P., Yam, K. C., Bednar, J. S. et al. (2019). The impact of leader moral humility on follower moral self- efficacy and behavior. *Journal of Applied Psychology, 104*(1), 146–163. https://doi.org/10.1037/apl0000353

Paciello, M., Fida, R., Skovgaard-Smith, I. et al. (2023). Withstanding Moral disengagement: Moral self-efficacy as moderator in counterproductive behavior routinization. *Group and Organization Management, 48*(4), 1096–1134. https://doi.org/10.1177/10596011221078665

Rathert, C., May, D. R., Chung, H. S. (2016). Nurse moral distress: A survey identifying predictors and potential interventions. *International Journey of Nursing Studies, 53*, 39–49. https://doi.org/10.1016/j.ijnurstu.2015.10.007

Resilient Nurses Initiative (2021). *Mind the GAP: Preparing Nurses to practice with resilience and integrity.* https://magazine.nursing.jhu.edu/2021/05/mind-the-gap/ (letzter Zugriff am 15. Juli 2023).

Riedel, A., Goldbach, M., Lehmeyer, S. (2022). Moralisches Belastungserleben von Pflegefachpersonen – Ein deskriptives Modell der Entstehung und Wirkung eines ethisch bedeutsamen Phänomens der Pflege. In A. Riedel & S. Lehmeyer (Hrsg.), *Ethik im Gesundheitswesen. Springer Reference Pflege – Therapie – Gesundheit* (S. 427–446). Springer.

Riedel, A., Lehmeyer. S., Goldbach, M. (2023). *Moralische Belastung von Pflegefachpersonen. Hintergründe – Interventionen – Strategien.* Springer.

Rohwer, E., Mojtahedzadeh, N., Harth, V. et al. (2021). Stressoren, Stresserleben und Stressfolgen von Pflegekräften im ambulanten und stationären Setting in Deutschland. *Zentralblatt für Arbeitsmedizin, Arbeitsschutz und Ergonomie*, 71, 38–43. https://doi.org/10.1007/s40664-020-00404-8

Rullo, M., Lalot, F., Heering, M. S. (2022). Moral identity, moral self-efficacy, and moral elevation. A sequential mediation model predicting moral intentions and behavior. *The Journal of Positive Psychology*, 17(4), 545–560 https://doi.org/10.1080/17439760.2021.1871942

Schwarzer, R., Jerusalem, M. (2002). Das Konzept der Selbstwirksamkeit. In M. Jerusalem & D. Hopf (Hrsg.), *Selbstwirksamkeit und Motivationsprozesse in Bildungsinstitutionen* (S. 28–53). Beltz.

Stenmark, C. K., Redfearn, R. A., Kreitler, C. M. (2021). Self-efficacy and ethical decision-making. *Ethics & Behavior*, 31(2), 301–320. https://doi.org/10.1080/10508422.2020.1776617

Wicclair, M. (2017). Conscientious Objection in Healthcare and Moral Integrity. *Cambridge Quarterly of Healthcare Ethics*, 26(1), 7–17. https://doi.org/10.1017/S096318011600061X

Zhang, Z., Zheng, J., Cheng, B. et al. (2022). Is a mindfulness worker more attentive? The role of moral self-efficacy and moral disengagement. *Ethics & Behavior*, 32(2), 162–177. https://doi.org/10.1080/10508422.2020.1859376

II Verantwortung – der Handlungsbedarf auf professioneller und institutioneller Ebene in der Palliative Care

7 Institutionsbezogene Verantwortung und der damit verbundene Handlungsbedarf (Ethikkultur)

Christian Volberg

7.1 Hinführung zum Thema

Institutionen sind keine abstrakten Entitäten, sondern bestehen aus Menschen, die als Arbeitnehmer:innen hier einen Großteil ihrer Lebenszeit verbringen. Dadurch sind die einzelnen Akteure aufeinander angewiesen, sodass das Gefüge gut funktionieren muss, um sich gegenseitig zu stabilisieren. Anders als individualethische Fallberatung bei Problemen in der Patientenversorgung bezieht sich Organisationsethik auf ethische Fragestellungen auf Ebene der Organisation, z.B. dem Krankenhaus, und reflektiert dabei zentrale Ziele und Werte, die Strukturen und Prozesse sowie das Verhalten der Menschen in diesem Bereich (Marckmann, 2021). In der Organisationsethik werden im Kontext des Handlungsspielraums vier verschiedene Ebenen unterschieden:

- die Mikroebene, als individuelle Ebene der Führung,
- die Mesoebene, als institutionelle Ebene des Unternehmens,
- die Makroebene, als gesellschaftliche Ebene der Wirtschaft bzw. Politik, sowie
- die Superebene, als internationale Ebene bei zunehmender Globalisierung.

Neben diesen Ebenen ist es ebenfalls von Interesse, in welcher Organisation man sich befindet, da jedes System seine eigene Ordnung hat und spezifische Sichtweisen und Interessen entstehen (Schuchter et al., 2021). Auch wenn die Mikroebene auf Führungsebene beginnt, ist auch das an der Patientenversorgung beteiligte Personal für die Gestaltung der Organisation gefordert. Nach Marckmann »[…] geht es bei der Organisationsethik weniger darum, konkrete moralische Vorgaben für Strukturen und Prozesse in der Organisation zu entwickeln, sondern die Selbstreflexion der Organisation hinsichtlich moralisch relevanter Fragen zu unterstützen und damit einen Beitrag zur Organisationsentwicklung zu leisten. Zudem muss die Organisationsethik auch die Umwelten der Organisation mitreflektieren, in diesem Fall die gesundheitspolitischen Rahmenbedingungen […] [und es bleibt] Aufgabe der verantwortlichen Akteure der Organisation, beispielsweise in politischen Diskursen auf erforderliche Veränderungen in den übergeordneten Rahmenbedingungen des Gesundheitssystems hinzuwirken« (Marckmann, 2021). Auch wenn das Gesundheitswesen grundsätzlich nicht als Wirtschaftszweig verstanden werden sollte, kann dieser Aspekt bei zunehmender Ökonomisierung nicht außer Acht gelassen werden (Marckmann, 2021). Hierdurch entwickelte sich unter Einbezug der Wirtschafts- und Unternehmensethik in der US-amerikanischen Bioethik in den 1990er Jahren die Organisationsethik, welche jedoch erst ab 2010 vollends in der deutschsprachigen Fachdiskussion angekommen war (Woellert, 2022). Aufgrund zunehmend begrenzter Ressourcen, insbesondere im Hinblick auf den Fachkräftemangel, entsteht bei den Leistungserbringern die Notwendigkeit, die vorhandenen Mittel gezielt einzusetzen und eine gerechte Verteilung zu ermöglichen. Dies bedingt sich mitunter aus dem vierten Grundprinzip (»Justice«, zu Deutsch: Gerechtigkeit) der Bioethik von Beauchamp und Childress, welche zumeist als Basis der Medizinethik verstanden wird (Beauchamp & Childress, 2019). Hierdurch kann jedoch eine Belastung der Mitarbeitenden entstehen, die mit den Folgen der Ökonomisierung in Form von Über-, Unter- oder Fehlversorgung von Patient:innen konfrontiert werden (Marckmann, 2021). Damit wird ein *circulus vitiosus* geschaffen, denn zunehmende Belastung und medizinische Fehlversorgung führen zu Moral Distress der Beschäftigten. Dadurch kommt es zu mehr Abwanderung von Arbeitskräften und die restlichen Mitarbeitenden sind wiederum zunehmend belastet (Bosshardt et al., 2018). Die jeweilige Institution der palliativmedizinischen Versorgung (Krankenhaus, Hospiz, spezialisierte ambulante Palliativversorgung (SAPV)) trägt somit zum einen eine Verantwortung gegenüber ihren Mitarbeitenden, aber auf der anderen Seite auch gegenüber den zu betreuenden und zu versorgenden Patient:innen, möglichen An- und Zugehörigen sowie der Gesellschaft im weitesten Sinne.

7.2 Organisationsethik in der Palliative Care und deren Potenzial

Wenn Moral Distress als Imbalance zwischen den eigenen Moralvorstellungen und nicht änderbaren externen Faktoren betrachtet wird, kann es auch in der Versorgung sterbender Patient:innen durch institutionelle Rahmenbedingungen hervorgerufen werden. Die palliative Versorgung ist in Deutschland auf verschiedenen Ebenen organisiert. Neben der Basisversorgung der allgemeinen palliativen Versorgung (APV) durch Hausärzt:innen, Pflege- und Hospizdienste, erhalten Patient:innen mit hoher Symptomlast und Notwendigkeit einer intensiven Betreuung, Zugang zu den Versorgungsstrukturen der spezialisierten Palliativversorgung (SPV), wozu Palliativstationen, Hospize und die SAPV gezählt werden. Menschen sterben jedoch nicht nur in Institutionen der Palliativversorgung, sondern auch in anderen Bereichen der medizinischen, pflegerischen und psychosozialen Betreuung, bspw. Pflegeheimen, Rettungsdienst und allen anderen Versorgungsbereichen eines Krankenhauses. Entsprechend muss man bei der Betrachtung von organisationsethischen Fragestellungen im Kontext mit Moral Distress der Palliativversorgung auch eine getrennte Betrachtung dieser Bereiche vornehmen, da jeweils spezifische Probleme existieren (▶ Kap. 2, ▶ Kap. 3). Insbesondere treten in der Versorgung schwersterkrankter und sterbender Menschen folgende Bereiche als moralische

Herausforderungen auf, die dann zu Moral Distress bei Mitarbeitenden führen können:

- schwierige Entscheidungen am Lebensende,
- Todeswünsche und Suizidversuche,
- Leiden- und Schmerzmanagement,
- Kommunikation und Konflikte mit Betroffenen und Zugehörigen sowie
- Ressourcenknappheit und Verteilungsgerechtigkeit.

Wenn die o. g. Auslöser für Moral Distress näher betrachtet werden, wäre davon auszugehen, dass diese Bereiche ein zentraler Punkt von Palliative Care sind und als immanenter Bestandteil der Arbeitsphilosophie verstanden werden. Entscheidungen am Lebensende, Symptom- und Schmerztherapie sowie Kommunikation mit Angehörigen gelten als selbstverständliche Aufgaben der Palliativversorgung. Ebenso sollte Ressourcenknappheit kein relevanter Aspekt sein, da die Vergütung sowie Pflege- und Betreuungsschlüssel wesentlich besser sind als in anderen Einrichtungen des Gesundheitswesens und ein beachtlicher Teil der Arbeit von ehrenamtlichen Hospizhelfer:innen unterstützt wird (Fleckinger, 2018; Gesetz zur Verbesserung der Hospiz- und Palliativversorgung in Deutschland (Hospiz- und Palliativgesetz, HPG), 2015). Trotzdem kommt es bei Mitarbeitenden zur Ausbildung von Moral Distress, eventuell auch dadurch bedingt, dass in der palliativen Versorgung die o. g. Probleme sehr gebündelt und im Vergleich mit anderen medizinischen Versorgungseinheiten gehäuft vorkommen (Sandman et al., 2017). Die Faktoren, die Moral Distress auslösen, sind in den vorherigen Kapiteln bereits grundlegend erörtert worden, sodass der Fokus nun auf der Frage liegt, welche Möglichkeiten Organisationsethik zur Vermeidung bzw. Behebung von Moral Distress bieten kann.

Organisationsethische Handlungsbereiche sind wie oben dargestellt auf verschiedenen Ebenen denkbar, jedoch sind unmittelbare Optionen in Veränderungsprozessen für Mitarbeitende meist auf der Mikro- und Mesoebene realisierbar umsetzbar. Eine unterstützende und respektvolle Arbeitsumgebung, die den Mitarbeitenden auch Platz für Reflexion und Diskussion bietet, kann dazu beitragen, Belastungen zu verringern und die Qualität der Versorgung zu verbessern. Hierfür haben sich insbesondere Klinische Ethikkomitees (KEKs) als Raum des Diskurses und vermittelnde Instanz bewährt, in denen sich verschiedene Berufsgruppen der jeweiligen Institution auf freiwilliger Basis einbringen können. Um klinische Ethik in die Institution zu integrieren, bedarf es dem Auftrag der jeweiligen Leitungsebene (Mesoebene) mit Vorgabe gewünschter Ziele und Grenzen, einer entsprechenden Ressourcenausstattung, einer Einbindung in die Strukturen und hinreichender Unterstützung von Seiten der Mitarbeitenden. Nur mit diesen Gegebenheiten kann ein KEK zu einem Bestandteil der Gesamtorganisation werden und Interaktionen auf Stationsebene unterstützen, wobei sich die Aufgabenbereiche wie folgt untergliedern lassen:

1. Ethische Fallberatung
2. Erstellung von Leitlinien, Expertenstandards bzw. Empfehlungen

3. Organisation von internen und öffentlichen Fortbildungen zu medizin- und pflegeethischen Themen
4. Organisationale Durchdringung (Akademie für Ethik in der Medizin e. V., 2010; Woellert, 2019)

Die Ethik-Fallberatung ist dabei als ein Ansatz zur Verbesserung der Versorgungsqualität von kranken und pflegebedürftigen Menschen zu verstehen. In ethischen Konfliktfällen, die mit der medizinischen Versorgung von Patient:innen zu tun haben, die alleine durch medizinische oder pflegerische Standards nicht lösbar sind, kann das Hinzuziehen von »ethischen« Expert:innen hilfreich sein. Ethikberatung dient dabei der Information, Orientierung und Beratung der verschiedenen an der Versorgung beteiligten bzw. davon betroffenen Personen (z. B. Mitarbeitende und Leitungsebene, Patient:innen, Angehörige u. v. m.) und wird in ▶ Kap. 10 detaillierter dargestellt (Akademie für Ethik in der Medizin e. V., 2010). Diese Systeme der ethischen Teilhabe am organisationalen Gefüge sind in den letzten dreißig Jahren in einem Großteil der medizinischen Einrichtungen etabliert worden und haben sich zu festen Instanzen entwickelt. Die Organisationsethik, die das Spannungsfeld zwischen »ärztlichen, wirtschaftlichen und managerialen Rationalitäten« bearbeitet, ist hingegen selten Gegenstand klinischer Ethikkomitees (Burmeister et al., 2021). Und hierin können auch potenzielle Probleme für die Entwicklung von Moral Distress begründet liegen, wenn Mitarbeitende nicht die Möglichkeit der Mitwirkung erhalten und insbesondere auf der Makroebene entschiedene Vorgaben mittragen müssen. Dieser Fakt hat sich gerade in der COVID-19-Pandemie herauskristallisiert, als Ausgangssperren und Besuchsverbote auch den Bereich der Palliativversorgung direkt betroffen haben (Fish & Lloyd, 2022; Latimer et al., 2023). Sofern sich KEKs mit organisationsethischen Fragen beschäftigen und damit einen Beitrag zur Weiterentwicklung der Organisation leisten möchten, ist es erforderlich, dass eine enge Kooperation mit der Institutsleitung und den Führungskräften besteht, damit kein Spannungsfeld zwischen Mitarbeitenden und Führungsebene entsteht. Das KEK kann hierbei den Diskurs initiieren und auf Schwachstellen des institutionellen Gefüges hinweisen, muss sich aber gleichzeitig der Unterstützung der Institutionsleitung gewiss sein, damit aufgedeckte Probleme auch entsprechend bearbeitet werden. In diesem Prozess kann das KEK eine Entscheidungsunterstützung anbieten (Marckmann, 2021). Ethikberatende des KEKs benötigen deshalb für die Zertifizierung nach dem »Curriculum Ethikberatung im Gesundheitswesen« der Akademie für Ethik in der Medizin (AEM) für den Erhalt der Kompetenzstufe K1 Fähigkeiten, um Organisationsdynamiken zu erkennen und organisationale Rahmenbedingungen zu reflektieren, und als Koordinator:in für Ethikberatung (Kompetenzstufe K2) den Nachweis über mindestens 15 Unterrichtseinheiten in Organisationsethik, um entsprechende Fragestellungen erkennen und adressieren zu können (Akademie für Ethik in der Medizin, 2019).

7.3 Palliativversorgung in der Intensivmedizin und CIRS als vorbeugende Maßnahme zur Vermeidung von Moral Distress bei Mitarbeitenden

Organisationsethik ist kein scharf definierter Begriff, sondern sollte als Veränderungsprozess verstanden werden, bei dem die jeweiligen Team- und Organisationsdynamiken berücksichtigt werden müssen (Woellert, 2022). Schuchter et al. haben dargestellt, dass grundlegende Unterschiede in organisationsethischen Fragestellungen zwischen verschiedenen Einrichtungen des Gesundheitswesens existieren, da die Art der Sorgekultur auf grundsätzlich unterschiedlichen Aspekten beruht. Während beispielsweise in Krankenhäusern die Behandlung der Patient:innen im Zentrum des Wirkens steht und dadurch entsprechende ethische Fragestellungen nach Sinn und Ziel entspringen, kommt es in Pflegeheimen zumeist zu alltagsethischen Fragestellungen in Bezug auf das Miteinanderleben. Die von der Organisationethik behandelten Thematiken divergieren somit zwischen Krankenhaus, Pflegeheim, Hospiz und SAPV (Schuchter et al., 2021). Diese Betrachtungsweise ist somit auch auf die unterschiedlichen Strukturen der Palliativversorgung übertragbar, da auch hier im Kontext der Betreuung verschiedene ethische Probleme betrachtet werden müssen, welche zu anders gewichteten Fragestellungen in der Beratung führen. Manche ethischen Konfliktthemen liegen dabei hauptsächlich in der Natur der Palliativversorgung (z. B. Suizidassistenz, freiwilliger Verzicht auf Essen und Trinken, Konflikte in Anbetracht des Lebensendes, gezielte Sedierung), andere Konfliktbereiche können hingegen grundsätzlich bei allen medizinischen Behandlungen auftreten (z. B. Konflikte bei der pflegerischen Versorgung, Wahrheit am Krankenbett, Privatsphäre). Je nach Fragestellung oder Konflikt werden die Themen auf unterschiedlichen Ebenen der Organisationsethik behandelt. Wahrheit am Krankenbett ist zum Beispiel ein Thema der Mikroebene, während die Haltung eines Hospizes gegenüber der Begleitung von Patient:innen, die einen freiwilligen Verzicht auf Essen und Trinken durchführen möchten, hingegen auf der Mesoebene behandelt wird. Teilweise gibt es aber zu konflikthaften Themen auch Leitlinien oder gesetzliche Vorgaben, insbesondere wenn es sich um Themen der Sterbehilfe handelt, sodass hierbei aufkommende Probleme auf der Makroebene geregelt werden (Georges & Grypdonck, 2002; M. A. Hermsen & Ten Have, 2001; M. Hermsen & Ten Have, 2005). Dementsprechend ist es bei organisationsethischen Fragestellungen entscheidend den richtigen Adressaten zu identifizieren, um eine Veränderung bewirken zu können. Lars Sandman et al. (2017) haben als erstes Forscherteam einen wissenschaftlichen Ansatz unternommen, um organisationsethische Fragestellungen einer Palliativstation zu erfassen. Sie haben bei ihrer Untersuchung sechs Kategorien ethischer Probleme in der Patientenversorgung sowie fünf organisatorische Hürden identifiziert. Die ethischen Probleme der Versorgung decken sich hierbei mit Ergebnissen anderer Arbeiten (Georges & Grypdonck, 2002; M. A. Hermsen & Ten Have, 2001; M. Hermsen & Ten Have, 2005). Als Hindernisse der Organisation wurden zudem ein

Mangel an organisatorischem Gedächtnis und Lernen, Fehlen von häufiger und/
oder spontaner Reflexion, Zeitmangel, unzureichenden expliziten und gemeinsamen konkreten Handlungsstrategien und ethischer Stress herausgearbeitet. Für die
praktische Bearbeitung von abstrakteren Problemen empfehlen die Autor:innen
ein dreistufiges Vorgehen, welches aus Identifizierung, Interpretation und Handlungsstrategie besteht (Sandman et al., 2017).

Nachfolgend wird die palliativmedizinische Versorgung in der Intensivtherapie als sensibler Bereich für die Entwicklung von Moral Distress bei den Mitarbeitenden sowie das Critical Incident Reporting System (CIRS) als wirksames Modell zur Vorbeugung moralischer Probleme näher betrachtet.

7.3.1 Palliativmedizinische Versorgung in der Intensivtherapie

Palliativmedizin und Intensivtherapie werden zumeist als medizinische Disziplinen und pflegefachliche Versorgungsbereiche verstanden, die nichts miteinander gemein haben, da die Behandlungsansätze und Therapieziele nahezu diametral entgegengesetzt stehen. Aber auch im Rahmen der Intensivtherapie verstirbt ein beachtlicher Anteil der Patient:innen (Capuzzo et al., 2014; Demass et al., 2023; Unal et al., 2015). Da die Bemühungen der Intensivtherapie jedoch auf Lebenserhalt und weniger auf Sterbebegleitung ausgelegt sind, wird das Versterben oftmals als Niederlage der Behandlung angesehen. Der Rückzug aus der Therapie und das Zulassen des Sterbens werden deshalb auch vielfach herausgezögert, sodass eine für den Patienten oder die Patientin nutzlose Übertherapie (engl. »futility«) entsteht (Michalsen et al., 2021; Michels et al., 2023). Insbesondere Intensivpflegefachkräfte fühlen sich von diesen nicht sinnvollen Therapien, dem damit verbundenen verlängerten Leidensweg und würdelosen Sterben belastet, da sie zumeist die engste Bindung des Behandlungsteams zu den Patient:innen und deren Angehörigen haben und sich nur selten bei Therapieentscheidungen einbringen können (Wiegand & Funk, 2012). In empirischen Untersuchungen zeigt sich dementsprechend auch eine unterschiedliche Auffassung von ethisch relevanten Themen zwischen ärztlichem Personal und Pflegefachkräften (Sauer, 2015). Aufgrund der stärkeren emotionalen Bindung und der fehlenden Möglichkeit der Einflussnahme auf die Situation wird bei Pflegefachpersonen in der Folge vermehrt Moral Distress entwickelt, insbesondere auch dann, wenn sich Intensivpflegekräfte nicht gut in palliativer Versorgung ausgebildet fühlen (Bosshardt et al., 2018; Mendel, 2014; Wolf et al., 2019). Um dieser Entwicklung entgegenzusteuern, haben sich palliativmedizinische Unterstützungsprogramme als wirksam erwiesen (Wolf et al., 2019). Diese Form der Unterstützung kann entweder aus dem intensivmedizinischen Team selbst generiert werden, z. B. durch Ausbildungsprogramme und Fortbildungen in Palliative Care, oder mithilfe von palliativmedizinischen Konsildiensten, die bei Bedarf zur Unterstützung in die Behandlung integriert werden können, erreicht werden (Bosshardt et al., 2018; Mendel, 2014). Um potenziellen Konfliktsituationen präventiv entgegenzuwirken, werden routinemäßig durchgeführte Ethik-Visiten als hilfreiches Element angesehen. Hierbei wird in festgelegten Abständen (z. B. einmal pro Woche) eine Visite von Ethikberatenden begleitet, die dem Behandlungsteam unterstützend zur Seite stehen und möglichen Konflikten in Bezug auf Therapieziel oder Patientenwille oder Konflikten unter den Behandler:innen antizipatorisch begegnen und Lösungsansätze erarbeiten (Scheffold et al., 2012). Darüber hinaus kann eine Ethik-Fallberatung in der Akutsituation durch Ethikberater:innen des KEKs hilfreich werden, um einen Konsens im Behandlungsteam bzgl. der Therapiestrategie zu erzielen. Im Nachgang zu schwierigen Behandlungsverläufen haben sich auch Supervisionen mit externen Berater:innen (z. B. psychologische Supervisor:innen, Moderator:innen oder Seelsorger:innen) bewährt, die konfliktbehaftete Situationen in Teamsitzungen moderieren und Lösungsvorschläge für zukünftig ähnlich gelagerte Problemfälle mit dem Kollegium erarbeiten (Davis & Batcheller, 2020; Wocial et al., 2023).

7.3.2 CIRS als Bestandteil einer Fehlerkultur

Das Miterleben von (mutmaßlichen) Behandlungsfehlern kann ebenfalls zu einer persönlichen Belastung werden und die moralischen Ansichten der betroffenen Person schwer belasten. Auch wenn den Mitarbeitenden des medizinischen Sektors durchaus bewusst ist, dass Fehler bei jeder Behandlung passieren können, hat es trotzdem und unumstößlich immer oberste Priorität, Fehler zu vermeiden und Schaden von Patient:innen abzuwenden (Schmidt, 2021). Als sinnvolles Werkzeug haben sich in den letzten zwanzig Jahren Qualitätsmanagement- und Fehlermeldesysteme etabliert, über die der Entstehung von Fehlern präventiv begegnet werden soll (z. B. mithilfe von Checklisten) oder (Beinahe-)Fehler von beteiligten Personen auf anonymer Basis gemeldet werden können (z. B. über das CIRS). Hierdurch erhalten Mitarbeitende die Möglichkeit ihren moralischen Vorstellungen zu folgen und selbstwirksam zu bleiben, ohne Angst vor Repressalien haben zu müssen. CIRS-Netzwerke sollten dabei auf institutioneller Ebene verlastet sein, um die Fehlerkultur auf Mikro- und Mesoebene zu fördern, können aber auch auf nationaler Basis sinnvoll genutzt werden, wenn z. B. institutionsübergreifende Probleme auftreten, die in den Diskurs auf Makroebene einfließen sollten. Für den Bereich der Palliative Care gibt es ein überregionales CIRS-Netzwerk der Deutschen Gesellschaft für Palliativmedizin in Kooperation mit der Bundesärztekammer (https://www.cirsmedical.de/cirs-palliativ). Hierbei können durch systematische Fallanalysen gezielte Empfehlungen für Verbesserungsmaßnahmen erfolgen und die Patientensicherheit durch gegenseitiges Lernen verbessert werden.

7.4 Zentrale Forderungen für die Palliative Care-Praxis

Institutionen der Patientenversorgung sollten eine Arbeitsumgebung schaffen, die auf Wertschätzung und respektvollem Umgang miteinander basiert. Integrität und Verantwortung können dabei als zentrale Aspekte verstanden werden, um Moral Distress bei Mitarbeitenden entgegenzuwirken und eine Kultur der Ethik und des Wohlbefindens zu fördern (Semler, 2023). Sofern die Organisationsethik effektiv aufgestellt ist, hat sie das Potenzial, auf die ethische Versorgungsqualität nachhaltig einzuwirken (Woellert, 2022). Laut Marckmann kann »[e]ine stärkere Werteorientierung im Krankenhaus [...] die negativen Auswirkungen des betriebswirtschaftlichen Drucks auf die Qualität der Patientenversorgung sowie die Motivation und Gesundheit der Mitarbeiter reduzieren« (Marckmann, 2021). Hierfür sollten folgende Aspekte beachtet werden:

1. Klare Werte und Richtlinien: Von der Institution sollten ethische Werte und Richtlinien vorgegeben werden, die als Leitfaden für das Verhalten der Mitarbeitenden dienen. Diese Werte sollten in Entscheidungsprozessen berücksichtigt und von der Führungsebene vorgelebt werden.
2. Schaffung von Unterstützungsstrukturen: Die Institution sollte Mechanismen zur Verfügung stellen, die es Mitarbeitenden ermöglichen, sich bei moralischen Konflikten oder ethischen Dilemmata an spezialisierte Ansprechpartner zu wenden. Dies können Ethikkomitees, Berater:innen oder Ombudspersonen sein, die dabei helfen, moralische Unsicherheiten zu klären und Lösungen aufzuzeigen.
3. Förderung einer ethischen Kultur: In der Einrichtung sollte eine Kultur gefördert werden, die auf ethischen Prinzipien beruht und ein Umfeld schafft, in dem die Mitarbeitenden sich sicher fühlen, ethische Fragen anzusprechen und Bedenken zu äußern. Eine offene Kommunikation und ein respektvoller Umgang sind dabei entscheidend. Weiterbildungsmöglichkeiten und die Bereitstellung von Ressourcen, um Befähigungen zu erlangen, sind dabei unabdingbar. Die Implementierung von Klinischen Ethikkomitees kann die Selbstwirksamkeit der Beschäftigten hierbei nachhaltig fördern.
4. Partizipative Entscheidungsfindung: Der Einbezug von Mitarbeitenden in Entscheidungsprozesse fördert ebenfalls die Selbstwirksamkeit des oder der Einzelnen, indem Bedenken und Perspektiven geäußert werden dürfen und das Gefühl vermittelt wird, dass die Stimme gehört und persönliche Anliegen ernst genommen werden.
5. Feedback und Lernprozesse: Die Bereitschaft für eine kontinuierliche Verbesserung ethischer Standards sollte oberste Priorität der Institution sein. Durch Feedbackmechanismen kann ein gegenseitiger Lernprozess initiiert und Mitarbeitenden die Möglichkeit geboten werden, sich einzubringen.

Somit hat Organisationsethik das Potenzial, insbesondere in Arbeitsbereichen, die ein ethisches Spannungsfeld erzeugen (Intensivtherapie, Psychiatrie, Onkologie und Palliativversorgung), durch gezieltes Hinschauen, Erkennen und die Bereitschaft zur Veränderung von strukturellen Gegebenheiten, Moral Distress bei Mitarbeitenden zu verringern oder der Entstehung entgegenzuwirken.

7.5 Literatur

Akademie für Ethik in der Medizin. (2019). *Curriculum Ethikberatung im Gesundheitswesen.* https://www.aem-online.de/fileadmin/user_upload/Curriculum_Ethikberatung_im__Gesundheitswesen_2019-06-24.pdf

Akademie für Ethik in der Medizin e. V. (2010). Standards für Ethikberatung in Einrichtungen des Gesundheitswesens: Vorstand der Akademie für Ethik in der Medizin e. V. *Ethik in der Medizin*, 22(2), 149–153. https://doi.org/10.1007/s00481-010-0053-4

Beauchamp, T. L., Childress, J. F. (2019). *Principles of biomedical ethics* (8th ed.). Oxford University Press.

Bosshardt, M. H., Coyne, P. J., Marsden, J., et al. (2018). Palliative Care Consultation Policy Change and Its Effect on Nurses' Moral Distress in an Academic Medical Center. *Journal of Hospice & Palliative Nursing*, 20(4), 325–329. https://doi.org/10.1097/NJH.0000000000000456

Burmeister, C., Ranisch, R., Brand, C., et al. (2021). Organisationsethik in Einrichtungen des Gesundheitswesens. *Ethik in der Medizin*, 33(2), 153–158. https://doi.org/10.1007/s00481-021-00639-w

Capuzzo, M., Volta, C. A., Tassinati, T., et al. (2014). Hospital mortality of adults admitted to Intensive Care Units in hospitals with and without Intermediate Care Units: A multicentre European cohort study. *Critical Care*, 18(5), 551. https://doi.org/10.1186/s13054-014-0551-8

CIRS medical, Deutsche Gesellschaft für Palliativmedizin. (2024). *CIRS-Palliativ.* https://www.cirsmedical.de/cirs-palliativ

Davis, M., Batcheller, J. (2020). Managing Moral Distress in the Workplace: *Nurse Leader*, 18(6), 604–608. https://doi.org/10.1016/j.mnl.2020.06.007

Demass, T. B., Guadie, A. G., Mengistu, T. B., et al. (2023). The magnitude of mortality and its predictors among adult patients admitted to the Intensive care unit in Amhara Regional State, Northwest Ethiopia. *Scientific Reports*, 13(1), 12010. https://doi.org/10.1038/s41598-023-39190-7

Fish, E. C., Lloyd, A. (2022). Moral distress amongst palliative care doctors working during the COVID-19 pandemic: A narrative-focussed interview study. *Palliative Medicine*, 36(6), 955–963. https://doi.org/10.1177/02692163221088930

Fleckinger, S. (2018). *Hospizarbeit und Palliative Care: Zum wechselseitigen Arbeitsverhältnis von Haupt- und Ehrenamt.* Springer VS.

Georges, J.-J., Grypdonck, M. (2002). Moral Problems Experienced by Nurses when Caring for Terminally Ill People: A literature review. *Nursing Ethics*, 9(2), 155–178. https://doi.org/10.1191/0969733002ne495oa

Gesetz zur Verbesserung der Hospiz- und Palliativversorgung in Deutschland (Hospiz- und Palliativgesetz – HPG). (2015). Bundesgesetzblatt Jahrgang 2015 Teil I Nr. 48. http://www.bgbl.de/xaver/bgbl/start.xav?startbk=Bundesanzeiger_BGBl&jump-To=bgbl115s2114.pdf

Hermsen, M. A., Ten Have, H. A. M. J. (2001). Moral problems in palliative care journals. *Palliative Medicine*, 15(5), 425–431. https://doi.org/10.1191/026921601680419483

Hermsen, M., Ten Have, H. (2005). Decision-making in palliative care practice and the need for moral deliberation: A qualitative study. *Patient Education and Counseling*, 56(3), 268–275. https://doi.org/10.1016/j.pec.2004.03.013

Latimer, A., Fantus, S., Pachner, T. M., et al. (2023). Palliative and hospice social workers' moral distress during the COVID-19 pandemic. *Palliative and Supportive Care*, 21(4), 628–633. https://doi.org/10.1017/S1478951522001341

Marckmann, G. (2021). Ökonomisierung im Gesundheitswesen als organisationsethische Herausforderung. *Ethik in der Medizin*, 33(2), 189–201. https://doi.org/10.1007/s00481-021-00642-1

Mendel, T. R. (2014). The use of neonatal palliative care: Reducing moral distress in NICU nurses. *Journal of Neonatal Nursing*, 20(6), 290–293. https://doi.org/10.1016/j.jnn.2014.03.004

Michalsen, A., Neitzke, G., Dutzmann, J., et al. (2021). Überversorgung in der Intensivmedizin: Erkennen, benennen, vermeiden: Positionspapier der Sektion Ethik der DIVI und der Sektion Ethik der DGIIN. *Medizinische Klinik – Intensivmedizin und Notfallmedizin*, 116(4), 281–294. https://doi.org/10.1007/s00063-021-00794-4

Michels, G., John, S., Janssens, U., et al. (2023). Palliativmedizinische Aspekte in der klinischen Akut- und Notfallmedizin sowie Intensivmedizin: Konsensuspapier der DGIIN, DGK, DGP, DGHO, DGfN, DGNI, DGG, DGAI, DGINA und DG Palliativmedizin. *Medizinische Klinik – Intensivmedizin und Notfallmedizin*, 118(S1), 14–38. https://doi.org/10.1007/s00063-023-01016-9

Sandman, L., Molander, U., & Benkel, I. (2017). Developing organisational ethics in palliative care: A three-level approach. *Nursing Ethics*, 24(2), 138–150. https://doi.org/10.1177/0969733015595542

Sauer, T. (2015). Zur Perspektivität der Wahrnehmung von Pflegenden und Ärzten bei ethischen Fragestellungen: Empirische Daten und theoretische Überlegungen. *Ethik in der Medizin*, 27(2), 123–140. https://doi.org/10.1007/s00481-014-0291-y

Scheffold, N., Paoli, A., Gross, J., et al. (2012). Ethikvisite auf der Intensivstation: Mögliches Instrument einer klinisch-ethischen Standortbestimmung in der Intensivmedizin. *Medizinische Klinik – Intensivmedizin und Notfallmedizin*, 107(7), 553–557. https://doi.org/10.1007/s00063-012-0110-5

Schmidt, K. W. (2021). Der Umgang mit belastenden Ereignissen als organisationsethische Herausforderung am Beispiel »Behandlungsfehler«. *Ethik in der Medizin*, 33(2), 233–242. https://doi.org/10.1007/s00481-020-00596-w

Schuchter, P., Krobath, T., Heller, A., et al. (2021). Organisationsethik: Impulse für die Weiterentwicklung der Ethik im Gesundheitssystem. *Ethik in der Medizin*, 33(2), 243–256. https://doi.org/10.1007/s00481-020-00600-3

Semler, L. R. (2023). Moral distress to moral success: Strategies to decrease moral distress. *Nursing Ethics*, 30(1), 58–70. https://doi.org/10.1177/09697330221114328

Unal, A. U., Kostek, O., Takir, M., et al. (2015). Prognosis of patients in a medical intensive care unit. *Northern Clinics of Istanbul*, 2(3), 189–195. https://doi.org/10.14744/nci.2015.79188

Wiegand, D. L., & Funk, M. (2012). Consequences of clinical situations that cause critical care nurses to experience moral distress. *Nursing Ethics*, 19(4), 479–487. https://doi.org/10.1177/0969733011429342

Wocial, L. D., Miller, G., Montz, K., et al. (2023). Evaluation of Interventions to Address Moral Distress: A Multi-method Approach. *HEC Forum*, 36(6), 373–401. https://doi.org/10.1007/s10730-023-09508-z

Woellert, K. (2019). Das Klinische Ethikkomitee: Ziele, Strukturen und Aufgaben Klinischer Ethik. *Bundesgesundheitsblatt – Gesundheitsforschung – Gesundheitsschutz*, 62(6), 738–743. https://doi.org/10.1007/s00103-019-02948-4

Woellert, K. (2022). Versorgungsqualität braucht Organisations- und Führungsethik. In A. Riedel & S. Lehmeyer (Hrsg.), *Ethik im Gesundheitswesen* (S. 1–22). Springer.https://doi.org/10.1007/978-3-662-58685-3_7-1

Wolf, A. T., White, K. R., Epstein, E. G., et al. (2019). Palliative Care and Moral Distress: An Institutional Survey of Critical Care Nurses. *Critical Care Nurse*, 39(5), 38–49. https://doi.org/10.4037/ccn2019645

8 Bildungsbezogene Verantwortung für Ethikkompetenzen im Rahmen der Palliative Care-Qualifikation

Annette Riedel und Henrikje Stanze

8.1 Einführung

Palliative Care fordert eine umfassende Expertise und eine kontinuierliche Vertiefung der professionellen Kompetenzen (Dahlin et al., 2025; Godrie et al., 2024; Lippe et al., 2022; Hökkä et al., 2020, 2021, 2024; Latta & MacLeod, 2019; Gamondi et al., 2013a). Ethisch komplexe Anforderungen, ethische Fragestellungen und vielfältige Situationen mit moralischem Gehalt im Kontext der Palliative Care verlangen zudem ein umfassendes Maß an spezifischen Ethikkompetenzen (Phillips et al., 2024; Taheri-Ezbarami et al., 2024; van Schaik et al., 2023; Hökkä et al., 2020, 2024; Dumont et al., 2022; De Panfilis, et al., 2019, 2020; Maffoni et al., 2019; Gamondi et al., 2013b). Ethische Kompetenzen tragen zur (ethisch) qualitätsvollen(Lehmeyer & Riedel, 2022; Koskinen et al., 2022; Khodaveisi et al., 2021; Hemberg & Hemberg, 2020; Koskenvuori et al., 2019) und personenorientierten Pflege und Versorgung bei (Gastmans et al., 2025). Ethische Herausforderungen in der Palliative Care führen zu Moral Distress (Geng et al., 2024; Maffoni et al., 2019). Ethische Kompetenzen sind grundlegend dafür, an moralisch entlastenden Formaten wie der ethischen Fallbesprechung zu partizipieren und so von deren moralisch entlastenden Effekten zu profitieren (Peng et al., 2025; Amos et al., 2025; Seiler et al., 2024; Seidlein et al., 2023). Es besteht Konsens dahingehend, dass Ethikkompetenzen im Umgang mit und zur Prävention von Moral Distress und Moral Injury eine wichtige Rolle spielen (Seiler et al., 2024; Riedel & Seidlein, 2024a, b; Riedel et al., 2023, Tavakol et al., 2023; Berdida, 2023; Riedel et al., 2022a, b; Amos et al., 2025; Amos & Epstein, 2022; Morley et al., 2021).

Der Beitrag konturiert in einem ersten Schritt anhand exemplarischer Publikationen den Gegenstand der Ethikkompetenz und nimmt in einem zweiten Schritt Bezug auf die Ethik(teil-)kompetenzen im Palliative Care-Kontext. Da die Entwicklung von Ethikkompetenzen in den Berufen des Pflege- und Gesundheitswesens – sowohl im Rahmen der grundständigen Ausbildung als auch in der akademischen Bildung – einen hohen Stellenwert einnehmen (SAMW, 2019), geht es im Folgenden nicht darum, die Relevanz von Ethikkompetenzen per se darzulegen, sondern *die* ethischen Kompetenzen zu fokussieren, die im Rahmen einer lebenslangen Ethikbildung wie auch zur Prävention von Moral Distress und Moral Injury als grundlegend und bedeutsam eingeordnet werden müssen.

Der Beitrag legt den Schwerpunkt auf die Ethikkompetenzen der Pflegefachpersonen, davon ausgehend, dass diese auch auf andere Berufsgruppen im Pflege- und Gesundheitswesen übertragbar sind. Die methodische Ausgestaltung der

Ethikbildung in der Palliative Care-Aus-, Fort- und Weiterbildung wird nachfolgend nicht beleuchtet. Dennoch ist an dieser Stelle zu betonen, dass diese in Bezug auf die Ethikkompetenzentwicklung wesentlich ist (Linde & Riedel, 2025; Riedel & Eckstein, 2025a, b; Kühlmeyer & Rauprich, 2025; Seidlein et al., 2023; Andersson et al., 2022; Riedel et al., 2022a).

8.2 Ethik(teil-)kompetenz(en)

Übergreifend verstehen wir im Rahmen des Beitrags – angelehnt an das Papier der European Association for Palliative Care (EAPC) (Gamondi et al., 2013a, S. 89) – unter einer Kompetenz Folgendes: »A competency is: a cluster of related knowledge, skills and attitudes that affects a major part of one's job (a role or responsibility), that correlates with performance on the job, that can be measured against well-accepted standards, and that can be improved via training and development« (Eine Kompetenz ist ein Konstrukt von zusammenhängenden Kenntnissen, Fertigkeiten und Einstellungen, das einen zentralen Anteil der Arbeit (eine Rolle oder Verantwortung) tangiert, mit den Anforderungen am Arbeitsplatz korreliert, an anerkannten Standards gemessen werden und durch Schulung und Entwicklung verbessert werden kann (eigene Übersetzung)). Die Ethikkompetenz betreffend bedeutet das, dass diese Kompetenz (als *ein* Kompetenzbereich des pflegeberuflichen Handelns) sich aus mehreren Domänen, Komponenten oder Teilkompetenzen konfiguriert, die in verschiedenen Kompetenzstufen entwickelt und sukzessive weiterentwickelt werden können (Linde & Riedel, 2025; Riedel & Seidlein, 2024a; Riedel et al., 2022a). In einem ersten Schritt werden diese Elemente der Ethikkompetenz sowie die jeweiligen Teilkompetenzen anhand unterschiedlicher Modelle, Studien und Empfehlungen skizziert. Dies ist im Hinblick darauf relevant, dass sich *die* Definition von ethischer Kompetenz aktuell nicht darlegen lässt (Gastmans et al. 2025; Hemberg & Hemberg, 2020; Koskenvuori et al., 2019; Lechasseur et al., 2018). Das Ziel ist es hierbei, den *Gegenstand* dessen aufzuzeigen, was unter Ethikkompetenz(en) verstanden wird.

Deutlich wird in der nachfolgenden tabellarischen Darlegung, dass abhängig von der Bezugnahme (Bildungs- oder Praxisbezug) die ethischen Kompetenzen unterschiedlich operationalisiert oder kategorisiert werden. Die nachfolgende Tabelle (▶ Tab. 8.1) bildet somit keine Grundlage, um Kompetenzen oder den Gegenstand von Ethikkompetenzen gegenüberstellend zu vergleichen (es wurden die jeweiligen Reihungen aus den Publikationen übernommen). Vielmehr soll anhand der fünf Konturierungen von Ethikkompetenz exemplarisch deren Gegenstand verdeutlicht und konkretisiert werden. Dies wiederum eröffnet sodann eine dezidierte Entscheidung für die notwendigen Ethik(teil-)kompetenzen im Palliative Care-Kontext..

Deutlich wird anhand dieser Darlegung, dass Ethikkompetenz Wissen einfordert, Identifizieren, Reflektieren, Beurteilen, Entscheiden und Handeln umfasst sowie einer ethischen Haltung bedarf. Hervorzuheben ist an dieser Stelle die ethische/moralische Sensibilität/Sensitivität, die wiederholt vorkommt (SAMW, 2019; Lechasseur et al., 2018; Rest, 1986a, b; Pai & Hwu, 2024). Die Schweizerische Akademie der Medizinischen Wissenschaften (SAMW) unterscheidet im Rahmen der Reflexionsfähigkeit zwischen ›moralischer Sensitivität‹ und der ›Sensitivität für moralische Wertekonflikte‹. Unter der moralischen Sensitivität subsumiert die SAMW (2019) das »Identifizieren und Beschreiben von Wertkonflikten und ethischen Herausforderungen« sowie das Erkennen von rechtlichen und ethischen Diskrepanzen. Unter der »Sensitivität für moralische Wertekonflikte (moral distress)« wird die Fähigkeit verstanden, »zwischen genuinen ethischen Fragestellungen und Unbehagen« sowie »zwischen genuinen ethischen Fragen und fehlendem Fachwissen« unterscheiden zu können (SAMW, 2019, S. 21). Anders formuliert bedeutet das, zwischen einer genuin ethischen Fragestellung und persönlicher Betroffenheit einerseits und fehlendem Fachwissen oder weiteren Unbehagen auslösenden Faktoren andererseits zu unterscheiden (SAMW, 2019, S. 15). Der Bezug zu Moral Distress wird seitens der SAMW explizit hergestellt. Auch andere Darlegungen zur ethischen Sensibilität verweisen auf den Zusammenhang zwischen ethischer Sensibilität und Moral Distress. Dieser Aspekt ist im Hinblick darauf beachtlich, dass die ethische Sensibilität einerseits eine zentrale, grundlegende Ethikkompetenz darstellt (Riedel et al., 2023; Goldbach et al., 2023; Lechasseur et al., 2018), sie andererseits jedoch ein verantwortungsvolles Aufgreifen dahingehend einfordert, die identifizierten Wertekonflikte oder ethischen Dilemmata zu bearbeiten, um ein moralisches Belastungserleben angesichts dieser zu präventieren (Riedel et al., 2023; Riedel & Seidlein, 2024a, b; Andersson et al., 2022; Riedel & Lehmeyer, 2022).

Darüber hinaus wird in den exemplarischen Darlegungen die Bedeutsamkeit der ethischen Reflexionsfähigkeit als Teilkompetenz der Ethikkompetenz erfassbar (SAMW, 2019; Lechasseur et al., 2018; Gallagher, 2006). Hierbei geht es um die ethisch-reflexive Bezugnahme auf die Situation mit moralischem Gehalt sowie die ethisch-reflexive Bezugnahme zur eigenen situativen professionellen Verantwortung, zu den individuellen situativen und strukturellen Handlungsmöglichkeiten und dem moralischen Handlungsvermögen. Dazu gehört auch die aktive reflexive Bezugnahme auf das situationsbezogene und individuelle (Belastungs-)Erleben (SAMW, 2019; Riedel et al., 2023; Goldbach et al., 2023; Riedel et al., 2022b). Es geht um den »Perspektivenwechsel« und um »kritisches Denken« (SAMW, 2019, S. 21). Gallagher (2006, S. 232) unterscheidet drei Formen ethischer Reflexion: »Reflecting on ethical ideas, concepts and theories; reflecting on professional practice, people and events; reflecting on self« (Reflexion über ethische Vorstellungen, Konzepte und Theorien; Reflexion über berufliche Praxis/professionelles Handeln, Menschen und Ereignisse; Reflexion über sich selbst; eigene Übersetzung). Auch bei Gallagher bezieht sich die Reflexion nicht nur auf die Situation mit moralischem Gehalt und auf die beteiligten Personen und Kontextfaktoren, sondern auch auf die Reflexion, sich selbst als Person betreffend.

Ferner wird deutlich, dass sich die Bedeutung der Haltung in mehreren Ethikteilkompetenzen/-komponenten herauslesen lässt, um »ethische Fragestellungen angemessen wahrnehmen, formulieren und bearbeiten [zu] können« (SAMW,

Tab. 8.1: Ethische (Teil-)Kompetenzen, angelehnt an Riedel & Seidlein (2024)

SAMW (Schweizerische Akademie der medizinischen Wissenschaften) (2019) Ethikkompetenzen im Gesundheitswesen Unterscheidung zwischen vier Domänen (S. 15–21) (konsenbasiert) für die Ethikausbildung für Gesundheitsfachpersonen	Rest (1986a, b, 2016) Komponenten moralischen Verhaltens (vgl. Robichaux, 2017) Pflegeausbildung	Pai & Hwu (2024) für die Pflegebildung (literaturbasiert, Fokusgruppen und Delphi-Befragung)	Lechasseur et al. (2018) (Integratives Review) Komponenten ethischer Kompetenz von Pflegenden, Zusammenhänge)	Gallagher (2006, S. 228–237) für die Pflegebildung
	Moralische Sensibilität u. a. Interpretation der Situation	Ethical judgement ethische Beurteilung, z. B. Identifikation, Analyse von ethischen Dilemmata und Konfliktpotenzialen, von MD bei sich und anderen Personen	Ethical sensitivity ethische Fragestellungen und Probleme erkennen, ethische Aspekte einer Situation wahrnehmen	Ethical knowing – the knowledge component of ethical competence z. B. Unterscheidung von Ethikansätzen, Ethik in Theorie und Praxis, Gegenstand professioneller Ethik
Wissen z. B. zentrale Konzeptionen, Traditionen und Werte, ethische Theorien, Anwendungsbereiche				
Fertigkeiten praktische Kompetenzen, z. B. Methoden der Entscheidungsfindung	Moralisches Urteil u. a. Auswahl der Handlungsweise	Ethical sensitivity ethische Sensibilität, z. B. bewusstes Hin- und Zuhören, um ethische Dilemmata, Entscheidungshintergründe und -grundlagen wie auch beteiligte Emotionen aus un-	Ethical knowledge Theorie, ethische Grundlagen, Wissen	Ethical seeing – the perceptual component of ethical competence z. B. Perspektivenwechsel, ganzheitliche Perspektive, moralische Vorstellungskraft

Tab. 8.1: Ethische (Teil-)Kompetenzen, angelehnt an Riedel & Seidlein (2024) – Fortsetzung

Reflexionsfähigkeit z. B. Reflexions-methoden, kritisches Denken, Perspektiven-wechsel, moralische Sensitivität	Moralische Motivation u. a. Entscheidung, was zu tun ist, Entscheidungs-findung	terschiedlichen Perspektiven zu erfassen
	Ethical Motivation ethische Motivation, z. B. ethische Praxis zu unterstützen und zu fördern, Mitwirkung an ethischen Entscheidungs-findungsprozessen	Ethical reflection Reflexion, Abwägen
		Ethical reflecting – the reflective component of ethical competence z. B. kritische Reflexion ethischer Vorstellungen, ethische Reflexions-modelle nutzen, Selbstreflexion
Haltung z. B. Respekt und Toleranz, Fürsorglichkeit, Wahrhaftigkeit und Verlässlichkeit	Moralischer Charakter/moralisches Verhalten u. a. Durchführung, es sich zur Gewohnheit machen, ethische Entscheidungen zu treffen	Ethical action ethisches Handeln, z. B. ethische Argumentation und Kommunikation von ethischen Entscheidungen gegenüber pflegebedürftigen Menschen und deren Familien, Umgang mit ethischen Prinzipien
		Ethical decision-making ethischer Entscheidungs-findungsprozessoder ethisch begründete Entscheidung treffen
		Ethical doing – the action component of ethical competence z. B. ethisches Handeln realisieren sowie die eigene Rolle und »role models« hinterfragen
		Ethical action Ergebnis der Reflexion, Analyse und Bewertung, Umsetzung der ethischen Handlung
		Ethical being – the character component of ethical competence z. B. Ethik in der beruflichen Praxis leben, habitualisieren
		Ethical behavior Haltung und Verhalten

2019, S. 16), und somit gleichsam als eine Klammer fungiert. Die professionellethische Haltung der Pflegefachpersonen konkretisiert sich im ICN-Ethikkodex (2021). Für den Palliative Care-Kontext lässt sich die geforderte ethische Haltung aus den einschlägigen Rahmenwerken entnehmen, wie zum Beispiel der Charta zur Betreuung schwerstkranker und sterbender Menschen (DGP et al., 2020), aber auch aus der Definition der WHO (2002) und der konsentierten definitorischen Grundlegung zu Palliative Care (Radbruch et al., 2020).

Eine ethische Teilkompetenz ist im Rahmen der Tabelle nicht eindeutig erfassbar, kann aber durchaus antizipiert werden: der moralische Mut (»moral courage«). Dem moralischen Mut geht ethische Sensibilität voraus, er erfordert ethische Reflexion und ermöglicht ethisch begründetes Handeln (Riedel & Seidlein, 2024a, b; Riedel & Eckstein, 2025b; Bordbar et al., 2024; Kashani et al., 2023; Luo et al., 2023; Pajakoski et al., 2021). Moralischer Mut fordert laut Numminen et al. (2017, 2019) eine wahre und authentische Präsenz, moralische Integrität, Verantwortung und Verantwortungsübernahme, Ehrlichkeit, Fürsprache, Engagement und Ausdauer sowie Risikobereitschaft und professionelle Erfahrung. Mit dem Ziel einer ethisch guten Palliative Care geht es darum, berufsethische Grundsätze und professionelle Werte argumentativ zu vertreten und zu verteidigen und – trotz der erwarteten oder tatsächlichen nachteiligen Folgen eines situativ ethisch abgewogenen und ethisch begründeten Handelns – entsprechend zu handeln. Der moralische Mut als Teilkompetenz soll an dieser Stelle explizit und ergänzend aufgegriffen werden, da er insbesondere im Kontext der Bewältigung von Moral Distress und Moral Injury eine bedeutsame Rolle spielt (Berdida, 2023; Riedel & Lehmeyer, 2022; Numminen et al., 2017, 2019).

Eine weitere Teilkompetenz, die ebenfalls im Kontext der Prävention und Reduktion von Moral Distress und Moral Injury bedeutsam ist, ist die moralische Resilienz (▶ Kap. 6; Rushton, 2024a, b; Rushton & Mealer, 2024; Riedel & Seidlein, 2024a, b; Riedel et al., 2023; Spilg et al., 2022; Wald & Monteverde, 2021; Hossain & Clatty, 2021; Antonsdottir et al., 2021; Heintze, 2021; Monteverde, 2016). Rushton (2024a, b) folgend beschreibt moralische Resilienz die Fähigkeit eines Individuums, seine (moralische) Integrität als Reaktion auf moralische Widrigkeiten/Herausforderungen aufrechtzuerhalten oder wiederherzustellen. Moralische Resilienz umfasst gemäß der Autorin die Wiedererlangung moralischer Stabilität und Ausgeglichenheit nach der Erfahrung gefährdeter moralischer Integrität bzw. nach Situationen mit dem Potenzial der Integritätsverletzung. An anderer Stelle formuliert Rushton (2018): «[…] if one is morally resilient, it is possible to find ways of addressing moral suffering and distress that overcome their negative, debilitating aspects» (S. 105). Das heißt: Moralische Resilienz beschreibt die Fähigkeit der Pflegefachperson, die moralische Integrität zu erhalten, zu schützen oder wiederherzustellen bzw. angesichts einer verletzten Integrität wieder moralische Stabilität zu erlangen, was insbesondere im Kontext von Moral Distress und Moral Injury grundlegend ist.

Als Zwischenergebnis lässt sich Folgendes festhalten: Neben der übergreifenden Bedeutsamkeit von Ethikkompetenzen zur Reduktion und Prävention von Moral Distress und Moral Injury sind insbesondere drei Teilkompetenzen herauszustellen

– die ethische Reflexionsfähigkeit, der moralische Mut und die moralische Resilienz.

Im nächsten Schritt geht es darum die ethischen Kompetenzen zu identifizieren, die im Kontext der Palliative Care-Qualifikation bedeutsam sind.

8.3 Ethikkompetenzen in der Palliative Care

Die übergreifende Darlegung von Ethikkompetenzen im Pflege- und Gesundheitswesen ermöglicht einen Abgleich zu den spezifischen Ethikkompetenzen im Palliative Care-Kontext. Deren Relevanz ist unstrittig (Phillips et al., 2024; Geng et al., 2024; Hökkä et al., 2020, 2021, 2024; Dumont et al., 2022; De Panfilis et al., 2020; Gamondi et al., 2013b) und deren konsequente Einbindung in die Palliative Care-Qualifikation, Fort- und Weiterbildung – bestenfalls als genuiner Gegenstand jeglicher Module – soll mit der nachfolgenden Konkretion untermauert werden. Dies auch vor dem Hintergrund des bestehenden Konsenses, dass Ethikkompetenzen zur Prävention und Reduktion von Moral Distress und Moral Moral Injury beitragen (Seiler et al., 2024; Riedel et al., 2023, Tavakol et al., 2023; Berdida, 2023; Riedel et al., 2022a, b; Amos et al., 2025; Amos & Epstein, 2022; Morley et al., 2021). Angesichts des per se bestehenden Potenzials von Moral Distress und Moral Injury in der Palliative Care (▶ Kap. 1, ▶ Kap. 2, ▶ Kap. 3, ▶ Kap. 4, ▶ Kap. 5) können und sollten Bildungseinrichtungen im Rahmen der Ethikbildung in Bezug auf die Festigung der moralischen Integrität der Pflegefachpersonen, den Berufsverbleib und die Pflege- und Versorgungsqualität einen wichtigen Beitrag leisten. Unseres Erachtens haben sie eine unmittelbare bildungsbezogene Verantwortung dahingehend, den Teilnehmenden insbesondere auch *die* ethischen Kompetenzen zu vermitteln, die zur moralischen Entlastung beitragen.

Die Ausgestaltung der Ethikbildung ist im Rahmen der jeweiligen Bildungsangebote sukzessive weiterzuentwickeln und zu verdichten. Die SAMW (2019, S. 10) definiert hierfür drei Kompetenzstufen: »Stufe 1: Erwerb der erforderlichen theoretischen Kenntnisse. Stufe 2: Fähigkeit, ein ethisches Problem zu erkennen, zu analysieren und auf der Grundlage der erworbenen Kenntnisse zu argumentieren. Stufe 3: Aktive Teilnahme an einer intra- oder interprofessionellen Diskussion über eine ethische Fragestellung mit dem Ziel, ein erweitertes Verständnis der Situation, einen akzeptablen Vorschlag für das weitere Vorgehen oder eine tragbare Entscheidung zu erreichen. Dazu kommt die Fähigkeit, ein ethisches Problem mit Patientinnen (und Angehörigen) zu besprechen, ihre Präferenzen und Argumente zu erheben sowie die getroffene Entscheidung zu kommunizieren«.

In Bezug auf die Reduktion und Prävention von Moral Distress und Moral Injury sollten die Kompetenzstufen 2 und 3 nicht getrennt voneinander gedacht werden (Riedel & Seidlein, 2024a), angesichts des oben genannten Zusammenhangs zwischen ethischer Sensibilität – die sich vornehmlich in der Kompetenzstufe 2 repräsentiert – und der vielfach einhergehenden Notwendigkeit, die identifizierten und analysierten ethischen Dilemmata und Konflikte, z. B. im Rahmen einer ethischen Fallbesprechung (Kompetenzstufe 3), systematisiert zu diskutieren (hierzu vgl. auch ▶ Kap. 10). Im Rahmen einer Fort- und Weiterbildungsmaßnahme sollten demzufolge bestenfalls stets alle drei Kompetenzstufen parallel gedacht werden.

Bezüglich der Frage, welche konkreten Ethikkompetenzen im Kontext der Palliative Care-Qualifikation vermittelt werden sollen, wird exemplarisch auf die »Kompetenzbasierte berufsgruppenunabhängige Matrix zur Erstellung von Curricula für die Weiterbildung curricularer Bildungsinhalte in Palliative Care/Palliativmedizin (KoMPaC)« (Deutsche Gesellschaft für Palliativmedizin (DGP), 2017) sowie die »Core competencies in palliative care« der EAPC (Gamondi et al., 2013a, b) Bezug genommen. Da sich die Matrix der DGP an den Kompetenzen der EAPC orientiert, zeigt die nachfolgende Tabelle (▶ Tab. 8.2) zunächst die Kernkompetenzen der EAPC (Gamondi et al., 2013b, S. 142), die dann grundlegend für die »Kompetenzbasierte berufsgruppenunabhängige Matrix zur Erstellung von Curricula für die Weiterbildung curricularer Bildungsinhalte in Palliative Care/Palliativmedizin (KoMPaC)« (DGP, 2017) sind.

Tab. 8.2: Ethikkompetenzen (EAPC, 2013)

Ethikkompetenzen der EAPC (Gamondi et al., 2013b, S. 142) Palliative care professionals should be able to …				
7a: »Act in respect of bioethical principles, national and international legal frameworks and patients' wishes and values.«	7b: »Foster patients' autonomy, in balance with other ethical principles such as benevolence, non-maleficence and justice.«	7c: »Support patients to express their preferences and wishes about their care and treatments during the disease trajectory.«	7d: »Enable patients, families and carers to be part of the decision-making process.«	7e: »Be aware that the most appropriate ethical care may not always coincide with patients' wishes and preferences.«

In der Matrix der DGP findet sich – vergleichbar zum EAPC-Curriculum (hier die Kernkompetenz (7)) – eine Kernkompetenz, die wie folgt überschrieben ist: »Auf die Herausforderungen der klinischen und ethischen Entscheidungsfindung in Palliative Care reagieren« (DGP, 2017, S. 41). Diese Kernkompetenz wird strukturiert nach den folgenden Elementen: Wissen, Fertigkeiten und Selbstkompetenz (S. 41–43). An dieser Stelle soll das Augenmerk auf die ethischen Kompetenzen gerichtet werden, die neben der ethisch begründeten Entscheidungsfindung auch zur Prävention oder Reduktion des moralischen Belastungserlebens beitragen. Diese kann man unter der »Selbstkompetenz der Teilnehmer« (S. 42–43) antizipieren.

Tab. 8.3: Selbstkompetenz (DGP 2017)

»Selbstkompetenz der Teilnehmer« (DGP, 2017, S. 42–43). Die Teilnehmerin/der Teilnehmer…		
… »ist sich bewusst und kann reflektieren, dass die Versorgung unter ethischen Aspekten und aus der eigenen fachlichen Perspektive nicht in jedem Fall den Präferenzen und Wünschen des Patienten entsprechen muss.« (S. 42)	… »ordnet die ethischen Prinzipien im eigenen Wertegefüge ein.« (S. 42)	… »toleriert und respektiert die autonomen Entscheidungen des Patienten und seiner An- und Zugehörigen.« (S. 43)

Deutlich wird, dass in beiden Darlegungen der Fokus auf den mit einer ethischen Entscheidung verbundenen Anforderungen und Grenzen, deren Reflexion und dem Bewusstwerden der Komplexität und möglichen Einordnung ethischer Konfliktsituationen und -konstellationen liegt. Was demgegenüber gänzlich fehlt – und möglicherweise dem geschuldet ist, dass das Dokument der DGP aus dem Jahr 2017 und das der EAPC, auf das sich die Matrix der DGP bezieht, aus dem Jahr 2013 (Gamondi et al., 2013a, b) stammt und damals die Themen Moral Distress und Moral Injury noch nicht derart präsent waren – ist der im ICN formulierte Aspekt: Pflegefachpersonen »wenden ethische Verhaltensweisen an und entwickeln Strategien, um […] mit moralischen Belastungen umzugehen« (ICN, 2021, S. 18). Bezogen auf die Ethikkompetenzen waren zum damaligen Zeitpunkt (2017, 2013) somit vornehmlich die »anspruchsvollen ethischen und moralischen Fragestellungen« und die »Bewältigung ethischer Herausforderungen« (DGP, 2017, S. 40) im Blick, nicht aber die Pflegefachpersonen und der Schutz ihrer moralischen Integrität.

Ein dritter Bezugspunkt für die Analyse der Ethikkompetenzen im Rahmen der Palliative Care-Qualifikation stellt die zweite Auflage der »Competencies and Recommendations for Educating Nursing Students (CARES)« (American Association of Colleges of Nursing et al., 2022) dar. Einführend wird folgende Ausrichtung beschrieben: »The second edition of the Competencies and Recommendations for Educating nursing Students (CARES) emphasizes the essential role of nurses in providing compassionate, evidence-based primary palliative care at the highest level of their scopes of practice. The second edition also focuses on the nurses' role as advocates and leaders in advancing palliative care.« Die Bedeutsamkeit der Pflegefachpersonen im Kontext der Palliative Care, insbesondere auch die professionelle Rolle, wird damit deutlich unterstrichen (vgl. hierzu auch Dahlin et al., 2025; Godrie et al., 2024). Die *zweite* Auflage der Kompetenzen und Empfehlungen verdeutlicht ferner, dass es sukzessive curricularer Anpassungen in der Palliative Care-Qualifikation bedarf (Lippe et al., 2022). Das Augenmerk liegt im Folgenden wiederum auf den Ethikkompetenzen, die in diesem Papier anhand von zwei Qualifikationsniveaus differenziert werden.

In den exemplarischen aktuellen Kompetenzbeschreibungen bzw. Empfehlungen zur Qualifikation von Pflegefachpersonen in Bezug auf Palliative Care (American Association of Colleges of Nursing et al., 2022) wird deutlich, dass zwei im

Kontext der Prävention und Reduktion von Moral Distress und Moral Injury relevante Ethik(teil-)kompetenzen – auf beiden Kompetenzniveaus – explizit herauszulesen sind: moralischer Mut und Kompetenzen der ethischen Reflexion, insbesondere auch der Selbstreflexion mit dem Ziel der Selbstfürsorge und Bewältigung. Die dritte relevante Ethikteilkompetenz kann dementsprechend antizipiert werden, da Selbstreflexion und Selbstfürsorge die moralische Resilienz stärken.

Tab. 8.4: Ethikkompetenzen (American Association of Colleges of Nursing et al., 2022)

American Association of Colleges of Nursing et al. (2022)	
»Entry-level professional nurses should achieve the following by the end of their formal nursing education« (Kompetenzen nach der pflegeberuflichen Grundqualifikation)	»Advanced-level nurses should achieve the following by the end of their formal nursing education« (Kompetenzen auf einem fortgeschrittenen Niveau)
»Reflect on one's ethical, cultural, and spiritual values and their influence on relationships in palliative care.« (Nr. 3) »Apply ethical principles, social justice, and moral courage in the care of patients with serious illness, their families, and communities.« (Nr. 8) »Implement self-care behaviors to cope with the experience of caring for seriously ill and dying patients and their families.« (Nr. 15)	»Demonstrate leadership guided by principles of ethics, social justice, equity, and moral courage in the advancement of quality palliative care.« (Nr. 4) »Contribute to an environment that fosters well-being for self, patients, families, and team members to cope with suffering, grief, loss, and bereavement.« (Nr. 15).

Deutlich wird an dieser exemplarischen Darlegung ethischer (Kern-)Kompetenzen im Rahmen der Palliative Care-Qualifikation, dass Ethik(teil-)kompetenzen, die für die Prävention und Reduktion von moralischem Belastungserleben bedeutsam sind, in älteren einschlägigen curricularen Rahmenkonzepten bislang nicht ausgewiesen werden, in aktuellen Empfehlungen und Kompetenzbeschreibungen indes explizit formuliert und antizipierbar sind (Dahlin et al., 2025; American Association of Colleges of Nursing et al., 2022; Lippe et al., 2022). Dies verweist einerseits auf ein erhöhtes Bewusstsein dahingehend, dass Moral Distress und Moral Injury beachtliche Phänomene in der Pflege sind, was sich im ICN-Ethikkodex (ICN, 2021) und in aktuellen Curricula für die Pflege und das Gesundheitswesen widerspiegelt (z. B. American Association of Colleges of Nursing, 2021; SAMW, 2019). Parallel dazu sind die beiden Phänomene Gegenstand der Palliative Care-Forschung (Peng et al., 2025; Lee et al., 2024; Geng et al., 2024; Pereira et al., 2023; Corradi-Perini et al., 2021; Hemberg & Bergdahl, 2020; Maffoni et al., 2019; Lee et al., 2019). Andererseits ist es evident, dass sich Festlegungen von zu erreichenden Kompetenzen – auf allen Qualifikationsniveaus – mit den professionellen und gesellschaftlichen Entwicklungen und Anforderungen entsprechend verändern und neu ausrichten müssen (ELNEC, 2024). Die exemplarischen Darlegungen verdeutlichen, dass die Palliative Care-Qualifikation dynamisch ist, kontinuierlichen Anpassungen und Ergänzungen bedarf, die insbesondere auch die (Weiter-) Entwicklung von Ethikkompetenzen betreffen.

Einschränkend ist an dieser Stelle zu konstatieren, dass diese begrenzte Dokumentenanalyse keinen Rückschluss darauf zulässt, welche Ethik(teil-)kompetenzen in den jeweiligen Qualifizierungsangeboten bei den Teilnehmenden (weiter-)entwickelt werden. Sie kann indes dahingehend sensibilisieren, in der Ausgestaltung der jeweiligen Angebote zukünftig weiter und breiter zu denken. Dies bezieht sich insbesondere auf die (Weiter-)Entwicklung der ethischen Reflexionskompetenz, des moralischen Mutes, aber auch auf die (Weiter-)Entwicklung moralischer Resilienz. Fraglich ist an dieser Stelle auch, ob im Rahmen der in Deutschland gesetzlich geforderten Weiterbildung von 160 Stunden Fachweiterbildung Palliative Care dieser ethisch erweiterte Kompetenzbereich aktuell tatsächlich erfüllt werden kann. Dies ist auch dann zu prüfen, wenn Ethik als sogenanntes Querschnittsthema curricular verankert ist. Wenn nicht, sind entsprechende Konsequenzen zu ziehen, sowohl im Sinne der moralischen Integrität der Pflegefachpersonen wie auch im Sinne der Palliative Care-Qualität.

8.4 Fazit

Die Bedeutsamkeit von Ethikkompetenzen in der Palliative Care ist angesichts der aktuellen gesellschaftlichen Diskussionen zur letzten Lebensphase, zum assistierten Suizid und den damit verbundenen ethischen Kontroversen und moralischen Unsicherheiten, den bestehenden Restriktionen und der Verknappung von Ressourcen im Pflege- und Gesundheitswesen, aber auch angesichts der Palliative Care-Erwartungen an eine qualitätsvolle Begleitung und Versorgung schwerstkranker und sterbender Menschen evident (Godrie et al., 2024; Dörmann et al., 2023; May et al., 2022; Sallnow et al., 2002). Hieraus ergibt sich eine explizite bildungsbezogene Verantwortung hinsichtlich der Qualität der Palliative Care-Pflege, -Begleitung und -Versorgung (Dahlin et al., 2025; Peng et al., 2025; Hökkä et al. 2020, 2024; vgl. Maffoni et al., 2019), aber auch gegenüber den Pflegefachpersonen im Palliative Care-Setting im Hinblick auf die Prävention und Reduktion von Moral Distress und Moral Injury.

Ferner wurde deutlich, dass die (Weiter-)Entwicklung ethischer (Teil-)Kompetenzen genuiner Gegenstand von Palliative Care-Qualifikationen und -Weiterbildungen ist und in einem noch stärkeren, spezifizierten Maße werden muss. Demgemäß ist eine weitere bildungsbezogene Verantwortung abzuleiten: Bezogen auf die Gesamtheit relevanter ethischer (Teil-)Kompetenzen müssen sich insbesondere die Kompetenzen noch stärker in curricularen Rahmenwerken abbilden, die zur moralischen Entlastung beitragen und Moral Distress sowie Moral Injury präventieren und reduzieren. Der Beitrag skizziert dahingehend zentrale Ethik(teil-)kompetenzen, die eine Grundlage und einen Rahmen für die verantwortliche curriculare Einbindung von Ethik(teil-)kompetenzen bestehender oder neu zu konzipierende Angebote der Fort- und Weiterbildung im Kontext der Palliative Care sein können. Wenngleich zu konstatieren ist, dass angesichts des komplexen und subjektiven Charakters von moralischem Belastungserleben wie Moral Distress und Moral Injury sowohl in Bezug auf die Ursachen wie auch die Auswirkungen betreffend, eine einzelne Intervention zur Reduktion und Prävention nicht ausreichend ist (▶ Kap. 7–14), so spielt die Ethikbildung und die Entwicklung spezifischer Ethik(teil-)kompetenzen hier eine bedeutsame Rolle und sollte folglich auch im Rahmen der Palliative Care-Qualifikation konsequent und bewusst Eingang finden.

8.5 Literatur

American Association of Colleges of Nursing, ELNEC, City of Hope. (2022). *Primary Palliative Care Competencies for Undergraduate and Graduate Nursing Students* (CARES/G-CARES, 2nd ed.). https://www.aacnnursing.org/Portals/42/ELNEC/PDF/ELNEC-Cares-and-G-CARES-2nd-Edition.pdf

American Association of Colleges of Nursing. (2021). *The Essentials: Core Competencies for Professional Nursing Education.* https://www.aacnnursing.org/Portals/0/PDFs/Publications/Essentials-2021.pdf

Amos, V., Whitehead, P., Epstein, B. (2025). Moral Distress Consultation Services: Insights from Unit- and Organizational-Level- Leaders. *Journal of Healthcare Management*, 70(1), 32–48. https://doi.org/10.1097/JHM-D-24-00028

Amos, V. K., Epstein, E. (2022). Moral distress interventions: An integrative literature review. *Nursing Ethics*, 29(3), 582–607. https://doi.org/10.1177/09697330211035489

Andersson, H., Svensson, A., Frank, C., et al. (2022). Ethics education to support ethical competence learning in healthcare: an integrative systematic review. *BMC Medical Ethics*, 23, 29. https://doi.org/10.1186/s12910-022-00766-z

Antonsdottir, I., Rushton, C. H., George, L., et al. (2021). Burnout and moral resilience in interdisciplinary healthcare professionals. *Journal of Clinical Nursing, 31*(1–2), 196–208. https://doi.org/10.1111/jocn.15896

Berdida, D. J. E. (2023). The mediating roles of moral courage and moral resilience between nurses' moral distress and moral injury: An online cross-sectional study. *Nurse Education in Practice*, 71, 103730. https://doi.org/10.1016/j.nepr.2023.103730

Bordbar, S., Bahmaei, J., Rad, H.F., et al. (2024). Investigate the state of critical thinking and its impact on moral courage and moral sensitivity, evidence from nurses' perspectives. *BMC Nursing*, 23, 825, https://doi.org/10.1186/s12912-024-02496-6

Corradi-Perini, C., Beltrao J. R., de Castro Oliveira Ribeiro, U. R. V. (2021). Circumstances related to moral Distress in Palliative Care: An integrative Review. *Am J Hosp Palliat Care*, 38(11), 1391–1397. https://doi.org/10.1177/1049909120978826

Dahlin, C., Wholihan, D., Wiencek, C., et al. (2025). Recommendations for Specialty Palliative APRN Graduate Education. *Nurse Educator, 50*(2), E63–E67. https://doi.org/10.1097/NNE.0000000000001749

De Panfilis, L., Tanzi, S., Perin, M., et al. (2020) »Teach for ethics in palliative care«: a mixed-method evaluation of medical ethics training programme. *BMC Palliative Care*, 19, 149. https://doi.org/10.1186/s12904-020-00653-7

De Panfilis, L., Di Leo, S., Piruselli, C., et al. (2019). »I go into crisis when …«: ethics of care and moral dilemmas in palliative care. *BMC Palliative Care*, 18, 70. https://doi.org/10.1186/s12904-019-0453-2

DGP (Deutsche Gesellschaft für Palliativmedizin e.V.). (2017). *Kompetenzbasierte berufsgruppenunabhängige Matrix zur Erstellung von Curricula für die Weiterbildung curricularer Bildungsinhalte in Palliative Care/Palliativmedizin* (KoMPaC). Pallia Med Verlag.

DGP/Deutsche Gesellschaft für Palliativmedizin e. V., Deutscher Hospiz- und Palliativverband e. V., & Bundesärztekammer (2020). *Charta zu Betreuung schwerstkranker und sterbender Menschen in Deutschland.* (Januar 2020). https://www.charta-zur-betreuung-sterbender.de/files/dokumente/2020_Charta%20Broschuere_Stand_Jan2020.pdf

Dörmann, L., Nauck, F., Wolf-Ostermann, K., et al. (2023) »I schould as least have the feeling that it really comes from within«: Professional Nursing Views on Assisted Suicide. *Palliative Medicine Reports*, 4(1), 175–184. http://online.liebertpub.com/doi/10.1089/pmr.2023.0019

Dumont, S., Turcotte, V., Aubin, M., et al. (2022). The challenges of ethical deliberation in palliative care settings: A descriptive study. *Palliative and Supportive Care*, 20, 212–220. https://doi.org/10.1017/s1478951521000729

ELNEC. (2024). *End-of-Life Nursing Education Consortium (ELNEC) Fact Sheet* (updated April 2024). https://www.aacnnursing.org/Portals/42/ELNEC/PDF/ELNEC-Fact-Sheet.pdf

Gallagher, A. (2006). The teaching of nursing ethics: content and method. Promoting ethical competence. In Davis, A.J., Tschudin, V., de Reve, L. (Hrsg.), *Essentials of teaching and learning in nursing ethics*. Perspectives and methods (S. 223–239), Elsevier.

Gamondi, C., Larkin, P., Payne, S. (2023a). Core competencies in palliative Care: an EAPC White Paper on palliative care education – part 1. *European Journal of Palliative Care*, 20(2), 86–91.

Gamondi, C., Larkin, P., Payne, S. (2023b). Core competencies in palliative Care: an EAPC White Paper on palliative care education – part 2. *European Journal of Palliative Care*, 20(3), 140–145.

Gasmans C., Mertens, E., Palese, A. et al. (2025). Perspectives of nurses and patient repräsentatives on the morally competent nurse: An international focus group study. *International Journal of Nursing Stuides Advances*, 8, 100296. https://doi.org/10.1016/j.ijnsa.2025.100296

Geng, S., Zhang, L., Zhang, Q., et al. (2024). Ethical dilemmas for palliative care nurses: systematic review. *BMJ Supportive & Palliative Care*. https://doi.org/10.1136/spcare-2023-004742

Godrie, F., van Zuilekon, I., Onwuteaka-Philipse, B., et al. (2024). Specialized expertise among healthcare professionals in palliative care – A scoping review. *BMC Palliative Care*, 23, 170. https://doi.org/10.1186/s12904-024-01498-0

Goldbach, M., Riedel, A., Lehmeyer, S. (2023). Entstehung und Wirkung moralischen Belastungserlebens bei Pflegefachpersonen. In Riedel, A., Lehmeyer, S., & Goldbach, M. (Hrsg.), *Moralische Belastung von Pflegefachpersonen. Hintergründe – Interventionen – Strategien* (S. 35–68). Springer.

Heinze, K. E., Hanson, G., Holtz, H., et al. (2021). Measuring Health Care Interprofessionals' Moral Resilience: Validation of the Rushton Moral Resilience Scale. *Journal of Palliative Medicine*, 24(6), 865–872. https://doi.org/10.1089/jpm.2020.0328

Hemberg, J., Bergdahl, E. (2020). Ethical sensitivity and perceptiveness in palliative home care through co-creation. *Nursing Ethics*, 27(2), 446–460. https://doi.org/10.1177/0969733019849464

Hemberg, J., Hemberg, H. (2020). Ethical competence in a profession: Healthcare professionals' views. *Nursing Open*, 7, 1249–1259. https://doi.org/10.1002/nop2.501

Hökkä, M., Revelin, T., Coupez, V., et al. (2024). Core Palliative Care Competencies for Undergraduate Nursing Education: International Multisite Research Using Online Nominal Group Technique. *Journal of Palliative Care*, 39(3), 217–226. https://doi.org/10.1177/08258597241244650

Hökkä, M., Melender, H.-L., Lehto, J. T., et al. (2021). Palliative Nursing competencies required for different levels of palliative care provision: a qualitative analysis of health care professionals' perspective. *Journal of Palliative Medicine*, 24(10), 1516–1524. https://doi.org/10.1089/jpm.2020.0632

Hökkä, M., Martins Pereira, S., Pölkki, T., et al. (2020). Nursing competencies across different levels of palliative care provision: A systematic integrative review with thematic synthesis. *Palliative Medicine*, *34*(7), 851–870. https://doi.org/10.1177/0269216320918798

Hossain, F., Clatty, A. (2021). Self-care strategies in response to nurses' moral injury during COVID-19 pandemic. *Nursing Ethics*, *28*(1), 23–32. https://doi.org/10.1177/0969733020961825

ICN (International Council of Nurses). (2021). *Der ICN-Ethikkodex für Pflegefachpersonen.* https://www.dbfk.de/media/docs/newsroom/publikationen/ICN_Code-of-Ethics_DE_WEB.pdf

Kashani, M., Bozorgzad, P., Masror Roudsary, D., et al. (2023). The relationship between moral courage and providing safe care in nurses: A cross-sectional study. *Journal of education and health promotion*, *12*, 352. https://doi.org/10.4103/jehp.jehp_977_22

Khodaveisi, M., Oshvandi, K., Bashirian, S., et al. (2021). Moral courage, moral sensitivity and safe nursing care in nurses caring of patients with COVID-19. *Nursing open*, *8*(6), 3538–3546. https://doi.org/10.1002/nop2.903

Koskenvuori, J., Stolt, M., Suhonen, R., et al. (2019). Healthcare professionals' ethical competence: A scoping review. *Nursing Open*, *5*, 5–17. https://doi.org/10.1002/nop2.173

Koskinen, C., Kaldestad, K., Rossavik, B. D. et al. (2022). Multi-professional ethical competence in healthcare – an ethical practice model. *Nursing Ethics*, *29*(4), 1003–1013. https://doi.org/10.1177/09697330211062986

Kühlmeyer, K., Rauprich, O. (2025). Interprofessionelles Lernen in der kompetenzorientierten Ethik-Lehre im Medizinstudium. In Frewer, A. (Hrsg.), *Ethical Competencies in Medicine. German and Global Perspectives* (S. 199–222), Königshausen & Neumann.

Latta, L., MacLeod, R. (2019). Palliative Care Education: An Overview. In: MacLeod, R., & Block L. (Hrsg.), *Textbook of Palliative Care* (S. 839–859). Springer.

Lechasseur, K., Caux, C., Dollé, S., et al. (2018). Ethical competence: An integrative review. *Nursing Ethics*, *25*(6), 694–706. https://doi.org/10.1177/0969733016667773

Lehmeyer, S., Riedel, A. (2022). Ethikkompetenzentwicklung zukünftiger Pflegefachpersonen. In Riedel, A., & Lehmeyer, S. (Hrsg.), *Ethik im Gesundheitswesen* (S. 11–25), Springer.

Lee, M. N., Kwon, S.-H., Yu, S., et al. (2025). Unveiling nurses' end-of-life care experiences: Moral distress and impacts. *Nursing Ethics*, *31*(8), 1600–1615. https://doi.org/10.1177/09697330241246086

Linde, A.-C., Riedel, A. (2025). Exemplarische Methoden der Ethikbildung und der Ethikkompetenz(weiter)entwicklung. In Riedel A., Linde, A.-C. (Hrsg.), Ethische Reflexion in der Pflege. Konzepte – Werte – Phänomene. 2. Auflage. Im Erscheinen.

Lippe, M., Davis, A., Stock, N., et al. (2022). Updated palliative care competencies for entry-to-practice and advanced-level nursing students: New resources für nursing faculty. *Journal of Professional Nursing*, *42*, 250–261. https://doi.org/10.1016/j.profnurs.2022.07.012

Luo, Z., Wang, C.C., Zheng, N., et al. (2023). Correlations between moral courage, moral sensitivity, and ethical decision-making by nurse interns: a cross-sectional study. *BMC Nursing*, *22*, 260. https://doi.org/10.1186/s12912-023-01428-0

Maffoni, M., Argentero, P., Giorgi, I., et al. (2019). Healthcare professionals' moral distress in adult palliative care: a systematic review. *BMJ Supportive & Palliative Care*, *9*(3), 245–254. https://doi.org/10.1136/bmjspcare-2018-001674

May, S., Gabb, F., Ignatyev, Y., et al. (2022). Mental and physical well-being and burden in Palliative Care nursing: A cross-setting mixed-methods Study. *International Journal of Environmental Research and Public Health*, *19*, 6249. https://doi.org/10.3390/ijerph19106240

Monteverde, S. (2016). Caring für tomorrow's workforce: Moral resilience in healthcare ethics education. *Nursing Ethics*, *23*(1), 104–116. https://doi.org/10.1177/0969733014557140

Morley, G., Field, R., Horsburgh, C. C., et al. (2021). Interventions to mitigate moral distress: A systematic review of the literature. *International Journal of Nursing Studies*, *201*, 103984. https://doi.org/10.1016/j.ijnurstu.2021.103984

Numminen, O., Katajisto, J., Leino-Kilpi, H. (2019). Development and validation of Nurses' Moral Courage Scale. *Nursing Ethics*, *26*(7–8), 2438–2455. https://doi.org/10.1177/0969733018791325

Numminen, O., Repo, H., Leino-Kilpi, H. (2017). Moral courage in Nursing: A concept analysis. *Nursing Ethics*, *24*(8), 878–891. https://doi.org/10.1177/0969733016634155
Pai, H.-C., Hwu, L.-J. (2024). Development of the ethical decision-making competence scale. *Nursing Ethics*. https://doi.org/10.1177/09697330241235300
Pajakoski, E., Ranniko, S., Leino-Kilpi, H., et al. (2021). Moral Courage in Nursing – An integrative literature review. *Nursing & Health Sciences*, *23*, 570–585. https://doi.org/10.1111/nhs.12805
Peng, M., Guan, Q., Zhu, X. (2025). Moral distress, attitude toward death, and palliative care core competencies among ICU nurses: a cross-sectional study. *BMC Palliative Care*, *24*, 16. https://doi.org/10.1186/s12904-025-01655-z
Pereira, A. G., Linzer, M., Berry, L. L. (2023). Mitigating Moral Injury for Palliative Care Clinicians. *Palliative Medicine Reports*, *4*(1), 24–27. https://doi.org/10.1089/pmr.2022.0062
Philipps, J. L., Virdung, C., Vandersman P., et al. (2024). Nursing and Palliative Care. In MacLeod, R. D., & Van den Block, L. (Hrsg.), *Textbook of Palliative Care* (S. 1–20), Springer. https://doi.org/10.1007/978-3-319-31738-0_43-2.
Radbruch, L., De Lima, L., Knaul, F., et al. (2020). Redefining Palliative Care – A new consensus-based definition. *Journal of Pain and Symptom Management*, *60*(4), 754–764. https://doi.org/10.1016/j.jpainsymman.2020.04.027
Rest, J. R. (1986a). Ein interdisziplinärer Ansatz zur Moralerziehung und ein Vierkomponenten-Modell der Entstehung moralischer Handlungen. In Oser F., Althof W., & Garz, D. (Hrsg.), *Moralische Zugänge zum Menschen. Zugänge zum moralischen Menschen* (S. 20–41). Kindt.
Rest J. R. (1986b). *Moral development: Advances in research and theory.* Praeger.
Rest, J. R. (2016). Die Rolle des moralischen Urteilens im moralischen Handeln. In D. Garz, F. Oser, W. Althof (Hrsg.), *Moralisches Urteil und Handeln* (S. 82–116). Suhrkamp.
Riedel, A., Eckstein, C. (2025a). Riedel A, Eckstein C (2025) Der dritte Lernort (Skills-Lab) als bedeutsame Chance der Ethikkompetenzentwicklung im Rahmen des primärqualifizierenden Studiums. In Frewer, A. (Hrsg.), *Ethical Competencies in Medicine. German and Global Perspectives* (S. 177–197), Königshausen & Neumann.
Riedel, A., Eckstein, C. (2025b). Im geschützten Raum: Ethikbildung am dritten Lernort. *Pflege Zeitschrift*, *78*(4), 42–45. https://doi.org/10.1007/s41906-025-2803-4
Riedel, A., Seidlein, A.-H. (2024a). Ethische Kompetenz. socialnet Lexikon, (Zugriff am: 09.02.2025). https://www.socialnet.de/lexikon/30082
Riedel, A., Seidlein, A.-H. (2024b). Moralisches Belastungserleben. socialnet Lexikon, (Zugriff am: 19.02.2025). https://www.socialnet.de/lexikon/29976
Riedel, A., Goldbach, M., Lehmeyer, S., et al. (2023). Ethische Kompetenzen und lebenslange Ethikbildung. In Riedel, A., Lehmeyer, S., & Goldbach, M. (Hrsg.), *Moralische Belastung von Pflegefachpersonen. Hintergründe – Interventionen – Strategien* (S. 71–88). Springer.
Riedel, A., Lehmeyer, S., Monteverde, S. (2022a). Ethikbildung in der Pflege – strukturelle Besonderheiten und didaktische Implikationen der Pflegeausbildung. *Ethik in der Medizin*, *34*(3), 387–406. https://doi.org/10.1007/s00481-022-00709-7
Riedel, A., Goldbach, M., Lehmeyer, S. (2022b). Moralisches Belastungserleben professionell Pflegender – Modellierung der Entstehung und Wirkung eines ethisch bedeutsamen Phänomens. In Riedel, A., & Lehmeyer, S. (Hrsg.), *Ethik im Gesundheitswesen* (S. 427–446), Springer.
Riedel A, Lehmeyer, S. (2022). Erlebensqualitäten moralischer Belastung professionell Pflegender und die Notwendigkeit des Schutzes der moralischen Integrität – am Beispiel der COVID-19-Pandemie. In Riedel, A., & Lehmeyer, S. (Hrsg.), *Ethik im Gesundheitswesen* (S. 447–475), Springer.
Robichaux, C. (2017). Developing Ethical Skills: A Framework. In Robichaux. C. (Hrsg.), *Ethical Competence in Nursing Practice. Competencies, Skills, Decision Making* (S. 23–46), Springer.
Rushton, C. H. (2024a). Mapping the Path of Moral Adversity. In Rushton, C. H. (Hrsg.), *Moral resilience. Transforming moral suffering in healthcare. Second Edition.* (S. 63–99), Oxford University Press.

Rushton, C. H. (2024b). Conceptualizing Moral Resilience. In Rushton, C. H. (Hrsg.), *Moral resilience. Transforming moral suffering in healthcare. Second Edition* (S. 63–99), Oxford University Press.

Rushton, C. H., Mealer, M. (2024). The Many Faces of Resilience. In Rushton, C. H. (Hrsg.), *Moral resilience. Transforming moral suffering in healthcare. Second Edition* (S. 133–161), Oxford University Press.

Rushton, C. H. (2018). The Many Faces of Resilience. In Rushton, C. H. (Hrsg.), *Moral resilience. Transforming moral suffering in healthcare* (S. 104–124), Oxford University Press.

Sallnow, L., Smith, R., Ahmedzai, S. H., et al. (2022). Report of the Lancet Commission on the Value of Death: bringing death back into life. *Lancet*, *399*, 837–884.

SAMW (Schweizerische Akademie der medizinischen Wissenschaften). (2019). *Ethikausbildung für Gesundheitsberufe*. https://www.samw.ch/de/Publikationen/Richtlinien.html.

Seidlein, A.-H., Rave, F., Rogge, A., et al. (2023). Ethik-Fortbildungen als Element der klinischen Ethikarbeit.: Ein Überblick über Formate und weitere strukturierende Element. *Ethik in der Medizin*, *35*, 341–356. https://doi.org/10.1007/s00481-023-00755-9

Seiler, A., Milliken, A., Leiter, E. L., et al. (2024). The Psychoneuroimmunological Model of Moral Distress and Health in Health Care Workers: Toward Individual and System-Level Solutions. *Comprehensive Psychoneuroendocrinology*, *17*, 100226. https://doi.org/10.1016/j.cpnec.2024.100226

Spilg, E. G., Rushton, C. H., Phillips, J. L., et al. (2022). The new frontline: exploring the links between moral distress, moral resilience and mental health in healthcare workers during the COVID-19 pandemic. *BMC Psychiatry*, *22*, 19. https://doi.org/10.1186/s12888-021-03637-w

Taheri-Ezbarami, Z., Jafaraghaee, F., Sighlani, A. K., et al. (2024). Core components of end-of-life care in nursing education programs: a scoping review. *BMC Palliative Care*, *23*, 83. https://doi.org/10.1186/s12904-024-01398-3

Tavakol, N., Molazem, Z., Rakhshan, M., et al. (2023). An educational program of reducing moral distress (PRMD) in nurses; designing and evaluating. *BMC Medical Education*, *23*, 501. https://doi.org/10.1186/s12909-023-04445-4

van Schaik, M. V., Pasman, H. R., Widdershoven, G., et al. (2023). CURA – An Ethics Support Instrument for Nurses in Palliative Care. Feasibility and First Perceived Outcomes. *HEC Forum*, *35*, 139–159. https://doi.org/10.1007/s10730-021-09456-6

Wald, H. S., Monteverde, S. (2021). COVID-19 era healthcare ethics education: Cultivating educational and moral resilience. *Nursing Ethics*, *28*(1), 58–65. https://doi.org/10.1177/0969733020976188

WHO. (2002). *Definition von Palliative Care*. https://www.dgpalliativmedizin.de/images/stories/WHO_Definition_2002_Palliative_Care_englisch-deutsch.pdf

9 Individuelle und professionelle Verantwortung

Susanne Hirsmüller und Margit Schröer

9.1 Einleitung

»Ethik berücksichtigt die Einsicht, dass Gefühle eine Quelle der Erkenntnis sind. Betroffensein und Betroffenheit auszudrücken ist keine Schwäche, sondern bildet eine zu reflektierende Basis für eine gute Entscheidung.« (Heller, 2008, S. 4)

Mitarbeitende der Palliative Care unterliegen in ihrer täglichen Arbeit vielfältigen Herausforderungen: Sie kommen aus unterschiedlichen Professionen oder – in deutlich größerer Anzahl – aus dem Ehrenamt, daher können die jeweiligen Herausforderungen, auch abhängig vom jeweiligen Setting, stark von voneinander abweichen. Mögliche Differenzen betreffen demzufolge auch die individuelle und professionelle Verantwortung der einzelnen Personen.

Fallbeispiel 1

Piotr ist eine 44-jährige Pflegefachperson mit Palliative Care-Weiterbildung. Er arbeitet als stellvertretende Pflegedienstleitung in einem SAPV-Team. In der Supervision erzählt er: »Seit ich zum Assessment bei Herrn Jungwirth war, kommt mir das Verhältnis zu seinen Eltern komisch vor. Er ist schließlich schon 27 Jahre alt. Klar, er hat eine angeborene kognitive Beeinträchtigung, aber er ist ja trotzdem erwachsen und kann im Vier-Augen-Gespräch klar ausdrücken, was er will und was nicht. Ich habe schon mehrfach bei der Medikamentenkontrolle bemerkt, dass er die verordneten Schmerzmittel wohl nicht regelmäßig bekommt. Gestern war er in einer echten Krise, als ich kam. Seine Eltern behaupteten, dass ihn die Mittel völlig ›weghauen‹ würden und er dann gar nicht mehr er selbst sei. Erst habe ich versucht, in Ruhe mit ihnen zu reden, aber als sie gar nicht einsichtig waren, ist es fast eskaliert. Wir haben richtig miteinander gestritten. Zum Schluss haben sie gesagt, dass sie mich nicht mehr im Haus haben wollen und jemand anderes in Zukunft zu ihnen kommen soll. Nun mache ich mir große Vorwürfe, wo ist bloß meine Professionalität geblieben? Aber die schwiergen Versorgungssituationen etlicher Patienten und die vielen Überstunden in den letzten Monaten …«

Konstitutionell gehören zur Palliative Care neben den Ehrenamtlichen[4] besonders folgende Professionen: Pflegefachpersonen, Mediziner:innen, Therapeut:innen (u.a. Psycho-, Physio-, Ergo-, Logo-, Atem-, Kunst-, Musiktherapeut:innen), Seelsorger:innen, Koordinator:innen, und im weiteren Umfeld Verwaltungspersonal, Hauswirtschaftspersonal und Apotheker:innen.

Alle diese Personen sind unterschiedlich stark in die Betreuung von Patient:innen bzw. An- und Zugehörigen involviert, ebenso ist ihre Verantwortung für die Gestaltung ihres eigenen Arbeitsplatzes – und damit die Versorgung von Patient:innen und An- und Zugehörigen – sowie gegebenenfalls der Arbeitsplätze von Mitarbeitenden sehr verschieden ausgeprägt. Palliative Care-Tätige sind verantwortlich oder fühlen sich verantwortlich, zum Beispiel für die Symptomkontrolle, eine der Situation angemessene Abschiedskultur, eine einfühlsame Begleitung der Nahestehenden, eine würdevolle Begleitung und »gutes« Sterben, die Erfüllung letzter Wünsche, Anwalt der Patient:innen zu sein, den Sterbenden und ihren Zugehörigen dabei zu helfen, dem Sterben einen Sinn geben zu können, »dass es am Ende rund wird«, die Kommunikation über Todeswünsche und eventuell die Beihilfe zum Suizid; außerdem oft auch für den Teamspirit und den Ruf der Einrichtung.

Deshalb können die Palliative Care-Tätigen in variierendem Maße von Moral Distress bzw. Moral Injury betroffen sein.

Die zehnte der von der European Association for Palliative Care (EAPC) formulierten sogenannten Kernkompetenzen[5] lautet: »Selbstwahrnehmung üben und kontinuierliche professionelle Weiterbildung praktizieren« (Krumm et al., 2015). In diesem Kapitel wird aufgezeigt, welche unterschiedlichen Werte und Haltungen in der Palliative Care erwünscht und gefordert sind, auf welche Verantwortungen der Mitarbeitende diese treffen und schließlich, was die einzelne Person selbst zur Verringerung von Moral Distress und Moral Injury tun und wie sie dabei von außen unterstützt werden kann. Denn »ein kompetentes Sorgekonzept erfordert Fremd- und Selbstsorge in Beziehung zu setzen, d.h. nicht nur den Anderen, sondern gleichermaßen auch sich selbst eine gute Bezugsperson zu sein« (Kern, 2023, S. 388), oder anders ausgedrückt: »Liebe deinen Nächsten, wie dich selbst« (3. Mose 19,18; *Bibel*, o.D.).

Die Verantwortung für die Auseinandersetzung mit den Grenzen und Ressourcen im Arbeitsalltag liegt sowohl bei den Arbeitgebenden als auch bei den Arbeitnehmenden. Dabei ist zu beachten, dass die Verhält*nis*prävention stets vor der Verhalt*ens*prävention steht (Hirsmüller & Schnell, 2019), oder mit den Worten von Coors: »[...] Interventionen, die die moralisch vulnerabilisierenden Effekte des Gesundheitssystems reduzieren, [sind] gegenüber Interventionen, die die betrof-

---

4 AWMF S3 Leitlinie Palliativmedizin 2021, S. 43 und 50f; Europarat Empfehlung des Ministerkomitees 2003, S. 14; DGP et al. Charta zur Betreuung Schwerstkranker und Sterbender in Deutschland, 2010, S. 10
5 »Eine Kompetenz ist ein Cluster von zueinander in Beziehung stehendem Wissen, Fertigkeiten und Haltungen, die einen überwiegenden Teil des Berufs einer Person beeinflussen (eine Rolle oder Verantwortlichkeit), das mit Leistungserfüllung im Beruf korreliert, das messbar ist auf der Grundlage allgemein anerkannter Standards und das anhand von Training und Entwicklung verbessert werden kann.« (Krumm et al., 2015, S. 157)

fene Person moralisch resilienter machen sollen, aus ethischen Gründen vorzuziehen« (Coors, 2023, S. 1). Denn »moralische Belastungssituationen sind vielfach strukturell verursacht, was zur Folge hat, dass sich professionsmoralische Verbindlichkeiten unter den obwaltenden Fehlbedingungen häufig nicht realisieren lassen« (Lob-Hüdepohl & Riedel, 2023).

In diesem Zusammenhang gilt es, sich die drei Ebenen des sozialen Handelns vor Augen zu führen (▶ Abb. 9.1).

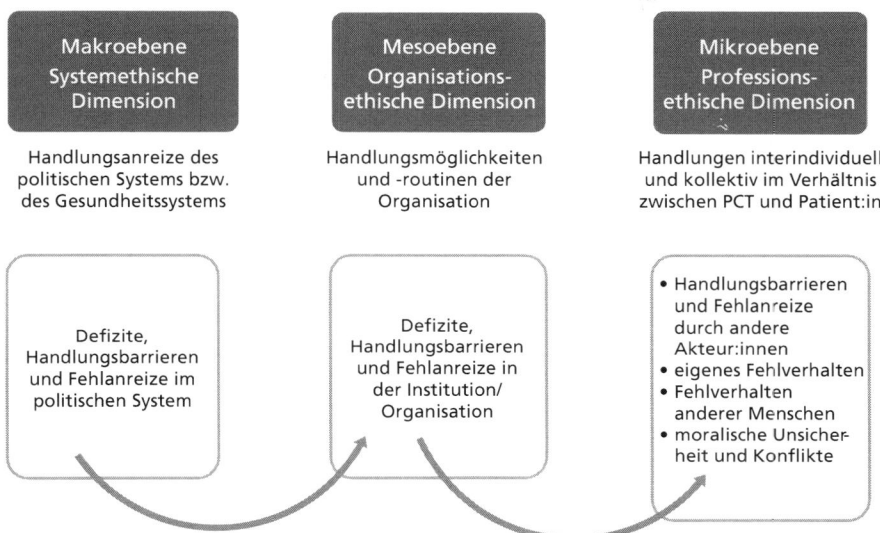

Abb. 9.1: Gründe für moralische Belastung nach den Ebenen des sozialen Handelns (in Anlehnung an Kühlmeyer, 2023, Kostka & Riedl, 2009); PCT = Palliative Care-Tätige

Auslöser für moralischen Distress finden sich auf allen drei Ebenen; die individuelle Person hat jedoch in den meisten Fällen nur im Rahmen der Mikroebene Einfluss, um Veränderungen bei sich selbst und eventuell im Team anzustoßen und umzusetzen.

9.2 Haltung und Werte in der Palliative Care

Die Tätigkeit in der Palliative Care kann für haupt- und ehrenamtliche Mitarbeitende sowohl Herausforderungen und Belastungen als auch Verstärkungen mit sich bringen. Dabei ist zunächst jede Person selbst moralisch für ihr Handeln verantwortlich. Um die eigene Arbeitssituationen ethisch bewerten zu können, ist es erforderlich, die eigenen Werte und Haltung zu kennen und zu reflektieren. Werte und deren moralische Bewertung lernen wir während der Kindheit und Jugend in der Familie, dem sozialen Umfeld, der Schule, der Peergroup und später am Ausbildungs-, Studien- beziehungsweise Arbeitsplatz kennen. Jede Person wählt individuelle Präferenzen und übernimmt gezielt bestimmte Werte in den eigenen »Werterucksack«, auch »Wertekompass« genannt. Je nach privater oder beruflicher Situation werden diese ausgewählt, an der Realität geschärft und im besten Fall durch eine eigene »moralische Brille« von Zeit zu Zeit überprüft und verändert. Die Reflexion der eigenen Werte ist die Grundlage für moralisches Argumentieren und stellt eine Quelle der Selbsterkenntnis dar.[6] Daran anknüpfend kann der »Dialog mit Personen, die andere Wertpräferenzen haben, durch wechselseitige Einsichtnahme« den Verstehensprozess ermöglichen (Heffels & Storms, 2021, S. 70). So (individuell) ausgestattet trifft die Person im beruflichen Kontext der Palliative Care auf ethisch herausfordernde Situationen (vgl. hierzu Kostka & Riedl, 2009). Durch den Besuch von Fortbildungen oder das Lesen von Fachtexten zum Thema können Kenntnis und Verständnis für die Ethik im Gesundheitssystem geschult werden. Um sich die eigenen Werte bewusst zu machen, können z.B. folgende Fragen hilfreich sein (vgl. Sedmak, 2013):

1. Unter welches Leitwort stelle ich meine Arbeit?
2. Welche Geschichten und Erfahrungen präg(t)en meine moralische Wahrnehmung?
3. Welche »Bilder« habe ich von »Mensch«, »Gesundheit«, »Krankheit«, Verletzlichkeit« sowie »Sterben und Tod«?
4. Was sind für mich und meine Arbeit wichtige »Strukturen und Haltungen der Sorge« und wie nehme ich sie wahr und lebe sie? (Selbstsorge; Sorge um Beziehungen zu Patient:innen und ihren Nahestehenden; Kolleg:innen)
5. Ist die Art, wie wir im Team und in unserer Institution mit den uns anvertrauten Menschen und miteinander umgehen, gut für uns und für andere oder können wir es besser machen?
6. Welche Tugenden und Grundhaltungen sind mir bei meiner Arbeit besonders wichtig?
7. Welche ethisch fragwürdigen Aspekte nehme ich an meinem Arbeitsplatz wahr, und wie gehe ich damit um? Was kann ich tun, wenn ich denke, dass etwas verändert werden muss? Mit wem kann ich darüber sprechen? Wer kann mich unterstützen?
8. Was verstehe ich persönlich unter Menschenwürde? Welche positiven und negativen Erlebnisse aus meiner Berufspraxis fallen mir dazu ein?

Dieser »Ethikkompass« hilft bei der persönlichen Reflexion über die eigene Einstellung und Haltung in Bezug zu Gesundheit und Krankheit und im Hinblick auf die Tätigkeit im Gesundheitssystem.

---

6 Hierzu bieten zum Beispiel Heffels und Storms eine Liste mit 162 verschiedenen Werten (Heffels & Storms, 2021, S. 51 f) oder die Seite https://einguterplan.de/werte/ einen Onlinetest mit 74 Begriffen, um für sich eigene Werte zu bestimmen.

9 Individuelle und professionelle Verantwortung

Ein Wert, den viele Tätige in der Palliative Care für sich angeben und unter dem sie gleichzeitig leiden, ist der eigene hohe Anspruch: Gerade, weil die Patient:innen in der Palliativversorgung extrem vulnerabel sind, möchten es die Mitarbeitenden aller Professionen besonders gut machen und setzen sich selbst (und ihrem Team) hohe Ideale. Zwischen diesem ideellen Anspruch und den tatsächlichen Umsetzungsmöglichkeiten in der Realität kann es im konkreten Fall immer wieder zu Abweichungen kommen, die dann eine moralische Belastung darstellen.

Schon 2010 untersuchte Müller in der deutschlandweiten Befragung »Wie viel Tod verträgt das Team« die unterschiedlichen Be- aber auch Entlastungsfaktoren in der palliativen Arbeit. Die Studie fand drei zugrunde liegende Belastungsfaktoren: den Beziehungs-, Verantwortungs- und Stressfaktor (Müller et al., 2010). Bevor im Weiteren der Fokus auf den Verantwortungsfaktor gelegt wird, sollen die damals ermittelten allgemeinen Belastungen in der folgenden Abbildung (▶ Abb. 9.2) kurz dargestellt werden.

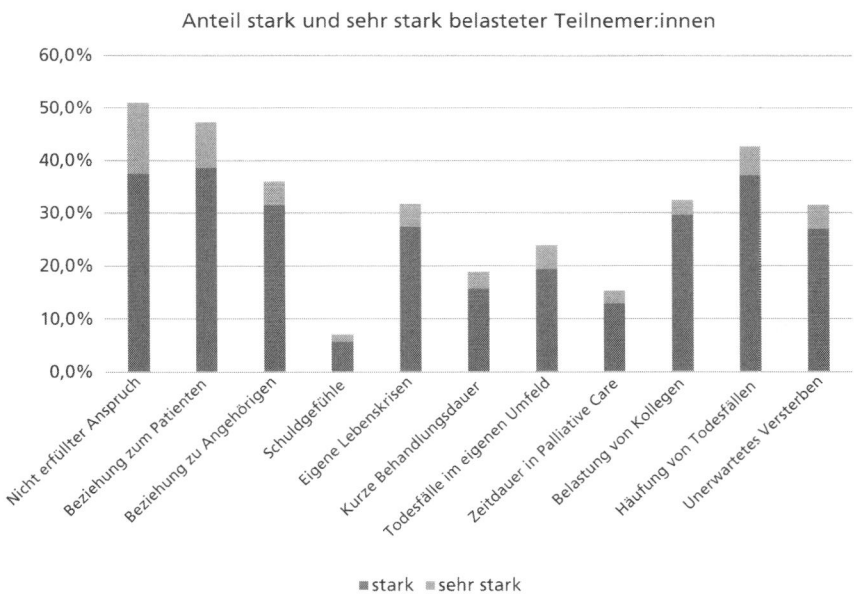

Abb. 9.2: Genannte Belastungsfaktoren der Palliative Care-Mitarbeitenden aus der Studie von Müller et al. (2010)

Dazu kommen aktuelle Herausforderungen, die sich in den letzten Jahren und insbesondere durch die Coronapandemie deutlich verstärkt haben:

- Zunehmende Arbeitsverdichtung mit komplexeren Versorgungssituationen
- Begleitung neuer Zielgruppen (Patient:innen mit geriatrischen, psychiatrischen und nichtonkologischen internistischen Erkrankungen)

- Mehrarbeit durch unbesetzte Stellen (in der Pflege früher eher selten, da viele Pflegefachpersonen in die Palliative Care wechseln wollten, es kaum Fluktuation gab und prozentual mehr Mitarbeitende in Vollzeit gearbeitet haben[7])
- Mehrarbeit durch längere (auch mehrmonatige psychosomatische) Krankheitsausfälle von Kolleg:innen
- Ungleiche Bezahlung und ungleiche Behandlung bei der Dienstplangestaltung zwischen den in der Institution Angestellten und Mitarbeitenden von Zeitarbeitsfirmen, die ein kollegiales Miteinander erschweren, ebenso wie das Einigen auf interprofessionell durchgeführte einheitliche Standards in der Behandlung gerade auch bei ethisch herausfordernden Situationen

Fallbeispiel 2

Annegret ist 67 Jahre alt und begleitet als Ehrenamtliche eines ambulanten Hospizdienstes regelmäßig schwer kranke und sterbende Menschen in ihrem Heimatort. Sie berichtet: »Es fällt mir immer schwerer, in das Seniorenheim […] zu gehen. Ich erlebe die Pflegenden dort stets überlastet, oft unfreundlich und den Bewohner:innen gegenüber wenig zugewandt. Frau Burg, die ich aktuell dort begleite, erzählt mir oft von einem harschen Umgangston oder sehr langen Wartezeiten, wenn sie Hilfe benötigt. Ich habe schon versucht, mit der Wohnbereichsleitung zu sprechen, aber die ist gleich wütend geworden. Es macht mich ganz fertig, wenn ich daran denke, dass Frau Burg das aushalten muss, und ich bin auch traurig über die ‚Verrohung' der Pflegenden, die waren doch sicher auch mal mit Freude bei der Arbeit dabei«.

Wie in der bereits erwähnten Studie von 2010 (Müller et al.), ist auch zehn Jahre später der Anteil der Befragten, die sich durch die hohen eigenen Ansprüche stark oder sehr stark belastet fühlen, mit 35 % weiterhin sehr hoch. Eine mögliche Erklärung begründet Kern mit der besonderen Motivation von in der Palliative Care-Tätigen: Nicht selten liegen eigene Erlebnisse zugrunde, wodurch die Palliative Care zu einer biografisch deutbaren und sinnvollen Aufgabe für die im Berufsalltag von hohen Belastungen Betroffenen wurde. Außerdem beschreibt sie eine internalisierte Bedürfnishierarchie – erst der Kranke, dann ich: »Was ist mein Leid schon, gegen das des Sterbenden? Angesichts der Schmerzen, die ich sehe, bin ich froh, dass ich helfen kann. Und diese Patienten sind so dankbar!« (Kern, 2023, S. 387). Jedoch weist Kern auch daraufhin, dass die extreme Fremdsorge das eigene Leben verschatten kann, wenn die Symptombehandlung nicht wie gewünscht gelingt und wenn im anhaltenden Leid kein Sinn mehr gesehen werden kann. Mögliche Folgen können Cool-out[8] oder Burn-out sein. Kern schlägt vor, sich

---

7 In der Pilotstudie von Ateş et al. (2020) arbeiteten z. B. von allen Teilnehmenden aus vielen unterschiedlichen Professionen nur 46 % in Vollzeit und 54 % in Teilzeit und 56 % gaben an, dass zu wenig Personal inklusive nicht besetzter Stellen sie stark oder sehr stark belastet (Ateş et al., 2020, S. 29; Bundesministerium für Gesundheit, 2021)
8 Prozess der moralischen Desensibilisierung nach Kersting (2013): *Coolout in der Pflege*, Mabuse.

regelmäßig und aufrichtig mit folgenden Fragen auseinanderzusetzen (Kern, 2023, S. 393 f.):

- Stimmt diese Arbeit noch für mich?
- Inwiefern begegnen mir immer die gleichen Probleme?
- Ist es mir möglich, Nähe herzustellen und mich nach der Arbeit zu distanzieren?
- Gönne ich mir ausreichend Pausen?
- Kann ich akzeptieren, dass ich das Leid nicht aus der Welt schaffen kann, auch wenn ich es so sehr wünsche?
- Brauche ich die Arbeit, um innere Leere und Bedürftigkeit nicht zu spüren, oder tue ich sie ausgeglichen und mit Zufriedenheit?
- Kann ich Freude empfinden in alltäglichen Begebenheiten?

Diese Problematik wurde von der EAPC in den Forderungen der zehnten Kernkompetenz ausgeführt. Fachpersonen in der Palliativversorgung sollen zu Folgendem in der Lage sein:

- sich in lebenslanger Fortbildungsaktivität engagieren, um die eigenen professionellen Kompetenzen zu erhalten und zu entwickeln,
- sich in Selbstwahrnehmung üben, sich eigener Stärken und Schwächen, moralischer und spiritueller Überzeugungen bewusst sein,
- frühzeitige Zeichen von Burn-out erkennen und geeignete Hilfe suchen,
- sich als Ressource für andere im Team zur Verfügung stellen, sowie
- sich die Bedürfnisse von belasteten Kolleg:innen bewusst machen, die sich der Auswirkungen ihrer Belastung auf sich selbst und auf diejenigen, für die sie Sorge tragen, nicht bewusst sind.

Fallbeispiel 3

Smilla ist 33 Jahre alt, Fachärztin für Anästhesie und Intensivmedizin und seit zwei Monaten auf der Palliativstation eingesetzt. Der leitende Oberarzt der Station ist nach einem Unfall seit Kurzem krankgeschrieben und wird voraussichtlich mehrere Wochen ausfallen. Smilla hat das Gefühl, dass alle erwarten, dass sie als einzige Fachärztin die Station nun übergangsweise leitet. Bisher war sie jedoch nur im OP oder auf Intensivstationen eingesetzt und hatte dort jeweils mehrere Oberärzt:innen, die sie bei Bedarf um Rat fragen konnte. In der Übergabe spricht die Kunsttherapeutin an, dass ein Patient mit einem exulzerierten Unterkieferkarzinom ihr gegenüber heute schon wieder nachdrücklich um Sterbehilfe gebeten habe, da müsse nun endlich ein klärendes Gespräch geführt werden. Smilla lehnt einen assistierten Suizid aus persönlichen Gründen grundsätzlich ab und war in ihren bisherigen Einsatzstellen auch nie gefordert, sich damit auseinanderzusetzen oder gar mit Patient:innen darüber zu sprechen. Nun fühlt sie sich als einzige Fachärztin der Station zwar dafür zuständig, aber nicht kompetent. Außerdem fürchtet sie, durch ihre persönliche Haltung von Teilen des Teams abgelehnt zu werden. Smilla fühlt sich in ihrer moralischen Integrität verletzt.

Wichtig ist eine Unterscheidung zwischen moralischer Verletzlichkeit und moralischer Verletzung. Während es im Interesse der Person selbst sowie der Institution liegen sollte, letztere zu vermeiden, gilt dies für erstere nicht unbedingt. So wird die moralische Verletzlichkeit als Voraussetzung menschlicher Moralfähigkeit verstanden (Coors, 2023, S. 3) und stellt auch die Grundlage für die in der Palliative Care so zentrale, radikale Patientenorientierung dar. Nur wer für moralisches Unrecht (noch) erreichbar ist, kann sich für eine sensible, individuelle Begleitung und ein würdevolles Sterben einsetzen.

9.3 Verantwortung in der Palliative Care – Versuch einer Annäherung

In ihrem Grundsatzartikel über Verantwortung im Zuge der Care-Ethik stellt Visse (2010) Verantwortung als dynamischen interpersonellen Prozess dar, in dem Menschen ihre Erwartungen, Wünsche und Forderungen verhandeln. Menschen werden dabei als interdependente Wesen – entweder nehmende (care receiver) oder gebende (care giver) –, d. h. miteinander in Beziehung stehende Beteiligte verstanden (Visse, 2010). In unserem hierarchisch und bürokratisch geregelten Gesundheitssystem können Sorgeverantwortlichkeiten (von in der Hierarchie höher Stehenden an niedrigere Positionen) delegiert werden. Dafür hat Tronto den Begriff »Privileg der Verantwortungslosigkeit« geprägt (Tronto, 1993, zitiert nach Visse, 2010, S. 213). Visse grenzt sich in ihrer Beschreibung der interpersonellen Verantwortung deutlich von anderen Theorien der Verantwortlichkeit ab, wie z. B. der Unterscheidung zwischen ex post = Verantwortung, die nach der Handlung einer Person zugeschrieben wird, und ex ante = Verantwortung, die vorab zugeschrieben wird (Birnbacher), oder der Verantwortung, die durch eine Heuristik der Furcht (Jonas) entsteht, wenn Menschen sich ihrer eigenen Verletzlichkeit bewusst werden und aufgrund dessen verantwortungsvolle Praktiken sowohl sich selbst als auch anderen gegenüber wählen (in Visse, 2021, S. 214). Sie weist auch auf die Gefahr hin, durch ein zu großes Maß an Ansprüchen und Verantwortlichkeiten überfordert zu werden und im Zuge der Unterstützung anderer Nachteile für das eigene Wohl in Kauf zu nehmen. Visse definiert den Prozess des Verantwortlichmachens als »etwas, das Menschen im Kontext einer dialogischen Beziehung zustößt, die sie nicht gänzlich kontrollieren können« (Visse, 2021, S. 225). Verantwortung entsteht ihrer Meinung nach durch ein Wechselspiel von Pflichten, Verpflichtungen, Affekten, normativen Erwartungen sowie wechselseitigen Abhängigkeiten, Verletzlichkeiten und Verbindlichkeiten (Visse, 2021, S. 225). Dabei ist das jeweilige moralische Selbst der beteiligten Personen weder statisch noch geschlossen, sondern wird durch die gemeinsame Beziehung, in der die Gefühle eine wichtige Rolle spielen, (weiter-)entwickelt. Visse versteht Verantwortung daher auch als eine affektive Praxis: »Während Verantwortlichkeiten aus juristischer und funktionaler Sicht als klare Pflichten und Tatsachen erscheinen, manifestieren sie sich aus care-ethischer Perspektive ausschließlich in der konkreten alltäglichen Situation, und man kann um sie wissen, indem man sie durch einen Prozess des aufeinander Einlassens gemeinsam in Erfahrung bringt.« (Visse, 2021, S. 229) Konkret bedeutet das, im Team – besonders in ethisch belastenden Situationen – immer wieder gemeinsam über die ethischen Werte in den Diskurs zu gehen.

9.4 Individuelle Verantwortung und Moral Injury

Mit Verantwortungsethik[9] wird ein politisch-moralisches Prinzip beschrieben, wobei die Frage nach der Verantwortbarkeit der Resultate des (eigenen) Handelns im Vordergrund steht (Schubert & Klein, 2020). Sie beurteilt die Handlung daher retrospektiv aufgrund des Resultates und stellt damit auch die Frage, ob die handelnde Person das Resultat überhaupt erwarten und somit verantworten konnte.

Dazu kann vor einer Situation, die eine Handlungsentscheidung erfordert, sowohl der persönliche, individuelle moralische, als auch der vorgegebene professionsethische »Wertekompass« angelegt werden.

Was unterscheidet die persönliche von der professionellen Verantwortung? Jede Pflege- oder Behandlungssituation hat einen moralischen Gehalt und eine situative moralische Dimension, wobei nicht immer scharf zwischen den Bereichen persönlicher und professioneller Verantwortung unterschieden werden kann. Oft gibt es in den Tätigkeitsfeldern des Gesundheitssystems Überschneidungen oder Übergänge.

Ebenso gibt es einen Unterschied zwischen dem eigenen und dem professionellen Gewissen oder der persönlichen moralischen bzw. der professionsethischen Integrität (Riedel et al., 2024). Tätige in der Palliative Care können bestimmte Maßnahmen oder Handlungen aus persönlichen oder professionellen Gewissensgründen ablehnen, entsprechend dem sogenannten »Gewissensvorbehalt«. Unabhängig von der Begründung darf eine Person nicht gezwungen werden, eine bestimmte Maßnahme oder Handlung durchzuführen. Dies ist zum Beispiel im Ethikkodex der International Council of Nurses (ICN) oder anderen Berufsordnungen sowie den Europäischen Menschenrechten festgeschrieben (Riedel et al., 2024). Die Mitwirkung bei oder die Durchführung von solchen Handlungen führt unweigerlich zu Moral Distress. Jedoch dürfen betroffene Patient:innen durch die Verweigerung keinen Nachteil (z. B. Fehlen oder Verzögerung einer Symptomlinderung, Verschlechterung des Zustandes o. Ä.) erleiden. Der ICN fordert daher, dass »trotz der persönlichen Entscheidung einer Verweigerung aus Gewissensgründen, die Kontinuität der Pflege und Versorgung sicherzustellen ist und mögliche Schäden, Risiken und Leiden für die zu pflegenden Menschen zu verhindern

---

9 Der Begriff wurde u. a. von Max Weber als Gegenbegriff zur Gesinnungsethik formuliert, die nach den Absichten bzw. Motiven der Handlung fragt.

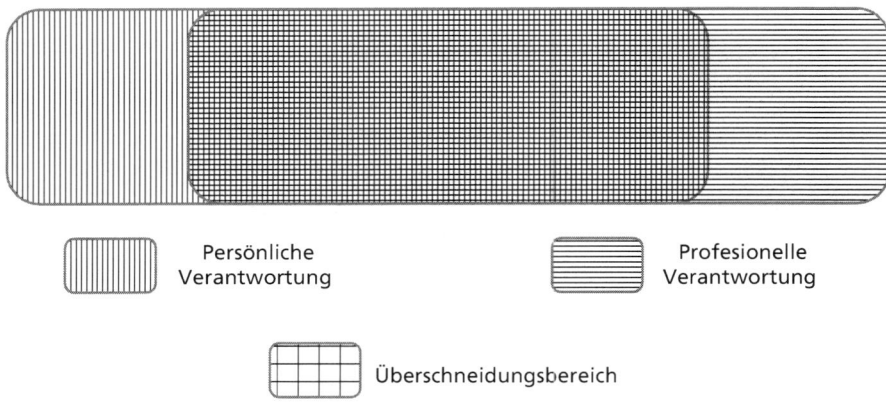

Abb. 9.3: Persönliche und professionelle Verantwortung

sind« (ICN, 2021, S. 13, 16). Andererseits ist auch die Bekanntgabe und Durchsetzung einer Verweigerung aus Gewissensgründen für die betroffene Person mit einem erhöhten Stresslevel, möglicherweise durch Furcht vor Ausgrenzung und eventuellen Teamspannungen verbunden. Wichtig ist dabei, dass es sich nicht um eine generelle Ablehnung der Versorgung (refusal to care), sondern um eine Ablehnung der Durchführung oder Mitwirkung an einer speziellen Maßnahme (refusal to participate) handeln muss (Riedel et al., 2024).

9.5 Professionelle Verantwortung und Moral Injury

Der Deutsche Ethikrat formulierte 2018 Folgendes: »Innerhalb einer Professionsethik werden allgemeine ethische Grundsätze unter Berücksichtigung der spezifischen Rollenverantwortung professioneller Akteure konkretisiert bzw. zugespitzt. In Bezug auf die Rollenverantwortung stellt sich vor allem die Frage, wie professionelle Akteure allgemeine oder auch bereichsspezifische ethische Grundätze in ihrer beruflich formulierten Rolle zur Geltung bringen können« (Deutscher Ethikrat, 2018, S. 86). Es gehört damit zu den Kompetenzen, die Palliative Care-Tätige mitbringen oder im Laufe der Zeit erwerben müssen, sich mit ihrem Berufskodex und Berufsethos aktiv auseinanderzusetzen, diese zu reflektieren, auf die eigenen Arbeitsbereiche anzuwenden und bei Spannungen oder Differenzen diese zu benennen und entsprechend der Verantwortlichkeit (▶ Abb. 9.3) und der betroffenen Ebene (▶ Abb. 9.1) nach Abhilfe oder Verbesserungen zu streben – möglichst gemeinsam mit anderen Mitgliedern des Teams und der verantwortlichen Leitung der Einrichtung.

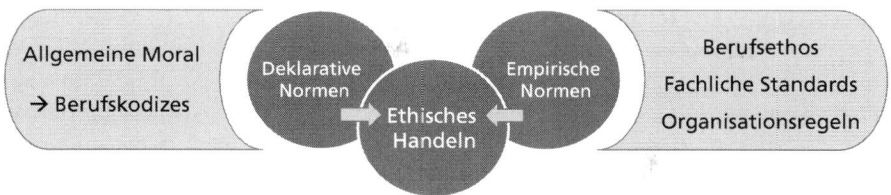

Abb. 9.4: Ethisches Handeln (in Anlehnung an Heffels & Storms, 2021)

9.6 Unterstützungsmöglichkeiten für Mitarbeitende

Der Begriff Resilienz hat in den letzten zwanzig Jahren eine enorme Aufmerksamkeit erhalten und wurde im persönlichen Bereich häufig als »Gegenmittel« zum Burn-out gedeutet.

»Die Auswirkungen der Betreuung von Menschen mit lebensbedrohlichen Erkrankungen auf die Fachkraft sollten anerkannt werden. Es sollten Wege identifiziert werden, um die Resilienz/Widerstandsfähigkeit zu stärken und das Risiko von Burn-out zu vermindern. Dies kann durch strukturierte oder informelle Peer-Supervisionsstrategien geschehen.« (Krumm et al. 2015, S. 162)

Dies ist jedoch nicht unproblematisch, wie Coors am Beispiel der moralischen Resilienz[10] (▶ Kap. 6) eindrücklich formuliert. Er weist darauf hin, dass der Ansatz, Mitarbeitende in ihrer moralischen Resilienz zu stärken, deren individuelle Verantwortung für das eigene Wohlergehen in den Vordergrund rückt:

»[D]ieser Umgang mit moralischer Verletzlichkeit [impliziert] eine erneute Responsibilisierung der moralisch sensiblen Subjekte für den Umgang mit ihnen widerfahrenen moralischen Verletzungen […] Denn damit werden diejenigen Personen, die bereits aufgrund ihrer moralischen Sensibilität darunter leiden, sich für einen moralisch hochkomplexen und möglicherweise nicht aufzulösenden Konflikt als verantwortlich anzusehen, zusätzlich auch noch dafür verantwortlich gemacht, wie sie mit der sie treffenden moralischen Überlastung umgehen.« (Coors, 2023, S. 5–6)

Um – wie bereits erwähnt – die Verantwortung für die Verbesserung der Arbeitsbedingungen zunächst auf der Arbeitgeberseite zu betonen, können unterschiedliche Angebote in Betracht kommen. In regelmäßig stattfindenden Mitarbeitendengesprächen sollte auch das moralische Belastungserleben thematisiert werden. Klotz et al. sehen darin in Anlehnung an den ICN-Ethikkodex eine wichtige Maßnahme für die Sicherheit am Arbeitsplatz. Dort wird auf die geteilte Verantwortung von Pflegefachkraft und Führungsperson hingewiesen. Sie sehen in diesen Gesprächen drei unterschiedliche Aspekte: a) eine Aufgabe im Rahmen der Führungsverantwortung, b) einen Beitrag zur Gesundheitsförderung und c) ein Ele-

---

10 Moralische Resilienz = Individuelle Widerstandsfähigkeit in Form der persönlichen Bewältigungskompetenz moralischen Belastungserlebens (Riedel et al., 2023, S. 3)

ment der gelebten Organisationsethik (Klotz et al., 2023, S. 128). Nach Kenntnis der Autorinnen finden solche Gespräche jedoch in den unterschiedlichen Professionen in Palliative Care nicht regelhaft statt. In der Pflege sind sie eher üblich, im ärztlichen Bereich jedoch selten. Im Rahmen eines solchen Gesprächs sollten moralisch belastende Arbeitssituationen und -inhalte benannt, Fort- und Weiterbildungsmöglichkeiten bedacht und konkrete Konfliktlösungen erarbeitet werden. Dazu wurden von Klotz et al. (2023) sowohl vorbereitende Fragen für die Führungskraft als auch ein Leitfaden zur Durchführung solcher Gespräche entwickelt (▶ Abb. 9.5).

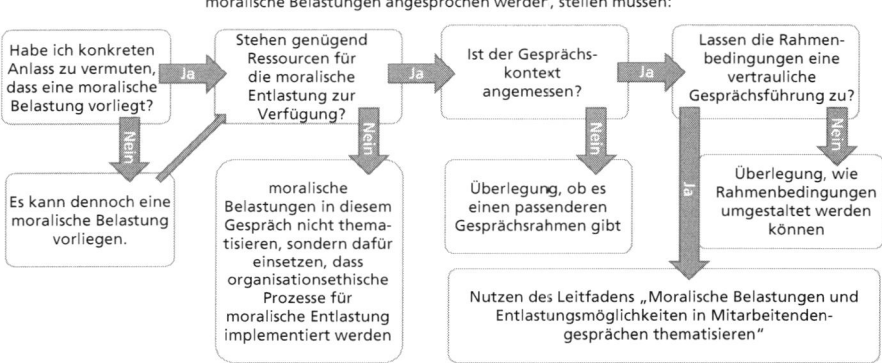

Abb. 9.5: Fragen in der Vorbereitung des Mitarbeitendengesprächs (nach Klotz et al., 2023, S. 131)

Selbstverständlich müssen nach solchen Gesprächen auch konkrete Hilfsangebote bzw. Veränderungen der Arbeitssituation folgen. Hier nennen Klotz et al. Gesprächs- und Reflexionsangebote, Ethikberatungen, bedarfsgerechte Fortbildungsangebote zur Ethikkompetenzentwicklung, möglichst regelmäßige Rotation der Mitarbeitenden und auf der Ebene der Organisation eine Verbesserung der Rahmenbedingungen, das Erfüllen einer Vorbildfunktion in ethischen Sachverhalten sowie das Vertreten der Bedürfnisse der Mitarbeitenden auf interprofessioneller und organisationaler Ebene (Klotz et al., 2023, S. 135).

Diese Veränderungen sollten geplant und nach einem strukturierten Implementierungsprozess zur moralischen Entlastung von Mitarbeitenden umgesetzt werden. Dabei benennen Lehmeyer et al. (2023) unter anderem folgende Voraussetzungen:

- ein ethisches Klima, welches für moralische Herausforderungen und ethische Fragestellungen Orientierung, Reflexion und Entwicklungsräume eröffnet,
- Leitungspersonen, die Prävention und Bearbeitung moralischer Belastungen als Gegenstand einer wertebasierten, verantwortungsvollen Organisation und Personalentwicklung verstehen,

- einen Führungsstil mit Transparenz, Partizipation und geteilter Verantwortung, bei dem Top-down- und Bottom-up-Initiativen fruchtbar realisiert werden können,
- die verbindliche Bereitschaft, die notwendigen Ressourcen zur Verfügung zu stellen, den Implementierungsprozess nachhaltig zu unterstützen und die Ergebnisse zu evaluieren, sowie
- Mitarbeitende, die bereit sind, individuelle und teambezogene Reflexions- und Weiterentwicklungsprozesse konstruktiv und offen mitzugestalten (Lehmeyer et al., 2023, S. 148).

9.7 Zusammenfassung

Die haupt- und ehrenamtlichen Mitarbeitenden in der Palliative Care sind in unterschiedlicher Weise, aber zunehmenden Umfang von Moral Distress und Moral Injury betroffen. Dies hat viele negative Folgen, u. a. Cool-out und Burn-out bei den Betroffenen. Dies führt zu einer schlechteren Versorgung der Patient:innen sowie gegebenenfalls zu einer Reduktion des eigenen Stellenumfangs oder einem Ausstieg aus dem Beruf, was für die verbleibenden Mitarbeitenden wiederum zu einer höheren Belastung führt. Es gilt die Arbeitsbedingungen so umzugestalten, dass das Risiko für die Entstehung von Moral Distress und Moral Injury weitestgehend verringert wird, und Mitarbeitende so zu unterstützen, dass sie mit aufgetretenem Distress gut umgehen können.

9.8 Literatur

Ateş, G., Jaspers, B. & Kern, M. (2020). *Belastungs- und Schutzfaktoren in Teams der Hospiz- und Palliativversorgung in Nordrhein-Westfalen – eine Pilotstudie.* https://alpha-nrw.de/neuerscheinung-pilotstudie-belastungs-und-schutzfaktoren-in-teams-der-hospiz-und-palliativversorgung/

AWMF. (2021). S3 Leitlinie Palliativmedizin für Patienten mit einer nicht heilbaren Krebserkrankung. Kurzversion 2.3. AWMF-Registernummer 128/001OL.

Bibel. (o. D.). Deutsche Bibelgesellschaft. https://www.die-bibel.de/bibel/LU17/LEV.19

Coors, M. (2023). Verletzlich durch Moral. Moralische Vulnerabilität und Resilienz im Spannungsfeld von Moralpsychologie und normativem Anspruch. *EthikJournal*, 9. Jg., 1/2023. https://www.ethikjournal.de/ausgabe-12023/

Deutscher Ethikrat. (2018). *Hilfe durch Zwang. Professionelle Sorgebeziehung im Spannungsfeld von Wohl und Selbstbestimmung.* Stellungnahme.

DGP, DHPV, BÄK. (2010). *Charta zur Betreuung schwerstkranker und sterbender Menschen in Deutschland.* https://www.charta-zur-betreuung-sterbender.de/die-charta.html

Europarat. (2003). *Empfehlung Rec 24 des Ministerkomitees an die Mitgliedsstaaten zur Strukturierung der palliativmedizinischen und -pflegerischen Versorgung.*
Gilligan, C. (2014). Moral Injury and the Ethic of Care: Reframing the Conversation about Differences. *Journal of social philosophy*, *45*(1), 89–106. https://doi.org/10.1111/josp.12050
Heffels, W.M., Storms, A. (2021). *Ethisch urteilen und handeln.* Unterrichtsmaterialien für die Pflegeausbildung.
Heller, A. (2008). Unsicher sein dürfen – Orientierungen für eine Ethik in der Altenhilfe. *Praxis Palliative Care*, *1*, 4–7.
Hirsmüller, S., Schnell, M. (2019). Selbstsorge der Mitarbeitenden. In: Schnell, M. & Schulz-Quach, C. (Hrsg.) *Basiswissen Palliativmedizin* (3. Aufl.) (S. 159–163), Springer.
International Council of Nurses. (2021). *ICN Ethikkodex für Pflegefachpersonen.* Überarbeitete Version.
Kern, M. (2023). Grundlagen zu Stress-, Belastungs- und Schutzfaktoren. In: Kern M, Gaspar M, Hach M (Hrsg.) *Palliative Care. Kernkompetenzen für die Pflegepraxis* (S. 386–397), Thieme.
Klotz, K., Riedel, A., Goldbach, M. et al. (2023). Moralisches Belastungserleben als Gegenstand von Mitarbeitendendgesprächen. In: Riedel A, Goldbach M, Lehmeyer S (Hg.) *Moralische Belastung von Pflegefachpersonen* (S. 125–142), Springer. https://doi.org/10.1007/978-3-662-67049-1_1
Kostka, U., Riedl, A. M. (2009). *Ethisch entscheiden im Team. Ein Leitfaden für soziale Einrichtungen.* Lambertus.
Kühlmeyer, K. (2023). Was löst moralischen Stress aus? *Imago Hominis*, *30*(1), 007–017.
Krumm, N., Schmidlin, E., Schulz, C. et al. (2015). Kernkompetenzen in der Palliativversorgung – ein Weißbuch der European Association for Palliative Care zur Lehre in der Palliativversorgung. *Z Palliativmed*, *16*, 152–167. http://dx.doi.org/10.1055/s-0035-1552684
Lehmeyer, S., Riedel, A., Goldbach, M. (2023). Implementierung von Interventionen zur Prävention und Bearbeitung moralischen Belastungserlebens von Pflegefachpersonen. In: Riedel, A., Goldbach, M., Lehmeyer, S. (Hrsg.), *Moralische Belastung von Pflegefachpersonen* (S. 143–154), Springer. https://doi.org/10.1007/978-3-662-67049-1_1
Lenarz, J. (2024). *Ein guter Verlag.* https://einguterplan.de/werte/
Lob-Hüdepohl, A., Riedel, A. (2023). Moralische Belastungssituationen – Herausforderungen für sozialprofessionelle Ethik. *EthikJournal*, 9. Jg., 1/2023.
Müller, M., Pfister, D., Markett, S. et al. (2010). Wie viel Tod verträgt das Team? Eine bundesweite Befragung der Palliativstationen in Deutschland. *Z Palliativmed*, *11*, 227–233. https://doi.org/1055/s-0030-1248520
Riedel, A., Goldbach, M. & Lehmeyer, S. (2023). Moralisches Belastungserleben und moralische Resilienz. In: Riedel, A., Goldbach, M. & Lehmeyer, S. (Hrsg.) *Moralische Belastung von Pflegefachpersonen* (S.3–34), Springer. https://doi.org/10.1007/978-3-662-67049-1_1
Riedel, A., Seidlein, A., Klotz, K. (2024). Integrität wahren – gewissenhaft abwägen. Komplexe Entscheidungen im pflegerischen Alltag. *Pflege Zeitschrift*, 4.2024/77, 20–23. http://dx.doi.org/10.1007/s41906-024-2580-5
Schubert, K., Klein, M. (2020). *Das Politlexikon* (7. akt. u. erw. Aufl.). Dietz.
Sedmak, C. (2013). *Mensch bleiben im Krankenhaus.* Styria Premium.
Visse, M. (2016). Wessen Verantwortung? Auf dem Weg zu einem dialogischen Begriff. In: Conradi, E. & Vosman, F. (Hrsg.), *Praxis der Achtsamkeit. Schlüsselbegriffe der Care-Ethik.* Internetdokument.

10 Ethikberatung im Gesundheitswesen als institutionelle Ressource im Umgang mit moralischem Stress

Katja Kühlmeyer, Alfred Simon und Georg Marckmann

10.1 Einleitung

Ethikberatung im Gesundheitswesen versteht sich als Unterstützungsangebot in moralisch herausfordernden Situationen. Sie richtet sich an Mitarbeitende in verschiedenen Bereichen des Gesundheitswesens sowie an die in diesen Bereichen versorgten Menschen und deren An- und Zugehörige. Insbesondere in der Palliativversorgung ist Ethikberatung eine wichtige institutionelle Ressource, um pluralistische Werthaltungen in Bezug auf Entscheidungen über lebenserhaltende Behandlungsmaßnahmen angemessen handhaben zu können. Ethikberatung wird mittlerweile an den meisten Krankenhäusern in Deutschland, aber auch zunehmend in Einrichtungen der Alten- und Behindertenhilfe sowie im niedergelassenen Bereich durch klinische und außerklinische Ethikkomitees, Vereine, Palliativnetzwerke oder Ärztekammern angeboten (Simon, 2022).

Die Konfrontation mit moralisch herausfordernden Situationen kann bei Gesundheitspersonal mit *moralischem Stress* einhergehen (▶ Kap. 1). Eine dauerhafte Belastung durch moralischen Stress kann dabei unerwünschte Folgen haben. Moralischer Stress kann

- das Risiko für Burn-out, psychische Störungen (u. a. Depression) und körperliche Erkrankungen (u. a. kardiovaskuläre Krankheiten) erhöhen,
- sich negativ auf die Qualität der Patientenversorgung auswirken,
- dazu führen, den Arbeitgeber oder den Beruf wechseln zu wollen oder zu wechseln, und
- ein daraus resultierender Personalmangel kann wiederum das Risiko für moralischen Stress bei den verbleibenden Mitarbeitenden erhöhen und damit die Problemlage insgesamt verschärfen (Seiler et al., 2024).

Für Menschen in Gesundheitsberufen ist moralischer Stress ein erwartbarer Belastungsfaktor. Besonders gut erforscht ist er bei Pflege(fach)personen und ärztlichen Fachkräften in der Akut- und Intensivversorgung (Lamiani et al., 2017). Dieses berufsbedingte Risiko macht es notwendig, potenziell betroffene Berufsgruppen über Strategien zu informieren, wie sie moralischen Stress vermeiden oder angemessen mit ihm umgehen können. Auch Krankenhäuser stehen in der Verantwortung, Angebote vorzuhalten, um den angemessenen Umgang mit moralischem Stress zu befördern. In diesem Beitrag untersuchen wir, ob Angebote der klinischen Ethikberatung dazu dienen können, moralischem Stress bei Gesundheitspersonal vorzubeugen oder zu verringern.

Dazu erläutern wir zunächst, welche Definition von moralischem Stress wir diesem Beitrag zugrunde legen. Dann gehen wir genauer auf die Ziele und Aufgaben der Ethikberatung ein. Daraufhin zeigen wir auf, was Auslöser von moralischem Stress sein können und inwiefern diesen Auslösern mit Angeboten der Ethikberatung begegnet werden kann. Zuletzt stellen wir empirische Studien vor, in denen die Wirkung von Ethikberatung auf moralischen Stress untersucht worden sind, und zeigen paradoxe Effekte auf, die eine Abwägung der Prioritäten der Ziele von Ethikberatung erfordern. Zuletzt diskutieren wir die praktischen Implikationen für den Einsatz klinischer und außerklinischer Ethikberatung als institutionelle Ressource zum Umgang mit moralischem Stress.

10.2 Ein weites Verständnis von moralischem Stress

Der Begriff *moral distress* ist in der klinischen Pflegeethik entstanden. Andrew Jameton grenzte moralischen Stress von moralischer Unsicherheit oder moralischen Dilemmata (Sonderform eines moralischen Konfliktes) ab (Jameton, 1984). Moralischer Stress entsteht nach seinem Verständnis in Reaktion auf Handlungsbarrieren, die eine Gesundheitsfachkraft davon abhalten, das zu tun, was aus ihrer (ethischen) Perspektive richtig wäre. In der Tradition von Jameton wird moralischer Stress auch heute noch als ein Phänomen verstanden, das entsteht, wenn man nicht nach seinem moralischen Urteil handeln kann (Deschenes et al., 2021) (▶ Kap. 1).

Im Gegensatz zu diesem engen Verständnis haben Fourie (2015, 2017) und Morley et al. (2019) weite Definitionen des Konzepts vorgeschlagen. Sie stellen die Handlungsbarrieren als Auslöser nicht in Frage, schlagen aber vor, noch weitere Auslöser in das Konzept zu integrieren. Fourie (2015) schlägt vor, moralischen Stress als psychische Reaktion auf moralisch herausfordernde Situationen zu verstehen. Von einem ähnlichen Verständnis gehen auch Morley et al. (2019) aus. Ihrem Verständnis nach entsteht moralischer Stress als Reaktion auf ein »moralisches Ereignis«. Wir präferieren die zweite Definition, denn ein moralisches Ereignis kann auch aus einer Außenperspektive wahrgenommen werden, während eine moralische Herausforderung bereits eine Bewertung von Bewältigungsmöglichkeiten beinhaltet. In diesem weiten Verständnis des Konzepts sind Auslöser bezogen auf moralische Unsicherheit oder moralische Konflikte enthalten. Eine Differenzierung nach unterschiedlichen Auslösern kann auch innerhalb der weiten Definition vorgenommen werden (Fourie, 2017; Morley et al., 2020). Ziehen wir zusätzlich in Erwägung, dass ein moralisches Ereignis auch ein moralisches Problem sein kann, so können wir als weitere Ursache moralisches Fehlverhalten in eine weite Definition von moralischem Stress integrieren (Salloch et al., 2016).

Damit ist unser Verständnis von moralischem Stress, das wir unseren Überlegungen zugrunde legen, folgendermaßen gefasst:

Moralischer Stress ist eine psychische Reaktion auf ein moralisches Ereignis (entweder eine moralische Unsicherheit, ein moralischer Konflikt oder ein Dilemma, Handlungsbarrieren, die das moralisch richtige Handeln erschweren oder moralisches Fehlverhalten).

Erlebt eine Person über einen längeren Zeitraum moralischen Stress oder erlebt sie ihn besonders intensiv, dann können nach Webster und Baylis (2000) moralische Belastungen auch über Jahre bestehen bleiben (englisch: *moral residue*). Es wird angenommen, dass sich aus solchen Belastungen eine moralische Verletzung (*moral injury*) ergeben kann (Mewborn et al., 2023). Der Begriff *moral injury* hat sich aus der Forschung zu posttraumatischen Störungen in der Wehrmedizin heraus entwickelt (Shay, 1994; Litz et al., 2009). Shay verstand darunter ein »*betrayal of what is right*«, also »*ein Verrat an dem, was richtig ist*« (Shay, 1994, S. 53). Litz et al. (2009) definieren moralische Verletzung als »*Handlungen, die tief verwurzelte moralische Überzeugungen und Erwartungen verletzen, zu begehen, nicht zu verhindern, zu bezeugen oder davon zu erfahren*« (Litz et al., 2009, S. 700) (▶ Kap. 1). Sie betonen dabei, dass es sich nicht um alltägliche Erfahrungen handelt, sondern um Handlungen, die schwerwiegend gegen die sonst üblichen Standards und Verhaltensregeln verstoßen (▶ Kap. 1). In der Covid-19-Pandemie hat die Beschäftigung mit den Gemeinsamkeiten und Unterschieden dieser Konzepte zugenommen. Symptome von Burnout können zu einem großen Teil durch die beiden Konstrukte moralischer Stress und moralische Verletzung erklärt werden (D'Alessandro-Lowe et al., 2024; Whitehead et al., 2023). Mittlerweile ist bekannt, dass es Überlappungen sowohl in konzeptueller Hinsicht als auch in Bezug auf die Messinstrumente gibt, mit denen die Konstrukte untersucht werden (Wilson et al., 2023; Houle et al., 2024). Allerdings wurde bei diesen vergleichenden Analysen noch nicht das weite Verständnis von moralischem Stress herangezogen. Zieht man die weite Definition von moralischem Stress heran, kann moralische Verletzung in ihr aufgehen – als eine starke *psychische Reaktion* auf seltene, extreme *moralische Ereignisse*, die tief in einer Person verwurzelte Werte verletzen. Betrachten wir nun Ethikberatung im Gesundheitswesen als eine mögliche Intervention zur Reduktion von moralischem Stress.

10.3 Auslöser von moralischem Stress

Moralischer Stress tritt in Bezug auf *innere oder äußere Handlungsbarrieren* auf. Beispiele für innere Barrieren sind Wissenslücken oder mangelnde Erfahrung mit der Ausübung einer Handlung. Äußere Barrieren sind beispielsweise institutionelle Vorgaben, dass eine Handlung erfolgen oder unterbleiben soll. Auch der Wunsch von Angehörigen, eine vom Team als sinnlos erachtete Behandlung fortzuführen, kann als äußere Barriere betrachtet werden. Außerdem tritt moralischer Stress als eine mögliche Reaktion auf *moralische Konflikte*, insbesondere Dilemmata, auf. Ein Beispiel für ein *ethisches Dilemma* kann die Zuteilung eines Intensivbetts einer Intensivstation sein, wenn die Zahl der Patient:innen, die eine intensivmedizinische Versorgung brauchen, die vorgehaltenen Ressourcen übersteigt. Eine solche Entscheidung erfordert eine Priorisierung von Patient:innen, etwa auf der Basis der Erfolgsaussicht ihrer intensivmedizinischen Behandlung. Die Entscheidung birgt unvermeidlich negative Konsequenzen für diejenigen, denen das Bett nicht zur Verfügung gestellt wird. Kann der Bedarf an Intensivbetten nicht anderweitig gedeckt werden, gibt es keine Lösung, die nicht mit einer Verletzung ethischer Verpflichtungen einhergehen würde. Nach einem weiten Verständnis kann moralischer Stress auch bei *moralischer Unsicherheit* auftreten. Moralische Unsicherheit kann entstehen, wenn sich neuartige Problemlagen ergeben, bei denen unklar ist, an welchen ethischen Normen und Werten man sich im Umgang mit ihnen orientieren soll. Der Umgang mit der Covid-19-Pandemie ging mit moralischer Unsicherheit in der Frage einher, wie präventive Schutzmaßnahmen gegenüber anderen Werten und Normen priorisiert werden sollten. Zuletzt kann moralischer Stress auch auf ein moralisches Fehlverhalten folgen. Wenn beispielsweise ein Behandlungsfehler gegenüber Patient:innen bewusst verschwiegen oder verheimlicht wird, können Mitwissende durch moralischen Stress belastet sein (▶ Kap. 7).

Durch validierte Testinstrumente lässt sich moralischer Stress in paradigmatischen Situationen abfragen, darunter zum Beispiel die Moral Distress Scale (MDS) (Corley et al., 2001), die Moral Distress Scale – Revised (MDS-R) (Hamric et al., 2012), die Measure of Moral Distress for Health Care Professionals (MMD-HP) (Epstein et al., 2019) oder das Moral Distress Thermometer (MDT) (Wocial et al., 2013).

10.4 Ziele und Aufgaben von Ethikberatung

Grundlegende *Ziele von Ethikberatung* im Gesundheitswesen sind

- die Sensibilisierung für ethische Fragestellungen,
- die Stärkung der Kompetenz im Umgang mit ethischen Problemen und Konflikten sowie
- die Schaffung von Räumen und Möglichkeiten, ethische Probleme und Konflikte mit den verschiedenen Beteiligten zu besprechen.

Diesen Zielen entsprechen folgende *Aufgaben:*

- die Durchführung individueller ethischer Fallbesprechungen (Ethik-Fallberatung),
- die Entwicklung von ethischen Leitlinien und Empfehlungen für wiederkehrende Problemstellungen (Ethik-Leitlinien) sowie

- die Organisation von Veranstaltungen zu medizin- und pflegeethischen Themen (Ethik-Fortbildung).

Darüber hinaus gehört es zu den Aufgaben der Ethikberatung, die ethische Kompetenz vor Ort zu stärken und ethische Reflexion im Berufs- und Versorgungsalltag regelhaft zu implementieren (Ethik-Transfer). Auch die Beratung der Einrichtungsleitung in organisationsethischen Fragen (Organisationsethik) kann eine Aufgabe von Ethikberatung darstellen, erfordert aber in der Regel weitergehende Kompetenzen (AEM, 2023) (▶ Kap. 7).

Bei der *Ethik-Fallberatung* ist zu unterscheiden zwischen der Beratung einzelner Personen und den gemeinsamen Fallbesprechungen mit den verschiedenen am Problem bzw. Konflikt beteiligten oder vom Problem betroffenen Personen. Gemeinsame ethische Fallbesprechungen finden in der Regel auf Anfrage statt. Es gibt unterschiedliche Formen ethischer Fallbesprechungen: Bei *prospektiven ethischen Fallbesprechungen* erfolgt die Beratung zu einem aktuellen Fall. Das Ergebnis der Fallbesprechung hat Auswirkung auf die weitere Versorgung des Patienten oder der Patientin bzw. des oder der Bewohner:in. Bei *retrospektiven ethischen Fallbesprechungen* werden zurückliegende Fälle, die von den Beteiligten als ethisch schwierig bzw. problematisch wahrgenommen worden sind, nachträglich besprochen und aufgearbeitet, um die Situation besser einzuschätzen sowie Erkenntnisse und Konsequenzen für künftige, ähnlich gelagerte Situationen zu ziehen. Unter einer *präventiven ethischen Fallbesprechung* schließlich versteht man eine Beratung, bei der Mitglieder des Ethikberatungsgremiums an regelmäßig stattfindenden Treffen (z. B. Visiten, Übergaben, Stationsbesprechungen) teilnehmen, um spontan auftauchende ethische Fragen zu beantworten oder auf normativ relevante Aspekte hinzuweisen. Dadurch sollen ethische Fragen und Probleme geklärt werden, noch bevor diese zum ethischen Konflikt werden.

Ethik-Leitlinien sind Entscheidungshilfen bei wiederkehrenden ethischen Fragestellungen in Einrichtungen des Gesundheitswesens. Sie informieren über die für die Fragestellung relevanten medizinischen Sachverhalte, beleuchten die rechtlichen Rahmenbedingungen und benennen die ethischen Aspekte und Kriterien, die bei der Entscheidungsfindung zu beachten sind (AEM, 2023; AEM, 2024).

Ethik-Fortbildungen dienen der Sensibilisierung für ethische Fragen, der Vermittlung von ethischem Wissen sowie der Erhöhung der Kompetenz im Umgang mit ethischen Problemen und Konflikten. Die Zielgruppe sind insbesondere Mitarbeitende der Einrichtung, Patient:innen bzw. Bewohner:innen sowie die interessierte Öffentlichkeit. Die Fortbildungen können als stations- bzw. einrichtungsinterne Fortbildung oder als öffentliche Veranstaltung durchgeführt werden. Mögliche Formate sind Einzelvorträge, Vortragsreihen, Symposien bzw. Ethik-Tage, didaktische Fallbesprechungen, Podiumsdiskussionen oder Ethik-Cafés (Seidlein et al., 2023).

Angebote der Ethikberatung adressieren zum Teil die gleichen Problemlagen, die auch zu moralischem Stress führen können. Moralische Konflikte, Dilemmata und moralische Unsicherheit liegen in der Regel einer Ethik-Fallberatung zugrunde. Ethik-Leitlinien werden meist mit dem Ziel erstellt, moralische Unsicherheit oder Fehlverhalten im Umgang mit moralischen Herausforderungen zu reduzieren. Moralische Unsicherheit und innere Handlungsbarrieren können darüber hinaus im Rahmen von Ethik-Fortbildungen adressiert werden. Der Umgang mit äußeren Handlungsbarrieren, die ethisches Handeln erschweren, und der Umgang mit Fehlverhalten könnten in retrospektiven Fallbesprechungen thematisiert werden. Doch auch weiterführende Angebote zur Organisationsethik könnten hier ansetzen, indem Stakeholder an einen Tisch gebracht werden, um Maßnahmen zu entwickeln, die darauf abzielen, die innere Qualität von Krankenhäusern und anderen Organisationen zu verbessern. Ein weiterer Anlass für organisationsethische Angebote kann sein, Barrieren abzubauen, damit das Gesundheitspersonal ethisch gebotene Handlungen routiniert umsetzen kann. Dabei gibt es natürlich auch Grenzen dessen, was Ethikberatung leisten kann. Sie kann beispielsweise nicht die Personalprobleme aufgrund des eklatanten Pflegemangels lösen, der das Auftreten von moralischem Stress für die verbleibenden Beschäftigten begünstigt.

Ethische Fallbesprechungen können direkte *oder* indirekte Interventionen darstellen (Harmic & Epstein, 2017). Indirekte Interventionen sind solche Fallbesprechungen, in denen die Förderung des ethisch gebotenen Handelns im Vordergrund steht. Direkte Interventionen wiederum können Fallbesprechungen sein, die vorwiegend dazu dienen sollen, den moralischen Stress des Gesundheitspersonals zu adressieren und andere Ziele nachrangig behandeln. Bisher wurde der indirekte Einfluss ethischer Fallbesprechungen auf moralischen Stress meist in Modellprojekten untersucht; deren Ergebnisse werden im nächsten Abschnitt betrachtet.

10.5 Empirische Belege für die Wirkung von ethischen Fallbesprechungen auf moralischen Stress

Für dieses Kapitel suchten wir Publikationen in englischer und deutscher Sprache, in denen Angebote für ethische Fallbesprechungen systematisch im Hinblick auf ihre Wirkung auf moralischen Stress überprüft wurden. Angebote, die spezifisch für den Umgang mit moralischen Stress entwickelt wurden (z. B. Hamric & Epstein, 2017; Epstein et al., 2021) und diskursive Angebote durch andere Anbieter:innen (z. B. Browning & Cruz, 2018) wurden ausgeschlossen.

Wir haben sechs Publikationen identifiziert, welche die Wirkung fallbezogener ethischer Beratungsangebote im Hinblick auf moralischen Stress untersucht haben (Tanner et al., 2014; Wocial et al., 2017; Chiafery et al., 2018, Jansen et al., 2018; Fox et al., 2022; Ashida et al., 2023). Die bislang vorliegende Evidenz ist noch nicht ausreichend, um zu einem Urteil darüber zu gelangen, inwiefern ethische Fallbesprechungen eine wirksame Ressource zur Verringerung von moralischem Stress sind. Die Arbeiten bewegen sich eher auf niedrigen Stufen der Evidenzpyramide

(u. a. Expertenurteile, qualitative Studien, Beobachtungsstudien) und randomisiert-kontrollierte Untersuchungen konnten bisher noch nicht identifiziert werden.

Angebote für ethische Fallbesprechungen können sich auf moralischen Stress von Gesundheitspersonal auf drei Arten auswirken: Moralischer Stress kann sich in Folge des Angebots verringern, er kann gleichbleiben oder sich erhöhen. Es zeigt sich in der Regel ein gemischtes Bild, mit Teilnehmenden, die von der Fallbesprechung in Bezug auf ihren moralischen Stress profitieren oder nicht profitieren. Wir stellen zunächst Studien vor, die eine Wirkung der Implementierung eines Ethikberatungsprogramms überprüft haben. Dann beziehen wir uns auf diejenigen Studien, die fallbezogen eine Wirkung klinischer Ethikberatung untersucht haben.

10.5.1 Empirische Studien zur Wirkung von Ethikberatungsprogrammen

Indizien für eine *Verringerung von moralischem Stress* durch fallbezogene Ethikberatung finden sich zunächst in einer repräsentativen Meinungsumfrage unter Ethikberatenden in den USA (Fox et al., 2022). Die Teilnehmenden sollten unter anderem die Wirksamkeit von Ethikberatung dahingehend einschätzen, ob sie dazu in der Lage sei, moralischen Stress zu reduzieren. In Bezug darauf schätzten die Teilnehmenden die Ethikberatungsangebote im Mittel zwischen effektiv und sehr effektiv ein. Was die Validität dieser Untersuchung schwächt, ist die Unklarheit darüber, wie die Teilnehmenden zu ihrem Urteil gelangt sind. Moralischer Stress wurde nicht definiert und ist eine subjektive Empfindung, die von außen nicht beobachtet werden kann.

Eine deutschsprachige Publikation fasste die Mixed-Methods-Evaluation einer Implementierung des Programms METAP an einem Schweizer Universitätsspital mit einem Fokus auf moralischen Stress zusammen (Tanner et al., 2014). METAP steht hier für **M**odule, **E**thik, **T**herapieentscheide, **A**llokation und **P**rozess und beinhaltet anlassbezogen verschiedene Angebote für Ethikberatung. Die Ethikberatungen, die untersucht worden sind, wurden nur durch ethisch ausgebildete Teammitglieder, nicht durch eine dafür beschäftigte Fachperson außerhalb des Behandlungsteams durchgeführt. In der quantitativen Studie gab etwas mehr als die Hälfte der Befragten (57%) an, dass die Einführung des Beratungsangebots zu einer Reduktion ihrer persönlichen Belastung im Zusammenhang mit ethischen Problemstellungen geführt hatte, während das bei ca. 30% der Befragten explizit verneint wurde. Keine entlastende Wirkung wurde dadurch begründet, dass ethische Probleme per se nicht als belastend wahrgenommen worden seien, dass eine Beschäftigung mit ethischen Problemen auch eine Belastungszunahme bewirken kann und dass die Strukturen vor Einführung des Programms als ausreichend empfunden wurden, um mit Problemen umgehen zu können.

Das Ziel der Studie von Wocial et al. (2017) war die Evaluation präventiver Fallbesprechungen im Hinblick auf den moralischen Stress der Mitarbeitenden. Die wöchentlichen Gespräche betrafen die Patient:innen, deren Liegedauer auf pädiatrischen Intensivstationen länger als zehn Tage war. Veränderungen wurden mit der MDS-R und intermittierend alle zwei Monate mit dem MDT gemessen. In

Bezug auf den globalen Wert auf der MDS-R konnte keine statistisch signifikante Verringerung des moralischen Stresses bei den Mitarbeitenden festgestellt werden. Es gab allerdings statistisch signifikante Effekte bezogen auf einzelne Items: Ärztliche Mitarbeitende erlebten in der Folge weniger moralischen Stress in Bezug auf den »Druck, unnötige Tests und Behandlungen zu verordnen«. Bei Pflegefachpersonen konnte eine statistisch signifikante Verringerung von moralischem Stress in Bezug auf drei Items festgestellt werden: a) »Der Beginn extensiver lebensrettender Maßnahmen wenn ich denke, dass sie das Sterben nur verlängern«, b) »Mit Krankenschwestern und -pflegern oder anderem Gesundheitspersonal arbeiten, das nicht so kompetent ist, wie es die Patientenversorgung erfordert« und c) »Beobachten, wie sich die Qualität der Patientenversorgung aufgrund schlechter Teamkommunikation verschlechtert«. Die Messungen mit dem MDT zeigten fluktuierende hohe und niedrige Werte, aber keine signifikante Verringerung von durchschnittlichen Werten über die Zeit.

Die Untersuchung der Wirksamkeit prospektiver ethischer Fallbesprechungen nach dem Modell der Moral Case Deliberation war Gegenstand einer japanischen Studie (Ashida et al., 2023). Mithilfe des MMD-HPs wurde die Wirkung der Intervention unter Pflegefachpersonen gemessen und in qualitativen Interviews reflektiert. Der durchschnittliche moralische Stress über alle Teilnehmenden stieg durch die ethischen Fallbesprechungen an, aber der Anstieg war nicht statistisch signifikant. Die Teilnehmenden, deren moralischer Stress gleich blieb, gaben an, dass die Werte im Fragebogen nicht valide ihre subjektiven Empfindungen abbildeten. Diejenigen, deren moralischer Stress durch die Intervention größer wurde, gaben an, dass sie den Unterschied zwischen ihren Idealen und ihren tatsächlichen Handlungen jetzt stärker wahrnahmen. Die Autor:innen erklärten den Anstieg von moralischem Stress mit einem sogenannten »*Response Shift*« – einer Veränderung darin, wie das Konstrukt aufgefasst oder bewertet wurde, die sich in Folge der Intervention ergeben haben könnte. Sie gehen davon aus, dass die Werte womöglich deshalb angestiegen sind, weil die Teilnehmenden in Folge der Intervention realisierten, dass ihnen ethische Fragen bisher nicht so bewusst waren oder sie nicht so gut mit ihnen umgehen konnten, wie sie zunächst dachten. Diejenigen, bei denen eine Reduktion von moralischem Stress gemessen wurde, gaben in den Interviews an, dass das Teilen ethisch schwieriger Situationen mit anderen ihre Belastung verringern konnte. Außerdem war für sie die Anerkennung ihres moralischen Stresses schon eine hilfreiche Erfahrung.

Bei der Messung von moralischem Stress am Ende der Implementierungsphase eines Beratungsprogramms wurde wiederholt festgestellt, dass die Messungen stark durch die klinische Tätigkeit und durch den letzten ethisch bedeutsamen Fall beeinflusst sein können. Dies spricht dafür, fallbezogene Messungen durchzuführen, worauf wir im Folgenden eingehen.

10.5.2 Empirische Studien zur Wirkung einzelner ethischer Fallbesprechungen

Zwei fallbezogene quantitative Untersuchungen beschäftigten sich mit prospektiven ethischen Fallberatungen. Die Evaluation eines zweistufigen Ethikberatungsprogramms in Australien zeigte ein gemischtes Bild (Jansen et al., 2018). Direkt nach der Fallbesprechung wurde ein selbstkonstruierter Fragebogen mit der folgenden Frage verschickt: »*Hat die Einbeziehung des klinischen Ethikdienstes Ihren eigenen moralischen Stress in Bezug auf den Fall verringert?*«. Nur 4/35 Personen gaben an, dass sich ihr moralischer Stress signifikant verringert hätte, 7/35 gaben an, dass sie gar keine Verringerung feststellen konnten und die Mehrheit (24/35) gab an, teilweise eine Verringerung von moralischem Stress feststellen zu können, was auf eine gewisse Ambivalenz hindeutet.

Auch eine US-Amerikanischen Studie unter Pflegefachpersonen auf Erwachsenenintensivstationen ergab ein gemischtes Bild (Chiafery et al., 2018). Moralischer Stress wurde mit dem MDT zu drei Zeitpunkten gemessen: vor der Einführung des Angebots sowie kurz vor und kurz nach der ethischen Fallberatung. Die Messungen ergaben eine signifikante Reduktion. Während für zwei Drittel der Befragten eine Verringerung von moralischem Stress zu verzeichnen war, wurde für 4/30 Teilnehmenden keine Veränderung und für 5/30 ein Anstieg berichtet. Fast alle, die einen Anstieg erlebt haben, waren erfahrene Fachkräfte, die einen Großteil ihrer Berufstätigkeit auf Intensivstationen gearbeitet hatten, mit der Ausnahme einer neuen Pflegefachkraft, die weniger als ein Jahr tätig war.

10.6 Diskussion

Dieser Beitrag beschäftigt sich mit der Frage, welche Auswirkungen die Angebote der ethischen Fallbesprechung auf den subjektiv erlebten moralischen Stress des Gesundheitspersonals haben. Die Beantwortung dieser Frage ist mit verschiedenen Herausforderungen verbunden. Bislang konnte sich keine Definition von moralischem Stress durchsetzen. Welche Definition man jeweils einer Untersuchung dieser Frage zugrunde legt, hat erhebliche Auswirkungen auf eine Bewertung des Potenzials ethischer Fallbesprechungen, moralischen Stress zu reduzieren. Wir plädieren in unserem Beitrag für eine weite Definition, der zufolge moralischer Stress eine psychische Reaktion auf ein moralisches Ereignis bezeichnet. Diese Definition hat den Vorteil, das gesamte Spektrum der Interaktionen zwischen ethischen Herausforderungen und psychischen Reaktionen in den Blick nehmen zu können. Eine Reduktion von moralischem Stress durch Ethik-Fallberatung ist bei dieser weiten Definition theoretisch möglich, indem sie die Ursache – z. B. einen ethischen Konflikt – durch eine fallbezogene Abwägung auflöst. Legt man hingegen eine enge Definition zugrunde, die auf Handlungsbarrieren hinsichtlich des ethisch Gebotenen fokussiert, ist es unklar, wie sich eine ethische Fallbesprechung günstig auf moralischen Stress auswirken könnte. Womöglich sind hier neue Strukturen für ethische Fallbesprechungen erforderlich, wie sie in den USA bereits punktuell entwickelt wurden (Hamric & Epstein, 2017; Epstein et al., 2021). Hinzu kommt, dass in der ethischen Fallbesprechung unterschiedliche Modelle zur Anwendung kommen, die von auf die Teilnehmenden zentrierten Modellen wie die Moral Case Deliberation (Tan et al., 2018) bis hin zu kognitiv strukturierenden Modellen wie die prinzipienorientierte Falldiskussion (Marckmann & Mayer, 2009) reichen. Es ist davon auszugehen, dass unterschiedliche Modelle der Ethik-Fallberatung auch verschiedene Wirkungen auf moralischen Stress haben. Nicht zuletzt handelt es sich bei moralischem Stress um ein komplexes psychologisches Konstrukt, das methodisch nicht einfach zu messen ist. Den validierten Messinstrumenten liegt gegenwärtig die enge Definition von moralischem Stress zugrunde. Sie sind für die Messung der Wirkung von Interventionen nur bedingt geeignet, da sie entweder zu wenig änderungssensitiv oder zu sehr beeinflussbar durch sich dynamisch ändernde Belastungslagen sind. Eine beratungsbezogene Untersuchung ist womöglich weniger den täglich schwankenden Einflüssen auf das subjektive Belastungserleben ausgesetzt als eine implementierungsbezogene Untersuchung. Hinzu kommt, dass in der Regel ein Interessenskonflikt vorliegt, wenn diejenigen das Ethikberatungsangebot evaluieren, die es zur Verfügung stellen. Zudem scheint es eine weit verbreitete Annahme unter Ethikberatenden zu sein, dass moralischer Stress effektiv durch Fallberatung gesenkt werden kann (Fox et al., 2022), was zu einem Konfirmation-Bias führen könnte.

Im Rahmen unserer Literaturrecherche konnten wir insgesamt sechs Publikationen identifizieren, die bislang noch kein abschließendes Urteil über die Wirkungen von ethischer Fallberatung auf moralischen Stress erlauben. Mit einer breiteren Suche unter Einschluss von mehr Datenbanken und Fremdsprachen könnten weitere Studien identifiziert werden. Einzelne Studien liefern Hinweise auf positive Effekte für manche Teilnehmende. Diese könnten insbesondere auch durch die soziale Unterstützung durch das Team in der gemeinsamen Aufarbeitung der ethischen Herausforderungen begründet sein. Darüber hinaus beschreiben die Studien aber auch paradoxe Effekte. Eine Erklärung dafür könnte sein, dass durch die ethische Fallberatung die Aufmerksamkeit auf die ethischen Anforderungen an das eigene Handeln gelenkt werden. Dadurch könnte das Bewusstsein für Diskrepanzen zwischen dem ethisch gebotenen Handeln und dem davon abweichendem tatsächlichen Handeln größer werden, was mit mehr moralischem Stress einher gehen kann. Vielversprechend wären weitere Studien, die der Frage nachgehen, welche Personen nicht von ethischen Fallbesprechungen im Hinblick auf moralischen Stress profitieren. Solche Subgruppen könnten verstärkt über diese paradoxen Wirkungen aufgeklärt und in der Prävention ihrer mentalen Gesundheit durch andere Interventionen unterstützt werden.

10.7 Zusammenfassende Schlussfolgerungen

Angesichts der hier verdeutlichten Wirkungen der Angebote von Ethikberatung im Gesundheitswesen auf moralischen Stress erscheint es geboten, die Ziele von Ethikberatung klar zu definieren und zu priorisieren sowie die möglichen Folgen zu reflektieren. Nach unserer Einschätzung sollte die strukturierte Reflexion ethisch schwieriger bzw. herausfordernder Situationen, und damit verbunden das Treffen ethisch gut begründeter Entscheidungen, als primäre Ziele der Ethikberatung gelten. Wird damit auch eine psychische Entlastung des Personals erreicht, handelt es sich dabei um einen wünschenswerten Nebeneffekt ethischer Fallbesprechungen. Zugleich erscheint es uns allerdings auch geboten, mögliche negative Effekte für die Mitarbeitenden transparent zu machen, um gegebenenfalls entsprechende Gegenmaßnahmen einleiten zu können. Dabei stellt sich die Frage, ob das Gesundheitspersonal auch dann eine Pflicht zur Teilnahme an der Ethikberatung hat, wenn diese für sie mit einem erhöhten moralischen Stress einhergeht.

Moralischer Stress als Folge fallbezogener Beratungsangebote könnte ein Indiz dafür sein, dass Handlungsbedingungen in den Organisationen zur Krankenversorgung verändert werden müssen, damit die Mitarbeitenden ihren ethischen Verpflichtungen gegenüber Patient:innen und Bewohner:innen besser nachkommen können. Gefordert sind hier vor allem organisationsethische Ansätze, die die ethisch relevanten Rahmenbedingungen für das Handeln des Personals reflektieren und durch Organisationsentwicklung verbessern (z. B. Wallner, 2022). In dieser Richtung arbeiten auch Moderator:innen in ethischen Fallbesprechungen, die auf den Umgang mit Handlungsbarrieren als Auslöser für moralischen Stress fokussiert sind (Hamric & Epstein, 2017; Epstein et al., 2021).

Unsere Arbeit ist für die Palliativversorgung insofern von Bedeutung, als sie zum einen Gesundheitspersonal in diesem Arbeitsfeld für eine Gefährdung ihrer mentalen Gesundheit durch moralischen Stress sensibilisieren kann, was zum Beispiel mit validierten Messinstrumenten proaktiv durch Arbeitgeber untersucht werden könnte. Sie zeigt darüber hinaus das Potenzial ethischer Fallbesprechungen als eine mögliche Intervention auf, um mit moralischem Stress angemessen umzugehen, weist aber auch auf paradoxe Effekte hin, über die Gesundheitsfachkräfte bei der Implementierung von Angeboten aufgeklärt werden sollten.

Wir sehen außerdem Implikationen der hier gewonnenen Erkenntnisse für die Evaluationsforschung der Ethikberatung. Angesichts der vielen unterschiedlichen Einflussfaktoren erscheint eine Evaluation nach einem Framework für komplexe Interventionen angemessen (Skivington et al., 2021). Sie sollte sich nicht nur auf das Individuum fokussieren, sondern vermehrt Ansätze untersuchen, die kollektives Handeln sowie die Handlungsmöglichkeiten und -routinen innerhalb der Organisation in den Blick nehmen. Dabei sollte das Konstrukt, das gemessen werden soll, eindeutig definiert und nachvollziehbar operationalisiert werden. Zudem sollte die Wahl der Methode der Ethik-Fallberatung begründet werden. Wir würden begrüßen, wenn vermehrt spezifische Angebote für bestimmte Auslöser von moralischem Stress evaluiert werden (Hamric & Epstein, 2017; Epstein et al., 2021). Nicht zuletzt erscheint es sinnvoll, neben dem defizitorientierten Konzept des moralischen Stresses auch positive, ressourcenorientierte Konzepte wie die moralische Resilienz (Rushton, 2018) zu entwickeln und Organisationen danach zu evaluieren, wie sie diese fördern. Im Ergebnis kann sich dann eine fruchtbare Verbindung zwischen Ethik-Fallberatung, Organisationsethik und Maßnahmen zur Förderung der moralischen Resilienz (▶ Kap. 6) ergeben, von der Patient:innen sowie Bewohner:innen gleichermaßen profitieren wie das Gesundheitspersonal.

Danksagung

Wir danken Madeleine von Strachwitz und Anna Fackler, Promovierende an der LMU München, für die Durchführung der Literaturrecherche unter der Anleitung von Katja Kühlmeyer, auf der die Betrachtung der Evidenz für die Wirkung ethischer Fallbesprechungen auf moralischen Stress in diesem Beitrag aufgebaut hat. Ferner danken wir Julia Wüstefeld, den beiden Herausgeberinnen sowie Sinah Wiborg im Lektorat des Kohlhammer-Verlages für das Korrekturlesen des Textes.

10.8 Literatur

Akademie für Ethik in der Medizin (AEM). (2023). Standards für Ethikberatung im Gesundheitswesen. *Ethik in der Medizin*, 35, 313–324. https://doi.org/10.1007/s00481-023-00762-w

Akademie für Ethik in der Medizin (AEM). (2024). Empfehlungen zur Erstellung von Ethik-Leitlinien in Einrichtungen des Gesundheitswesens. *Ethik in der Medizin*, 36, 191–200.

Ashida, K., Kawashima, T., Molewijk, A. C., et al. (2023). Moral distress reduction using moral case deliberation in Japan: A mixed-methods study. *Japan Journal of Nursing Science*, 20(3), e12528. https://doi.org/10.1111/jjns.12528

Browning, E. D., Cruz, J. S. (2018). Reflective debriefing: a social work intervention addressing moral distress among ICU nurses. *Journal of Social Work in End-of-Life Palliative Care*, 14(1), 44–72. https://doi.org/10.1080/15524256.2018.1437588

Chiafery, M. C., Hopkins, P., Norton, S. A., et al. (2018). Nursing ethics huddles to decrease moral distress among nurses in the intensive care unit. *The Journal of Clinical Ethics*, 29(3), 217–226. https://doi.org/10.1086/jce2018293217

Corley, M. C., Elswick, R. K., Gorman, M., et al. (2001). Development and evaluation of a moral distress scale. *Journal of Advanced Nursing*, 33, 250–256. https://doi.org/10.1111/j.1365-2648.2001.01658.x

D'Alessandro-Lowe, A. M., Patel, H., Easterbrook, B., et al. (2024). The independent and combined impact of moral injury and moral distress on post-traumatic stress disorder symptoms among healthcare workers during the COVID-19 pandemic. *European Journal of Psychotraumatology*, 15(1). https://doi.org/10.1080/20008066.2023.2299661

Deschenes, S., Tate, K., Scott, S. D., et al. (2021). Recommendations for navigating the experiences of moral distress: A scoping review. *International Journal of Nursing Studies*, 122. https://doi.org/10.1016/j.ijnurstu.2021.104035

Epstein, E. G., Shah, R., Marshall M. F. (2023). Effect of a moral distress consultation service on moral distress, empowerment, and a healthy work environment. *HEC Forum*, 35, 21–35. https://doi.org/10.1007/s10730-021-09449-5

Epstein, E. G., Whitehead, P. B., Prompahakul, C., et al. (2019). Enhancing understanding of moral distress: the measure of moral distress for health care professionals. *AJOB Empirical Bioethics*, *10*(2), 113–124. https://doi.org/10.1080/23294515.2019.1586008

Fourie, C. (2015). Moral distress and moral conflict in clinical ethics. *Bioethics*, *29*, 91–97. https://doi.org/10.1111/bioe.12064

Fourie, C. (2017). Who is experiencing what kind of moral distress? Distinctions for moving from a narrow to a broad definition of moral distress, *AMA Journal of Ethics*, *19*, 578–584. 10.1111/bioe.12064

Fox, E., Tarzian, A. J., Danis, M., et al. (2022). Ethics Consultation in U.S. Hospitals: Opinions of Ethics Practitioners. *The American Journal of Bioethics*, *22*(4), 19–30. https://doi.org/10.1080/15265161.2021.1893550

Hamric, A. B., C. T. Borchers, E. G. Epstein. (2012). Development and testing of an instrument to measure moral distress in healthcare professionals. *AJOB Primary Research*, *3*(2), 1–9. https://doi.org/10.1080/21507716.2011.652337

Hamric, A. & Epstein, E. (2017). A health system-wide moral distress consultation service: development and evaluation. *HEC Forum*, *29*(2), 127–143. https://doi.org/10.1007/s10730-016-9315-y

Houle, S. A., Ein, N., Gervasio, J., et al. (2024). Measuring moral distress and moral injury: A systematic review and content analysis of existing scales. *Clinical Psychology Review*, *108*. https://doi.org/10.1016/j.cpr.2023.102377

Jameton, A. (1984). *Nursing Practice: The Ethical Issue.* Prentice Hall.

Jansen, M. A., Schlapbach, L. J., Irving, H. (2018). Evaluation of a paediatric clinical ethics service. *Journal of Paediatrics and Child Health*, *54*(11), 1199–1205. https://doi.org/10.1111/jpc.13933

Lamiani, G., Borghi, L., Argentero, P. (2017). When healthcare professionals cannot do the right thing: A systematic review of moral distress and its correlates. *Journal of Health Psychology*, *22*(1), 51–67. https://doi.org/10.1177/1359105315595120

Litz, B. T., Stein, N., Delaney, E., et al. (2009). Moral injury and moral repair in war veterans: a preliminary model and intervention strategy. *Clinical Psychology Review*, *29*(8), 695–706. https://doi.org/10.1016/j.cpr.2009.07.003

Marckmann, G. & Mayer, F. (2009). Ethische Fallbesprechungen in der Onkologie: Grundlagen einer prinzipienorientierten Falldiskussion. *Der Onkologe*, *15*(10), 980–988. 10.1007/s00761-009-1695-z

Mewborn, E. K., Fingerhood, M. L., Johanson, L., et al. (2023). Examining moral injury in clinical practice: A narrative literature review. *Nursing Ethics*, *30*(7–8), 960–974. https://doi.org/10.1177/09697330231164762

Morley, G., Ives, J., Bradbury-Jones, C., et al. (2019). What is ›moral distress‹? A narrative synthesis of the literature. *Nursing Ethics*, *26*(3), 646–662. https://doi.org/10.1177/0969733017724354

Morley, G., Sese, D., Rajendram, P., et al. (2020). Addressing caregiver moral distress during the COVID-19 pandemic. *Cleveland Clinic Journal of Medicine*. https://doi.org/10.3949/ccjm.87a.ccc047

Rushton, C. H. (2018). *Moral Resilience: Transforming Moral Suffering in Healthcare.* Oxford University Press.

Salloch, S., Ritter, P., Wäscher, S., et al. (2016). Was ist ein ethisches Problem und wie finde ich es? Theoretische, methodologische und forschungspraktische Fragen der Identifikation ethischer Probleme am Beispiel einer empirisch-ethischen Interventionsstudie. *Ethik in der Medizin*, *28*(4), 267–281. https://doi.org/10.1007/s00481-016-0384-x

Seidlein, A-H., Rave, F., Rogge, A., et al. (2023). Ethik-Fortbildungen als Element der Klinischen Ethikarbeit: Ein Überblick über Formate und weitere strukturierende Elemente. *Ethik in der Medizin*, *35*(1), 341–356. https://doi.org/10.1007/s00481-023-00755-9

Seiler, A., Milliken, A., Leiter, R. E., et al. (2024). The Psychoneuroimmunological Model of Moral Distress and Health in Healthcare Workers: Toward Individual and System-Level Solutions. *Comprehensive Psychoneuroendocrinology*, *17*. https://doi.org/10.1016/j.cpnec.2024.100226

Shay, J. (1994). *Achilles in Vietnam: Combat trauma and the undoing of character.* Scribner.

Skivington K., Matthews L., Simpson S. A., et al. (2021). A new framework for developing and evaluating complex interventions: update of Medical Research Council guidance. *BMJ*, 374.https://doi.org/10.1136/bmj.n2061

Simon, A. (2022). Ethikberatung im Gesundheitswesen. In Riedel, A., Lehmeyer, S. (Eds.), *Ethik im Gesundheitswesen.* (pp. 877–886). Springer.

Tan, D. Y. B., Ter Meulen, B. C., Molewijk, A., et al. (2018). Moral case deliberation. *Practical Neurology*, *18*(3), 181–186. https://doi.org/10.1136/practneurol-2017-001740

Tanner, S., Albisser Schleger, H., Meyer-Zehnder, B. et al. (2014). Klinische Alltagsethik – Unterstützung im Umgang mit moralischem Disstress? *Medizinische Klinik – Intensivmedizin und Notfallmedizin*, *109*, 354–363. https://doi.org/10.1007/s00063-013-0327-y

Wallner, J. (2022) Organisationsethik: Methodische Grundlagen für Einrichtungen im Gesundheitswesen. In Marckmann, G. (Ed.), *Praxisbuch Ethik in der Medizin*. (pp. 71–78). Medizinisch Wissenschaftliche Verlagsgesellschaft.

Webster, G. C., Baylis, F. E. (2000). Moral residue. In Rubin, S. B., & Zoloth, L. (Eds.), *Margin of error: The ethics of mistakes in the practice of medicine* (pp. 217–230). University Publishing Group.

Whitehead, P. B., Haisch, C.E., Hankey, M.S., et al. (2023). Studying moral distress (MD) and moral injury (MI) among inpatient and outpatient healthcare professionals during the COVID-19 pandemic. *The International Journal of Psychiatry in Medicine.* https://doi.org/10.1177/00912174231205660

Wilson, M. A., Shay, A., Harris, J. I., et al. (2023). Moral Distress and Moral Injury in Military Healthcare Clinicians: A Scoping Review. *AJPM Focus*, *3*(2). https://doi.org/10.1016/j.focus.2023.100173

Wocial, L. D. & Weaver, M. T. (2013). Development and psychometric testing of a new tool for detecting moral distress: the Moral Distress Thermometer. *Journal of Advanced Nursing*, *69*(1), 167–174. https://doi.org/10.1111/j.1365-2648.2012.06036.x

Wocial, L., Ackerman, V., Leland, B., et al. (2017). Pediatric ethics and communication excellence (PEACE) rounds: decreasing moral distress and patient length of stay in the PICU. *HEC Forum*, *29*(1), 75–79. https://doi.org/10.1007/s10730-016-9313-0

11 Prävention von Moral Distress und Moral Injury – was kann Advance Care Planning leisten?

Settimio Monteverde, Isabelle Karzig-Roduner und Tanja Krones

11.1 Einleitung und Überblick

Wird Ethik als »Handeln zugunsten anderer« (Stemmer, 2000) verstanden, fällt es unschwer, die besondere Verantwortung der moralischen Akteur:innen zu erkennen, wenn die oder der andere in Bezug auf gesundheitliche Fragen ratsuchend ist oder aber nicht in der Lage ist, den eigenen Willen in Bezug auf die medizinische Behandlung geltend zu machen. In diesem ethischen Raum einer durch Fachwissen, Haltung und exzellenten Kommunikation geförderten Autonomie bietet sich Advance Care Planning (ACP) an. Als Beratungsangebot für die gemeinsame Vorausplanung medizinischer Behandlungen möchte ACP Menschen befähigen, sich der eigenen Werte und Präferenzen bewusst zu werden, darauf aufbauend für sie erstrebenswerte Therapieziele einer medizinischen Behandlung zu formulieren sowie daraus abgeleitet spezifischen medizinisch-pflegerischen Maßnahmen zuzustimmen oder diese abzulehnen. Dabei sind die Übergänge zwischen dem Care Planning für die aktuelle Behandlungssituation und dem Advance Care Planning als Antizipation zukünftiger Situationen der Krankheitsprogression und/oder des Eintritts der Urteilsunfähigkeit (in diesem Beitrag synonym zu Einwilligungsunfähigkeit gebraucht) fließend. Die Verbindlichkeit des vorausverfügten Willens ist unterdessen in zahlreichen Ländern zivilgesetzlich verankert. Es bestehen aber starke Hinweise dafür, dass Legaldefinitionen von Patientenverfügungen nicht ausreichend sind, um die Durchsetzung des Patientenwillens zu gewährleisten. Vielmehr zeigt die Erfahrung, dass Gesetze allein nicht sicherstellen können, dass in der Praxis auch qualitativ hochstehende, aussagekräftige Vorsorgedokumente vorliegen. Dazu zählen die Patientenverfügung, der Vorsorgeauftrag für medizinische Angelegenheiten, die ärztliche Notfallanordnung, der Notfallplan, die perioperative oder periinterventionelle Patientenverfügung sowie die Vertreterdokumentation (respektive ACP by Proxy, vgl. dazu in der Schmitten et al., 2021). Ebenso wenig können sie garantieren, dass diese im Sinne der verfügenden Person auch umgesetzt werden (Connors et al., 1995; Fagerlin & Schneider, 2004).

> Für die fehlende Durchsetzungskraft einer Legaldefinition der Patientenverfügung gibt es nicht nur inhaltliche Gründe, die die »Passgenauigkeit« des Patientenwillens betreffen. Ebenso ausschlaggebend sind strukturelle Gründe, die die Implementierung von Standards des Shared Decision Making (Rosca et al., 2022), die »Kultur« der Institution und die Haltung von Verantwortungstra-

> genden betreffen, Patient:innen, Angehörige und Mitglieder des interprofessionellen Behandlungsteams systematisch in die Prozesse der Therapiezielfindung und Behandlungsplanung miteinzubeziehen.

Die Erfahrung dieser Diskrepanz und die daraus resultierende Unmöglichkeit, »zugunsten anderer« (Stemmer, 2020) zu handeln, d. h. dem Willen, respektive den Interessen, der betroffenen Person Geltung zu verschaffen, weist auf ein kompromittiertes moralisches Handlungsvermögen (moral agency) hin, das sich für Fachpersonen in spezifischen ethischen Belastungen äußert. Diese im spezifischen Kontext von ACP in der Palliative Care zu betrachten, ist Gegenstand des vorliegenden Beitrags. Sie weisen ein breites Spektrum auf, welches wir konzeptionell beschreiben. Für das Umfeld von ACP werden sie

- als moralische Dilemmas und moralische Probleme spezifiziert (Boshammer, 2016),
- bezüglich des Handlungsvermögens der involvierten Akteur:innen (respektive direkt oder indirekt Beteiligten) als Situationen moralischer Komplexität versus moralischer Kompliziertheit differenziert (Monteverde, 2019) und
- hinsichtlich ihrer psychologischen Auswirkungen als moralisches Unbehagen (Moral Discomfort), moralischer Stress (Moral Distress) oder moralische Verletzung (Moral Injury) gewichtet (Jameton, 1984; Repenshek, 2009; McCarthy & Monteverde, 2018; Dean et al., 2019; Cartolovni et al., 2021; Riedel & Kreh et al., 2022), wobei die Übergänge zwischen den einzelnen Formen fließend sein können.

Die hier vorgeschlagene Taxonomie ethischer Belastungen verbindet genuin normative und psychologische Aspekte. Im Rahmen des vorliegenden Bandes und innerhalb der medizinethischen Literatur gibt es auch andere, mitunter weniger scharfe Abgrenzungen der hier beschriebenen Phänomene, auf die wir ausdrücklich verweisen, ohne sie weiter vertiefen zu können (▶ Kap. 1). Auf der Basis dieser Unterscheidungen wird die Frage beantwortet, was ACP in der Prävention und im Umgang mit diesen Belastungen spezifisch zu leisten vermag. Dafür wird ein Verständnis von ACP vorgeschlagen, das in der Lage ist, die oben erwähnten inhaltlichen sowie strukturellen Gründe gleichermaßen zu spiegeln. Ein solches Verständnis knüpft die Realisierung der Patientenautonomie an drei Bedingungen:

1. das Angebot professioneller Unterstützung auf der Ebene des Individuums in der Formulierung persönlicher Werte, Therapieziele, erwünschter Maßnahmen und Therapiezielgrenzen, deren Dokumentation und Integration in die Pfade medizinisch-pflegerischer Betreuung und Behandlung,
2. die Implementierung von ACP auf der Ebene der Organisation mit adäquater Prozess-, Struktur- und Ergebnisqualität, wie sie durch die ACP-Ergebnisforschung hinreichend belegt sind (Nortje et al., 2023; Krones et al., 2022; McCune, 2016),

3. eine Kultur der Patientenorientierung auf Systemebene, die sektorübergreifend, d. h. in allen Phasen und an allen Orten der medizinischen Versorgung und sozialen Begleitung, konsequent die betroffene Person, ihre Werte, Wünsche und Interessen aktiv und aufsuchend erfragt, validiert und explizit in die Behandlungsplanung und -gestaltung miteinbezieht (Tan et al., 2019).

Im Kontext von ACP setzt ein wirksamer Umgang mit ethischer Belastung oder dessen Prävention die aktive Verknüpfung von Individual-, Organisations- und Systemebene voraus, die wir im Folgenden als Kontinuum des Advance Care Planning umschreiben (siehe auch Tabelle 1). Die »Negativspirale« ethischer Belastungen und die im Sinne einer Prävention intendierte »Positivspirale« einer gelebten Ethikkultur und eines Kontinuums von ACP von der Ebene des Individuums bis zur Kultur der Organisation sind in Abbildung 1 schematisch dargestellt. Sie bilden die konzeptionelle Rahmung der weiteren Ausführungen.

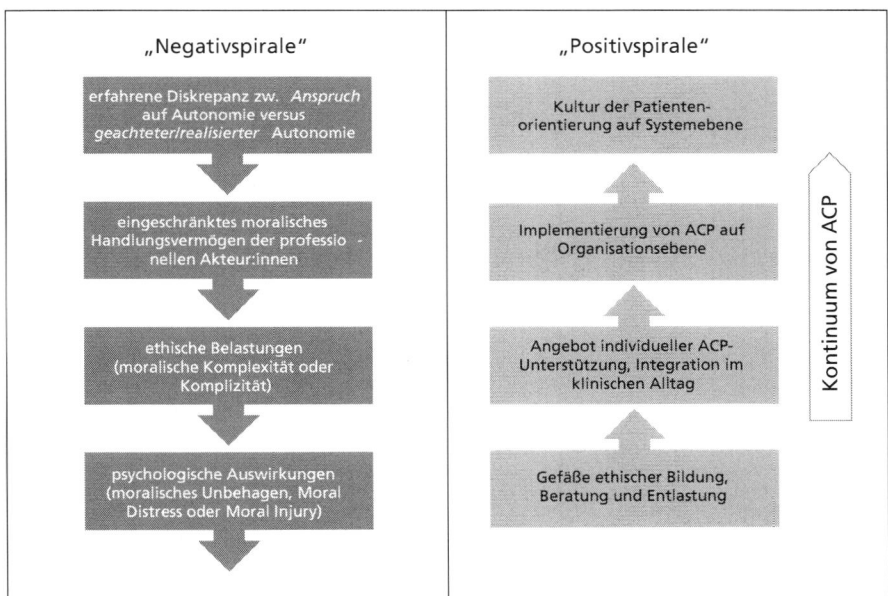

Abb. 11.1: »Negativspirale« ethischer Belastung und »Positivspirale« im Sinne des ACP-Kontinuums (moralische Komplexität oder Komplizität)

11.2 Advance Care Planning als Goldstandard: Konzept- und Prozesselemente sowie mögliche Auswirkungen auf ethische Belastungen

11.2.1 Überblick

In diesem Abschnitt wird das Konzept Advance Care Planning als Goldstandard partizipativer Entscheidungsfindung für ein breites Spektrum an Situationen und Lebenslagen vorgestellt. Dazugehörige Konzepte und Prozesselemente werden beschrieben, einschließlich ethischer Implikationen für die involvierten Akteur:innen. Mit Bezug auf die in diesem Abschnitt eingeführten Begrifflichkeiten wird bei jedem Prozesselement auf mögliche ethische Belastungen hingewiesen, die in der praktischen Umsetzung resultieren können. Darauf aufbauend wird das Potenzial von ACP erläutert, diese zu verstehen, zu mindern, zu bewältigen sowie diesen vorzubeugen.

11.2.2 Gesundheitliche Vorausplanung und Advance Care Planning

Die besondere ethische Verantwortung des Handelns zugunsten anderer ist fest in den berufsethischen Codices der Gesundheitsprofessionen verankert. Sie spiegelt sich auch im Medizinrecht als »zweckgebundene« Partnerschaft, die vertraglich zwischen Patient:in und Gesundheitsfachperson geschlossen wird. Sie fordert, dass die Perspektive und der Wille der betroffenen Person erfragt, kontextspezifisch validiert, dokumentiert und konsequent in die Planung und Ausführung medizinischer und pflegerischer Behandlung integriert wird (vgl. Stanze & Nauck, 2023). In Deutschland wurde durch den § 132 g SGB V des 2015 verabschiedeten und 2018 in Kraft getretenen Hospiz- und Palliativgesetzes eine »Gesundheitliche Vorsorgeplanung für die letzte Lebensphase« im Bereich der stationären Altenhilfeeinrichtungen und bei stationären Einrichtungen der Eingliederungshilfe ins Gesundheitswesen integriert. Damit wird einer Bevölkerungsgruppe mit häufig palliativen Bedürfnissen auf Basis der internationalen Konzepte, welche bei der Erstellung des Gesetzes herangezogen worden sind, eine professionell begleitete Gesprächsbegleitung grundsätzlich ermöglicht (vgl. GKV Spitzenverband, 2024). Durch dieses Angebot soll die Autonomie der betroffenen Menschen gestärkt und die Wahrnehmung der Vertretung der dazu designierten Personen unterstützt werden, aber auch die Sicherheit der Gesundheitsfachpersonen bei der Orientierung am Willen und an den Interessen der Bewohner:innen (Stanze, 2019; Riedel et al., 2022). Die gesundheitliche Planung und Vorausplanung bezüglich der medizinischen Behandlung und pflegerisch-sozialen Betreuung stellt kein »neues« Phänomen dar, da sie gleichermaßen aus den Behandlungsmöglichkeiten der modernen Medizin und aus den vielfältigen Pflege- und Betreuungsmöglichkeiten verschiedener Institutionen und Organisationen im Gesundheitswesen resultiert. Geplant werden aktuelle Behandlungen in akuten und chronischen Krankheitssituationen, nach Unfällen und nach anderen traumatischen Ereignissen. Die daraus entstandenen Behandlungspläne und Interventionen werden gemeinsam mit den betroffenen Personen besprochen, validiert und umgesetzt. Gleichermaßen werden in Krankenhäusern mögliche Notfallsituationen durch die Festlegung des Reanimations- und Notfallstatus bei allen stationär behandelten Patient:innen vorausgeplant und potenzielle Zustandsverschlechterungen und Behandlungsreaktionen antizipiert.

Der Begriff Advance Care Planning wurde in den USA und in Kanada in den 1990er Jahren erstmals verwendet. Über die Legaldefinition hinaus fokussierte der kanadische Ethiker Peter Singer explizit die Situation der Betroffenen und definierte ACP als einen professionell begleiteten Prozess, der die Person befähigt, ihre Wünsche bezüglich zukünftiger medizinischer Behandlungen bei Einwilligungsunfähigkeit gemeinsam mit wichtigen Bezugspersonen und dem oder ihrem Behandlungsteam festzuhalten. Dadurch kann das Prinzip des Informed Consent auch in Situationen der Einwilligungsunfähigkeit respektiert werden (Singer et al., 1996). Folglich basiert das Konzept ACP einerseits auf der Umsetzung einer relationalen, d. h. sich in Beziehungen realisierenden, Autonomie: Sie befähigt Menschen, gewünschte medizinische Behandlungen zusammen mit engsten Bezugspersonen im Voraus festzulegen. Gleichermaßen an diesem Prozess beteiligt sind auch Gesundheitsfachpersonen. Deren Wissen und klinische Erfahrung sind essenziell, um für die betroffene Person auf Evidenz basierende Verlaufsoptionen aufzeigen zu können. Diese können dann im Rahmen der gemeinsamen Vorausplanung optimal in die aktuelle Standortbestimmung einfließen. Ebenso werden Gesundheitsfachpersonen und Betroffene im Rahmen der Vorausplanung nach ACP darin unterstützt, sowohl die aktuelle Behandlung als auch mögliche Verläufe einer Erkrankung den damit verbundenen Erwartungen, Präferenzen und Wünschen der Person anzugleichen.

11.2.3 Shared Decision Making

Eine gemeinsame Entscheidungsfindung (Shared Decision Making – kurz SDM) sowohl für die aktuelle (Care Planning) als auch für zukünftige Behandlungen (Advance Care Planning) gilt als ethischer Goldstandard, der die Autonomie bestmöglich realisiert (vgl. Rosca et al., 2023). Shared Decision Making setzt die Unterstützung der Prozesse durch gut ausgebildete und spezifisch qualifizierte Gesundheitsfachpersonen voraus einschließlich einer zentralen, qualitätsgesicherten Implementierung im Gesundheitswesen. Dieses Verständnis wird im Rahmen der Erstellung von Patientenverfügungen immer noch häufig vernachlässigt, was zwar zu rechtlich gültigen, aber medizinisch nicht umsetzbaren Patientenverfügungen führen kann. Dies kann ethische Belastungen zur Folge haben, die sich – je nach Einschränkung des moralischen Handlungsvermögens der Beteiligten – als moralisches Unbehagen, Moral Distress oder Moral Injury auswirken können (▶ Tab. 11.1). Verstärkt werden solche Belastungserfahrungen durch Patientenverfügungen, die widersprüchlich sind, auf die aktuelle Situation nicht zutreffen oder durch das Fehlen einer Standortbestimmung (▶ Kap. 11.2.3) keine Aussagen zu persönlichen Präferenzen machen oder für die Entscheidungsträger nicht nachvollziehbar sind. Verstärkt werden diese Belastungen aber auch dann, wenn ein valider Patientenwille zwar vorliegt, aber Angehörigen oder Behandelnde keine Bereitschaft zeigen, eine Therapiezieländerung im Sinne der Person einzuleiten, was die »Negativspirale« (▶ Abb. 11.1) ethischer Belastung verschärft.

Im ACP-Prozess werden Entscheidungen und Festlegungen durch die behandelnde Ärztin oder den behandelnden Arzt sowie durch zertifizierte ACP-Beratende/Gesprächsbegleitende professionell unterstützt. Die gemeinsame Klärung der Therapieziele (Goal Concordant Care) als ein erster wichtiger Schritt von SDM (Elwyn et al., 2012) setzt strukturierte Gespräche zur Ausgangslage und zur aktuellen Krankheitssituation zwischen Patient:in und Ärzt:in und weiteren Mitgliedern des Behandlungsteams voraus (vgl. zu »Team Talk« Rosca et al., 2023, Karzig-Roduner, 2020). Dies gilt sowohl für die aktuelle Behandlungsplanung als auch für die gesundheitliche. Das ACP-Konzept fördert also einerseits den Erkenntnisprozess der Person bezüglich erwünschter Therapieziele für aktuelle und zukünftige Behandlungen. Andererseits ermöglicht die Dokumentation des Patientenwillens für verschiedene Zustände der Entscheidungsunfähigkeit eine Orientierung des Behandlungsprozesses am Willen der Person. Dadurch kann die Autonomie sowohl aktuelle als prospektiv realisiert werden. Mit steigender Qualität des ACP-Prozesses nimmt dadurch auch die Wahrscheinlichkeit zu, dass ethische Belastungen vorweggenommen oder minimiert werden, respektive deren Eskalation im Sinne der »Negativspirale« (▶ Abb. 11.1) verhindert werden kann.

11.2.4 Standortgespräch zur Therapiezielfindung

Um Menschen zu solchen Festlegungen zu befähigen, sieht das internationale Konzept ACP eine Besprechung der Präferenzen und Werte durch ein standardisiertes Gespräch zu den »Einstellungen zum Leben, zu schwerer Krankheit und zum Sterben« (ACP Deutschland), respektive eine »Standortbestimmung zur Therapiezielfindung« (ACP Swiss, 2024; vgl. Karzig-Roduner et al., 2020) mithilfe evidenzbasierter Fragen vor.

> **Standortbestimmung zur Therapiezielfindung: Leitfragen**
>
> - Wie ist aktuell Ihr gesundheitlicher Zustand?
> - Wie gerne leben Sie?
> - Wenn Sie ans Sterben denken – was kommt Ihnen dann in den Sinn?
> - Darf eine medizinische Behandlung dazu beitragen, Ihr Leben in einer Krise zu verlängern?
> - Gibt es Situationen, in welchen Sie nicht mehr lebensverlängernd behandelt werden wollen?
> - Welche persönlichen Überzeugungen leiten Sie im Leben (spirituell, religiös, kulturell)?

Quelle: ACP Swiss (2024)

Die Dokumentation dieses Gesprächs in der Patientenverfügung kann in verschiedenen Entscheidungssituationen (z. B. eine anstehende Operation, eine Komplikation oder eine unklare Prognose) dazu beitragen, dass die betroffene Person ein klareres Bild über ihren Willen sowie ihre Interessen und Perspektiven gewinnt. Die Dokumentation dient aber auch der Nachvollziehbarkeit von Festlegungen in einer Patientenverfügung und der Ausrichtung der Entscheidungen durch Vertretungspersonen am mutmaßlichen Willen einer einwilligungsunfähigen Person. Dadurch kann eine aussagekräftige Standortbestimmung dazu beitragen, die Belastung durch ethische Dilemmas, die mit der Umsetzung des Patientenwillens entstehen können, zu reduzieren oder gar eine Eskalation zu Moral Distress und Moral Injury im Sinne der »Negativspirale« (▶ Abb. 11.1) zu verhindern.

11.2.5 Vertretung bei Einwilligungsunfähigkeit

Ein weiterer zentraler Aspekt von ACP besteht in der Klärung und Festlegung der Person, welche die medizinische Vertretungsberechtigung innehat und die Klärung des mutmaßlichen Willens bei Eintritt der Einwilligungsunfähigkeit (vgl. Karzig-Roduner et al., 2020). Das ACP-Konzept integriert Familienangehörige sowie weitere wichtige Personen in den Entscheidungsfindungsprozess, unterstützt die Festlegung der vertretungsberechtigten Person und ihre Teilnahme an den Beratungsgesprächen und fördert ihre Verantwortungsübernahme (Su et. al., 2019). ACP-Gespräche mit Vertretungsberechtigten und nahestehende Personen tragen damit deutlich zur Reduktion von ethischer Belastung, aber auch von psychischer Belastung und damit verbundenen Folgeerkrankungen bei (Lipnick et. al., 2020). Durch die schriftliche Festlegung wissen Gesundheitsfachpersonen, mit wem sie Therapiezielentscheidungen treffen müssen, wenn die Person nicht einwilligungsfähig ist.

Liegt keine Patientenverfügung vor, bietet das Konzept des ACP by Proxy die Möglichkeit, dass die vertretungsberechtigte Person den mutmaßlichen Willen eruiert und in einer sogenannten Vertreterdokumentation schriftlich dokumentiert (vgl. in der Schmitten et al., 2021; Volicer et al., 2002 sowie Jones et al., 2024). Dieses Konzept empfiehlt auch den Einbezug weiterer Fachpersonen aus Medizin, Pflege, sozialer Arbeit oder Seelsorge, die der einwilligungsunfähigen Person nahestehen. Eine solch breite Abstimmung erhöht die Wahrscheinlichkeit einer Annäherung an den mutmaßlichen Willen der betroffenen Person. Damit steigt für alle Beteiligten die Wahrscheinlichkeit, dass die mit der stellvertretenden Entscheidung verbundene ethische Belastung reduziert werden kann (vgl. zum »surrogate distress« auch Hickman et al., 2023).

11.2.6 Zielgruppen von Advance Care Planning

In der Schweiz hat das Bundesamt für Gesundheit im Jahr 2018 ein nationales Rahmenkonzept zur »Gesundheitlichen Vorausplanung mit Schwerpunkt ‚Advance Care Planning'« (BAG, 2018) publiziert. Die Expertengruppe der Taskforce hat darin drei verschiedene Zielgruppen der gesundheitlichen Vorausplanung beschrieben:

> - Bei gesunden Personen jeden Alters gilt es, Erwartungen und Vorstellungen anzusprechen/in Erfahrung zu bringen sowie das Wissen über vorhandene Möglichkeiten zu vermitteln. Sinnvolle Planungsinhalte sind die Ernennung einer stellvertretenden Person und die Therapieziele bei sicher dauerhafter Urteilsunfähigkeit (z.B. nach einer Hirnverletzung).
> - Bei vulnerablen Personen und/oder Personen mit einer chronisch fortschreitenden, potenziell lebenslimitierenden Erkrankung geht es um die Diskussion und Festlegung von krankheitsspezifischen Behandlungsmöglichkeiten, insbesondere bezüglich zu erwartender Komplikationen, die zu Krisen und Notfallhandlungen führen können. Bei geplanten Interventionen (z.B. einer Tumoroperation) ist eine ausführliche Vorausplanung für einen ungünstigen Verlauf sinnvoll.
> - Bei schwerkranken Personen und/oder Personen in den letzten Lebensmonaten verschieben sich die Inhalte der Vorausplanung hin zu einer umfassenden Planung für den Notfall, für die Sterbephase, für die Unterstützung der Angehörigen, sowie zu den Wünschen und Präferenzen im Fall einer Urteilsunfähigkeit.

Aus der Beschreibung der Zielgruppen wird deutlich, dass ACP nicht erst in der letzten Lebensphase wichtig ist – worauf das Konzept leider häufig reduziert wird. Vielmehr kann es für Menschen in verschiedensten Lebenslagen und Krankheitssituationen einen Mehrwert bringen, dies sowohl in der Bewusstwerdung der eigenen Werte und Präferenzen als auch in der Festlegung von Therapiezielen für die medizinische Behandlung. Darin lässt sich auch ein ethischer Mehrwert erkennen insofern, als qualitativ fundierte und evidenzbasierte gesundheitliche Vorausplanung auch eine protektive Wirkung auf die Entstehung ethischer Belastung bei Vertretungspersonen, Angehörigen oder dem Behandlungsteam entfalten kann (Gomez Souza et al., 2024).

11.3 Ethische Belastungen – eine Typologie

11.3.1 Überblick

Dieser Abschnitt legt systematisch dar, wie sich die eingangs erwähnten Belastungen zu einer »Negativspirale« verdichten können, welche – je nach Ausmaß und Häufigkeit der Kompromittierung moralischen Handlungsvermögens – psychologisch in moralischem Unbehagen, Moral Distress (dt. moralischer Stress) oder Moral Injury (dt. moralische Verletzung) resultieren können (▶ Abb. 11.1).

11.3.2 Moralisches Unbehagen, Moral Distress und Moral Injury

Das Handeln zugunsten anderer zeigt sich in der Palliative Care als interprofessioneller, aber auch professionsspezifischer Raum der Verantwortungsübernahme, der bei den beteiligten Professionen mit unterschiedlichen ethischen Anforderungen verbunden sein kann. Gerade am Lebensende zeigt sich die Frage nach der futility – respektive die wahrgenommene (»physiologische«) Wirkungs- oder (»prognostische«) Zwecklosigkeit medizinischer Behandlungen (Krones & Monteverde, 2013) – oftmals in aller Deutlichkeit. Futility-Erwägungen weisen auf die enge Verwobenheit von medizinischem Verfügungswissen und moralischem Orientierungswissen hin, und damit auch auf die Notwendigkeit, »Fakten« und »Werte« (respektive die Bewertung dieser Fakten) zu unterscheiden und transparent zu machen. Diese Notwendigkeit zeigt sich etwa in Situationen, in denen die Beteiligten unterschiedliche Ansichten über Therapieziele haben, die für die betroffene Person – zum Beispiel im Rahmen einer längeren Intensivbehandlung – noch sinnvoll sind oder wenn unklar ist, wie ihr mutmaßlicher Wille zu verstehen ist oder eine bestehende Patientenverfügung im spezifischen Kontext auszulegen ist (vgl. Rainer et al., 2018; Krones et al., 2017). Moralische Wahrnehmungen sind hier nicht nur »in der Situation selbst« begründet. Sie hängen immer auch mit dem professionellen Zuständigkeitsbereich zusammen und damit verbundenen fachlichen und moralischen Bewertungen (Ho et al., 2016) wie beispielsweise

- die Grund- und Behandlungspflege, den Kontakt mit dem sozialen Umfeld, die Förderung der Selbstpflege oder der Fokus auf die Lebensqualität entlang der Systematik des Pflegeprozesses,
- die Mobilisation, Aktivierung, Förderung der körperlichen Wahrnehmung, Stärkung der Rehabilitationspotenziale oder des körperlichen Wohlbefindens entlang der Systematik des physiotherapeutischen Prozesses sowie
- die Diagnostik, Aushandlung, Etablierung und Anordnung der medizinischen Behandlung mit Klärung des Therapieziels innerhalb des ärztlichen Zuständigkeitsbereichs.

Gerade aus professionsspezifischen Wahrnehmungen resultieren ethische Belastungen, denen genuine moralische Dilemmas zugrunde liegen, die »auszuhalten« und zu »gestalten« sind, nicht aber »aufgelöst« werden können (Monteverde, 2019). Im Zusammenhang mit dem vorliegenden Beitrag ist von Bedeutung, dass das daraus resultierende moralische Unbehagen gerade auch durch eine Patientenverfügung verschärft werden kann, in der die verfügende Person zwar plausible, aber nicht konsensfähige Wünsche äußert, wie etwa

- Therapieverzicht auch bei günstiger Prognose (bsp. Transfusionen, kardiopulmonale Reanimation) oder
- Therapiewunsch auch bei marginalem Benefit und permanenter Urteilsunfähigkeit.

Hier kann ein ACP lege artis zwar nicht verhindern, dass ein solches moralisches Unbehagen durch die wahrgenommene Diskrepanz mit den eigenen Werten oder dem eigenen Berufsethos entsteht, dennoch kann die verfügende Person in der ACP-Beratung unterstützt werden, Erklärungen für ihre Festlegungen zu formulieren, die das Behandlungsteam bei der Umsetzung des Patientenwillens moralisch entlasten können (Yeun, 2021). Moralisches Unbehagen kann als »natürliche« Konsequenz komplexer Dilemmasituationen verstanden werden, in denen das moralische Handlungsvermögen (Moral Agency) der Akteur:innen zwar erschwert, aber grundsätzlich gegeben ist (Monteverde, 2019), wenn entsprechende Klärungen stattfinden, die den Dissens erklär- und aushaltbar machen. Gefäße der klinischen Ethikberatung sowie Fort- und Weiterbildung leisten hier einen wichtigen Beitrag zur ethischen Reflexion und zur Anerkennung moralischer Diversität, welche die Beteiligten durch das »Framing« (Monteverde, 2014) ethisch plausibler – wenn auch konträrer – moralischer Positionen in ihrer Reflexionsfähigkeit stärkt.

Davon zu unterscheiden sind Situationen, in denen das Handlungsvermögen gänzlich verunmöglicht wird und Akteur:innen daran gehindert werden, das (hinreichend klare) ethisch Richtige zu tun; so etwa die Beachtung einer hinreichend klaren Patientenverfügung oder der aktive Miteinbezug von Patient:innen in Entscheidungen, die ihr Wohl betreffen. Solche Situationen erfordern ein »Naming« (Monteverde, 2014), d. h. ein unmissverständliches Benennen der verletzten Standards sowohl auf der Ebene der Patientenversorgung als auch auf der Ebene der Organisation. Für solche Situationen ist typisch, dass die Gewissheit verletzter Standards zu den psychologischen Reaktionen des Moral Distress oder der Moral Injury führt, denen eine genuin normative Bewertung zugrunde liegt (Dean et al., 2019). Dabei kann die Person an der Handlung direkt beteiligt sein oder diese auch nur bezeugen (z. B. entwürdigender Umgang mit einer demenzbetroffenen Person durch eine vorgesetzte Person). Genau die wahrgenommene normative Diskrepanz ist es, die bei den Beteiligten diese Reaktionen auslöst. Während Moral Distress als individuelles Versagen oder gar Komplizität im Rahmen einer spezifischen moralischen Anforderungssituation verstanden werden kann (Monteverde, 2019), die auf Dauer mit moralischem Burnout vergesellschaftet ist, ist Moral Injury immer Ausdruck eines Systemversagens (respektive eines Versagens der im System wirkenden »ethischen Sicherungen« wie ethische Standards und Guidelines), bei welchem die Akteur:innen aufgrund systemisch wirkender Mechanismen (z. B. starre Budgetvorgaben) regelhaft und auf Dauer ethische Normen brechen (müssen), wodurch die moralische Integrität der Person eine Verletzung (engl. Injury) erfährt (Dean et al., 2019; Griffin et al., 2019; Cartolovni et al., 2021). Gerade die pflegeethische Literatur zu Moral Distress liefert viele Befunde, in denen Pflege(fach)personen über Formen moralischen Zwangs berichten, der sie daran gehindert haben, sich am Patientenwillen zu orientieren, so etwa auf Druck der Angehörigen, der Organisationskultur oder der direkten Vorgesetzen (beispielhaft bei Jameton, 1984; Monteverde, 2019).

Auch wenn die Unterscheidungen zwischen moralischem Unbehagen, Moral Distress und Moral Injury als »diskrete« Kategorien erscheinen, gibt es zwischen der einen und anderen Form zahlreiche Übergänge, wie z. B. das Konzept eines »potentially morally injurious event« zeigt (Griffin et al., 2019), welches die systemischen Ausmaße von empfundenem Moral Distress aufgreift, die im deutlichen Kontrast zum persönlichen Burnout stehen, welches mit der Empfindung von moralischem Stress vergesellschaftet sein kann (Dean et al., 2019). Moral Injury kann als Exacerbation von moralischem Stress systemischen Ausmaßes betrachtet werden, die sich im Unterschied zu Moral Distress gerade nicht mit der Reparatur entstandenen Schadens auf der Individualebene begnügen kann (Moral Repair), sondern – wie die Metapher der Verletzung impliziert – einer Heilung des Systems von innen bedarf. Tabelle 1 (▶ Tab. 11.1) verdeutlicht sowohl die normative Einordnung ethischer Belastungssituationen als auch deren psychologische Auswirkungen und Strategien der Prävention auf der Individual-, Organisations- und Systemebene.

11.4 Ethische Belastungen in der Palliative Care und ACP

11.4.1 Überblick

In diesem Abschnitt wird für die Praxisfelder der Palliative Care die Herausforderung erörtert, mit hinreichender Trennschärfe die vorgestellten Formen der ethischen Belastung zu unterscheiden, gerade in Situationen, in denen ein Umstand als Auslöser von Moral Distress (oder gar Moral Injury) erlebt wird, dem im Grunde genommen ein ethisches Dilemma zugrunde liegt, das Ursache des moralischen Unbehagens ist. Darauf aufbauend werden Konsequenzen für die Implementierung von ACP formuliert. Gedanken zum Verständnis von ACP als Mittel zur Förderung moralischer Resilienz angesichts wahrgenommener ethischer Belastung schließen den Beitrag ab.

11.4.2 Ethische Belastungen und die Bürde des Unterscheidens in den Praxisfeldern der Palliative Care

Moralisches Unbehagen, Moral Distress und Moral Injury können in der Palliative Care durch von Betroffenen, An- und Zugehörigen oder dem Personal nicht gewollte oder nicht vertretbare Über-, Unter- oder Fehlversorgung entstehen, die sich in einer fatalen »Negativspirale« moralischer Belastung auswirken, welche durch die »Positivspirale« des ACP-Kontinuums gemindert werden kann (▶ Abb. 11.1).

Doch manchmal wird moralischer Stress in der Palliative Care auch geäußert, wenn schwer kranke Menschen »mehr« oder »anderes« wollen, als das, was die Mitglieder der Behandlungsteams in der Palliative Care für sinnvoll oder vertretbar halten (z. B. in Bezug auf bestimmte lebensverlängernde Behandlungen, eine terminale Sedierung oder einen assistierten Suizid).

Nebst solchen »genuinen« Dilemmas, die in moralischem Unbehagen resultieren, werden aber in der Palliative Care auch palliativ ausgerichtete Behandlungen gegen den Willen eines Menschen durchgeführt, die mit der Sinnlosigkeit lebensverlängernder Maßnahmen (»Futility«) begründet werden, auch dann, wenn durchaus noch andere Optionen offen gestanden hätten (vgl. auch Schofield et al., 2021). Obgleich die Lebensqualität, wie gerade die Palliative Care hervorhebt, ein wichtiger und subjektiver Faktor in der Behandlung darstellt und auch Phänomene wie »existential pain« vorkommen können, können Palliative Care-Teams moralische Belastungen wahrnehmen, wenn ein schwer kranker Mensch Sterbewünsche äußert, ohne dass die »klassischen« palliativen Symptome wie Atemnot oder somatisch nachvollziehbare Schmerzen »ausreichend stark« oder »begründet« erscheinen, obgleich z. B. »existential pain« eine der möglichen Indikationen für eine terminale Sedierung sein kann.

> Die besondere Herausforderung klinisch-ethischer Unterstützung besteht hier darin, moralische Stressoren so zu unterscheiden, dass moralisches Unbehagen aufgrund eines genuinen moralischen Dilemmas hinreichend trennscharf von Moral Distress und Moral Injury unterschieden werden kann, auch wenn sich Beteiligte aufgrund persönlicher oder beruflicher moralischer Werte »gestresst« fühlen oder gar »verletzt« zeigen.

11.4.3 Das Kontinuum von ACP

Qualitativ hochwertiges ACP kann in solchen Situationen dazu führen, dass der Möglichkeitsraum von Behandlungsplänen jenseits der vom Palliativteam gesetzten Grenzen zu Recht eröffnet wird, was zunächst als Erhöhung von Moral Distress empfunden werden kann. Schlimmstenfalls wird ACP mitunter auch als Mittel eingesetzt, um eine Person gewissermaßen »beizubringen«, dass sie »akzeptiert«, dass eine Reanimation nicht mehr sinnvoll ist, oder auch um der Person letztlich klarzumachen, dass eine schlechte Prognose besteht und keine Heilungschancen mehr bestehen. ACP kann keine Therapieziele »auferlegen«, sondern nur kolla-

Tab. 11.1: Typen ethischer Belastung und Umgang damit im Kontinuum von Advance Care Planning (vgl. Monteverde, 2014, 2019)

Typen ethischer Belastung und Möglichkeiten der Prävention im Kontinuum von Advance Care Planning				
Typ	ethisches Dilemma	ethisches Problem	Moral Distress	Moral Injury
normative Einordnung	Komplexität: konkurrierende ethische Pflichten, die das Handeln erschweren und nur bestmögliche Lösungen zulassen: Handeln unter Unsicherheit	Komplizität durch Individual- oder Gruppenversagen: innere/äußere Zwänge: Richtiges Handeln ist verhindert		perpetuierte Komplizität durch Organisationsversagen: dem System inhärente Verunmöglichung richtigen Handelns, unwirksame Mechanismen von Kontrolle/Rekurs/Schutz
psychologische Auswirkung			moralisches Unbehagen	
Strategie des Umgangs	›Framing‹ Aushalten von Ungewissheit und Aufzeigen bestmöglicher Lösungen Transparenz der Entscheidungsprozesse, regelmäßige Evaluation Differenzierung von ethischen vs. moralischen Argumenten, Stärkung der Reflexions- und Kritikfähigkeit		›Naming‹ Benennen der verletzten, aktuell gültigen ethischen Standards Aufzeigen des Gaps zwischen aktuell geforderten und aktuell gelebten Standards gegenüber vorgesetzten Stellen	Benennung und Wiedergutmachung des entstandenen Schadens (physisch, psychisch, moralisch)
allgemeine Prävention	Verankerung und aktive Umsetzung einer patientenzentrierten Kultur, Förderung einer ethischen Organisationsentwicklung durch Fort- und Weiterbildung sowie ethiksensibler, personenzentrierter SOPs ethische Fort- und Weiterbildung zu Goals-of-Care-Ansatz und ACP Förderung reflexiver und kommunikativer Skills (z. B. Debriefing, Speak Up, Kommunikation medizinischer Fehler) in der klinischen Fortbildung Empowerment von Patient:innen, Bezugspersonen, Mitarbeitenden, Studierenden und Führungspersonen Intervention und Supervision für Behandlungsteams und ACP-Beratende, Coaching			
spezifische Prävention	Etablierung von Standards des Shared Decision Making in der Praxis therapiezielorientierte ACP-Beratung mit bestmöglicher Vorwegnahme potenzieller Dilemmasituationen		Fallbesprechungen und weitere Gefäße des ethischen Austausches Moral Repair: Bedauern und Reparation von Schaden durch die zuständigen Personen (Linie)	Implementierung von Standards der Aufklärung und Einwilligung Unterstützung Betroffener zur anonymen Meldung an Compliance- oder Ombudsstellen, ev. Behörden (z. B. CIRS, ▶ Kap. 7)

Tab. 11.1: Typen ethischer Belastung und Umgang damit im Kontinuum von Advance Care Planning (vgl. Monteverde, 2014, 2019) – Fortsetzung

	Typen ethischer Belastung und Möglichkeiten der Prävention im Kontinuum von Advance Care Planning			
Beispiele	ethische Fallbesprechungen und Gefäße des ethischen Austausches (z. B. zu Therapiezielklärungen)	unklare Präferenzen/Ambivalenzen der Person bezüglich der Krankheit unklare Formulierungen in einer Patientenverfügung Meinungsunterschiede bezüglich des Willens einer urteilsunfähigen Person Einstellungen der Betroffenen abweichen (z. B. bzgl. Würde, Lebensqualität, unerträglichem Leiden etc.)	fehlender Miteinbezug von Patient:innen in Entscheidungen Missachtung einer gültigen Patientenverfügung, keine Integration des vorausverfügten Willens in die laufende Behandlung	Moral Repair: Ausdruck des Bedauerns durch die Organisation, Reparation von Schaden systematische Missachtung des Patientenwillens trotz Kenntnisse des aktuellen oder mutmaßlichen Willens systematischer Ausschluss von Betroffenen, Angehörigen und Vertretungsberechtigten in Entscheidungsprozessen

borative Entscheidungsfindung ermöglichen. Ethische Belastungen, die aus solchen Erwartungen an ACP resultieren, sind kritisch zu hinterfragen und in einen größeren Horizont zu setzen.

Die Mitteilung einer schlechten Prognose und die Überbringung einer schlechten Nachricht (die auch darin bestehen kann, dass eine Maßnahme nicht mehr sinnvoll, d. h. also tatsächlich »futile« ist; SAMW, 2021; ZEKO, 2022) sind bedeutende und kommunikativ schwierige Gesprächsinhalte, die sich mit dem Inhalt einer ACP-Beratung überschneiden können. Die Serious Illness Conversation (vgl. https://choosingwiselycanada.org/serious-illness-conversations/) verbindet z. B. die Mitteilung einer begrenzten Prognose mit einem personenzentrierten Behandlungsplan, und ist vor allem dann wichtig, wenn nicht mehr viel Zeit bleibt, oder eine zukünftige gesundheitliche Krisensituation sehr wahrscheinlich ist. Evidenzbasierte Entscheidungshilfen z. B. zu Chancen und Risiken der Reanimation, die häufiger im Rahmen von ACP-Beratungen verwendet werden, zeigen manchmal für die betroffene Person erstmals auf, dass eine Reanimation so gut wie aussichtslos ist, was für letztere auch als schlechte Nachricht aufgenommen werden kann. In der Regel macht es aber Sinn – was auch einem ins Gesundheitswesen zentral integrierten ACP-Konzept im Sinne des geschilderten ACP-Kontinuums entspricht – dass die so genannte »prognostic awareness« bei den Patient:innen schon durch vorherige qualitativ gute Gespräche vorhanden ist, initiiert und geleitet durch die behandelnden Ärzt:innen, um dann auf dieser Basis einen ACP-Prozess zu initiieren oder eine bestehende Vorausplanung zu aktualisieren.

11.4.4 Fazit

Die Unterscheidung ethischer Belastungssituationen und deren Zusammenschau im Sinne der »Negativspirale« und die Chancen einer »Positivspirale« im Sinne des geschilderten ACP-Kontinuums (▶ Abb. 11.1) können gerade bei einer »intuitiven« oder »unvermittelten« Empfindung von Moral Distress zu einer kritischen Reflexion beitragen – und damit auch zur Stärkung von moralischer Resilienz und einer personenzentrierteren Haltung führen. Ethische Fallbesprechungen (▶ Kap. 10) eignen sich hier insbesondere auch dann, wenn sie nicht nur über sondern mit den Patient:innen sowie Angehörigen durchgeführt werden. Sie ermöglichen eine gemeinsame, gut abgewogene Basis für die weitere Ausarbeitung von Behandlungszielen und -wegen. Diese wiederum triggern häufig Vorausplanungen, können aber auch durch vorherige Vorausplanungen getriggert werden, wenn diese z. B. unklar, nicht aktualisiert oder nicht gut mit vertretungsberechtigten Personen besprochen waren. Eine gemeinsam getragene ethische Unterstützung kann in Grenzfällen dabei helfen, gut auszuloten, ob tatsächlich »futility« vorliegt und damit die ethische Sensibilität und Resilienz im Umgang mit ethischen Belastungen im Sinne des ACP-Kontinuums stärken.

11.5 Literatur

ACP Swiss. (2024). Standortbestimmung zur Therapiezielfindung. www.acp-swiss.ch/was-ist-acp/dokumente

BAG. (2018). Gesundheitliche Vorausplanung mit Schwerpunkt »Advance Care Planning«. Nationales Rahmenkonzept für die Schweiz. www.bag.admin.ch/koordinierte-versorgung.ch

Boshammer, S. (2016) Was sind moralische Probleme und (wie) kann man sie lösen? In Ach J., Bayertz K., Quante M., Siep L. (Hrsg.) Grundkurs Ethik. Band 1: Grundlagen (4. Auflage, S. 19–38). Mentis.

Cartolovni, A., M. Stolt, P. A. Scott, R. et al. (2021). Moral Injury in healthcare professionals: A scoping review and discussion. *Nursing Ethics*, 28(5), 590–602. https://doi.org/10.1177/0969733020966776

Connors, A. F., Dawson, N. V., Desbiens, N. A., et al. (1995). A controlled trial to improve care for seriously ill hospitalized patients: The study to understand prognoses and preferences for outcomes and risks of treatments (SUPPORT). *JAMA*, 274(20), 1591–1598. https://doi.org/10.1001/jama.1995.03530200027032

Dean, W., Talbot, S., Dean, A. (2019). Reframing clinician distress: Moral injury not burnout. *Federal Practitioner*, 36(9), 400–402.

Elwyn G, Frosch D, Thomson R, et al (2012) Shared decision making: a model for clinical practice. *J Gen Intern Med* 27:1361–1367. https://doi.org/10.1007/s11606-012-2077-6

Fagerlin, A., Schneider, C. E. (2004). Enough: The failure of the living will. *Hastings Center Report*, 34(2), 30–42. https://doi.org/10.2307/3527683

GKV Spitzenverband. (2024). Gesundheitliche Versorgungsplanung für die letzte Lebensphase. www.gkv-spitzenverband.de/krankenversicherung/hospiz_und_palliativversorgung/letzte_lebensphase/gesundheitliche_versorgungsplanung.jsp

Gomes Souza, L., Bouba, D. A., Corôa, R. C., et al. (2024). The impact of advance care planning on healthcare professionals' well-being: A systematic review. *Journal of Pain and Symptom Management*, 67(2), 173–187. https://doi.org/10.1016/j.jpainsymman.2023.09.026

Griffin, B. J., Purcell, N., Burkman, K., et al. (2019). Moral injury: An integrative review. *Journal of Traumatic Stress*, 32(3), 350–362. https://doi.org/10.1002/jts.22362

Hickman, S. E., Lum, H. D., Walling, A. M., et al (2023). The care planning umbrella: The evolution of advance care planning. *Journal of the American Geriatrics Society*, 71(7), 2350–2356. https://doi.org/10.1111/jgs.18287

Ho, A., Jameson, K., Pavlish, C. (2016). An exploratory study of interprofessional collaboration in end-of-life decision-making beyond palliative care settings. *Journal of Interprofessional Care*, 30(6), 795–803. https://doi.org/10.1080/13561820.2016.1203765

In der Schmitten, J., Jox, R. J., Pentzek, M., et al. (2021). Advance care planning by proxy in German nursing homes: Descriptive analysis and policy implications. *Journal of the American Geriatrics Society*, 69(8), 2122–2131. https://doi.org/10.1111/jgs.17147

Jameton, A. (1984). Nursing practice: The ethical issues. Prentice-Hall.

Jones, L., Rhyner, F., Rutz Voumard, R. et al. (2024). »What is the most important to them?« Swiss health care proxies, nurses, and physicians discuss planning practices for aged care residents who no longer have medical decision-making capacity. Gerontology, 70(2), 173–183. https://doi.org/10.1159/000535455

Karzig-Roduner I. (2020). Partizipative Entscheidungsfindung (Shared Decision-Making). In: T. Krones & M. Obrist M. (Hrsg.), Wie ich behandelt werden will. Advance Care Planning. (S. 38–70). rüffer & rub.

Karzig-Roduner I., Otto-Achenbach T. (2020). Die Patientenverfügung »plus«. In: T. Krones & M. Obrist M. (Hrsg.), Wie ich behandelt werden will. Advance Care Planning. (S. 72–94). rüffer & rub.

Krones, T., Monteverde, S. (2013). Medical futility from the Swiss perspective. In: A. Bagheri (Ed.) Medical futility: A cross-national study (S. 205–226). Imperial College Press.

Krones, T., Liem, E., Monteverde, et al. (2019). Klinische Ethikkultur in der Intensivmedizin – Erfahrungen aus dem UniversitätsSpital Zürich. Bioethica Forum, 11(2/3), 101–108. https://doi.org/10.24894/BF.2018.11026

Lipnick, D., Green, M., Thiede, E., et al. (2020). Surrogate decision maker stress in Advance Care Planning conversations: A mixed-methods analysis from a randomized controlled trial. Journal of Pain and Symptom Management, 60(6), 1117–1126. https://doi.org/10.1016/j.jpainsymman.2020.07.001

Krones, T., Budilivschi, A., Karzig, I., et al. (2019). Advance Care Planning for the severely ill in the hospital: a randomized trial. BMJ Supportive & Palliative Care, 12(e3), e411–e423. https://doi.org/10.1136/bmjspcare-2017-001489

McCarthy, J. & Monteverde, S. (2018). The standard account of moral distress and why we should keep it. HEC Forum, 30(4), 319–328. https://doi.org/10.1007/s10730-018-9349-4

McCune, S.L. (2016). Advance Care Planning. In: H. ten Have (Ed.), Encyclopedia of Global Bioethics. Springer. https://doi.org/10.1007/978-3-319-09483-0_9

Monteverde S. (2014). Undergraduate healthcare ethics education, moral resilience, and the role of ethical theories. Nursing Ethics, 21(4), 385–401. https://doi.org/10.1177/0969733013505308

Monteverde, S. (2019). Komplexität, Komplizität und moralischer Stress in der Pflege. Ethik in der Medizin, 31(4), 345–360. https://doi.org/10.1007/s00481-019-00548-z

Nagel, E., Alber, K., Bayerl, B. (2013). Evidenzbasierte Medizin – Grundlage für eine Prioritätensetzung im Gesundheitswesen? In: B. Schmitz-Luhn, A. Bohmeier (Hrsg.), Priorisierung in der Medizin. Kölner Schriften zum Medizinrecht, Band 11 (S. 37–51). Springer. https://doi.org/10.1007/978-3-642-35448-9_4

Nortje, N., Zachariah, F., Reddy, A. (2023). Advance Care Planning-Gespräche: Was Best Practice ausmacht und wie es weitergehen kann. Zeitschrift fur Evidenz, Fortbildung und Qualitat im Gesundheitswesen, 180, 8–15. https://doi.org/10.1016/j.zefq.2023.05.008

Peter, E, Mohammed, S., Killackey, T. et al (2022). Nurses' experiences of ethical responsibilities of care during the COVID-19 pandemic. Nursing Ethics, 29(4), 844–857. https://doi.org/10.1177/09697330211068135

Rainer, J., Schneider, J.K., & Lorenz, R.A. (2018). Ethical dilemmas in nursing: An integrative review. Journal of Clinical Nursing, 27(19–20), 3446–3461. https://doi.org/10.1111/jocn.14542

Repenshek, M. (2009). Moral distress: Inability to act or discomfort with moral subjectivity? Nursing Ethics, 16(6), 734–42. https://doi.org/10.1177/0969733009342138

Riedel, A., Lehmeyer, S., Linde, A. C., et al. (2022). Advance Care Planning – Ethische Implikationen und der damit verbundene professionelle Auftrag im Rahmen der gesundheitlichen Versorgungsplanung in der stationären Altenhilfe. In: A. Riedel, S. Lehmeyer (Hrsg.), *Ethik im Gesundheitswesen*. Springer Reference. https://doi.org/10.1007/978-3-662-58685-3_85-3

Riedel, P. L., Kreh, A., Kulcar, V., et al. (2022). A scoping review of moral stressors, moral distress and moral injury in healthcare workers during COVID-19. *International Journal of Environmental Research and Public Health*, 19(3), 1666. https://doi.org/10.3390/ijerph19031666

Rosca, A., Monteverde, S., Krones, T. (2022). Shared Decision-Making als genuin interprofessionelle Aufgabe. *Therapeutische Umschau*, 79(8), 371–376. https://doi.org/10.1024/0040-5930/a001377

Rosca, A., Karzig-Roduner, I., Kasper, J. et al. (2023). Shared decision making and advance care planning: a systematic literature review and novel decision-making model. *BMC Med Ethics*, 24(64). https://doi.org/10.1186/s12910-023-00944-7

SAMW. (2021). Schweizerische Akademie der Medizinischen Wissenschaften (SAMW): Wirkungslosigkeit und Aussichtslosigkeit – zum Umgang mit dem Konzept der Futility in der Medizin. https://www.samw.ch/dam/jcr:a8771518-33f2-45b0-bbb8-336c3711facd/empfehlungen_futility_samw_2021.pdf

Schofield, G., Dittborn, M., Huxtable, R., et al. (2021). Real-world ethics in palliative care: A systematic review of the ethical challenges reported by specialist palliative care practitioners in their clinical practice. *Palliative Medicine*, 35(2), 315–334. https://doi.org/10.1177/0269216320974277

Singer, P. A., Robertson, G., Roy, D. J. (1996). Bioethics for clinicians: 6. Advance care planning. *Canadian Medical Association Journal*, 155(12), 1689–1692.

Stanze, H. (2019). Versorgungsplanung im Spannungsfeld – »Pflegequalität versus Selbstbestimmung«. *Zeitschrift für Palliativmedizin*, 20(04), 175–179. https://doi.org/10.1055/a-0902-3218

Stanze, H. N., Friedemann. (2023). Vorsorgeplanung am Lebensende aus palliativmedizinischer Sicht. *DMW – Deutsche Medizinische Wochenschrift*, 148(21), 1352–1359. https://doi.org/10.1055/a-1846-9564

Stemmer, P. (2000). Handeln zugunsten anderer. Eine moralphilosophische Untersuchung. de Gruyter.

Su, Y., Yuki, M., Hirayama, K. (2020). The experiences and perspectives of family surrogate decision-makers: A systematic review of qualitative studies. *Patient Education and Counseling*, 103(6), 1070–1081. https://doi.org/10.1016/j.pec.2019.12.011

Tan, W. S., Car, J., Lall, P., et al. (2019) Implementing Advance Care Planning in acute hospitals: Leading the transformation of norms. *Journal of the American Geriatric Society*, 67, 1278–1285. https://doi.org/10.1111/jgs.15857

Van den Bulcke, B., Piers, R., Jensen, H. I., et al. (2018). Ethical decision-making climate in the ICU: theoretical framework and validation of a self-assessment tool. *BMJ Quality & Safety*, 27(10), 781–789. https://doi.org/10.1136/bmjqs-2017-007390

Volicer, L., Cantor, M. D., Derse, A.R., et al. (2002), Advance Care Planning by Proxy for residents of long-term care facilities who lack decision-making capacity. *Journal of the American Geriatrics Society*, 50(4), 761–767. https://doi.org/10.1046/j.1532-5415.2002.50175.x

Yeun Y. R. (2021). The effects of Advance Care Planning on decision conflict and psychological distress: A systematic review and meta-analysis of randomized controlled trials. *Journal of Hospice and Palliative Care*, 24(3), 144–153. https://doi.org/10.14475/jhpc.2021.24.3.144

ZEKO. (2022). Zentrale Ethikkommission an der Bundesärztekammer. Ärztliche Verantwortung an den Grenzen der Sinnhaftigkeit medizinischer Massnahmen zum Umgang mit »Futility«. Stellungnahme. Deutsches Ärzteblatt: A1-A11. https://doi.org/10.3238/arztebl.zeko_sn_futility_202

III Sorge – für die Qualität in der Palliative Care und für die Mitarbeitenden

12 Die COVID-19-Pandemie und ihre gesundheitlichen Folgen für medizinisches Fachpersonal

Henrikje Stanze

12.1 Hinführung

Die COVID-19-Pandemie wird in der Literatur vermehrt als der Auslöser des Phänomens Moral Injury benannt. Somit entsteht der Eindruck, dass die Coronapandemie mit den dazugehörigen beschriebenen psychischen Problemen und ethischen Konfliktsituationen mitsamt dem daraus resultierenden Moral Distress und den moralischen Verletzungen bei Fachpersonal im Gesundheitsbereich die Ursache dieses Phänomens war und es durch Einstellen der Maßnahmen (z. B. Aufhebung des Lockdowns, kein verpflichtender Mund- und Nasenschutz usw.) und verbesserte medizinische Behandlungen (z. B. Entwicklung eines Impfstoffes, optimierte Beatmungstherapie) wieder reguliert wurde. Jedoch hat die Coronapandemie nur die Symptome eines labilen Gesundheitssystems verstärkt und aufgezeigt, an welchen Stellen im professionellen Alltag aufgrund des Systems moralische Notlagen und moralische Verletzungen entstehen. In der Pandemie wurden die Fehler im System klarer und die Phänomene Moral Distress und Moral Injury wurden dadurch greifbarer und konnten besser beschrieben werden.

Dennoch wird diese Symptomverstärkung aufgrund der besseren Identifikationen durch die Pandemie immer wieder in den Kontext zu Moral Distress und Moral Injury gestellt. Auch in diesem Buch werden in den einzelnen Kapiteln viele wiederkehrende Verweise herbeigeführt. Um die COVID-19-Pandemie, den Ausbruch und die damit einhergehenden drastischen weltweiten Konsequenzen für die Gesellschaft und die diversen Gesundheitssysteme besser zu verstehen, wird in diesem Kapitel auf das Virus SARS-CoV-2, die Erkrankung COVID-19 und auf die pandemischen Maßnahmen eingegangen. Vor allem sollen der berufliche Nachwuchs und die kommenden Generationen die Herausforderungen derjenigen Professionen im Gesundheitsbereich besser verstehen können, die zu der Zeit der Hochphase der COVID-19-Pandemie in der stationären und ambulanten Akut- und Langzeitversorgung aktiv involviert waren.

12.2 Die Entwicklung der COVID-19-Pandemie

Im Jahr 2019 wurden im Dezember in der Stadt Wuhan in China gehäuft Fälle ungeklärter Lungenentzündungen gemeldet. Kurze Zeit später wurden diese Fälle einem neuartigen Coronavirus zugeordnet, mit der Bezeichnung »SARS-CoV-2«. Der Ausbruch der Erkrankung COVID-19 (»Coronavirus disease«) verursachte eine weltweite Pandemie mit erheblichen Auswirkungen auf die öffentliche Gesundheit, die Wirtschaft und das soziale Leben.

Laut der Weltgesundheitsorganisation (WHO) wurden bis Oktober 2024 weit über 700 Millionen bestätigte Erkrankungsfälle und mehr als 6 Millionen Todesfälle registriert (WHO, 2024). Diese Pandemie hat nicht nur zu einer hohen Zahl an Infektionen und Todesfällen geführt, sondern auch die Gesundheitssysteme weltweit stark belastet. Krankenhäuser mussten sich auf die Behandlung von COVID-19-Patient:innen konzentrieren, wodurch Akutbetten im Krankenhaus belegt wurden und das Gesundheitsfachpersonal enorm gefordert wurde. Dies führte zu einer Verzögerung bei der Behandlung anderer Krankheiten, wodurch unter anderem Untersuchungen, Therapien sowie Operationen von Personen mit anderen, teilweise auch schwerwiegenden Erkrankungen verschoben oder abgesagt werden mussten (Klauber et al., 2022, S. 110 ff.).

Die Notfall- und Intensivversorgung wurde durch die hohe Zahl an infizierten Personen mit SARS-CoV-2 in ihren routinemäßigen medizinischen Behandlungs- und Versorgungsabläufen erheblich beeinträchtigt und erforderte eine Reorganisation der klinischen und ambulanten Abläufe binnen kürzester Zeit (Klauber et al., 2022, S. 210 ff.). Im stationären Bereiche wurden durch überfüllte Notaufnahmen beispielsweise Behelfsräume geschaffen, Stationen wurden geschlossen, um reine Corona-Stationen einzuführen, im ambulanten Sektor wurden Videosprechstunden mit Nachdruck implementiert, Personen wurden aus Pflegeeinrichtungen weniger in Krankenhäuser überwiesen und möglichst vor Ort mit den gegebenen Möglichkeiten behandelt und die telefonische Krankschreibung wurde zu einem Standardverfahren (Klauber et al., 2022, S. 208 ff.; KBV, 2024).

Des Weiteren stiegen in den Wintermonaten die allgemeinen Sterbefallzahlen vor allem in den Jahren 2020 bis 2022 zwischen 10–31 % der mittleren Vorjahre rapide an, was als Ursache der COVID-19-Erkrankungen zur Folge hatte (Destatis, 2024).

12.3 Physische und psychische Auswirkungen auf das Gesundheitsfachpersonal während der Coronapandemie

Neben der Versorgung der erkrankten Personen musste auch das Gesundheitspersonal mit Nachdruck geschützt werden – so wie es immer der Fall sein sollte. Auch hier kam es zu erneuten Herausforderungen, da z. B. die persönliche Schutzausrüstung aufgrund von Lieferengpässen nicht von Anbeginn in ausreichendem Umfang zur Verfügung gestellt werden konnte (Tabah et al., 2020; Hoernke et al., 2021). Es kam zu erhöhten Infektionsgeschehen; insbesondere zeigten Pflegefachpersonen sowie Ärzt:innen in der Direktversorgung ein signifikant höheres Risiko für eine SARS-CoV-2-Infektion (Zhang et al., 2020). Das Fehlen der persönlichen Schutzausrüstung kombiniert mit dem erhöhten Infektionsrisiko steigerten das Gefühl ungeschützt gesundheitlichen Gefahren ausgeliefert zu sein (Tabah et al., 2020; Hoernke et al., 2021).

Um weiterhin die Infektionszahlen zu verringern und Neuinfektionen in den Zahlen niedrig zu halten, wurden politische Entscheidungen getroffen, die zu sogenannten »Lockdowns« führten; diese sollten in diesem Fall eine Massenquarantäne erwirken. Im internationalen Raum verhängten die Regierungen der diversen Länder Ausgangssperren, Personenbegrenzungen für Familientreffen, Schließungen von öffentlichen Einrichtungen, Mundschutzpflichten usw., die über mehrere Wochen andauerten und in der weltweiten Bevölkerung vermehrt mit den Gefühlen von sozialer Isolation sowie Einsamkeit einhergingen (Taylor et al., 2022; Buecker & Horstmann, 2021; Müller et al., 2021; Robb et al., 2020). Diese Lockdowns hatten jedoch auch die Konsequenz, dass Krankenhausbesuche durch An- und Zugehörige untersagt wurden und Besuchsverbote vorlagen, sodass schwerstkranke sowie sterbende Menschen teilweise ohne familiäre und zugehörige Begleitung im Krankenhaus lange Zeit von der Außenwelt isoliert lagen und häufig unter solchen Umständen verstarben (Münch et al., 2020; Capozzo, 2020).

Zusätzlich wurden gesundheitliche Langzeitfolgen durch eine COVID-19-Erkrankung beobachtet, die über einen Zeitraum von zwölf Wochen hinaus fortbestehende körperliche Symptome wie anhaltenden Husten, Kurzatmigkeit, Muskelschwäche oder Muskelschmerzen sowie schwere Konzentrations- und Gedächtnisprobleme (sogenannter »brain fog«) verursachten. Bei einer Teilgruppe der erkrankten Personen entwickelten sich komplexe Krankheitsbilder wie die Myalgische Enzephalitis bzw. das Chronische Fatigue-Syndrom (ME/CFS). Diese äußerten sich durch eine »anhaltende extreme Erschöpfung und eine ausgeprägte Belastungsintoleranz mit Symptomverschlechterung nach alltäglichen Anstrengungen« (BMBF, 2024). Dieses Phänomen bezeichnet das Post- bzw. Long-COVID-Syndrom. Vor allem in den Berufsgruppen der Pflegefachpersonen und Ärzt:innen wurden 20 den Alltag beeinflussende Symptome verzeichnet, die kognitive, neuropsychiatrische, kardiorespiratorische, verdauungsfördernde und andere Bereiche betrafen und die länger als vier Wochen anhielten (Tajer et al., 2023). In der Prävalenz der Symptome aufgrund einer COVID-19-Erkrankung gaben Gesundheitsfachpersonen an, dass diese in den ersten fünf Monaten um die Hälfte zurückgingen, in vielen Fällen jedoch mehr als ein Jahr lang anhielten. Nach Tajer et al. (2023) gaben 16 % der über 4.500 befragten Gesundheitsfachpersonen an, ihren Arbeitsplatz gewechselt zu haben, und in 7,8 % der Fälle war eine Rückkehr an den Arbeitsplatz nicht mehr möglich, was vor allem mit dem Alter, der Anzahl der Symptome und dem Schweregrad des anfänglichen Verlaufs in Zusammenhang gebracht wurde (Tajer et al., 2023).

Entsprechend hat die Pandemie auch die Arbeitsbedingungen für Gesundheitsfachkräfte erheblich verändert. Die steigende Arbeitsbelastung durch die wachsende Anzahl hochkomplexer Fälle führte zu Kündigungen – vor allem von Intensivpflegefachpersonen –, wodurch letztlich Betten gesperrt wurden, bestehende Plätze nicht belegt und Menschen nicht behandelt werden konnten (Blum & Löffert, 2021; Blum et al., 2022; Auffenberg et al., 2023).

Gesundheitsfachpersonen leiden seit dem Ausbruch der Coronapandemie an hoher Erschöpfung, vor allem durch den Personal- und Fachkräftemangel, der sich während der Pandemie durch Abwanderungen aus dem Berufsfeld oder gar aus dem Beruf aufgrund der erhöhten Unzufriedenheit verstärkte (Gferer & Gfere, 2021; Auffenberg et al., 2023).

Zusammengefasst führte dies zu einer Verstärkung der bislang vorliegenden Belastungen auf Gesundheitsfachpersonen, die Auswirkungen auf die psychische Gesundheit hatten und sich in Depressionen, Angstzuständen, Schlaflosigkeit, Stress, emotionaler Erschöpfung und posttraumatischen Belastungsstörungen (PTSD) äußerten (Ghahramani et al., 2023; Sánchez-Sánchez et al., 2021; Pappa et al., 2020).

12.4 Schlussfolgerung

Die COVID-19-Pandemie hatte tiefgreifende Auswirkungen auf die physische und psychische Gesundheit von Gesundheitsfachpersonal. Die Ergebnisse der eben erwähnten zahlreichen Studien zeigen, dass das Personal nicht nur einem erhöhten Risiko für psychische Erkrankungen und physische Beschwerden ausgesetzt ist, sondern auch unter erschwerten Arbeitsbedingungen leidet, die das Risiko von psychosozialen Belastungen und psychischen Erkrankungen erhöhen. Es ist entscheidend, dass Gesundheitseinrichtungen Maßnahmen ergreifen, um das Wohlbefinden des Personals zu fördern, einschließlich der Bereitstellung von psychologischer Unterstützung und der Verbesserung der Arbeitsbedingungen. Zukünftige Forschungen sollten sich darauf konzentrieren, effektive Interventionsstrategien zu entwickeln, um die Resilienz des Gesundheitsfachpersonals in Krisenzeiten zu stärken.

Die Coronapandemie hat die Welt vor beispiellose Herausforderungen gestellt. Die Kombination aus gesundheitlichen, sozialen und wirtschaftlichen Auswirkungen erfordert eine umfassende Auseinandersetzung mit dem Thema. Vor allem schwerwiegende Verläufe bei Patient:innen, die zugleich mit hohen Symptomlasten einhergingen, stellten den Bedarf an Palliativversorgung mehr in den Fokus der Behandlung, Versorgung und Begleitung von Menschen und ihren Angehörigen. Insbesondere auch im allgemeinen palliativen Versorgungsbereich, wie in der Notfall- und Akutversorgung sowie in der Langzeitpflege, wurde deutlich, dass Behandlungsoptionen und -zugänge verbessert werden müssen, die eine allgemeine und spezialisierte palliative Versorgung anbieten und ermöglichen. Der nun bewusstgewordene Bedarf an Palliative Care im Gesundheitsweisen verstärkt den Personal- und Fachkräftemangel, was ebenfalls erhöhte Auswirkungen auf die physische und psychische Gesundheit von Gesundheitsfachpersonen in diesem Fachbereich hat.

12.5 Literatur

Auffenberg, J., Becka, D., Evans, M. et al. (2022). *»Ich pflege wieder, wenn…« – Potenzialanalyse zur Berufsrückkehr und Arbeitszeitaufstockung von Pflegefachkräften. Ein Kooperationsprojekt der Arbeitnehmerkammer Bremen, des Instituts Arbeit und Technik Gelsenkirchen und der Arbeitskammer des Saarlandes.* Arbeitnehmerkammer. https://www.arbeitnehmerkammer.de/fileadmin/user_upload/Downloads/Politik/Rente_Gesundheit_Pflege/Bundesweite_Studie_Ich_pflege_wieder_wenn_Langfassung.pdf (Zugriff am 30.10.2024)

Blum, K., Löffert, S. (2021). *DKI Krankenhaus-Pool. Umfrage April 2021: Drohende Überlastung der Kliniken durch die 3. Pandemiewelle? Deutsches Krankenhausinstitut e. V., Düsseldorf.* DKI. https://www.dki.de/fileadmin//user_upload/2021_04_12_Corona-Befragung_final.pdf (Zugriff 30.10.2024)

Blum, K., Heber, R., Levsen, A. et al. (2022). *Krankenhaus Barometer. Umfrage 2022.* DKI. https://www.dki.de/fileadmin/user_upload/Krankenhaus-Barometer_2022_final.pdf (Stand 30.10.2024)

Bundesministerium für Bildung und Forschung (BMBF). (2024). *Long-COVID: Forschung, Symptome, Langzeitfolgen. FAQ.* https://www.bmbf.de/bmbf/shareddocs/faq/long-COVID-langzeitfolgen-forschung.html (Zugriff am 29.10.2024)

Buecker, S., Horstmann, K. T. (2021). Loneliness and Social Isolation During the COVID-19 Pandemic: A Systematic Review Enriched With Empirical Evidence From a Large-Scale Diary Study«. *European Psychologist*, 26(4), 272–284, Oct. 2021, https://doi.org/10.1027/1016-9040/a000453

Capozzo, A. V. (2020). Dying Alone Due to COVID-19: Do the Needs of the Many Outweigh the Rights of the Few-or the One? *Front Public Health*, 30(8). 593464. https://doi.org/10.3389/fpubh.2020.593464. PMID: 33330337; PMCID: PMC7734051.

Gferer, A., Gfere, N. (2021). GuK-C19–Studie: Gesundheits- und Krankenpfleger*innen während der COVID-19 Pandemie in Österreich. Arbeitssituation und Gedanken an einen Ausstieg aus dem Pflegeberuf. *Österreichischer Pflegezeitschrift: Organ des Österreichischen Gesundheits- und Krankenpflegeverband*, 74(4), 11. https://doi.org/10.1007/s00735-021-1378-6

Ghahramani, S., Kasraei, H., Hayati, R. et al. (2023). Health care workers' mental health in the face of COVID-19: a systematic review and meta-analysis. *Int J Psychiatry Clin Pract*, 27(2), 208–217. https://doi.org/10.1080/13651501.2022.2101927. Epub 2022 Jul 23. PMID: 35875844.

Hoernke, K., Djellouli, N., Andrews, L. et al. (2021) Frontline healthcare workers' experiences with personal protective equipment during the COVID-19 pandemic in the UK: a rapid qualitative appraisal. *BMJ Open*, *11*, e046199. https://doi.org/10.1136/bmjopen-2020-046199

Kassenärztliche Bundesvereinigung (KBV). (2014). *Telefonische Krankschreibung dauerhaft möglich.* https://www.kbv.de/html/1150_66770.php (Zugriff 29.10.2024)

Klauber, J., Wasem, J., Beivers, A. et al. (2022). *Krankenhaus-Report 2022. Patientenversorgung während der Pandemie.* Springer: Berlin, Heidelberg. https://doi.org/10.1007/978-3-662-64685-4

Müller,f., Röhr, S., Reininghaus, U. et al. (2021). Social Isolation and Loneliness during COVID-19 Lockdown: Associations with Depressive Symptoms in the German Old-Age Population. *Int. J. Environ. Res. Public Health*, *18*, 3615. https://doi.org/10.3390/ijerph18073615

Münch, U., Müller, H., Deffner, T. et al. (2020). Empfehlungen zur Unterstützung von belasteten, schwerstkranken, sterbenden und trauernden Menschen in der Corona-Pandemie aus palliativmedizinischer Perspektive: Empfehlungen der Deutschen Gesellschaft für Palliativmedizin (DGP), der Deutschen Interdisziplinären Vereinigung für Intensiv- und Notfallmedizin (DIVI), des Bundesverbands Trauerbegleitung (BVT), der Arbeitsgemeinschaft für Psychoonkologie in der Deutschen Krebsgesellschaft, der Deutschen Vereinigung für Soziale Arbeit im Gesundheitswesen (DVSG) und der Deutschen Gesellschaft für Systemische Therapie, Beratung und Familientherapie (DGSF). *Schmerz*, *34*(4), 303–313. German. https://doi.org/10.1007/s00482-020-00483-9

Pappa, S., Ntella, V., Giannakas, T. et al. (2020). Prevalence of depression, anxiety, and insomnia among healthcare workers during the COVID-19 pandemic: a systematic review and meta-analysis. *Brain Behav Immun*, *88*, 901–7. https://doi.org/10.1016/j.bbi.2020.05.026

Robb, C. E., de Jager, C. A., Ahmadi-Abhari, S. et al. (2020). Associations of Social Isolation with Anxiety and Depression During the Early COVID-19 Pandemic: A Survey of Older Adults in London, UK. *Front. Psychiatry*, *11*, 591120. https://doi.org/10.3389/fpsyt.2020.591120

Sánchez-Sánchez, E., García-Álvarez, J. Á., García-Marín, E. et al. (2021). Impact of the COVID-19 Pandemic on the Mental Health of Nurses and Auxiliary Nursing Care Technicians- A Voluntary Online Survey. *Int J Environ Res Public Health*, *18*(16), 8310. https://doi.org/10.3390/ijerph18168310

Statistisches Bundesamt (Destatis). (2024). *Auswertung der unterjährigen Sterbefallzahlen seit 2020. Sterbefälle und Lebenserwartung.* https://www.destatis.de/DE/Themen/Gesellschaft-Umwelt/Bevoelkerung/Sterbefaelle-Lebenserwartung/sterbefallzahlen.html#589280 (Zugriff am 30.10.2024)

Tabah, A., Ramanan, M., Laupland K. B., et al. (2020). Personal protective equipment and intensive care unit healthcare worker safety in the COVID-19 era (PPE-SAFE): An international survey. *Journal of Critical Care*, *59*, 70–75. https://doi.org/10.1016/j.jcrc.2020.06.005

Tajer, C., Martínez, M. J., Mariani, J. et al. (2023). Post COVID-19 syndrome. Severity and evolution in 4673 health care workers. *Medicina (B Aires)*, *83*(5), 669–682.

Taylor, C., Lafarge, C., Cahill, S. et al. (2022). Living through lockdown: A qualitative exploration of individuals' experiences in the UK. *Health Soc Care Community*, *30*, 2240–2249. https://doi.org/10.1111/hsc.13772

World Health Organisation (WHO). (2024). *COVID-19 Epidemiological Update. Edition 172, published 9 October 2024.* https://www.who.int/emergencies/diseases/novel-coronavirus-2019/situation-reports (Zugriff 28.10.2024)

13   Dasein als Sorge im Licht der Vulnerabilität

Martin W. Schnell

Im nachfolgenden Beitrag geht es um die Auffassung des Daseins als Sorge im Sinne einer existentiellen Verankerung, die auch in der Palliativversorgung zur Geltung kommt. Wir beginnen unsere Ausführungen mit dem Begriff der Vulnerabilität, der heute zwar vieldiskutiert ist, dabei aber meist unverstanden bleibt, weil er als Pendant zum Begriff der Krankheit missdeutet wird. Von hier aus wird das das Thema Tod und Sterben angesprochen, zunächst existentiell, dann mit Blick auf die Palliative Care und abschließend aus Sicht der Forschung. Wichtig ist zunächst, dass Tod und Sterben sich nicht immer trennen lassen. Manchmal handelt es sich hierbei um zwei völlig verschiedene Dinge, ein anderes Mal jedoch nicht. Im Alltag wie in den Wissenschaften treten immer wieder zwei Fragekomplexe zusammen auf. Werde ich am Lebensende leiden und Schmerzen haben? Und: Was kommt nach dem Tod? In der ersten Frage geht es um das Sterben. Mit den fraglichen Schmerzen befasst sich die Palliativmedizin. Sie behandelt Symptome und lindert fast jeden Schmerz. In der zweiten Frage geht es um den Tod. Mit diesem unbegreiflichen Nichts befasst sich, R. J. Lifton zufolge, die symbolische Immortalität (Schnell & Schulz-Quach, 2019, S. 18f). Dabei geht es immer um beides: das Sterben und den Tod. Es ist kaum möglich, diese Begriffe voneinander zu trennen.

13.1   Vulnerabilität und Existenz

Der Mensch wird als leibliches Wesen geboren. Dadurch gewinnt er die Macht, künstliche Welten zu erbauen und zu erobern. Die Leiblichkeit bedeutet zugleich aber auch, dass der Mensch endlich ist und sterben muss. Nur ein in dieser Hinsicht vulnerables Wesen kann krank, pflegebedürftig und/oder behindert sein oder werden. Oder: gebrechlich, wie es neuerdings wieder heißt (vgl. Schramme: »Krankheitstheorien«). Beide Existenzmodalitäten gehören zusammen: die aus der Geburt erwachsene Macht und der aus der Endlichkeit resultierende Tod. Der Macht zur Gestaltung der Welt haftet stets die Begrenzung durch den Tod an. Der Tod verweist auf ein als Gestaltung gelebtes Leben.

13.2 Vulnerabilität als Nullpunkt der Existenz: Gebürtlichkeit und Endlichkeit

Vulnerabilität ist, wie ich bereits ausführte, der Nullpunkt der Existenz (Schnell, 2023, S. 15 f.). Dieser Nullpunkt ist ambivalent. Die eine Seite, die Gebürtlichkeit, besagt, dass Jemand in die Welt tritt, der handelnd etwas Neues in der Welt realisiert. Dieses Neue ist das Ergebnis einer Initiative, wie es bei Augustinus und bei Hannah Arendt heißt (Schnell, 2004). Das geborene Dasein ist leibliches Dasein und damit auch endlich. Die Endlichkeit ist die zweite Seit der Vulnerabilität.

Dasein ist das, was je ich selbst bin und damit eine Existenz, die sich verstehend zu sich selbst verhält, wie Heidegger ausführt (Heidegger, 1979, S. 52 f.). Das Dasein bezieht sich verstehend auf seine Möglichkeiten und sein eigenstes Seinkönnen. Der Tod, neben der Gebürtlichkeit, »ist die eigenste Möglichkeit des Daseins«. Dieser Tod »beansprucht« das Dasein »als einzelnes« und zeigt ihm, dass es selbst ist. Den Tod muss nämlich jedes Dasein selbst auf sich nehmen und kann ihn nicht delegieren (Heidegger, 1979, S. 263, 240). Was ist der Tod?

Der Tod ist für den Menschen (und nicht nur für ihn) unvermeidlich. Wir folgen Vladimir Jankélévitch, der eine dreibeinige Typologie ausgegeben hat und vom »Tod in der dritten, in der zweiten und in der ersten Person« (Jankélévitch, 2005, S. 34) spricht.

Der Tod in der dritten Person ist der unpersönliche Tod. Martin Heidegger widmet dieser Perspektive die Aufweisungen der Macht des »man« . Hier geht es um den Tod als anonymes Geschehen, das zum Beispiel in Todeszahlen zum Ausdruck kommt, die anzeigen, dass irgendjemand gestorben ist. *Der Tod in der zweiten Person* ist der Tod des Anderen. In dieser Perspektive begründet Emmanuel Levinas eine Ethik der Sorge um den Anderen. *Der Tod in der ersten Person* ist der eigene Tod. Karl Jaspers bezeichnet diese Hinsicht als Grenzsituation (Schnell, 2023, S. 165 ff.).

Den drei Personen des Todes entsprechen drei Basiswerte. Es handelt sich um besondere Fassungen der Autonomie, der Fürsorge und der Gerechtigkeit, besonders, da sie im Zeichen vulnerabler Personen formuliert sind. Diese drei Werte zu realisieren, ist die Gestaltung des endlichen Lebens (Schnell, 2017).

13.3 Vulnerable Personen sind keine Opfer

Existentielle Vulnerabilität ist argumentativ im philosophischen Diskurs der Endlichkeit verankert (Schnell, 2020, S. 143 ff.). Vulnerable Personen sind verletzlich, aber per se keine Opfer, wie sie im zeitgenössischen, öffentlichen Wettstreit um das Malum auftreten, das als Symbol für das härtere Schicksal gelten soll: Geschlecht, Hautfarbe, Herkunft, Krankheit, Geld. Richard Sennett hat bereits vor Jahren auf die Identifizierung von Vulnerabilität und Opfer hingewiesen. Die Erhöhung des

Opfers führt dazu, dass wir im Alltagsleben ständig gezwungen sind, nach Verletzungen und Verwundungen Ausschau zu halten, um zu rechtfertigen, dass wir uns mit Fragen der Gerechtigkeit, des Rechts und der berechtigten Ansprüche in unserem Leben überhaupt beschäftigen. Das Bedürfnis, die eigenen Vorstellungen dadurch zu legitimieren, dass man sich auf eine Verletzung beruft, die man erlitten hat, bindet die Menschen immer enger an ihre Verletzungen und ihr Leiden (Sennett, 1990, S. 182 f.).

Gegen die Reduktion des Daseins auf den Opferstatus betont die Philosophie der existenziellen Vulnerabilität die aus der Gebürtlichkeit resultierende Macht. Macht ist die Potenz des vulnerablen Lebens, sich selbst neu zu erschaffen und Neues zu schaffen und damit kulturelle Schöpfungen (Castoriadis) zu realisieren. Diese reichen von der Lebensform bis ins Politische (Schnell, 2020, S. 78 ff.).

13.4 Vulnerabilität als Universalie

Vulnerabilität bezeichnet eine grundsätzliche Verletzlichkeit, die alle leiblichen Wesen bestimmt (Mensch, Tier, Pflanzen, Erde). Vulnerabilität ist eine Universalie, die der Differenz von Krankheit und Gesundheit vorausgeht. Sie ist in diesem Sinne jener Nullpunkt der Existenz.

Daraus ergeben sich erhebliche Konsequenzen.

Der alte Grundsatz *Neminem laedere* (niemanden schaden), der in mancher medizinischen Ethik hochgehalten wird, ist wichtig, zugleich aber auch ein Problem. Der Mensch ist nicht Gott und somit nicht unverletzbar, sondern er ist ein Prothesengott. Vulnerabilität ist nicht identisch mit Krankheit und Hilflosigkeit. Nachfolgend soll aus dem Diskurs der Vulnerabilität die Leiddimension des Daseins als Sorge herauspräpariert werden.

13.5 Dasein als Sorge

Die Potenz des endlichen Lebens wird durch Selbstsorge (Cura sui) gestaltet. Die Selbstsorge ist eine Antwort auf die Endlichkeit. Seneca behandelt in seinem Essay »Von der Kürze des Lebens« das Problem, dass viele Menschen ihre Lebenszeit nicht sinnvoll genutzt haben. Das Sein-zum-Tode begrenzt das Leben, ermöglicht ihm aber auch ein sinnvolles »Dasein als Sorge« um sich selbst (Heidegger, 1979, S. 191). Die Endlichkeit, die Seneca als Kürze bezeichnet, beansprucht das Dasein in gewisser Weise als einzelnes. Es handelt sich hier um einen Anspruch, dem der Mensch ausgesetzt ist, der ihm widerfährt, und nicht um etwas, das er aktiv anmeldet. Die Beanspruchung macht sich an jedem einzelnen Menschen als eine

»Nicht-Indifferenz« (Levinas, 1992, S. 361) bemerkbar, welche bedeutet: Ich bin mir selbst nicht gleichgültig. Die Nicht-Indifferenz macht sich als eine Art von Gestaltungsauftrag des Lebens an die Adresse des Selbst bemerkbar.

Die Selbstsorge ist dabei keine einsame Tätigkeit. Mit Bernhard Waldenfels sprechen wir zunächst von einem »leiblichen Selbst« (Waldenfels, 2000). Im Anschluss an die Theoretiker des Selbst (George Herbert Mead, Charles Taylor, Paul Ricoeur) ist weiterhin davon auszugehen, dass das Selbst ein relationaler Begriff ist und nicht ein monolithischer wie etwa das Ego cogito. Die Relationalität dieses leiblichen Selbst ergibt sich aus der Entfaltung der Phänomenologie des Leibes. Demnach sind Selbst-, Welt- und Fremdbezug als gleichursprünglich anzusehen. Das Selbst ist in Bezügen zu Anderen und zur Welt. Durch seine Leiblichkeit trägt es das Zeichen der Endlichkeit und damit der Vulnerabilität.

Hier kommen wiederum Motive zur Geltung, die die Phänomenologie, der Existenzialismus, die Hermeneutik, ja die Philosophie im 20. Jahrhundert von Husserl bis Derrida geprägt haben (Rentsch, 2014, S. 36 ff.). Das Wesen des Daseins ist auch das Sein zur Welt mit Anderen und Dritten. Der Antrieb des Daseins ist eine Sorge. Das Wesen der Sorge ergibt sich wiederum aus der Zeitlichkeit sterblicher Menschen.

Die Lebenswelt ist der Ort der Selbstsorge, die sich in der Lebensführung äußert. Seneca zählt in seinem Essay »Die wahre Gesundheit und ihre Pflege« zu den umsorgten Dingen des Lebens

1. Körpergewicht,
2. Nahrung und Getränke,
3. sportliche Übungen,
4. Lesen, Sprechen, Zuhören sowie
5. Arbeit und Entspannung.

Michel de Montaigne legt, in Anknüpfung an Seneca, in seinem Text »Über das Maßhalten« eine Diätetik der Gesundheitspflege vor. Demnach soll die Selbstsorge in rechtem Maß vollzogen werden. »Gesundheit«, so der Autor an anderer Stelle, »heißt für mich meinen gewohnten Zustand ungestört beibehalten« (Montaigne, 1998, S. 464). Das Maß, das für einen Menschen gilt, entwickelt sich aus dessen gewöhnlichem Leben. Die sogenannte subjektive Sicht von Gesundheit und Krankheit nimmt hier ihren Anfang. An der Selbstsorge ist das Selbst aktiv beteiligt. Es wird dabei zugleich von der Art der Selbstsorge geformt. Maßhalten, wie Montaigne sagt, müsste heute durch Maßsuche ergänzt werden, in deren Licht die Lebensführung ihre Ausrichtung findet. Ernährung, Schlaf, Sexualität, Freundschaft, Übungen und andere Tätigkeitsweisen sind nur sinnvoll als Handlungen und Erlebnisse, wenn sie im Kontext einer Lebensführung auftreten, deren Maße und Ziele nicht schlechthin von der Natur vorgegeben sind, sondern immer auch geschaffen und entwickelt werden müssen.

Bis zu Jean-Jacques Rousseau und den französischen Moralisten des 18. Jahrhunderts ist es üblich, dass die alltägliche Lebensführung und Selbstsorge Themen der praktischen Philosophie sind und entsprechend behandelt werden. Bei Rousseau entspricht die Selbstsorge einer Selbstliebe (l'Amour de soi-meme), die, im

Unterschied zur Eigenliebe (l'Amour propre), die Praxis der Erhaltung des Selbst, das Mitleid und die Schonung Anderen gegenüber aufeinander bezieht (Rousseau, 1984, S. 368 ff.).

Die antike Diätetik und die neuzeitliche Selbstsorge sind Praxiskonzepte, in die ein Verständnis von Pflege, Normalität und Gesundheit integriert ist, und zwar im engsten Sinne. Ethik, Lebensführung, Gesundheit, Pflege und Sorge sind Begriffe derselben Kategorie. Sie verweisen aufeinander und bedeuten in bestimmten Hinsichten sogar manchmal dasselbe: Sie meinen aspekthaft eine Problematisierung des Umgangs mit sich selbst. Hier eröffnet sich ein Platz, den Philosophie, Wissenschaften der Heilberufe und eine Ethik im Gesundheitswesen jeweils kreuzen, sodass ein Gespräch zwischen ihnen auch gegenwärtig möglich bleibt. Bekanntlich nahm auch Michel Foucault im Zeichen von Selbstsorge und Selbstpraktiken auf seine Weise an diesem Gespräch teil (Foucault, 1986, 2004, S. 131 ff.).

Autonomie ist das Vermögen des leiblichen Selbst, eine Lebensweise zu wählen, dessen Masse zu entwerfen und auch kritisch zu überprüfen. Das in der Welt wohnende Selbst ist nicht nur ein Vernunftsubjekt, sondern auch eine vulnerable und damit endliche Person, wie auch Victor von Weizsäcker betont.

13.6 Der Tod und die Sorge

Zur Sorge des Daseins gehört auch eine Sorge um den Tod. Gemäß der dreibeinigen Typologie des Todes können wir auch drei Sorgen um den Tod voneinander unterscheiden.

13.6.1 Die Sorge um den Tod in der dritten Person: eine Ethik der Erinnerung.

Eine Ethik der Erinnerung ist Ausdruck unserer gesellschaftlichen Haltung zur Vergangenheit. Wir, die wir in die Zukunft hineinleben, haben somit folgende drei Einstellungen gegenüber der Vergangenheit:

- Erinnerung als Fortführung guter Beispiele: ehrendes Gedächtnis für diejenigen, denen wir zu Dank verpflichtet sind. Die eigene Tradition ist zu loben!
- Nichtvergessen als Unterbrechung: Erinnerung an Opfer der Geschichte, denen etwas durch Gewalt widerfahren ist. Es ist zu verhindern, dass die eigene Tradition zu stolz und fremdenfeindlich wird!
- Anknüpfung an Ungetanes der Vergangenheit: vergessene Projekte von Menschen der Vergangenheit, die nicht zum Zuge gekommen sind, neu bewerten. Es gibt eine mögliche Bereicherung der eigenen Tradition durch andere!

Die Ethik der Erinnerung stellt eine Verbindung zum Tod her, indem sie das Vermächtnis von Menschen der Vergangenheit in die gegenwärtige Gesellschaft einschließt. Der Vergangenheit wird damit in gewisser Hinsicht eine Zukunft wiedergegeben. An dieser Stelle kann ein Diskurs des Erbittens und Gewahrens von Verzeihen ansetzen. Das Verzeihen kann dem Erinnern eine Zukunft geben (Paul Ricoeur). Wenn das erbetene Verzeihen gewährt wird, dann kommt es zur Gabe einer Zukunft im Modus der Erinnerung. Wir greifen Projekte auf, die für Menschen in der Vergangenheit wichtig gewesen sind, die aber nicht zum Zuge kamen und die jetzt erst durch uns Heutige eine Zukunft erhalten. Dadurch trägt das Erinnern zur Gerechtigkeit bei und stärkt die Demokratie (Schnell, 2020, ▶ Kap. 3).

13.6.2 Die Sorge um den Tod in der zweiten Person: Palliative Care

Die Palliativversorgung ist in Deutschland vor ca. 20 Jahren gänzlich angekommen. In den 1960er und frühen 1970er Jahren wurden, auch vor dem Hintergrund der Geschichte, sogenannte Sterbehäuser eher abgelehnt. Nach einer längeren Diskussionsphase sind seit ca. 2000 die Ausbildung, das Studium, die Finanzierung und andere Parameter geklärt und zumeist gesetzlich geregelt. Auch der Konflikt zwischen Hospizarbeit und Palliativmedizin ist weitestgehend entschärft. Ehemalige Spezialbereiche sind in die medizinische und pflegerische Palliativversorgung integriert. Palliative Care in der Versorgung von Menschen mit Behinderungen war vor besondere Herausforderungen gestellt. Eine zentrale Bedeutung hat dabei das Prinzip der sozialen Inklusion in der UN-Konvention von 2009 über die Rechte von Menschen mit Behinderung. Darin ist programmatisch festgeschrieben worden, dass behinderte Menschen ebenso an allen gesellschaftlichen Errungenschaften teilhaben können, dürfen und müssen wie nichtbehinderte Menschen. Dazu zählt auch die Palliativversorgung. Das Sterben und damit auch die Anforderungen an die Sterbebegleitung von Menschen mit Behinderung unterscheiden sich nicht wesentlich von den Erfahrungen und Anforderungen an die Begleitung bei Menschen ohne Behinderung (siehe auch https://www.behindertenrechtskonvention/info). Gleichwohl ist darauf zu achten, dass der Wille von Menschen mit Behinderungen geachtet und nicht übergangen wird. Im Ausgang von Brigitte Huber, der Bioethik-Beauftragten des Bundesverbandes evangelischer Behindertenhilfe, kann insofern festgehalten werden, dass die Ermittlung der Werthaltungen von Menschen mit geistiger Behinderung wichtig ist (Schnell, 2009a, S. 244f.). Einrichtungen der Behindertenhilfe haben deshalb gegenüber Menschen mit Behinderungen den Bildungsauftrag zu erfüllen, sie in der Wahrnehmung ihrer Autonomie zu unterstützen, sie zu befähigen, sich mit ihrer eigenen Sterblichkeit in Zuversicht auseinanderzusetzen, sowie ihnen zu ermöglichen, ihr Lebensende verantwortungsvoll zu gestalten. Das dialogische Instrument der Werteanalyse unterstützt die Begleiter von Menschen mit Behinderungen in dieser Aufgabe.

13.6.3 Die Sorge um den Tod in der ersten Person: eine Unmöglichkeit

»Der Tod ist, sofern er ist, wesensmäßig je der meine.« (Heidegger, 1979, S. 240) Der Tod in der ersten Person wird von der Jemeinigkeit, also der möglichen Ich-Perspektive jeder Person, aus gedacht. Es kann den Tod hier nur als meinen Tod geben und es müsste somit meinen eigenen Tod für mich geben können. Die erste Person Singular, das Ich, wäre damit die Instanz, von der aus vom Tod gesprochen werden kann. »Ist mein Tod möglich?« (Derrida, 1998, S. 45) Wenn ich tot bin, ist mein Ich, dessen Tod mein Tod sein soll, nicht mehr. Wie kann für jemanden, der nicht ist, etwas sein? Derrida bezeichnet diese Perspektive als Aporie. Sie ist ein Thema in jeder Phänomenologie des Todes (Paul Ludwig Landsberg, Karl Jaspers, Eugen Fink, Vladimir Jankélévitch). Der Tod kann als Möglichkeit des Daseins nur *etwas* sein, das dem Dasein Grenzen aufzeigt. »Der Tod ist die Möglichkeit der schlechthinnigen Daseinsunmöglichkeit.« (Heidegger, 1979, S. 250) Mit Husserl kann der Tod auch als etwas genuin Fremdes bezeichnet werden. Fremdheit ist die bewährbare Zugänglichkeit des original Unzugänglichen. Mein Tod ist mir als etwas zugänglich, das mir unzugänglich ist. Diese Unzugänglichkeit ist mir wiederum zugänglich. Paul Landsberg, ein Schüler Husserls, bezeichnet den je eigenen Tod daher als für uns anwesend in Abwesenheit. Maurice Blanchot versuchte in immer neuen Anläufen das Jetzt, den Augenblick des Todes zu denken. Mein gegenwärtiger Tod, der nicht erwartet und auch nicht erinnert wird, ist »das Unmögliche« (Derrida, 2003, S. 14), weil er meine, mit der Gebürtlichkeit gegebenen Möglichkeiten (meine Macht) begrenzt. Der Tod ist unzugänglich, weil er nicht wachen Auges von mir durchlebt werden kann. Insofern gibt das Dasein sich im Tod. Wem gibt das Dasein sich im Tod? »Genau genommen handelt es sich um eine gewisse rätselhafte Beziehung zwischen Sterben, Bezeugen und Überleben, der wir uns hier annähern.« (Derrida, 1998, S. 56) Das Geben ist immer auch ein sich den Anderen übergeben. Hier tritt die Dimension der Sorge in der zweiten Person erneut in den Vordergrund.

In der Coronakrise wurde die Beziehung zu Anderen, ja die Abhängigkeit der Menschen untereinander deutlich, auch und gerade unter der Maßgabe, dass Distanz die neue Nähe sein soll. Das, was die Natur und auch die Kultur des Menschen ausmacht, nämlich die Sozialität, galt in der Krise als Quelle der Bedrohung. Diese Krise stellt uns unsere Vulnerabilität und damit unsere Sterblichkeit deutlich vor Augen. In dieser Situation darf in der Sorge um den Tod, trotz des Distanzgebotes, niemand vergessen werden, schon gar nicht Menschen mit Krankheiten, Pflegebedarf oder Behinderungen.

13.7 Exkurs: Moral Distress in der Coronakrise

Gerade die Coronakrise (2020–2023) hat die Sorge um das Dasein und auch die Sorge um den Tod vor besondere Herausforderungen gestellt. Die Sorge um den Tod, vor allem um den Tod des Anderen, war bzw. ist der Pflege geradezu allgegenwärtig. Die Hälfte der Menschen, die während der dreijährigen Krise an oder mit Corona gestorben sind, sind in Institutionen der stationären Altenpflege verstorben. Die Krise war eine außerordentliche, der mit erprobten Mitteln nicht zu begegnen war, da sie potenziell traumatisierend wirkte und uns unsere Vulnerabilität buchstäblich hat spüren lassen. Dennoch stehen in einer solchen Krise Handlungen an, die allerdings auf Hindernisse stoßen können. In diesen Situationen kann *Moral Distress* entstehen. Dieses Phänomen ist dadurch gekennzeichnet, dass man weiß, wie es richtig geht, aber institutionelle Bedingungen es nahezu unmöglich machen, die richtigen Handlungen auch durchzuführen (Jameton, 1984, S. 6f). Pflege(ach)personen wollen Nähe schaffen, die Türen des Heimes sind aber geschlossen. Wie mit Moral Distress in der Krise umgegangen worden ist, ist noch unbekannt.

Das drei Jahre bis 2026 andauernde BMBF-Forschungsprojekt »Professionelle Identität und Coping-Strategien von Pflegenden angesichts der Corona-Krise« (Leitung: Prof. Schnell, AssProf. Dunger, Universität Witten/Herdecke) wird zeigen, welche Copingstrategien Pflegende faktisch angewendet haben, um mit den außerordentlichen Bedingungen der Coronakrise umgehen zu können.

Was wir bisher sagen können, ist, dass der Moral Distress unter Corona die Hilfsbereitschaft gegenüber vulnerablen Personen in der Bürgergesellschaft verändert, aber nicht annulliert hat. Die für Deutschland repräsentative Studie »Corona: Todesangst und Hilfsbereitschaft« (Schnell et al., 2023) zeigt, dass die potenziell lebensbedrohliche Coronakrise nicht dazu geführt hat, dass Menschen sich grundsätzlich zurückziehen. Im Gegenteil: Es existiert eine differenzierte Haltung der Hilfsbereitschaft. Damit setzen sich Personen aber einer Gefahr aus, sich vertieft in ethische Konfliktsituationen zu begeben, die keine einfachen, auf Wissen und Autorität basierenden Handlungsauflösungen zulässt.

Speziell für die helfenden Berufe im Gesundheitswesen gilt, dass die Coronakrise deutliche Veränderungen in der Versorgung von Patienten und Patientinnen herbeigeführt hat und sich daher auf die Sorge um den Tod auswirkten. Eine Studie zur Intensivpflege zeigte, dass eine große Angst vor einer Ansteckung und damit einer möglichen Infizierung von Familienmitgliedern und in der Schlussfolgerung deren Tod dazu führt, dass Pflege(fach)personen es möglichst vermeiden, das Zimmer von Covid-19-Patienten und -Patientinnen zu betreten. Damit wird ihre Hilfsbereitschaft den Patienten und Patientinnen gegenüber eingeschränkt. Auf der anderen Seite berichteten die Pflegenden davon, dass sie um einige Patienten und Patientinnen Angst verspürt haben, da diese einen schweren Krankheitsverlauf hatten. Deshalb würden sie sich besonders um die Covid-19-Patienten und -Patientinnen mit zusätzlicher Pflege kümmern. Ihre Hilfsbereitschaft den Patienten und Patientinnen gegenüber wird in diesem Fall gar gesteigert (Krah, 2022). Die

Situation und die in ihr realisierten Sorgehandlungen sind damit paradox, und zwar im positiven Sinne.

13.8 Wie erforscht man die Kultur der Sorge?

Aufgrund der Andersheit des Todes, die sich nicht völlig normalisieren lässt, ist es sinnvoll, nicht direkt danach zu fragen, was der Tod ist, sondern zu untersuchen, wie der Tod uns zugänglich sein kann. Im Ausgang von den drei Personen des Todes nach Jankélévitch ist wiederum die Bearbeitung von drei Perspektiven möglich (vgl. dazu: Dunger & Schnell, 2023).

In die annäherungsweise Erforschung der Perspektive der ersten Person gehören alle, zumeist qualitativ ausgerichteten Untersuchungen über die Selbstauskunft sterbender Menschen, die über sich und ihre Sicht auf das Leben berichten. Die zweite Person erschließt sich in der Dimension der Verantwortung für sterbende Menschen und die entsprechenden Werthaltungen von Begleiterinnen und Begleitern (Palliative Care). In der dritten Person gilt die Sorge um Tod und Sterben anonymen Ereignissen, wie sie in der Presse, in Statistiken und sogar gelegentlich in Todesanzeigen auftreten.

Es wäre abschließend zu überlegen, ob der Tod nicht in den Kontext einer *Semantik des Unbestimmten* (G. Gamm) gehört. Der Tod ist nicht etwas, sondern *nicht nichts*, da er sich der Positivierung entzieht und quasi aus der Ferne dennoch wirkt, möglicherweise auch permanent.

13.9 Literatur

Blanchot, M. (2003). *Der Augenblick meines Todes*. Merve Verlag.
Derrida, J., Wetzel, M. (1988). *Aporien. Sterben*. Wilhelm Fink Verlag.
Dunger, C., Schnell, M. W. (2023). Wie erforscht man das Sterben? Methodologische Anmerkungen, in: Schönefeld, D. et al. (Hrsg.), *Soziale Ordnungen des Sterbens* (S. 137–156). Bielefeld.
Foucault, M. (1986). *Die Sorge um sich*. Suhrkamp.
Foucault, M. (2004). *Hermeneutik des Subjekts*. Suhrkamp.
Heidegger, M. (1979). *Sein und Zeit*. Niemeyer.
Jameton, A. (1984). *Nursing practice. The ethical issues*. Prentice Hall.
Jankélévitsch, V. (2005). *Der Tod*. Suhrkamp.
Krah, N. S. (2002). Wie Intensivpflegende die Versorgung von COVID-19- Patienten erleben, in: *intensiv*, 31(02), 71–77. http://dx.doi.org/10.1055/a-1999-1624
Levinas, E. (1992). *Jenseits des Seins oder anders als sein geschieht*. Verlag Karl Alber.
Montaigne, M. de (1986). *Essais, III Bde.* btb Verlag.
Rentsch, Th. (2014). *Philosophie des 20. Jahrhunderts. Von Husserl bis Derrida*. C. H. Beck.

Rousseau, J. J. (1984). *Diskurs über die Ungleichheit.* utb.
Schnell, M. W. (2004). Art. »Geburt«, in: *Wörterbuch der Phänomenologie.* Meiner.
Schnell, M. W. (2009). *Patientenverfügung.* Hogrefe.
Schnell, M. W. (2017). *Ethik im Zeichen vulnerabler Personen.* Velbrück Wissenschaft.
Schnell, M. W. (2020). *Das Ethische und das Politische. Sozialphilosophie am Leitfaden der Vulnerabilität.* Velbrück Wissenschaft.
Schnell, M. W. (2023). *Medizinethik und Vulnerabilität.* Velbrück Wissenschaft.
Schnell, M. W., Schulz-Quach, C. (2019). *Basiswissen Palliativmedizin* (3. Aufl.). Springer.
Schnell, M. W., Dunger, C., Schulz-Quach, C. (2023). *Corona: Todesangst und Hilfsbereitschaft.* Springer.
Sennett, R. (1990). *Autorität.* Fischer.
Waldenfels, B. (2000). *Das leibliche Selbst.* Suhrkamp.

14 Praktische Gesundheitsethik bei Moral Distress und Moral Injury in der Palliative Care

Jürg C. Streuli, Daniel Gregorowius und Hannah V. Schmieg

14.1 Einleitung

Palliative Care konzentriert sich auf die Linderung von Leiden und die Verbesserung der Lebensqualität von schwerkranken und sterbenden Patient:innen. Wenn dabei verschiedene Einstellungen zu Leben, Leiden, Sterben und Tod aufeinandertreffen, kann ein komplexes Spannungsfeld unterschiedlicher Werte entstehen (Kinlaw, 2005). Handeln Menschen in diesem Spannungsfeld entgegen ihren eigenen tiefsten Überzeugungen, können *Moral Distress* und *Moral Injury* entstehen (zu Definition, Entstehung und Folgen von *Moral Distress* und *Moral Injury* verweisen wir auf Kapitel 1 in diesem Sammelband, ▶ Kap. 1). *Moral Distress* und *Moral Injury* sind zentral in der Diskussion über ethische Herausforderungen im Gesundheitswesen, und sie sind Teil des Alltags in der Palliative Care (Hamric, 2012). Gerade in diesem medizinischen Fachbereich ist es daher wichtig, frühzeitig zu intervenieren und präventiv tätig zu werden, um *Moral Distress* und *Moral Injury* entgegenzuwirken (Baumann-Hölzle & Gregorowius, 2022; Gregorowius & Baumann-Hölzle, 2023).

Ethische Kompetenz – als ein aktives Nachdenken über moralische Werte – ist ein unverzichtbarer Teil der Professionalität in der Palliative Care. Denn die Begleitung der betroffenen Patient:innen während des Krankheitsprozesses findet auf einem moralisch oftmals sehr herausfordernden Gebiet statt (Hallenbeck, 2022; Watson et al., 2019). Der in diesem Kapitel vorgestellte »ethische Rucksack« enthält die notwendige Ausrüstung für diese »Wegbegleitung auf moralisch anspruchsvollem Gelände« in Form von verschiedenen Konzepten und Hilfsmitteln zur ethischen Reflexion. Ursprünglich entstand dieser »ethische Rucksack« im Kontext der Pädiatrischen Palliative Care, im Verlauf wurde er jedoch schrittweise weiterentwickelt (Streuli, 2021; Streuli et al., 2023). Er dient nun als Grundlage eines medizinethischen Basiskurses zur Unterstützung von Fachpersonen in komplexen ethischen Fragen.

Die Metapher des »ethischen Rucksacks« veranschaulicht, wie sich Fachpersonen in der Palliative Care auf die anspruchsvolle und oft belastende Wegbegleitung vorbereiten und im unwegsamen Gelände bestimmte Hilfsmittel nutzen können. Metaphern sind aber immer auch Grenzen gesetzt. Das Bild einer gemeinsamen Wanderung kann für schwerkranke Menschen und ihre Angehörigen mit Blick auf Leiden, Sterben und Tod und die damit verbundene Abhängigkeit und Begrenztheit beschönigend wirken oder unpassend sein. Wir vermeiden daher den Begriff der gemeinsamen »Wanderung«, welcher zu sehr an einen selbstgewählten Sonntagsausflug erinnert. Stattdessen bevorzugen wir das Bild einer Begleitung auf dem Krankheitsweg durch moralisch unwegsames Gelände. »Moralisch unwegsam« heißt, dass der gute und richtige Weg (noch) nicht sichtbar ist, z. B. weil die Werte, welche uns zeigen, welche Richtung im Sinne des schwerkranken Menschen ist, nicht sichtbar oder eindeutig sind.

Einen schwerkranken oder sterbenden Menschen auf seinem Weg zu begleiten, lässt offen, welche Rolle die begleitenden Fachpersonen dabei übernehmen können bzw. sollen. Von der kurzzeitigen Beistandschaft als Gast bis zur langfristigen Übernahme der Wegführung ist alles denkbar, wobei die Einladung zur Wegbegleitung stets als Privileg verstanden werden darf. Um die Einladung annehmen zu dürfen und auch zu können, braucht es die richtige Vorbereitung und Ausrüstung, aber auch Kondition und Motivation; all dies sind Aspekte der Professionalität handelnder Fachpersonen. Bild und Inhalt des »ethischen Rucksacks« sollen mit einer gewissen Leichtigkeit die dafür notwendigen Grundlagen bieten.

14.2 Der »ethische Rucksack«

Der »ethische Rucksack« ist als ein Instrument der praktischen Gesundheitsethik zu verstehen, um Mitarbeitende der Palliative Care im Umgang mit moralisch herausfordernden Situationen zu unterstützen. Er enthält sechs Hilfsmittel bzw. Konzepte, die auf den aktuellen Stand des Wissens in der Prävention und Bewältigung von *Moral Distress* und *Moral Injury* zurückgreifen und gleichzeitig spezifische Gegebenheiten der Palliative Care berücksichtigen: das »Werte-Fakten-Taschenmesser«, den »Moraltheorien-Kompass«, den »Shared-Decision-Making-Routenplan«, den Wetterbericht für den »Berg der Entscheidungsfindung«, das Mobiltelefon mit »ethischer Notrufoption« und den »Resilienz- und Selbstfürsorge-Proviant«.

Mithilfe des nachfolgenden Patientenbeispiels sollen die Anwendung dieser sechs Hilfsmittel veranschaulicht und die zugrundeliegenden Konzepte diskutiert und reflektiert werden.

Praxisbeispiel

Herr B., ein 75-jähriger Patient mit fortgeschrittenem, metastasiertem Lungenkrebs, wird mit einer schweren Lungenentzündung auf die Palliativstation aufgenommen. Eine antibiotische Therapie wird begonnen; aufgrund der zunehmend schlechten Atmung wird die Durchführung von intensivmedizinischen Maßnahmen inklusive einer maschinellen Beatmung diskutiert.

Der Patient kann selbst keine klaren Aussagen über seine Therapiewünsche machen. Seine Angehörigen wünschen, dass alles, was in der Macht der Medizin steht, gemacht wird. Im Behandlungsteam gibt es unterschiedliche Meinungen darüber, ob bei weiterer Verschlechterung des Patienten eine Verlegung auf die Intensivstation veranlasst werden soll.

In Hinblick auf die Krebserkrankung konnten die bisherigen Chemotherapien ein Voranschreiten der Krebserkrankung nicht aufhalten. Der Patient war zuletzt bettlägerig und auf umfangreiche Unterstützung und Pflege zuhause angewiesen. Noch bis vor wenigen Wochen war er jedoch mobil und konnte seiner Lieblingsbeschäftigung, der Gartenarbeit, nachgehen. Gemäß der Angehörigen habe die Selbstständigkeit und in der Natur sein zu können seine Lebensqualität maßgeblich ausgemacht.

14.2.1 »Werte-Fakten-Taschenmesser«

> **Überblick über das »Werte-Fakten-Taschenmesser«**
>
> **Bedeutung für *Moral Distress/Moral Injury:*** Der medizinische Alltag ist oft von medizinischen Fakten (Diagnosen, Untersuchungsbefunden, Leitlinien, etc.) geprägt. Trotzdem basiert jede Entscheidung und jede damit verbundene Sollens-Aussage, die uns sagt, was zu tun ist, niemals nur auf solchen Fakten, sondern immer auch auf Werten und Bewertungen der Fakten. Oftmals sind diese Werte aber unter den Fakten versteckt und müssen mit dem »Werte-Fakten-Taschenmesser« »herausgeschält« werden. Um eine Entscheidung diskutieren und nachvollziehen zu können, müssen sowohl die Fakten bekannt, aber auch die vorliegenden Werte und Bewertungen sichtbar gemacht werden. Ansonsten droht eine Handlung, die sich entweder nur unvollständig begründen lässt oder falsch anfühlt, weil eine subtil verborgene Wertehaltung zu einem innerlichen Widerspruch führt, ohne dass man darüber sprechen kann. Beides ist eine häufige Ursache für *Moral Distress* und schwere Konflikte im Team.
> **Ziel des Hilfsmittels:** Fachpersonen, lernen im Umgang mit dem »Werte-Fakten-Taschenmesser« die Werte aus den Fakten »herauszuschälen«, um diese dann in einer Diskussion feinsäuberlich zu trennen und offen anzusprechen. Ziel ist es, sowohl die vorliegenden Fakten als auch Werte im Team vollständig zu verstehen, eigene Vorannahmen zu hinterfragen und eine Entscheidung dadurch transparent und nachvollziehbar zu begründen.

Das »Werte-Fakten-Taschenmesser« hilft, die in einer Situation oft verborgenen Werte, die unter einer Schicht von vermeintlich reinen Fakten verborgen sein können, zu identifizieren und herauszuarbeiten. Ziel ist die klare Trennung von Fakten und Werten. Fakten sind objektive Daten oder Informationen, die unabhängig von persönlichen Gefühlen, Präferenzen oder Meinungen bestehen. Sie sind *beschreibend* (deskriptiv) und lassen sich messen und überprüfen. Werte oder auch Normen sind hingegen subjektive Überzeugungen und können als moralische Prinzipien formuliert werden. Sie sind *bewertend* (normativ) und beeinflussen das Handeln und die Entscheidungen von Individuen, können dabei aber zwischen verschiedenen Menschen unterschiedlich ausfallen. Sie sollten daher offen dargelegt werden, damit jedes Teammitglied nachvollziehen kann, von welchen Werten und Normen die jeweils anderen in ihren Bewertungen geleitet werden. Jede Sollens-Aussage (eine Aussage, die uns sagt, welche Handlung ausgeführt werden soll) basiert immer sowohl auf Fakten wie auch auf Werten. Bleiben die Werte versteckt, so begeht man einen Sein-Sollens-Fehlschluss. Ein solcher Sein-Sollens-Fehlschluss ist der irrtümliche Versuch, aus einer reinen Faktenbeschreibung (Ist-Aussage) unmittelbar eine Handlung oder Norm abzuleiten (Sollens-Aussage). Dies kann im Team zu Konflikten mit moralischem Unwohlsein führen.

Im Folgenden soll die Unterscheidung zwischen Seins- und Sollens-Aussagen anhand des Praxisbeispiels verdeutlicht werden:

Fakten (Ist-Aussagen)

Medizinischer Zustand

Praxisbeispiel

Der 75-jährige Patient hat neben einem fortgeschrittenen Krebsleiden eine schwere Lungenentzündung, die trotz antibiotischer Therapie zu einer zunehmenden Einschränkung der Sauerstoffversorgung führt.

Lebenserwartung

Praxisbeispiel

Für die Krebserkrankung gibt es gemäß der betreuenden Onkologin keine weiteren Therapieoptionen. Die Lebenserwartung bezüglich der Tumorerkrankung liegt bei wenigen Monaten, aufgrund der Lungenentzündung liegt sie ohne intensivmedizinische Behandlung mit hoher Wahrscheinlich bei höchstens wenigen Tagen.

Behandlungseffekte

Praxisbeispiel

Intensivmedizinische Maßnahmen können unter Umständen zu einer Verbesserung der schlechten Sauerstoffversorgung führen, aber erhebliche Nebenwirkungen haben.

Wertehaltungen (Sollens-Aussagen)

Verlängerung der Lebenszeit

> **Praxisbeispiel**
>
> Die Angehörigen legen den Schwerpunkt auf die Lebensverlängerung und befürworten eine maschinelle Beatmung. Intensivmedizinische Maßnahmen sollten durchgeführt werden.

Erhalt der Lebensqualität

> **Praxisbeispiel**
>
> Ob intensivmedizinische Maßnahmen zum Erhalt der Lebensqualität beitragen oder nicht, hängt von den persönlichen Werten von Herrn B. ab. Da er diejenigen Handlungen, welche bisher seine Lebensqualität maßgeblich geprägt haben, selbst unter Zuhilfenahme von intensivmedizinischen Maßnahmen höchstwahrscheinlich nicht mehr realisieren können wird, wären diese nicht zielführend und sollten nicht durchgeführt werden.

Respekt der Autonomie

Der Wunsch von Betroffenen, selbst über ihre Behandlung zu entscheiden, spiegelt den Wert der individuellen Autonomie wider. Diese Autonomie beinhaltet das Recht, Behandlungen ablehnen zu dürfen, wenn sie den eigenen Lebensentwürfen nicht entsprechen, auch wenn den Betroffenen durch die Ablehnung ein Schaden entsteht. Im Falle der Unfähigkeit, die eigenen Wünsche zu äußern, sollte die Entscheidung gemäß dem mutmaßlichen Willen oder einer allfällig vorliegenden Patientenverfügung getroffen werden.

> **Praxisbeispiel**
>
> Das Behandlungsteam fragt die Angehörigen nach Vorhandensein einer Patientenverfügung, nach Willensäußerungen im Vorfeld der akuten Erkrankung und danach, welche Informationen vom Patienten auf eine Behandlungspräferenz hindeuten könnten.

Würde im Sterben

Viele Patient:innen geben an, in Würde sterben zu wollen. Was darunter inhaltlich zu verstehen ist, ist interindividuell sehr unterschiedlich. Das beeinflusst wiederum in vielfältiger Weise auch ihre Entscheidungen hinsichtlich des Wunsches nach Durchführung allfälliger lebenserhaltender Maßnahmen.

> **Praxisbeispiel**
>
> Das Behandlungsteam fragt die Angehörigen nach Vorhandensein einer Patientenverfügung, nach Willensäußerungen im Vorfeld der akuten Erkrankung und danach, welche Informationen vom Patienten auf eine Behandlungspräferenz hindeuten könnten.

Um den Krankheitsweg in moralisch unwegsamem Gelände gemeinsam beschreiten zu können, ist eine Einigung über eine sinnvolle Route notwendig (vgl. »Shared-Decision-Making-Routenplan«, ▶ Kap. 14.2.3). Dazu braucht es die Möglichkeit, Widersprüche offen anzusprechen zu können, was wiederum voraussetzt, dass die handlungsleitenden Werte allen bekannt sind. Erst dann ist ein Konsens über kompatible Orientierungspunkte möglich; hierfür ist der »Moraltheorien-Kompass« nützlich.

14.2.2 »Moraltheorien-Kompass«

> **Überblick über den »Moraltheorien-Kompass«**
>
> **Bedeutung für *Moral Distress/Moral Injury*:** Die Himmelsrichtungen dieses Kompasses zeigen zur Orientierung vier Theorien der Ethik an: Pflichtenethik, Utilitarismus, Tugendethik und Care-Ethik. Obwohl jede der vier moralischen Theorien für sich genommen eine stichhaltige Begründung bietet, können unterschiedliche moralische Theorien zu unterschiedlichen Handlungswünschen (Orientierungspunkte in verschiedenen moralischen Himmelsrichtungen) führen. Schlimmstenfalls tritt in der Folge ein Orientierungsverlust auf. Eine der Hauptursachen für moralisches Unwohlsein und moralische Verletzungen ist deshalb das Aufeinandertreffen unterschiedlicher moralischer Theorien.
> **Ziel des Hilfsmittels:** Mithilfe des Kompasses werden die vier unterschiedlichen moralischen Himmelsrichtungen frühzeitig erkannt, bevor ein Orientierungsverlust im unwegsamen Gelände droht. Durch anschließende gemeinsame Klärung der Richtung und der konkreten Route (vgl. »Shared-Decision-Making-Routenplan«) können gemeinsame Orientierungspunkte gefunden werden.

Der »Moraltheorien-Kompass« ist eine Metapher, um die Vielfalt an ethischen Denkrichtungen bzw. Theorien der Ethik zu verdeutlichen. Im Grunde hat jede Person ihr »moralisches Zuhause«, aus dem sie mit ihrer persönlichen Grundhaltung und Perspektive in die Welt blickt. Von diesem Zuhause aus brechen Fachpersonen in der Palliative Care mit ihrer individuellen Richtung zu einer neuen Wegbegleitung auf. Der Kompass hilft den Fachpersonen zunächst dabei, sich in komplexen moralischen Landschaften zurechtzufinden und sich mit anderen Fachpersonen trotz unterschiedlicher Ausgangspositionen gemeinsam bei der Patientin oder dem Patienten und den Angehörigen einzufinden. Nach Zusammenkunft am Startpunkt der gemeinsamen Wegstrecke wird die Richtung, in die der gemeinsame Weg nun führen soll, mit allen Beteiligten und unter Nutzung des »Shared-Decision-Making-Routenplans« (▶ Kap. 14.2.3) geklärt. Vereinfacht kann der Kompass in die »vier ethischen Himmelsrichtungen« unterteilt werden (Maio, 2012; Rellensmann, 2013):

Pflichtenethik (Deontologie)

Sie betont die Bedeutung von moralischen Pflichten, wobei Handlungen zu befürworten sind, die in sich »gut« sind, und solche abzulehnen sind, die als »schlecht« gelten (Maio, 2012), unabhängig von den möglichen Konsequenzen. Entscheidungen basieren hier auf festen moralischen Prinzipien und Regeln.

Praxisbeispiel

Ein Teammitglied argumentiert mit dem deontologischen Prinzip der »Heiligkeit des Lebens« und vertritt die Meinung, dass ein Verzicht auf lebenserhaltende Maßnahmen in sich schlecht ist, solange noch eine Hoffnung auf ein Fortbestehen des Lebens vorhanden ist. Herr B. solle daher intensivmedizinisch behandelt und ggf. auch maschinell beatmet werden – unabhängig davon, was für Folgen dies beispielsweise auf die Lebensqualität des oder der Patient:in haben könnte.

Nutzenethik (Utilitarismus)

In dieser ethischen Theorie steht der größtmögliche Nutzen für die größtmögliche Zahl an Menschen im Vordergrund (Maio, 2012). Die Handlung als solche wird mit Fokus auf deren Folgen betrachtet, weshalb auch von Konsequentialismus gesprochen wird. In der Medizin kann unter Nutzen beispielsweise die Maximierung von Lebensqualität oder aber auch die Maximierung von Lebenszeit verstanden werden. Der konkrete Nutzen für eine Patientin oder einen Patienten steht im Mittelpunkt, um die Sinnhaftigkeit einer Behandlung zu bewerten.

Praxisbeispiel

Die zunehmende Bettlägerigkeit habe, so die Annahme der betreuenden Ärztin, die Lebensqualität bereits deutlich eingeschränkt. Die intensivmedizinische Behandlung der Lungenentzündung sei daher nicht mehr gerechtfertigt, weil diese der Wiedererlangung der Lebensqualität des Patienten mit sehr großer Wahrscheinlichkeit nicht nutze.

Tugendethik

Diese ethische Perspektive konzentriert sich auf die Tugenden oder Charaktereigenschaften der handelnden Person. Anders als in der Pflichten- oder Nutzenethik geht es nicht um bestimmte Prinzipien oder Handlungsfolgen, sondern um das an sich Gute im täglichen Leben, das sich dann zeigt, wenn wir bestimmten »Tugenden« wie etwa der Fürsorge folgen (Maio, 2012). In der Palliative Care kann dies bedeuten, Mitgefühl, Fürsorge und Empathie in den Vordergrund zu stellen, um eine bestmögliche Betreuung zu gewährleisten.

Praxisbeispiel

Die Gesprächsführung mit den Angehörigen ist zeitintensiv. Das Behandlungsteam könnte den Patienten ohne weitere Diskussionen auf der Intensivstation anmelden und das Besprechen des weiteren Vorgehens den dortigen Kolleg:innen überlassen. Doch der Stationsarzt stützt sich auf seine Tugenden wie Integrität, Aufrichtigkeit und Respekt gegenüber dem Patienten, den Angehörigen und seinen Kolleg:innen. Er nimmt sich Zeit, mit den Angehörigen transparent über Nutzen und Risiken der verschiedenen Behandlungsoptionen sowie über ihre Ängste und Hoffnungen, die damit verbunden sind, zu sprechen.

Care-Ethik

Die sogenannte Care- oder Fürsorgeethik beruht, ebenso wie die Tugendethik auf der Tugend der Fürsorge und ist durch diese gemeinsame Fokussierung mit der Tugendethik eng verwandt (Rellensmann, 2013). Im Unterschied jedoch zur Tugendethik betont die Care-Ethik die Bedeutung von zwischenmenschlichen Verbindungen und der Fürsorgebeziehung zu anderen. Man spricht daher auch von einer Beziehungsethik (Rellensmann, 2013). Eine solche, professionelle Beziehung zu Patient:innen kann helfen, ein tiefes Verständnis für deren Bedürfnisse und Ressourcen zu entwickeln und darauf umfassend zu reagieren. Daher ist sie innerhalb der Palliative Care von großer Bedeutung.

Praxisbeispiel

Der Pflegefachmann hatte bemerkt, dass der Patient abwehrende Bewegungen gegenüber medizinischen Maßnahmen (Infusionen anhängen, Sauerstoff geben, Sekret absaugen) macht. Demgegenüber wirkt er durch die ruhige Atmosphäre auf Station im Einzelzimmer, die Anwesenheit der Angehörigen und das leise Abspielen seiner Lieblingsmusik entspannt. Der Pflegefachmann argumentiert nun, dass diese intensive Zuwendung, die Berücksichtigung der Patientenvorlieben und die permanente Anwesenheit der Angehörigen auf der Intensivstation nur eingeschränkt möglich seien. Daher sei der Patient auf der Palliativstation besser versorgt und solle nicht auf die Intensivstation verlegt werden.

14 Praktische Gesundheitsethik bei Moral Distress und Moral Injury in der Palliative Care

Das Wissen um die verschiedenen Theorien der Ethik kann Fachpersonen den Druck nehmen zu glauben, dass nur ihre Argumentation in sich »richtig« und die der anderen in sich »falsch« sind. Gleichzeitig zeigt es die Grenzen der vier genannten Ethiktheorien auf, welche in sich geschlossen argumentieren, aber für die anderen Theorien typischerweise keinen Raum zulassen und daher nicht immer miteinander kompatibel sind.

Wie in der Realität zeigt auch der »Moraltheorien-Kompass« nicht den genauen Weg, sondern hilft nur der groben Orientierung, zunächst individuell und dann durch gemeinsame Peilungen mit allen Beteiligten. Für die detaillierte Streckenplanung bedarf es des nachfolgend vorgestellten Hilfsmittels des »Shared-Decision-Making-Routenplans«.

14.2.3 »Shared-Decision-Making-Routenplan«

> **Überblick über den »Shared-Decision-Making-Routenplan«**
>
> **Bedeutung für *Moral Distress/Moral Injury:*** Der »Shared-Decision-Making-Routenplan« ist ein Werkzeug, das den Prozess der gemeinsamen Entscheidungsfindung zu strukturieren hilft. Diese Karte zeigt allen Beteiligten die möglichen Wegrouten (Vorgehensweisen und Handlungsoptionen) auf; die Routenplanung kann sich dann an die Bedürfnisse der Betroffenen und die aktuellen Umstände anpassen. Indem diese Karte regelmäßig gemeinsam betrachtet wird, kann sichergestellt werden, dass sich niemand – weder Behandlungsteam noch Patientin oder Patient oder Angehörige – verläuft. Das verhindert *Moral Distress* und *Moral Injury*.
>
> **Ziel des Hilfsmittels:** Fachpersonen lernen, die Wegbegleitung und -strecke mit den Patient:innen gemeinsam zu besprechen und auf ihre Ressourcen, Wünsche und Bedürfnisse einzugehen. Dabei muss und soll der eigene moralische Kompass jedoch nicht weggeworfen werden. Ziel ist es, am Ende einen gemeinsamen Konsens zu finden, der trotz moralischer Diversität von allen Beteiligten mitgetragen werden kann.

In der Medizin werden unterschiedliche Modelle der Arzt-Patienten-Beziehung diskutiert, die auch den Prozess der Entscheidungsfindung betreffen. Hier kann der »Shared-Decision-Making-Routenplan« helfen. Unter »Shared-Decision-Making« (SDM) – zu Deutsch »gemeinsame (partizipative) Entscheidungsfindung« – wird ein Modell der medizinischen Entscheidungsfindung verstanden, in dem die betroffenen Patient:innen (und bei Bedarf auch ihre Angehörigen) entsprechend ihren Wünschen und Fähigkeiten in den Prozess der Entscheidung miteinbezogen werden (Rockenbauch & Schildmann, 2011). SDM ist in der Palliative Care ein zentrales Konzept und fester Bestandteil der täglichen Praxis (Scheibler et al., 2003). Es beinhaltet erstens *zuhören und betrachten* (Frage: Was sind die Bedürfnisse, Wünsche und Möglichkeiten der Patient:innen?), zweitens *planen* (Fragen: Welche Routen gibt es? Was ist realistisch?) und drittens *vorwärts gehen* (Fragen: Wie setzen wir den Plan um? Wo machen wir Halt und klären, ob wir noch richtig sind?) (Streuli, 2022; Streuli et al., 2017).

Der Begriff »shared« (engl. für geteilt) kann allerdings leicht zu Missverständnissen führen: SDM bedeutet nicht, dass im Rahmen der gemeinsamen Entscheidungsfindung alle Beteiligten am Ende die gleichen moralischen Einstellungen und Werte teilen, mit einer einzigen Stimme sprechen und eine ausgeglichene Partnerschaft auf Augenhöhe eingehen. Der Weg ist und bleibt der Krankheitsweg der betroffenen Patient:innen, dem Behandlungsteam obliegt weiterhin nur die Wegbegleitung. Keine Person muss respektive soll ihr eigenes »moralische Zuhause« verlassen und die eigenen Werte zugunsten einer einheitlichen Meinung aufgeben.

Ziel des SDM ist es vielmehr, trotz der Unterschiede einen gemeinsamen Konsens zu finden, den schlussendlich alle Beteiligten mittragen können. Im Mittelpunkt stehen die Bedürfnisse und Ressourcen der Patient:innen und nicht jene des Teams, das als »Seilschaft« nur dazu kommt. Trotzdem haben alle Mitglieder dieser »Seilschaft« das Recht und die Pflicht, gewisse Grenzen (auch zu ihrem Selbstschutz) einzuhalten und sind nicht dazu verpflichtet, jeden Weg mitzugehen (vgl. nachfolgende Abschnitte zu »Wetterbericht«, ▶ Kap. 14.2.4, und »Resilienz- und Selbstfürsorge-Proviant«, ▶ Kap. 14.2.5).

Wie der Prozess des SDM konkret aussieht, hängt stark von der individuellen, innerlichen Bereitschaft und Fähigkeit der Patient:innen und gegebenenfalls ihrer Angehörigen ab, sich in der konkreten Situation zurechtzufinden und mitentscheiden zu können. Beginnt der Prozess angesichts der erstmaligen Konfrontation mit existenziellen Belangen vielleicht mit einer Überforderung für die Betroffenen, welche eine Beteiligung am Entscheidungsfindungsprozess nur eingeschränkt möglich macht, kann sich dies auf dem Weg grundlegend ändern.

Praxisbeispiel

Die Angehörigen von Herrn B. schienen anfangs überfordert und verbrachten nur kurze Zeit am Bett des somnolenten Patienten. Dank der Gespräche mit den Pflegefachpersonen lernten sie aber, auf kleine Zeichen der Kommunikation zu achten und kleine Pflegehandlungen selbst zu übernehmen. Gleichzeitig blieb jedoch eine starke Unsicherheit in Bezug auf die anstehenden Entscheidungen, als sich die Atmung in den folgenden Tagen weiter verschlechterte.

Um erneut in der Metapher des »Routenplans« zu sprechen, eröffnen sich im SDM verschiedene Wege mit unterschiedlichen Schwierigkeitsgraden, Wegzeiten, Abschnitten und Herausforderungen. Welche davon beschritten werden, steht zwischen Patientin oder Patient, Angehörigen und Fachpersonen zur Diskussion, wobei letztendlich die Entscheidung für das Gehen einer dieser Wege unter besonderer Wahrung der Autonomie der Betroffenen gemeinsam gefällt wird.

14.2.4 Wetterbericht für den »Berg der Entscheidungsfindung«

> **Überblick über den Wetterbericht für den »Berg der Entscheidungsfindung«**
>
> **Bedeutung für *Moral Distress/Moral Injury*:** Eine fehlende Abstimmung zwischen der Routenplanung und den Wetterbedingungen auf dem Weg kann schwere moralische Verletzungen zur Folge haben. Die Beachtung des Wetterberichts mit Blick auf den Berg und gegen den Himmel ist daher eine unverzichtbare Grundlage, vor und während der Begleitung. Besteht eine klare Sicht bis auf den Gipfel, kann von einer uneingeschränkten Urteils- bzw. Einwilligungsfähigkeit der betroffenen Patient:innen ausgegangen werden. Bei schlechten Sichtverhältnissen oder Auftreten von Nebel (eingeschränkte Urteils- bzw. Einwilligungsfähigkeit) muss die Routenplanung mithilfe von gesicherten Wegen im Sinne einer Patientenverfügung, dem mutmaßlichen Willen oder den wohlverstandenen (besten) Interesse anpassen werden.
>
> **Ziel des Hilfsmittels:** Mithilfe des Wetterberichts können Wegbegleiter:innen die zu erwartenden Bedingungen auf dem Weg beurteilen und mit den Patient:innen die Routenplanung entsprechend den vorhandenen Fähigkeiten und Ressourcen besprechen.

Die Wegplanung für eine sichere und gelingende Wegbegleitung steht und fällt mit dem Wetterbericht und den effektiven lokalen Verhältnissen am »Berg der Entscheidungsfindung«. Der Berg symbolisiert die Fähigkeit von Patient:innen, Entscheidungen treffen und in den Prozess von Entscheidungen aktiv involviert werden zu können.

Gibt es eine klare Sicht bis auf den Gipfel des Berges, besteht eine uneingeschränkte Urteils- bzw. Einwilligungsfähigkeit, die sich durch vier Faktoren auszeichnet (Dittmann, 2008; SAMW, 2019).

- Die klare Sicht entspricht der uneingeschränkten *Erkenntnisfähigkeit*, sodass alle für die medizinische Entscheidung relevanten Informationen erfassbar sind.
- Gleichzeitig erlaubt der Blick auf den Gipfel und die verschiedenen Wegstrecken dorthin, deren Verlauf und Schwierigkeitsgrad zu beurteilen (*Wertungsfähigkeit*).
- Diese Informationen, inkl. der eigenen Vorerfahrungen und Bedürfnisse, ermöglichen den Entschluss, einen der vorhandenen Wege zu gehen (*Willensbildungsfähigkeit*). Wie das »Werte-Fakten-Taschenmesser« und der »Moraltheorien-Kompass« verdeutlicht haben, ist es wichtig, dabei die Sicht der gesamten »Seilschaft« miteinzubeziehen und schwierige Passagen mit den Ressourcen, Wünschen und lokalen Begebenheiten abzugleichen.
- Denn letztendlich ist für die aktive Beschreitung je nach Schwierigkeitsgrad eine gute Planung und verlässliche »Seilschaft« unverzichtbar (*Willensumsetzungsfähigkeit*).

Sind alle vier Faktoren erfüllt, kann von einer uneingeschränkten Patientenautonomie ausgegangen werden, die in der gemeinsamen Entscheidungsfindung berücksichtigt werden muss: Bei klarer Sicht auf den »Berg der Entscheidungsfindung« können Patient:innen den SDM-Routenplan selbst in der Hand halten. Ein Handeln gegen den autonomen Patientenwillen wäre lediglich bei akuter Selbst- oder Fremdgefährdung gerechtfertigt.

Allerdings können Patient:innen, die in der Palliative Care betreut werden, durch ihre schwere Grunderkrankung möglicherweise teilweise, oder aber in allen vier Bereichen urteils- bzw. einwilligungsunfähig sein. Um in der Metapher zu bleiben, können beispielsweise schlechte Sichtverhältnisse, wie eine dicke Nebeldecke, am »Berg der Entscheidungsfindung« auftreten. Je schlechter das Wetter insgesamt ist (beispielsweise aufgrund einer schweren Symptomlast oder aufgrund von kognitiven Einschränkungen durch körperlichen und geistigen Zerfall), umso geringer ist die Möglichkeit, einen klaren Blick auf den Gipfel zu erhalten und somit autonom entscheiden zu können. Bei eingeschränkten Sichtverhältnissen geht der SDM-Routenplan daher mehr oder weniger in die Hände der Wegbegleiter:innen über. In einem solchen Falle kann ein möglicherweise vorausverfügter Patientenwillen in Form einer Patientenverfügung zur Routenplanung herangezogen werden. Reicht dieser dokumentierte Wille nicht zur Entscheidungsfindung aus, werden Angehörige nach dem mutmaßlichen Willen der betroffenen Patient:innen befragt. Genügen auch diese Aussagen nicht oder sind fraglich, muss im wohlverstandenen (besten) Interesse der Betroffenen gehandelt werden.

Praxisbeispiel

Herr B. ist sehr schläfrig und nicht in der Lage, die relevanten Informationen aufzunehmen (fehlende *Erkenntnisfähigkeit*). Zudem kann er sein Erleben nur schwer oder gar nicht in den Kontext seiner gesundheitlichen Situation und der anstehenden Entscheidung für oder gegen eine Verlegung auf die Intensivstation setzen (fehlende *Wertungsfähigkeit und Willensbildung*). Er ist aus Sicht der Pflegefachkräfte aber in der Lage, gewisse Wünsche und Bedürfnisse, ebenso wie Ängste zu äußern. Zudem liegen verschiedene Aussagen aus der Vergangenheit von Herrn B. vor, die für die aktuelle Situation eine Bedeutung haben (starke Verbindung von positiven Erfahrungen mit Gartenarbeit und Natur).

Die schwierige Entscheidung, ob intensivmedizinische Maßnahmen dem mutmaßlichen Willen von Herrn B. entsprechen, wird daher stellvertretend von seinen Angehörigen in Zusammenarbeit mit dem Behandlungsteam gefällt (*Willensumsetzung*). Der Wunsch der Angehörigen »alles zu machen« und Herrn B. nun auf die Intensivstation zu verlegen, ist für das Team nur schwer mit dem mutmaßlichen Willen vereinbar und erscheint auch nicht in seinem wohlverstandenen (besten) Interesse. Die Gespräche mit der Familie ergeben keine Klarheit. Im Gegenteil: Sowohl im Team als auch in der Familie werden zunehmend Spannungen spürbar, während die Zeit drängt. Unsicher über den weiteren Weg an dieser Weggabelung, greift die Seilschaft deshalb zum Telefon und wählt die »ethische Notrufoption«.

14.2.5 Mobiltelefon mit »ethischer Notrufoption«

> **Überblick über das Mobiltelefon mit »ethischer Notrufoption«**
>
> **Bedeutung für *Moral Distress/Moral Injury:*** Trotz guter Ausrüstung und umfangreicher Expertise in der Nutzung der bisherigen Instrumente und Hilfsmittel des »ethischen Rucksackes« können Notfälle (verstanden als ethisch herausfordernde Situation im unwegsamen Gelände) auftreten, für die eine zusätzliche Unterstützung benötigt wird. Über das Mobiltelefon mit »ethischer Notrufoption« kann Hilfe direkt und ohne Verzögerung angefordert werden. Das ist eine wichtige Ressource zur Verhinderung von *Moral Distress* und *Moral Injury,* wenn ein Team an einer Weggabelung nicht mehr weiterweiß – oder vom Weg abgekommen ist.
> **Ziel des Hilfsmittels:** Die »ethische Notrufoption« bedingt, dass gewisse ethische Strukturen im Sinne einer Außen-Helikopterperspektive vorhanden sind, welche im Notfall beigezogen werden können, um sich erneut Orientierung zu verschaffen. Das Team hält rechtzeitig inne und weiß, dass es diese Hilfe nutzen kann und darf, um nicht abzustürzen.

Das Mobiltelefon mit »ethischer Notrufoption« symbolisiert die Möglichkeit (für einzelne Fachpersonen und Behandlungsteams gleichermaßen), auf schwierigen Passagen eine Unterstützung zu erhalten, wenn trotz guter Planung der Weg und die Bedingungen nicht mehr sicher sind. Diese Unterstützung kann je nach Bedarf beispielsweise in Form einer externen ethischen Beratung oder der Durchführung einer strukturierten ethischen Fallbesprechung erfolgen. Das ermöglicht es, in schwierigen Situationen einen Moment innezuhalten und die Lage zu reflektieren, anstatt vorschnelle Entscheidungen zu treffen. Gleichzeitig kann dadurch der transdisziplinäre Austausch innerhalb der verschiedenen Professionen des Behandlungsteams gefördert und die Sicherheit und das Vertrauen in die dann getroffenen Entscheidungen erhöht werden.

Wie bei der Entgegennahme von medizinischen Notrufen üblich, dient auch bei ethischen Notfällen ein strukturiertes Vorgehen dazu, Ruhe und klares Denken zu fördern. Die meisten ethischen Moderationen gehen auf die folgenden Schritte ein, welche mit dem Akronym ISAH abgekürzt und unter Nutzung der vorgestellten Metaphern folgendermaßen zusammengefasst werden können: »I« für Intuition und Bauchgefühl der einzelnen Mitglieder der Seilschaft, »S« für Situationsanalyse zur Klärung der Fakten und aktuellen Bedingungen (mithilfe des Taschenmessers und des Wetterberichts), »A« für Argumentation (basierend auf den »herausgeschälten« Werten und den erkannten Orientierungspunkten mithilfe des Taschenmessers und des Kompasses) und »H« für Handlungsoptionen (die letztlich mithilfe des »SDM-Routenplans« geklärt werden). Der Nutzen einer moderierten ethischen Besprechung zeigt sich mit Blick auf das Praxisbeispiel:

Praxisbeispiel

Das Team kam für eine moderierte ethische Besprechung zusammen und traf im Konsens den Entscheid, dass eine Verlegung von Herrn B. auf die Intensivstation nur mit einem klaren Blick auf die medizinische Indikation und einem erreichbaren therapeutischen Ziel zu rechtfertigen sei. Dieser Plan würde eine zeitlich begrenzte antibiotische Behandlung und mechanische Beatmung beinhalten. Bei fehlender Verbesserung innerhalb eines Zeitraumes von fünf Tagen würden diese lebenserhaltenden Maßnahmen jedoch gestoppt werden, was in der aktuellen Situation als die wahrscheinlichste Entwicklung beurteilt wurde. Ein Versterben auf der Intensivstation wäre die Folge. Diese Einschätzung wurde der Familie dargelegt. Mit erneutem Blick auf den »SDM-Routenplan« wurden ebenso die alternativen Wegrouten besprochen: Verbleib auf der Palliativstation oder Verlegung in ein Hospiz (mit Gartenblick), beide Optionen mit dem Ziel einer guten Symptomkontrolle und Sterbebegleitung. Nach einer Bedenkzeit kamen die Angehörigen zu dem Schluss, dass eine Verlegung auf die Intensivstation nicht dem mutmaßlichen Willen von Herrn B. entsprechen würde.

14.2.6 »Resilienz- und Selbstfürsorge-Proviant«

> **Überblick über den »Resilienz- und Selbstfürsorge-Proviant«**
>
> **Bedeutung für *Moral Distress/Moral Injury*:** Die Arbeit in der Palliative Care kann sowohl fachlich wie auch körperlich und emotional belastend sein. Proviant im Sinne von Techniken zur Pflege des eigenen Wohlbefindens und zur Stressbewältigung sowie zum Aufbau von Resilienz sind daher unerlässlich, um die Tätigkeit langfristig durchführen zu können.
> **Ziel des Hilfsmittels:** Die Fachpersonen können ihre eigenen Kräfte einteilen und nutzen die nötigen Energiequellen im herausfordernden Terrain der Palliative Care.

Der »Resilienz- und Selbstfürsorge-Proviant« im »ethischen Rucksack« ist ein entscheidender Bestandteil für das Wohlbefinden und die psychische Gesundheit der behandelnden, pflegenden und betreuenden Fachpersonen (Hines et al., 2021; Rushton, 2016; Thun-Hohenstein et al., 2020). Auch ohne ein ethisches Dilemma kann die emotionale Belastung in der Palliative Care zu *Moral Distress* führen und die eigene Kraft für einen anspruchsvollen Weg nicht ausreichen. Daher ist es wichtig, dass die Fachkräfte gut für sich selbst Sorge tragen. Der dafür hilfreiche »Proviant« beinhaltet verschiedene Strategien und Techniken, wie beispielsweise Achtsamkeitsübungen, regelmäßige Reflexionen und Supervisionen im Team, körperliche Aktivität und Erholung, wie auch kreative, entspannende und ablenkende Aktivitäten (Maus et al., 2021). Die Zusammensetzung des Proviants kann für jedes Mitglied der Seilschaft variieren. Wichtig ist, dass der Proviant bewusst eingeteilt wird, um auf einer »Durststrecke« noch etwas übrig zu haben und nötigenfalls miteinander teilen zu können. Die Metapher des Proviants als Selbstfürsorge mit Einteilung der eigenen Kräfte erscheint zwar selbstverständlich, wird aber paradoxerweise auf anspruchsvollen Wegstrecken oftmals vergessen. In einer Seilschaft, in der man voneinander abhängig ist, ist der Proviant daher ein zentraler Teil der Professionalität – sowohl zum Schutz von sich selber als auch des gesamten Teams, inklusive der im Zentrum stehenden Patient:innen.

> **Praxisbeispiel**
>
> Die Angehörigen entschieden sich für die Verlegung von Herrn B. ins Hospiz, wo regelmäßige Besuche von verschiedenen Familienmitgliedern möglich waren. Sogar ein letzter gemeinsamer Ausflug in den Garten konnte realisiert werden. Der Bezugs-Pflegefachmann brachte Herrn B. und seinen Angehörigen als Gruß des Spitalteams einen Blumenstrauß vorbei und konnte sich auf diese Weise innerlich verabschieden. Zwei Tage darauf verstarb Herr B. im Kreise seiner Familie.

14.3 Zusammenfassung und Schlussfolgerungen für die Praxis der Palliative Care

Eine Palliative Care-Begleitung kann durch anspruchsvolles und mitunter moralisch unwegsames Gelände führen. Das macht sowohl eine gute Vorbereitung wie auch eine entsprechende Ausrüstung und Zusammensetzung der wegbegleitenden »Seilschaft« nötig.

Das Bild des »ethischen Rucksacks« soll nicht nur Kompetenzen in der medizinischen Ethik vermitteln, sondern auch eine gewisse Leichtigkeit und Anpassungsfähigkeit im Umgang mit den Herausforderungen der Palliative Care fördern. Richtig ausgerüstet können Fachpersonen ihren Patient:innen eine umsichtige und einfühlsame Begleitung anbieten, die sowohl den individuellen Bedürfnissen der Patient:innen gerecht wird und sie vor moralischem Unwohlsein und moralischen Verletzungen schützt.

14.4 Literatur

Baumann-Hölzle, R., Gregorowius, D. (2022). Moralische Eskalationen in der Corona-Krise: Ein Eskalationsmodell mit Beispielen aus dem Gesundheitswesen. In A. Riedel & S. Lehmeyer (Hrsg.), *Ethik im Gesundheitswesen* (S. 477–489). Springer.

Dittmann, V. (2008). Urteilsfähigkeit als Voraussetzung für Aufklärung und Einwilligung. *Therapeutische Umschau*, 65(7), 367–370. https://doi.org/10.1024/0040-5930.65.7.367

Gregorowius, D., Baumann-Hölzle, R. (2023). Moralische Belastungen im Krankenhaus bei Pflege und Betreuung von Menschen mit geistiger und körperlicher Behinderung sowie kommunikativer Einschränkung: Ergebnisse eines Forschungsprojektes mit ethischen Reflexionen und Entlastungsvorschlägen. In A. Riedel, S. Lehmeyer, & M. Goldbach (Hrsg.), *Moralische Belastung von Pflegefachpersonen* (S. 177–200). Springer.

Hallenbeck, J. (2022). *Palliative Care Perspectives* (2nd ed.). Oxford University Press.

Hamric, A. B. (2012). Empirical Research on Moral Distress: Issues, Challenges, and Opportunities. *HEC Forum*, 24(1), 39–49. https://doi.org/10.1007/s10730-012-9177-x

Hines, S. E., Chin, K. H., Glick, D. R. et al. (2021). Trends in Moral Injury, Distress, and Resilience Factors among Healthcare Workers at the Beginning of the COVID-19 Pandemic. *International Journal of Environmental Research and Public Health*, 18(2), 488. https://doi.org/10.3390/ijerph18020488

Kinlaw, K. (2005). Ethical Issues in Palliative Care. *Seminars in Oncology Nursing*, 21(1), 63–68. https://doi.org/10.1053/j.soncn.2004.10.009

Maio, G. (2012). *Mittelpunkt Mensch: Ethik in der Medizin: ein Lehrbuch: mit 39 kommentierten Patientengeschichten* (1., korrigierter Nachdruck der 1. Auflage). Schattauer.

Maus, K., Peusquens, F., Rabe, L. M. et al. (2021). Resilienz, Kohärenz, Lebenssinn sowie andere Konzepte und Begriffe in der Palliativversorgung – eine Standortbestimmung. *Spiritual Care*, 10(2), 145–155. https://doi.org/10.1515/spircare-2020-0121

Rellensmann, G. (2013). Ethische Grundlagen. In B. Zernikow (Hrsg.), *Palliativversorgung von Kindern, Jugendlichen und jungen Erwachsenen* (S. 37–82). Springer.

Rockenbauch, K., Schildmann, J. (2011). Partizipative Entscheidungsfindung (PEF): Eine systematische Übersichtsarbeit zu Begriffsverwendung und Konzeptionen. *Das Gesundheitswesen*, 73(07), 399–408. https://doi.org/10.1055/s-0030-1262870

Rushton, C. H. (2016). Moral Resilience: A Capacity for Navigating Moral Distress in Critical Care. *AACN Advanced Critical Care*, 27(1), 111–119. https://doi.org/10.4037/aacnacc2016275

SAMW. (2019). *Urteilsfähigkeit in der medizinischen Praxis. Medizin-ethische Richtlinie. 1. Auflage*. Schweizerische Akademie der Medizinischen Wissenschaften.

Scheibler, F., Janßen, C., Pfaff, H. (2003). Shared decision making: Ein Überblicksartikel über die internationale Forschungsliteratur. *Sozial- und Präventivmedizin*, 48(1), 11–23. https://doi.org/10.1007/s000380300002

Streuli, J. (2021). Ein ethischer Notfallkoffer für die Kinderarztpraxis. *Kinderärzte Schweiz*, 2021(1), 24–27.

Streuli, J. (2022). Shared Decision-Making in der Pädiatrie: Entscheidungsfindung im therapeutischen Dreieck zwischen Eltern, Kind und Fachpersonen. *Therapeutische Umschau*, 79(8), 409–414. https://doi.org/10.1024/0040-5930/a001382

Streuli, J., Pfändler, M., Staubli, G. (2017). Das Kind im Zentrum: Kindeswohl, Kinderrechte, Shared Decision-Making in der Behandlung von Kindern im Akutspital. *Therapeutische Umschau*, 74(2), 14–20. https://doi.org/10.1024/0040-5930/a000878

Streuli, J., Schmieg, H., von Mengershausen, U. (2023). Ethik in der Pädiatrischen Palliative Care – Ein ethischer Rucksack für Wanderungen durch moralisch unwegsames Gelände. *palliative ch*, 2023(2), 19–22.

Thun-Hohenstein, L., Lampert, K., Altendorfer-Kling, U. (2020). Resilienz – Geschichte, Modelle und Anwendung. *Zeitschrift für Psychodrama und Soziometrie*, 19(1), 7–20. https://doi.org/10.1007/s11620-020-00524-6

Watson, M. S., Campbell, R., Vallath, N. et al. (2019). *Oxford Handbook of Palliative Care* (3rd ed.). Oxford University Press.

15 Instrumente und Methoden der moralischen Entlastung im Kontext der Palliative Care-Praxis

Urs Münch

15.1 Einleitung

Prävention kann im Gesundheitswesen tätigen Menschen dabei helfen, mit den stets neuen Herausforderungen einen besseren Umgang finden zu können, seien es moralische Herausforderungen an das eigene berufliche Selbstverständnis und die eigenen Maßstäbe guter palliativer Versorgung, Herausforderungen durch andere ethische Konflikte oder die ständige Konfrontation mit Leiden, Sterben und Tod. Selbst bei bester Prävention und Prophylaxe werden immer wieder Situationen auftauchen, in denen bei akuter anhaltender Belastung oder nach überstandener akuter Belastungsphase die Notwendigkeit für moralische Entlastung von Teams und/oder einzelnen Mitarbeitenden zur Verbesserung des Kohärenzgefühls besteht. Diese darf sich nicht lediglich auf die Ressourcen an Resilienz bei Teams und einzelnen Mitarbeitenden verlassen, da sich diese sonst allein gelassen fühlen. Stattdessen bedarf es – nicht nur, aber auch – im Kontext der Palliative Care-Praxis konkreter Instrumente und Methoden über alle Ebenen hinweg.

Systemisch in Bezug auf Einsatz und Verantwortung betrachtet lassen sich diese in drei Ebenen einteilen:

a. Ebene der Organisation
b. Ebene der Abteilung/des Teams
c. Ebene jedes Individuums, folglich jedes einzelnen Mitarbeitenden selbst

Für die Organisationsebene und die Teamebene haben die jeweils verantwortlichen Führungskräfte eine herausgehobene Bedeutung (ANA, 2017). Auf der Ebene des Individuums darf die Verantwortung des jeweiligen Mitarbeitenden für sich selbst und das eigene Wohlergehen im Rahmen von Selbstsorge nicht an andere abgegeben werden. Darüber hinaus ist wie auch anderswo in der Palliative Care Haltung von zentraler Bedeutung – auf jeder Ebene. Sämtliche Instrumente und Methoden ergeben nur dann Sinn, wenn sie auf der jeweiligen Ebene, die sie initiiert, mit einer authentischen, Würde wahrenden und wertschätzenden Haltung getragen werden. Die im Beruf wichtige, sogenannte palliative Haltung (Baumann, 2013) ist nur dann authentisch, wenn sie sich ganzheitlich nicht nur auf die Patient:innen, die Bewohner:innen und deren Zugehörigen bezieht, sondern auch im Umgang miteinander über Hierarchieebenen hinweg gelebt wird. Zusätzlich ist auf Führungsebene neben der Sorge für ein funktionierendes Ganzes auch wesentlich, die Bedürfnisse und Bedarfe der Mitarbeitenden im Blick zu haben und zu berücksichtigen. Im Folgenden sollen die Instrumente und Methoden zur moralischen Entlastung auf den drei Ebenen intensiver beleuchtet werden, auch in Bezug auf die Voraussetzungen für eine mindestens einigermaßen erfolgreiche Implementierung.

15.2 Instrumente und Methoden

15.2.1 Ebene der Organisation

Auf der Ebene der jeweiligen Organisation sind zwei Felder zu unterscheiden:

- Schaffung der Rahmenbedingungen für strukturierte Unterstützung in Krisenzeiten
- direkte Anerkennung übergeordneter Führungskräfte für Mitarbeitende

Schaffung der Rahmenbedingungen für strukturierte Unterstützung in Krisenzeiten

Wie viel einem Unternehmen, einer Organisation, die Gesundheit ihrer Mitarbeitenden wert ist, kann von verschiedenen Dingen abhängen. Ein wesentlicher Einflussfaktor ist für viele Organisationen die Arbeitsmarktsituation. In der aktuellen Phase des Fachkräftemangels, vor allem, aber nicht nur, in der Pflege, wird um diese geworben. Ein gut organisiertes Betriebliches Gesundheitsmanagement kann ein Wettbewerbsvorteil sein, ebenso das Versprechen regelmäßiger Supervision. Manche altgedienten höheren Führungskräfte haben aber Schwierigkeiten mit dem Schwenk weg von der Macht nahezu unendlicher Auswahl, hin zum Werben um das knappe Gut der Fachpersonen. Und es geht nicht nur um das Problem des Rekrutierens, sondern oft um das Halten der schon vorhandenen Mitarbeitenden. In der Umsetzung dabei spielen weniger die für Hochglanzbroschüren erarbeiteten Unternehmensleitlinien eine Rolle: Es ist die tatsächlich gelebte Unternehmenskultur, wie miteinander umgegangen wird. Oft genug lebt noch die Haltung, die Erkrankung Burn-out sei ein privates Problem und habe wenig mit den organisatorischen Bedingungen von Arbeit zu tun (ANA, 2017). Dabei kann eine Organisation auch Rahmenbedingungen schaffen, die sowohl präventiv wirken als auch den Mitarbeitenden einen möglichst gesunden Umgang mit akuten Belastungen sowie mit erlebtem Moral Distress ermöglichen. Dafür braucht es eine Organisationskultur, die top-down mit entsprechender Haltung vorgelebt werden muss. Diese entscheidet darüber, ob ein unternehmenseigener Slogan wie »Wir bedeuten einander etwas« als gelebte Realität anerkannt oder nur als Slogan wahrgenommen wird, oder gar sauer aufstößt. Organisationskultur drückt sich auch in der Bereitschaft aus, Krisen als solche anzuerkennen und bei Erfordernis Unterstützung dafür zu finanzieren. Mitarbeitende haben meist ein gutes Gespür dafür, ob den übergeordneten Führungskräften einer Organisation tatsächlich etwas an ihnen liegt, im Sinne von Authentizität, oder nicht. Das zeigt sich nicht beim Werben um Mitarbeitende, sondern beim Umgang mit ihnen in Krisen, oder wenn es um das Halten oder Kündigen von Mitarbeitenden geht.

Strukturierte Unterstützung in Krisenzeiten seitens einer Organisations-/Einrichtungsleitung ist

- die Förderung für eine Struktur, die qualifizierte Klinische Kriseninterventionsteams (KKI) oder Psychosoziale Notfallversorgung (PSNV) und damit auch Strukturierte Gruppenentlastungsgespräche als Möglichkeit konkreter psychosozialer und spirituelle (Erst-)Unterstützung für alle Mitarbeitenden in geschütztem Rahmen ermöglicht, sowie
- die Bereitstellung finanzieller Mittel für Supervision, Führungskräftecoaching sowie in Krisen und bei Bedarf Unterstützung bei der Suche nach entsprechender Expertise.

Dazu gehört aber auch die Bereitschaft, als Organisation Ursachen und Folgen jeder Krise zu analysieren und daraus im Sinne einer lernenden Organisation präventive Maßnahmen abzuleiten. Der Satz sollte hier nicht stehen müssen. Leider zeigen Erfahrungen nach der COVID-19-Pandemie, dass in Folge dieser oft lediglich die Lernerfahrung geblieben ist, dass sich viele Arbeitstreffen auch virtuell oder gar hybrid abhalten lassen (Kiepke-Ziemes & Münch, 2020; Münch, 2023).

Direkte Anerkennung für Mitarbeitende durch übergeordnete Führungskräfte

In einem Workshop »Be- und Entlastungen des Teams: Welche Interventionen (Best Practice) sind hilfreich?« einer Tagung für Hospiz und Palliative Care im Herbst 2021 lag die Teambelastung durch die COVID-19-Pandemie im Fokus. Dabei berichteten Teilnehmer:innen davon, dass es in ihren Einrichtungen oft lange keinerlei verbale oder sonstige Anerkennung seitens der Unternehmens-/Einrichtungsleitung gab. Als dann alle Mitarbeitenden per Hauspost einen Gutschein mit unpersönlichem Anschreiben erhielten, sorgte das dafür, dass sich die Mitarbeitenden abgespeist fühlten und löste Wut aus. Denn nicht nur Schwerkranke und Zugehörige haben das Bedürfnis, gesehen zu werden, um eine Bedeutsamkeit und damit auch Sinnhaftigkeit zu erleben (Chochinov, 2023). Den Mitarbeitenden im Gesundheitswesen geht das in ihrer Rolle ähnlich, also auch denjenigen im Bereich der Palliative Care. Gerade in schwierigen Situationen ist dieses Bedürfnis deutlich höher als im Normalbetrieb. In schwierigen Situationen, die eine gesamte Einrichtung/Organisation betreffen, ist es für die Motivation und Moral der Mitarbeitenden wichtig, Anerkennung für ihre Leistung und ihre Motivation zu bekommen. Dabei ist Qualität keine Frage des Geldes, sondern eine Frage der eigenen Haltung. Wohl gewählte Worte sind dabei zentral. Es reicht nicht, Anerkennung und/oder Mitgefühl zu denken, sie müssen authentisch ernst gemeint hörbar und erlebbar sein. Trotz eines vollen Terminkalenders auch vor Ort zu den Mitarbeitenden zu gehen und ihnen im Gespräch mit echtem Interesse Mitgefühl und Anerkennung zu vermitteln führt dazu, dass sich ein mögliches Anerkennungspräsent anders und besser anfühlen kann.

15.2.2 Ebene der Abteilung/des Teams

Auf der Ebene der Abteilung ist zu unterscheiden zwischen Möglichkeiten in der Verantwortung der zuständigen Leitung und des jeweiligen Teams an sich, als System im Sinne von »mehr als die Summe der Einzelmitglieder«.

Führungsebene

Die für ein Team/eine Abteilung zuständige Führungskraft trägt auf ihrer Ebene die Verantwortung für das Funktionieren des Teams. Teams haben das Potenzial ein wichtiger Schutzfaktor für ihre Mitglieder zu sein (Müller et al., 2009). Deshalb ist neben präventiven Maßnahmen zum Teamzusammenhalt, der Förderung von gegenseitiger Fürsorge und der Förderung der Arbeitsmotivation wichtig, auch einen Blick für Belastungen zu haben. Das gilt für einzelne Mitarbeitende, aber auch für Teile des Teams oder das gesamte Team, und zwar nach akuten Ereignissen mit Belastungspotenzial, bei langanhaltenden physischen und psychischen Dauerbelastungen wie die COVID-19-Pandemie, aber auch für mögliche stetig steigende Dauerbelastungen. Gründe für Letzteres können Häufungen von Todesfällen von Patient:innen oder Bewohner:innen, eine Zunahme von kurzen Begleitungen/Behandlungen aufgrund zu später Umstellung auf Palliative Care und/oder die zunehmende Arbeitsverdichtung sein. Einige der folgenden Instrumente und Methoden sollten grundsätzlich Bestandteil umsichtiger Führung sein, haben aber auch ihren Sinn und Zweck in und nach einer Krise/Belastungssituation. Zentral ist dabei eine umsichtige und klare Kommunikation,[11] auch hier eine klare Haltung und Wahrung der Hierarchiegrenzen. Für die Führungskraft eines Teams/einer Abteilung gilt ebenso wie bei der Organisations-/Einrichtungsleitung der Grundsatz, dass Teammitglieder in unterschiedlicher Ausprägung und durchaus auf verschiedenen Kanälen gesehen und wahrgenommen werden wollen, sei es durch direkte Ansprache, in Teamsitzungen oder in Besprechungen: Wertschätzung hilft – allerdings nicht inflationär. Auch hier sind die Haltung der Führungskraft und ihre Authentizität wichtig. Sind es Lippenbekenntnisse oder nehme ich auch Feinheiten wahr, die ich positiv zurückmelden kann? Sprich: Loben will gekonnt sein, ebenso wie konstruktive Kritik und das Setzen von Grenzen. Und auch als Führungskraft gilt: Störungen haben Vorrang und sollten reflektiert, aber zeitnah angegangen werden; wenn es komplex wird, dann mithilfe von (möglichst externem) Coaching. Letzteres gilt gerade auch für den Umgang mit Krisen Einzelner

---

11 Der Erwerb und die Verbesserung kommunikativer Kompetenzen werden hier nicht extra aufgeführt, da er präventiv stattfinden muss. Das gilt auch für die Verbesserung kommunikativer Kompetenzen bei den Mitarbeitenden im Team gerade aber nicht nur für herausfordernde Situationen mit Schwerstkranken und/oder den An- und Zugehörigen.

oder des Teams. Beim Führen ist aber auch die Beteiligung/Einbeziehung des Teams in Veränderungsprozesse zur Optimierung von Arbeitsprozessen mit dem Fokus auf Stressreduktion wichtig. Diese wirkt sich positiv auf die Krisenfestigkeit des Teams aus (Gupta & Woodman, 2010).

Förderung Teamzusammenhalt

Im Zeitalter der zunehmenden Notwendigkeit, in der Pflege auf Leasingkräfte zurückgreifen zu müssen, ist die Förderung des Teamzusammenhaltes auch zunehmend komplexer, aber deshalb umso notwendiger. Den Zusammenhalt können gemeinsame Aktionen und Rituale fördern. Dabei muss sich eine Führungskraft nicht selbst um alles kümmern, sondern sie darf auch Rahmenbedingungen schaffen, sodass die eigenen Teammitglieder kreativ sein können.

Gemeinsame Aktionen können außerhalb der Arbeit gemeinsame Abende, Feste, Weihnachtsfeiern bis hin zu gemeinsamen Ausflügen sein. Ob dabei nun spezielle Teambuildingaktivitäten eingesetzt werden, die Überwindung von Ängsten und Mut einzelner in Gruppenzusammenhalt erfordern oder nicht, ist keine Notwendigkeit und mag Geschmackssache sein. Diese Aktionen sind aber gerade in einer Krise wichtig, auch in Verbindung wertschätzender Worte für die Leistung des Teams.

Rituale sind in sich vielfältig und erlauben gerade in Krisenzeiten auch die Förderung von Zusammenhalt und dem Erleben, sich gegenseitig zu stützen und getragen zu fühlen (Münch et al., 2020). Bei der Einführung von Ritualen ist auf die Freiwilligkeit wert zu legen; es sollte immer eine Einladung dazu formuliert werden. Sie lassen sich folgendermaßen einteilen:

- Rituale zum Umgang mit belastenden Situationen
  - Abschiednehmen
  - Gedenken an Verstorbene
- Rituale zur Förderung der Arbeitsmotivation
  - sich gegenseitig vor Dienstbeginn anfeuern
  - gemeinsam ein Lied vor Dienstbeginn singen (ggf. auch ein festes Teamlied)
  - Raum für gegenseitigen Austausch durch gemeinsame Pausen
  - Blitzlicht zum Ankommen in der gemeinsamen Besprechung (Was beschäftigt mich? Was möchte ich zu Dienstbeginn loswerden? Sollte in der Länge des Beitrags strukturiert sein)
  - Geburtstagsrituale
- Rituale zur Energieabfuhr
  - Bewegungsrituale (auch in Kombination mit Singen)
  - gemeinsame Tanzeinlagen wie es beispielsweise das Lied Jerusalema von Master KG und Nomcebo Zikode samt Choreografie im Jahr 2020 weltweit hervorrief
- Rituale zum Ankommen ins Team, aber auch zum Abschied aus dem Team

Rituale können sich auch aus spontanen Aktionen heraus entwickeln, die zur Entlastung oder Energieabfuhr geschehen oder weil sie einfach wohltuend sind.

Versorgung

An dieser Stelle ist Versorgung auch, anlehnend an die englische Sprache, wie »Care« zu verstehen: Gerade in Krisen ist es wichtig, eine gute Versorgung zu gewährleisten. Das fängt an mit ausreichend Essen, Kaffee und Tee für Pausen und Besprechungen, bezieht sich aber auch auf die Vermittlung von konkreten Unterstützungsangeboten wie die Psychosoziale Notfallversorgung oder Klinische Kriseninterventi on. Versorgung kann aber auch die Bereithaltung eines Ruheraumes, die Ermutigung zur Nutzung des Raumes der Stille oder die Bereitstellung eines Raumes mit Sandsack oder anderen Utensilien sein, an denen sich gefahrlos abreagiert werden kann. Zentral ist die Schaffung einer Atmosphäre, die es ermöglicht, für sich selbst zu sorgen und diese Angebote auch während der Arbeitszeit bei Bedarf zu nutzen.

Schulung/Fort- und Weiterbildung

Schulungen sowie Fort- und Weiterbildungen haben eine hohe Bedeutung für die Prävention von Moral Distress, dürfen aber auch ihren Platz in der Krise haben oder Konsequenz aus einer Krise sein. In diesem Zusammenhang ist es zentral, dass es für die akute Situation hilfreich ist und die Mitarbeitenden einzeln und als Team im Hinblick auf diese Situation weiterbringt. In Situationen hoher Belastung und hoher Arbeitslast ist es wichtig, dass die Schulungen zeitlich kompakt, aber qualitativ sehr gut sind, damit sie nicht als Zeitverschwendung erlebt und eingeordnet werden. Beispielsweise gab es in der Pandemie Empfehlungen für gezielte Kommunikationsschulungen und Kommunikationshilfen (PallPan, 2021; Deutschmann et al., 2021; Münch et al., 2020).

Zielgerichtete Entlastungsmaßnahmen

Entlastungsgespräche im Team

Das angeleitete Entlastungsgespräch im Team nach kritischen Ereignissen basiert auf dem Konzept des Defusings (Hausmann, 2011). Kritische Ereignisse in der Palliative Care können ein qualvolles oder für die Beteiligten sehr belastendes Sterben oder ein Suizid sein. Das Entlastungsgespräch sollte möglichst zeitnah stattfinden, am besten am gleichen Tag des kritischen Ereignisses. Für die Leitung bedarf es einer dafür geschulten Person, die auch ein Peer aus der PSNV oder dem KKI sein kann. Ziel ist es dabei zu helfen, »[…] emotional und gedanklich wieder ‚auf den Boden' zu kommen und die berufliche Routine wieder aufzunehmen […]« (Hausmann, 2011). Dabei wird in drei Schritten vorgegangen: Zunächst werden die Fakten exploriert. Danach werden die Reaktionen untersucht, aber auch einordnend normalisiert. Im dritten Teil geht es um nächste Schritte, Tipps und die (Re-)Aktivierung von vorhandenen hilfreichen Ressourcen.

Critical Incident Stress Management

Das CISM-Konzept (Everly & Mitchel, 2002) dient ebenfalls zur Krisenintervention und ggf. Prävention bei kritischen Ereignissen. Zentrale Maßnahmen dabei sind

- das Defusing innerhalb der ersten 24 Stunden (siehe oben),
- das Debriefing im Rahmen eines strukturierten Gruppengesprächs zur Aufarbeitung des Ereignisses und der Folgen sowie die Aktivierung hilfreicher Ressourcen drei bis zehn Tage nach dem Ereignis, und
- das Crisis Management Briefing, folglich das Vermitteln allgemeiner Informationen an das Team zu kritischen Ereignissen, möglichen Reaktionen und Indikationen für Unterstützungsbedarf sowie vorhandener Angebote, die danach in Anspruch genommen werden können.

Insbesondere das Debriefing ist als Methode in Kritik geraten (Clemens & Lüdke, 2002; Hausmann, 2011), allerdings ist dies laut Hausmann darauf zurückzuführen, dass beim Debriefing sowohl die Qualifikation der leitenden Personen als auch eine flexible Anpassung der Methoden und Interventionen an die konkreten Gegebenheiten des jeweiligen Teams oft nicht gegeben waren und sind. Zudem wurde bzw. wird das Debriefing häufig nicht sachgemäß durchgeführt und berücksichtigte insbesondere keine Retraumatisierungsrisiken. Fachgerecht umgesetzt kann es aber akute Stressbelastung reduzieren und soll möglichen Langzeitfolgen vorbeugen (Hausmann, 2011). Team-Debriefing wird aber auch an anderer Stelle für Palliative Care-Teams explizit empfohlen (Leff et al., 2017). Dabei wird die Freiwilligkeit der Teilnahme an sich und die vertrauensvolle Atmosphäre der gemeinsamen Schweigepflicht betont.

Supervision im Team und Teamcoaching

Supervision und Coaching werden nach den ethischen Leitlinien der Deutschen Gesellschaft für Supervision und Coaching (DGSv) wie folgt definiert: »Supervision und Coaching sind berufsbezogene Beratungsformen, die dem Erhalt, der Erweiterung oder der Wiederherstellung der Handlungsfähigkeit von einzelnen Personen oder/und Organisationseinheiten dienen. [...] Supervisor*innen und Coaches beraten berufliche Akteure auf der Grundlage einer Arbeitsvereinbarung in ihrem beruflichen Handeln, ihrer Rollengestaltung, in ihren Arbeitsbeziehungen und Kooperationen untereinander und mit ihren Klient*innen [...]« (DGSv, 2022, S. 1). Im Gesundheitsbereich jenseits der Führungskräfte gibt es keine klare Trennschärfe zwischen Supervision und Teamcoaching.

Supervision im Team kann in diesem Setting als Fallsupervision und/oder Teamsupervision hilfreich sein (Edmonts, 2015). Bei Ersterem geht es um die gemeinsame Aufarbeitung herausfordernder Situationen und Fälle im Rahmen der

Arbeit mit dem Ziel, durch die verschiedenen Perspektiven gemeinsam zu verstehen und daraus Lösungsmöglichkeiten abzuleiten, wie mit den jeweiligen Personen/Situationen weiter umgegangen werden soll oder was aus einem Fall für die Zukunft gelernt werden kann. Bei einer Teamsupervision stehen Belastungen des Teams selbst im Vordergrund mit dem Ziel, Verständnis untereinander zu fördern, Prozesse zu verbessern und eine konstruktive Zusammenarbeit zu erreichen.

Nach dem Deutschen Bundesverband Coaching e. V. (DBVC) zielt Coaching vor allem »[…] auf die Weiterentwicklung von Lern- und Leistungsprozessen bezüglich primär beruflicher Anliegen. Dies kann präventiv, Entwicklung fördernd, Orientierung gebend und/oder Problem lösend sein« (Schreyögg, 2019, S. 19). Im Alltag wird Teamcoaching im Vergleich als lösungsorientierter und zur Verbesserung tatsächlicher Handlungsfähigkeit erlebt. Aber die Grenzen sind fließend und für manche mag der Begriff Teamcoaching attraktiver wirken. Supervision für das Team ist in Krisen effektiv, wenn es schon etabliert ist und als hilfreich gewertet wird. In hoch belasteten Arbeitsbereichen während der COVID-19-Pandemie wurde unter dem Kriterium von Zeit als knappe und wertvolle Ressource das deutlich strukturiertere und lösungsorientierte Vorgehen beim Teamcoaching vorgezogen, wenn zuvor in Teams noch keine entsprechenden Strukturen etabliert waren.

Teamcoaching und Supervision im Team sind somit hilfreiche Instrumente zur moralischen Entlastung in und nach akuten Belastungen/Krisen.

Unterstützung im Team selbst

In den Teams selbst besteht die Möglichkeit der informellen Entlastungsgespräche und gegenseitigen Unterstützung. Zudem können auch – entweder bei nicht ausreichend erlebter Unterstützung durch Vorgesetzte oder als Ergänzung zu der Unterstützung – Impulse aus dem Team in das Team (und die Organisation) gegeben werden: zur gegenseitigen Motivation, zur gegenseitigen Bestätigung im Tun und im Sein. Entweder durch die Führungskraft oder – so vorhanden – durch die Supervision/das Teamcoaching sollte dafür sensibilisiert, dass diese Impulse und die Motivation nicht in eine Überschüttung gut gemeinter, aber nicht hilfreicher Ratschläge ausufert. Gerade in der COVID-19-Pandemie hat sich gezeigt, wie wichtig das Pflegen des Austausches untereinander (Kern, 2019) und gemeinsame Auszeiten in Pausen von der Arbeit für Teams sind: Die Teammitglieder brauchen die Möglichkeit, voneinander als Menschen mit Freuden und Sorgen etwas mitzubekommen. Jedes Teammitglied sollte aber auch den Mut haben, diejenigen Mitarbeitende fürsorglich anzusprechen, um die sie sich Sorgen machen.

15.2.3 Ebene des Individuums

Auf der Ebene des Individuums sind auch in und nach Krisen/belastenden Ereignissen die Konzepte der Salutogenese (Antonovsky, 1979) und der Resilienz (Zanatta et al., 2020) wesentlich. Während das Kohärenzgefühl der Salutogenese die Grundzüge dessen herausarbeitet, was per se gesund erhält, fokussiert die Resilienz die Widerstandfähigkeit gegenüber Krisen und Belastungen, unter anderem durch die Anpassungsfähigkeit an neue Situationen und neue Stressoren. Insofern überlappen und ergänzen sich die Konzepte: Eine Verbesserung der Resilienz kann eine Verbesserung der Gesundheit bewirken, auch unter Belastung, und zudem das Selbstwirksamkeitserleben erhöhen. Was dabei tatsächlich hilfreich ist, ist individuell unterschiedlich. Nicht jede Methode und nicht jedes Instrument ist für jede:n geeignet (▶ Kap. 6).

Die eigene Haltung zum Heilen und Helfen

Nicht nur beim »ABCD Würde bewahrender Versorgung« (Chochinov, 2007) steht die eigene Haltung und Einstellung zum Tun und zu den zu versorgenden Patient:innen oder Bewohner:innen an erster Stelle. Gerade bei der moralischen Entlastung ist die Auseinandersetzung mit der eigenen Haltung beim Helfen wesentlich (Kern, 2019). Neben der Frage, was zur Arbeit in der Palliative Care motiviert, ist nach Kern neben dem rationalen Durchdringen der Arbeit eine Auseinandersetzung mit realistischen Zielen und den eigenen Antreibern (Frohme & Schmale-Riedel, 2009), aber auch den institutionellen Antreibern hilfreich. Auch gilt es bei Arbeitsüberlastung zu lernen, Prioritäten zu setzen. Darüber hinaus ist die eigene professionelle Rolle zu klären, besonders in Bezug auf professionelle Nähe. Bei der Klärung der Haltung ist die eigene Vulnerabilität in Bezug auf bedeutsame Verlusterfahrungen relevant. Ebenso ist eine konstruktive Auseinandersetzung mit den praktischen Auswirkungen der eigenen Maßstäbe für »gutes Sterben« notwendig. Eine Haltung, dass Leid gelindert werden kann aber nicht jedes Leiden, kann zum Umgang mit als schwierig erlebten Situationen des beruflichen Alltags behilflich sein. Jeder Mensch trägt aufgrund der eigenen Biografie ein Potenzial zum Leiden in sich, das ihr bzw. ihm eigen ist. Mit dem eigenen Leiden kann nur jeder Mensch selbst einen Umgang finden, gegebenenfalls mit der Hilfe anderer. Die Einflussmöglichkeiten von außen sind dabei begrenzt.[12]

Resilienz, Selbstfürsorge, Energiehaushalt und Ausgleich

Zur Förderung der Resilienz ist es wesentlich, sich selbst wichtig zu nehmen und sich die Zeit dafür einzuräumen. Wenn die Belastung bei der Arbeit Kraft kostet, braucht es zusätzlich zu ausreichendem Schlaf Aktivitäten, mit denen wieder Kraft aufgetankt werden kann, beispielsweise Sport, Lesen, Gemeinschaft in einem Verein, Singen in einem Chor oder das Genießen von Natur. Hobbies zu pflegen oder gar zu reaktivieren ist ein wichtiger Baustein zur Förderung von Resilienz. Weitere mögliche Maßnahmen sind folgende (APA, 2012[13]):

---

12 Danke an Jan Gramm für die konstruktive Auseinandersetzung zu dem Thema.
13 Die Empfehlung, sich ehrenamtlich für andere zu engagieren, Sinn im Helfen zu finden, ist in diesem Feld mindestens ambivalent zu werten, weshalb hier darauf verzichtet wird.

- soziale Kontakte aufbauen und pflegen; dabei Prioritäten setzen und/oder sich Gruppen anschließen, die soziale Geborgenheit und/oder gemeinsame Aktivitäten ermöglichen
- Wohlbefinden fördern:
  - auf den eigenen Körper und den eigenen Organismus achtgeben mit genügend Schlaf, ausgewogener Ernährung, ausreichend Trinken, Sport/Bewegung
  - achtsam mit sich selbst sein: achtsam Tagebuch schreiben, Yoga, Gebet, Meditation, achtsamer Genuss
  - Vermeiden ungünstiger Strategien, die lediglich Versuche darstellen, Stress und Angst zu betäuben; stattdessen Strategien wählen, um Stress konstruktiv abzubauen durch Aktivitäten, die eine Energieabfuhr ermöglichen
- Sinn finden:
  - proaktiv werden: Was kann ich selbst für mich tun, um mein Problem zu lösen? Wo kann ich mir Unterstützung organisieren?
  - sich selbst bedeutsame (realistische) Ziele setzen und diese anstreben
  - Krisen und Probleme als überwindbar und als Chance für eigenes Wachstum sehen
- Hilfreiche Gedanken erkennen und annehmen:
  - eigene Denkweisen reflektieren: Denken hat Einfluss auf Emotionen und wirkt sich auf das Befinden aus. Dinge aus verschiedenen Perspektiven zu betrachten, ermöglicht es herauszufinden, welcher Blickwinkel für die eigene Stabilität am hilfreichsten ist
  - Veränderungen als Teil des Lebens akzeptieren
  - sich eine optimistische, hoffnungsvolle Perspektive bewahren
  - aus der Vergangenheit für die Gegenwart und Zukunft lernen
  - sich bei Bedarf professionelle Hilfe suchen

Darüber hinaus gibt es weitere Empfehlungen (Hausler, 2022):

- für sich selbst sorgen: sich in Selbstmitgefühl üben, sich selbst gegenüber verständnisvoll sein, sich selbst wie der besten Freundin bzw. dem besten Freund beggenen, auf Pausen achten, Gefühlen den Raum und die Zeit geben, die sie brauchen, positive Aktivitäten finden, die einen »Miniurlaub« im Alltag erlauben, sich dabei selbst aber nicht überfordern
- ein positives Selbstbild aufbauen unter Förderung von Selbstakzeptanz mit allen Stärken und Schwächen, Wachstumschancen ergreifen und sich auf dem Weg auch erlauben, Fehler zu machen, Umwege zum Ziel als Chance oder Bereicherung bewerten
- langfristige Perspektive bewahren: auch wenn die Gegenwart schwierig ist, besteht die Aussicht auf Besseres in der Zukunft
- sich Humor bewahren und gemeinsam lachen – privat und im Beruf (Kern, 2019)

Das Ausmaß von Optimismus und Selbstwertgefühl/Selbstachtung wirkt sich positiv auf das Stresserleben aus (Moreno-Milan et al., 2019).

Achtsamkeit, Entspannung, Meditation

Sofern es für die jeweilige Person passend ist, sind Achtsamkeit, Entspannung und Meditation Möglichkeiten hilfreicher Stressreduktion und hilfreich für den Aufbau/die Stärkung der Resilienz. Nur eingeübte Methoden helfen ohne Anleitung unter akuter Belastung. Klassische Entspannungsübungen sind die Progressive Muskelrelaxation nach Jacobsen (erfordert neben Achtsamkeit keine besonderen Fähigkeiten) oder das autosuggestive Autogene Training nach Schultz. Die Achtsamkeitsbasierte Stressreduktion (MBSR) nach Kabat-Zinn ist eine Kombination verschiedener mediativer und achtsamkeitsfördernder Techniken und zeigt sich nicht nur aber auch in Bezug auf Burn-out hilfreich (Marotta et al., 2022).

Zur Wirkung von achtsamkeitsbasierten Methoden gibt es zudem folgende Untersuchungsergebnisse:

- Die gezielte Förderung von Achtsamkeit und Selbstfürsorge reduziert Burn-out (Sanso et al., 2015).
- Achtsamkeit und Mitgefühl orientiertes Meditationstraining (als Gruppenprogramm) reduzieren emotionale Erschöpfung, Angst und Stress, zudem erhöhen sie die persönliche Leistung und Freude bei und an der Arbeit (Orellana-Rios et al., 2018).
- Ein sogenanntes 3RP-Programm[14] mit Fokus auf Entspannung, Stressreduktion und Förderung von Verbundenheit mit sich und anderen scheint ersten Ergebnissen nach Resilienz zu fördern (Mehta et al., 2016).

Die Notwendigkeit professioneller Hilfe zur Selbsthilfe außerhalb der Organisation

Professionelle Hilfe zur Selbsthilfe kann außerhalb der Organisation auf mehreren Ebenen stattfinden. Neben direkt vor Ort verfügbarer Krisenintervention oder Erstberatung gibt es die Möglichkeit, den lokalen Krisendienst der Region zu kontaktieren. Wenn Angst, Resignation, Depressivität oder Demoralisierung zu viel Platz im Leben einnehmen und diese zu dominieren drohen, oder gar eine (sekundäre) Traumatisierung vorliegt, ist psychotherapeutische Hilfe dringend indiziert. Je nach Intensität der Problemlage kann das im ambulanten Setting, teilstationär oder stationär in psychosomatischen oder psychiatrischen Akut- oder Rehakliniken erfolgen. Ambulante Psychotherapeut:innen müssen Akutsprechstunden zur Verfügung stellen, die Betroffenen zumindest eine fachlich kompetente Diagnostik und Beratung bieten. Auch die eigene Krankenkasse kann beim Vermitteln eines ambulanten Psychotherapieplatzes helfen.

---

14 Relax Response Resiliency Program

15.3 Diskussion

In Bezug auf die Methoden und Instrumente sind alle Ebenen einer Einrichtung/ Organisation gefragt, für ihren Bereich und ihr Tätigkeitsfeld Verantwortung zu übernehmen. Weder dürfen Führungskräfte die Sorge um die Gesundheit der Mitarbeitenden auf letztere abwälzen, noch darf das Individuum die Verantwortung allein auf die Entscheidungsträger schieben. Es handelt sich demnach sowohl um Top-down- als auch bei Bedarf um Bottom-up-Prozesse (▶ Kap. 7.2). Bei all der Vielfalt ist ein Faktor für Umsetzung und Wirksamkeit der Maßnahmen entscheidend: die Haltung – die Haltung der Vorgesetzten im Sinne der Verantwortung und Fürsorge. Dies bedeutet, dass ihnen unabhängig von der jeweiligen Arbeitsmarktlage die Gesundheit und Zufriedenheit der Mitarbeitenden ein Anliegen ist. Auch betriebswirtschaftlich ist der Blick auf mittel- bis langfristige Konsequenzen fehlender Investitionen hilfreich: Wem nutzt ein Braindrain durch Burnout und Verprellen, der nur die Belastung der Übriggebliebenen verstärkt? Allerdings nutzt eine Haltung allein nichts, wenn daraus keine Handlungskonsequenzen erfolgen. Das gilt auch für die Haltung der Mitarbeitenden. Es ist zentral, sich selbst ernst zu nehmen, aber auch den Blick für Kolleg:innen zu haben. Die Sorgekultur für die Patient:innen/Bewohner:innen und deren Zugehörige darf nicht vor den Mitarbeitenden Halt machen. Allerdings sollte es auch nicht in das andere Extrem kippen, denn »[…] ein ausgewogenes Verhältnis beider ‚Sorgeformen' [d. h. der Selbstsorge und der Sorge um den anderen] muss stets das Ziel sein« (Kern, 2019, S. 301). Ausgewogenheit braucht es aber auch beim Verhältnis der Sorge füreinander und den (individuellen) Freiräumen, der Autonomie und damit der Würde. Maßnahmen, Methoden und Instrumente dürfen nicht zu Zwang sowie zu einem Diktat werden. Die Eigenverantwortung bedeutet auch, sich in Bezug auf Belastung und Stress und die eigene Genussfähigkeit als ein möglicher Parameter immer wieder selbst zu reflektieren und dann erst die Möglichkeiten zur Veränderung bei sich selbst und in der Organisation zu suchen und je nach Situation gründlich abzuwägen. Wenn es nichts gibt, was mich hält, wenn kein ernsthaftes Interesse trotz eigener Motivation da ist, mich zu halten, dann kann ein Abschied aus einer Organisation Sinn machen. Bei all den Angeboten und Möglichkeiten für das Individuum ist zu betonen, dass nicht jede Maßnahme für jede:n geeignet ist. Es braucht aber die Neugier, das herauszufinden. Ein zentrales Element neben Haltung und deren Umsetzung sind im Unternehmen angesiedelte unabhängige und niedrigschwellige Unterstützungsangebote für Krisensituationen wie das KKI oder die PSNV, die auch für den Umgang mit akuten Krisen adäquat geschult und qualifiziert sind (Hausmann, 2011). Für die Implementierung von klinischen Kriseninterventionsteams liegt seitens des Netzwerkes Klinische Krisenintervention der Deutschen Gesellschaft für Intensiv- und Notfallmedizin DIVI e. V. eine Empfehlung vor (Batzoni et al., 2024).

15.4 Zusammenfassung

Die Instrumente und Methoden, die moralische Entlastung ermöglichen, sind vielfältig. Sie unterscheiden sich kaum von denen der Prophylaxe und der generellen Hilfen bei psychischen/seelischen Belastungen, die in Organisationen implementiert werden können. Seitens der Organisation und den jeweiligen Führungsebenen muss das Thema ernst genommen und die Rahmenbedingungen für diese Instrumente und Methoden bereitgestellt werden: finanzielle Mittel und eine darauf ausgerichtete Organisationskultur, welche signalisiert, dass Zusammenhalt und Selbstsorge im Sinne von Prävention gewünscht ist und gefördert wird. Zudem ist zu unterscheiden zwischen Instrumenten für Teams und Gruppen auf der einen und für Individuen auf der anderen Seite. Alle Instrumente und Methoden können im Prozess oder retrospektiv nur eingesetzt werden, wenn der Bedarf erkannt wird. Dafür trägt jede Ebene Verantwortung. Auf der Ebene der Mitarbeitenden braucht es dabei neben dem Blick für die Kolleg:innen auch den für sich selbst. Die Instrumente und Methoden können hoch wirksam sein, es ist aber individuell auszuloten, welche zu wem passen und welche in der jeweiligen Organisation(-seinheit) umsetzbar sind. Im Kontakt miteinander über die Hierarchieebenen hinweg ist eine Würde bewahrende Haltung und Kommunikation essenziell für eine (Für-)Sorgekultur, bei der berufliche Sorge und Selbstsorge in einem ausgewogenen Verhältnis stehen. Denn: Nicht nur Patient:innen und ihre Zugehörigen haben das Bedürfnis, ernst genommen zu werden und sich in Nöten und Krisen gesehen zu fühlen.

15.5 Literatur

American Nurses Association (ANA). (2017). *A call to action: Cultivating moral resilience and a culture of ethical practice.* https://bit.ly/2J7B34w

Antonovsky, A. (1979). *Health, Stress, and Coping.* Jossey Bass.

American Psychological Association (APA). (2020, February). *Building your resilience.* https://www.apa.org/topics/resilience/building-your-resilience

Baumann, M. (2013). *Palliative Haltung* [Masterarbeit, Philosophisch-Theologische Hochschule Vallendar]. Masterarbeit_Vallendar_25.08.2014.pdf

Batzoni, H., Deffner, T., Borscheid, C. et al. (2024). *Auch für die klinische Notfallmedizin: Implementierung eines klinischen Krisenintervensionsteams – inhaltliche, organisationale und strukturelle Empfehlungen.* Notfall Rettungsmed.

Chochinov, H. M. (2023). Intensive Caring: Reminding Patients They Matter. *Journal of Clinical Oncology, 41*(16). https://doi.org/10.1200/JCO.23.00042

Chochinov, H. M. (2007). Dignity and the essence of medicine: the A, B, C, and D of dignity conserving care. *BMJ, 334*, 184–187. https://doi.org/10.1136/bmj.39244.650926.47

Clemens, K., Lüdke, C. (2002). Psychologische Soforthilfe: Debriefing kann schaden. *Ärzteblatt, Juli 2002*, 316. https://www.aerzteblatt.de/archiv/33652/Psychologische-Soforthilfe-Debriefing-kann-schaden

Deutschmann, R., Nehls, W., Düsing, A. et al. (2021). *Kommunikationshilfen für Mitarbeitende im Gesundheitswesen – Corona-Pandemie, 4. Welle.* Deutsche Gesellschaft für Palliativmedizin. https://www.dgpalliativmedizin.de/images/211206_Gespra%CC%88chsbausteine_PallPan_Projektgruppe_DRK.pdf

Edmonts, K. P., Yeung, H. N., Onderdonk, C. et al. (2015). Clinical Supervision in the Palliative Care Team Setting: A Concrete Approach to Team Wellness. *J. of Pall. Med, 18*(3), 274–277. https://doi.org/10.1089/jpm.2014.0248

Everly, G. S., Mitchell, J. T. (2002). *CISM – Stressmanagement nach kritischen Ereignissen – ein neuer Versorgungsstandard bei Notfällen, Krisen und Katastrophen.* Facultas-Univ.-Verlag.

Frohme, G., Schmale-Riedel, A. (2009). Psychodynamik von Antreibern. Ein Baustein transaktionsanalytischer Diagnostik und Therapie. *Zt. Freie Psychotherapie*, 04/2009, 36–41.

Gupta, V., Woodman, C. (2010). Managing Stress in a Palliative Care Team. *Paediatric Nursing, 22*(10), 14–18. https://doi.org/10.7748/paed2010.12.22.10.14.c8132

Hausler, M. (2002). *Therapietools Wohlbefindenstherapie.* Beltz.

Hausmann, C. (2011). Entlastungsgespräche unter KollegInnen nach kritischen Ereignissen – ein Konzept für Pflegepersonen. *Journal für Psychologie, 19*(3).

Kern, M. (2019). Selbst- und Teamfürsorge. In K. Oechsle & A. Scherg (Hrsg.), *FAQ Palliativmedizin* (S. 299–303). Urban & Fischer/Elsevier.

Kiepke-Ziemes, S., Münch, U. (2020). Sechs Monate Corona-Pandemie in Deutschland: Psychosoziale und spirituelle Aspekte aus Sicht der Palliativversorgung. *ZfPallimed, 21*(06), 279–284. https://doi.org/10.1055/a-1266-7203

Leff, V., Klement, A., Galanos, A. (2017). A Successful Debrief Program for House Staff. *Journal of Social Work in End-of-Life & Palliative Care, 13*(2–3), 87–90. https://doi.org/10.1080/15524256.2017.1314234

Marotta, M., Gorini, F., Parlanti, A. et al. (2022 Jun). Effect of Mindfulness-Based Stress Reduction on the Well-Being, Burnout and Stress of Italian healthcare Professionals during the COVID-19 Pandemic. *J Clin Med, 11*(11), 31–36. https://doi.org/10.3390/jcm11113136

Mehta, D. H., Perez, G. K., Traeger, L. et al. (2016). Building Resiliency in a Palliative Care Team: A Pilot Study. *J Pain Symptom Manage, 51*, 604–608. https://doi.org/10.1016/j.jpainsymman.2015.10.013

Moreno-Milan, B., Cano-Videl, A., Lopez-Dóriga, P. et al. (2019). Meaning of work and personal protective factors amobg palliative care professionals. *Palliative and Supportive Care*, 1–7. https://doi.org/10.1017/S147895151800113X

Müller, M., Pfister, D., Markett, S. et al. (2019). Wie viel Tod verträgt das Team? Eine bundesweite Befragung der Palliativstationen in Deutschland. *Zeitschrift für Palliativmedizin, 11*(5), 227–233. https://doi.org/10.1055/s-0030-1248520

Münch, U. (2023). Psychische Belastung durch Sterben unter Pandemiebedingungen. *Chirurgische Praxis, 90*, 494–504.

Münch, U., Müller, H., Deffner, T. et al. (2020). Empfehlungen zur Unterstützung von belasteten, schwerstkranken, sterbenden und trauernden Menschen in der Corona-Pandemie aus palliativmedizinischer Perspektive. *Schmerz, 34*, 303–313. https://doi.org/10.1007/s00482-020-00483-9

Orellana-Rios, C. L., Radbruch, L., Kern, M. et al. (2018). Mindfulness an compassion-oriented practices at work reduce distress and enhance selt-care of palliative care teams: a mixed-method evaluation of an »on the job« program. *BMC Palliative Care, 17*(3), 1–15. https://doi.org/10.1186/s12904-017-0219-7

PallPan Verbundprojekt Palliativversorgung in Pandemiezeiten. (2021). *Nationale Strategie für die Betreuung von schwerkranken und sterbenden Menschen und ihren Angehörigen in Pandemiezeiten (PallPan).* https://zenodo.org/records/5012504#.YYkZw7oxk2w

Sanso, N., Galiana L, Oliver, A. et al. (2015). Palliative Care Professionals' Inner Life: Exploring the Relationships Among Awareness, Self-Care and Compassion Satisfaction and Fatigue, Burn Out, and Coping with Death. *Journal of Pain and Symptom Management, 50*(2). https://doi.org/10.1016/j.jpainsymman.2015.02.013

Schreyögg, A. (2019). Begriffsbestimmungen. In: Deutscher Bundesverband Coaching e. V. (Hrsg.), *Leitlinien und Empfehlungen für die Entwicklung von Coaching als Profession. Das Coaching Compendium* (S. 18–21). DBVC. https://www.dbvc.de/_Resources/Persistent/9/7/

c/5/97c54d38f378d6ea9b05bb367b8202e844ec82a8/DBVC%20Coaching%20Kompendium%202019.pdf

Zanatta, F., Maffoni, M., Giardini, A. (2020). Resilience in palliative healthcare professionals: a systematic review. *Support Care Cancer, 28*(3), 971–978. https://doi.org/10.1007/s00520-019-05194-1

IV Exemplarische zukünftige und aktuelle Herausforderungen

16 Entscheidungen am Lebensende – moralische Spannungsfelder für Gesundheitsfachpersonen

Steven J. Kranz und Christina Mensger

16.1 Einleitung

Gesundheitsfachpersonen können sich in ihrem Berufsalltag mit unterschiedlichen Wertesystemen, Vorstellungen und Perspektiven und daraus resultierenden moralischen Herausforderungen und Spannungsfeldern konfrontiert sehen. Moralische Herausforderungen oder Konfliktfelder in der Palliativversorgung unterscheiden sich dabei nicht grundsätzlich von anderen Versorgungssettings, gleichsam tangieren sie spezifische Themenfelder (Rehmann-Sutter & Lehnert, 2016). »Es besteht kein Zweifel, dass die letzte Lebensphase und die Vorbereitung auf Sterben und Tod ethische Fragen aufwerfen – für die betroffenen Patienten, ihre Angehörigen und auch [für] die Behandelnden, Pflegenden und andere professionellen Helfer.« (Reiter-Theil & Schürmann, 2016, S. 35) Entscheidungen am Lebensende sind häufig moralisch konnotiert und von existenzieller Bedeutung und müssen unter erschwerten Umständen getroffen werden (Wallner, 2007). Meist sind es Entscheidungen im Kontext von selbstbestimmtem Sterben, Therapieangeboten, Willensbekundungen, Aufklärung sowie Offenheit und Transparenz. Weitere moralisch konnotierte Themen sind der Umgang mit religiösen und kulturellen Vorstellungen sowie begrenzte Ressourcen, Beziehungen und Kommunikation (Reiter-Theil & Schürmann, 2016; Karnik & Kanekar, 2016, Walker & Breitsameter, 2013). Moralische Herausforderungen und ein nicht angemessener Umgang mit diesen können nachhaltige psychische Belastung bedeuten (Rester et al., 2017) und in moralischem Stress resultieren. Dies kann zu Qualitätseinbußen in der Versorgungspraxis, Berufsunzufriedenheit (Tanner et al., 2014; Pauly et al., 2012) sowie zu Krankheiten bei den Gesundheitsfachpersonen führen (Hirsmüller & Schröer, 2018). Moralische Herausforderungen und Spannungsfelder in der Palliativversorgung und bei der Begleitung von Menschen am Lebensende entwickeln sich im Versorgungsalltag, aber auch im Kontext spezifischer Versorgungsthemen.

16.2 Moralische Herausforderungen bei der Begleitung von Menschen am Lebensende

Der vorliegende Beitrag stellt exemplarisch beide genannten Dimensionen dar, zum einen den Versorgungsalltag und zum anderen ein spezifisches Versorgungsthema. Zunächst wird unter ▶ Kap. 16.2.1 der Versorgungsalltag für Gesundheitsfachpersonen am Beispiel der spezialisierten ambulanten Palliativversorgung (SAPV) in Berlin dargestellt. Daran anschließend werden unter ▶ Kap. 16.2.2 spezifische Spannungsfelder im Kontext des freiwilligen Verzichts auf Essen und Trinken (FVET) beschrieben.

16.2.1 Versorgungsalltag in der Berliner SAPV

Der Versorgungsalltag in der Berliner SAPV wurde mittels qualitativen Forschungsdesigns untersucht. Im Fokus standen acht leitfadengestützte Interviews mit multiprofessionellen Versorger:innen (Ärzt:innen, Pflegefachpersonen, Therapeut:innen), welche mit der inhaltlich-strukturierenden Inhaltsanalyse nach Kuckartz (2016) ausgewertet wurden (Kranz, 2018).

Die interviewten Gesundheitsfachpersonen formulieren einen hohen moralischen Anspruch an das eigene berufliche Handeln. Eine radikale Orientierung an den Bedürfnissen und Lebenswelten der Betroffenen und eine ganzheitliche sowie interprofessionelle, interdisziplinäre und organisationsübergreifende Begleitung werden als Haltung der Palliativversorgung formuliert. Im Mittelpunkt der Versorgung steht eine hochvulnerable Betroffenengruppe; diese wollen sie würdevoll begleiten, in ihrer Selbstbestimmung unterstützen, deren Leid lindern und deren Lebensqualität fördern sowie für Sicherheit, Vertrauen und Verlässlichkeit sorgen.

> Palliativversorgung »[g]ut gemacht, bedeutet Zuwendung und Respekt und Aufklärung. Also und die Kunst den betroffenen Personen, das sind einmal die Erkrankten und ganz stark auch die Angehörigen, ein Gefühl von Sicherheit zu geben.« (I7, Z. 357 ff.).

Der eigene Anspruch kollidiert häufig mit der Versorgungsrealität, die durch Arbeitsverdichtung, Ressourcenknappheit und starre Rahmenbedingungen gekennzeichnet ist. Die Interviewten schilderten ihren Arbeitsalltag als facettenreich und geprägt von Spannungsfeldern. Die Konfrontation mit Krankheit, Tod und Sterben, der Grad an Versorgungsindividualität, das Aushandeln von professioneller Nähe und Distanz, aber auch Beziehungsarbeit und die damit notwendige Reflexion von Asymmetrien und Machtgefällen bergen moralisches Belastungspotenzial.

> »[…] ich bin nicht als Freundin gekommen, ich war keine Verwandte, ich war schon jemand, der von einem Dienst gekommen ist, aber das war alles nicht mehr im Vordergrund. Und dann denke ich, sind die Gespräche zum Teil auch tiefer und offener. Weil ich nicht immer das Gefühl habe, als Gegenüber vielleicht, wenn ich mir vorstelle, ich bin krank, ich erzähle das jetzt der Koordinatorin oder der Psychoonkologin und dem Arzt, sondern da ist mindestens auf gleicher Höhe auch der Mensch, der diese Profession be-

gleitet und da denke ich manchmal, das ist mit am wichtigsten, dass man da sichtbar wird, auch als Person.« (I1, Z. 400 ff.)

Der Umgang mit unterschiedlichen und von den eigenen abweichenden Wertvorstellungen und Lebenswelten wird als ein Spannungsfeld beschrieben. Besonders die Würdigung der Autonomie der Betroffenen wird mit moralischem Konfliktpotenzial dargestellt. Das Ziel, Betroffene zu selbstbestimmten Entscheidungen zu befähigen, diese mitzutragen, auch wenn sie schwer nachvollziehbar oder aushaltbar sind, bedeutet für die Interviewten häufig eine Gratwanderung zwischen Autonomie und Fürsorge.

> »[...] dann muss man es manchmal auch einfach ertragen und solange die Dinge im Großen und Ganzen für den Patienten gut laufen, muss ich das so hinnehmen, dass ich was Anderes machen würde, dass die Frage auch weiterhin nicht geklärt ist, aber der Patient ist zufrieden.« (I6, Z. 483 ff.)

Entscheidungsfindungsprozessen werden in den Interviews eine zentrale Rolle im Kontext moralischer Herausforderungen zugeschrieben, insbesondere bei Themen rund um Suizidassistenz, Therapien am Lebensende und lebenserhaltende Maßnahmen oder FVET. Diese Themen lösen häufig Diskussionen zu Einschätzungen und Perspektiven in Bezug auf Indikation, Krankheitsverlauf, Lebensqualität und Lebenswelten aus. Auch Allokationsentscheidungen von vorhandenen Ressourcen, wie Zeit, Material und Personal können zur moralischen Belastung führen, insbesondere wenn die Verteilung als ungerecht empfunden wird.

Entscheidungsfindungsprozesse in der SAPV werden, wie auch in anderen Versorgungssettings, als komplex und mit Konfliktpotenzial beschrieben. Die SAPV ist gekennzeichnet durch bestimmte Rahmenbedingungen, die Konfliktpotenzial bergen, wie bspw. ein hohes Maß an Eigenverantwortlichkeit und selbständigem Arbeiten vor Ort einerseits, und andererseits die notwendige interprofessionelle und interdisziplinäre Zusammenarbeit innerhalb einer umfassenden Netzwerkstruktur. Darüber hinaus gibt es viele Beteiligte mit unterschiedlichen Perspektiven, Verantwortlichkeiten und Verpflichtungen, wie im folgenden Zitat am Beispiel der SAPV-Ärzt:innen thematisiert wird.

> »Insofern beneide ich auch die Ärzte manchmal *nicht*, weil die sie sind einerseits innerlich oder dem Träger oder wem auch immer oder der Medizin oder ihrem Eid und, was weiß ich, was nicht allem verpflichtet und sollen dann versuchen, das alles zusammen zu bringen mit dem Wertesystem eines schwerkranken Menschen, der bestimmte Dinge vielleicht fordert, es gibt ja auch welche, die fordern, oder eben ablehnt. Und sich dazwischen zu bewegen und dann auch eine rechtlich sichere Entscheidung zu treffen, finde ich schon eine große Herausforderung.« (I1, Z. 817 ff.)

Herausfordernd werden vor allem Situationen erlebt, bei denen Patient:innen in ihrer Selbstbestimmung eingeschränkt sind, Zugehörige in einer Stellvertreterrolle überfordert wahrgenommen werden, oder Entscheidungen von den Interviewten stellvertretend getroffen werden müssen. Gleichsam sind Entscheidung herausfordernd, wenn sie in den Augen der Interviewten einen Nachteil oder Schaden für die Patient:innen bedeuten können, oder wenn sich die Interviewten nicht ausreichend in der Entscheidungsfindung involviert gefühlt haben.

> »Manchmal macht mich das richtig wütend, weil ich weiß, worum es geht. Es geht nicht um den da, es geht auch nicht um seine Hoffnung.« (I8, Z. 382 f.)

Zur moralischen Belastung können Entscheidungen werden, wenn sie nicht nachvollziehbar sind, aber trotzdem mitgetragen werden müssen. In den Interviews wird betont, dass Entscheidungen gemeinsam als Team getragen werden müssen. Dies erfordert Offenheit, Reflexion, Perspektivwechsel sowie gegenseitigen Respekt, Verständnis und Vertrauen.

> »[…] Teil des Konfliktes war, dass einige Pflegende sich missbraucht gefühlt hatten und das Gefühl gehabt haben, keine richtige, also dass die Therapieentscheidung nicht richtig war und sie auch nicht in die Entscheidung mit eingebunden sind.« (I4, Z. 154 ff.)

Um moralischem Stress, Orientierungslosigkeit und Handlungsunsicherheit vorzubeugen, bedarf es partizipativer und transparenter Entscheidungsfindungsprozesse sowie einer begründeten und transparenten Kommunikation der Entscheidungen, andererseits können nachhaltige Störungen des Teamgefüges die Folge sein, wie im folgenden Zitat dargestellt wird.

> »Ja, also das braucht immer eine Weile, bis man wieder so miteinander vertrauter ist. Also es gibt manchmal Gefühle von Kränkung. Entweder der eine hat das Gefühl der Kränkung, weil er sich nicht genügend wahrgenommen gefühlt hat mit seinen eigenen Gefühlen zu dem bestimmten Thema und seinen Meinungen, und der andere hat vielleicht das Gefühl der Kränkung, weil er denkt, die unterstellen mir etwas, das war doch gar nicht so. Solche Situationen belasten das Team sehr und auch sehr vertraute Beziehungen können eine Weile nachhaltig ordentlich erschüttert bleiben, bis sich auch wieder ein Gefühl der Vertrautheit einstellt mit der Zeit.« (I4, Z. 345 ff.)

Die Interviewten sehen sich oft mit Situationen konfrontiert, in denen sie ihr Handeln und ihre Entscheidungen bewusst moralisch begründen müssen. Sie müssen Entscheidungen in der akuten Versorgungssituation häufig allein treffen, auch wenn sie sich nicht handlungssicher fühlen. Die daraus entstehenden moralischen Konflikte sind den Interviewten zufolge die am stärksten zur Belastung führenden Aspekte ihres Berufsalltages, auch wenn sie diesen nicht grundsätzlich bestimmen.

> »Ich finde, dass schwierige ethische Konflikte zu den belastenden gehören, was man irgendwie in dem Berufsalltag als Palliativmediziner hat […]« (I4, Z. 330 f.).

> »Und dazwischen sind viele Tage, wo einfach auch wenig passiert, aber wenn dann was passiert, dann ist das doch sehr intensiv und […] klingt noch sehr lange nach.« (I1, Z. 1048 ff.)

Einerseits werden moralische Herausforderungen als Belastung beschrieben, die sich in Gefühlen wie Handlungsunfähigkeit, Überforderung, Wut, Aggression, Schuld, Berufsunzufriedenheit zeigen und die wiederum zu gesundheitlichen Langzeitfolgen führen können. Andererseits werden sie positiv wahrgenommen, wenn sie als Möglichkeit für Perspektivwechsel und zur Erlangung von Ethikkompetenz und Handlungssicherheit verstanden werden.

> »Oh ja, man fühlt sich herausgefordert, aber ich finde das total spannend, […] also ich mag das auch total gerne mir über so Fragen Gedanken zu machen, weil dann hat das für mich Lebensqualität. Also dann, ich nehme immer total viel mit von sowas, von solchen Be-

gegnungen und denke darüber nach, wie ich es machen würde, und also mich beflügelt das auch.« (I5, Z. 209 ff.)

Die Interviewten beschreiben sich als moralisch sensibel und kompetent und begründen dies mit Berufserfahrung und angeeigneter ethischer Kompetenz. Auch werden Strategien beschrieben, um mit moralischen Herausforderungen des Berufsalltags umzugehen. Als entlastend und hilfreich werden Fort- und Weiterbildungsangebote, Ethikleitlinien, Supervisionen, Ethikberatungen und Fallbesprechungen, aber auch transparente Entscheidungsfindungsprozesse sowie angeleitete Methoden zum Perspektivwechsel erlebt.

In den Interviews zeigt sich, dass ein angemessener Umgang mit moralischen Herausforderungen häufig von Eigeninitiative und persönlichem Engagement sowie strukturellen Rahmenbedingungen abhängig ist. Ein positiver Umgang setzt Selbstreflexion, Offenheit, Akzeptanz und Wertschätzung gegenüber Anderer voraus. Im Team bedarf es an Vertrauen, Verlässlichkeit und einer offenen Diskussions- und Kommunikationskultur.

> »Ist schon viel Bewegung und auch manchmal Konflikt, viel Konflikt, ja. Aber bis jetzt haben wir es sozusagen immer hingekriegt, dass wir nicht im Streit auseinandergegangen sind, sondern dass wir uns soweit erklären konnten, dass es auch verständlich wurde […].« (I8, Z. 625 ff.)

Es werden aber auch negative Bewältigungsstrategien beschrieben, wie Beziehungsvermeidung, Flucht in Hierarchien und Verantwortungsdelegation.

> »Ich verhalte mich so, wie es die Leitung von mir erwartet, ich habe meine Vorschriften, das heißt, hier darf dieses oder jenes nicht passieren. Geht es einem Bewohner schlechter, benachrichtige ich die Feuerwehr, ganz egal, was da an ethischen Fragestellungen ist, ich delegiere das Problem woanders hin.« (I4, Z. 271 ff.)

Trotz Spannungsfelder und moralischen Belastungen wird in den Interviews hohe Berufszufriedenheit geschildert, welche mit beruflicher Selbstbestimmung und der Möglichkeit zur Verantwortungsübernahme im Feld der Palliativversorgung begründet wird.

16.2.2 Freiwilliger Verzicht auf Essen und Trinken

Die Ausführungen zum »Freiwilligen Verzicht auf Essen und Trinken« (FVET) basieren auf den Ergebnissen eines systematischen Reviews, worin Erfahrungen, Haltungen und das Wissen von Gesundheitsfachpersonen bezüglich des FVET aus 16 internationalen empirischen Studien analysiert wurden (Mensger, 2022; Mensger et al., 2024). Beim FVET entscheiden sich Menschen auf Essen und Trinken in jeder Form zu verzichten, um den eigenen Tod zu beschleunigen oder vorzuziehen. Diese Entscheidung ist ohne äußeren Druck und freiverantwortlich zu treffen, damit sie der Definition eines FVET entspricht (Ivanovic et al., 2014).

Es ist nicht unwahrscheinlich, dass Gesundheitsfachpersonen mit dem Phänomen FVET konfrontiert werden. So gaben 32–62 % der im Rahmen von Studien befragten Hausärzt:innen sowie Pflegenden in der Langzeit- und ambulanten Pflege an, bereits einen Menschen beim FVET begleitet zu haben (Stängle et al.,

2021b, 2021c, 2020b, 2020a; Shinjo et al., 2019; Bolt et al., 2015; Hoekstra, et al., 2015).

Prinzipiell sind Gesundheitsfachpersonen sehr offen gegenüber dem FVET. Die meisten halten das Sterben durch FVET sowohl mit ihrer Weltanschauung, der eigenen Berufsethik oder dem beruflichen Selbstverständnis als auch mit der Kultur ihrer Einrichtung für vereinbar (Stängle et al., 2021b, 2020b, 2021c, 2020a; Hoekstra et al., 2015). Die Bereitschaft, einen Menschen beim FVET zu begleiten und zu betreuen, ist prinzipiell sehr hoch (> 90 %) (Stängle et al., 2021b, 2021c, 2020b, 2020a; Hoekstra et al., 2015; Saladin et al., 2018), selbst wenn die Entscheidung nicht nachvollzogen werden kann (Hoekstra et al., 2015), es moralische Zweifel gibt (Stängle et al., 2021b, 2021c, 2020b, 2020a) oder ein persönliches Unbehagen besteht (Gerson et al., 2020). Zwei Faktoren tragen zu dieser Haltung bei: Für Gesundheitsfachpersonen hat die Autonomie der Patient:innen höchste Priorität (Malpas et al., 2017; Saladin et al., 2018; Fringer et al., 2020; Stängle et al., 2021b) und sie empfinden es als ihre berufliche und moralische Pflicht, die Betroffenen zu unterstützen (Stängle et al., 2021b, 2021c, 2020b, 2020a; Hoekstra et al., 2015), unabhängig von deren Motiven, den Umständen des FVET oder ihren Ansichten (Hoekstra et al., 2015; Malpas et al., 2017; Saladin et al., 2018).

Trotz dieser generellen Offenheit gegenüber dem FVET zeigen sich in der konkreten Versorgungssituation moralische Spannungsfelder und Konfliktpotenzial für Gesundheitsfachpersonen. Selbst wenn die Entscheidung für eine FVET-Begleitung eindeutig ist, können sich Gesundheitsfachpersonen aufgrund dieser beschriebenen inneren Diskrepanzen weiterhin in einem Spannungsfeld befinden und moralisch belastet sein. Das Ausmaß der inneren Zerrissenheit bzw. die Akzeptanz einer FVET-Entscheidung kann von verschiedenen Faktoren abhängig sein:

Die Akzeptanz einer FVET-Entscheidung ist vor allem an den Gesundheitszustand der Betroffenen geknüpft. Viele Gesundheitsfachpersonen empfinden die Entscheidung einer unheilbar kranken Person mit einer hohen Symptomlast als nachvollziehbar (Lowers, 2020; Hoekstra et al., 2015; Malpas et al., 2017). Ist dies nicht der Fall, z. B. wenn eine Verschlechterung in die Zukunft projiziert wird, wie bei einer frühen Demenzerkrankung (Lowers et al., 2021), oder die Person gesund ist, ist es herausfordernder für die Gesundheitsfachpersonen, die Entscheidung zu akzeptieren (Hoekstra et al., 2015; Eppel-Meichlinger et al., 2021; Saladin et al., 2018; Stängle et al., 2021a; Lowers et al., 2021).

Eine Bewertung des FVET als Suizid kann ebenfalls zur Ablehnung bei Gesundheitsfachpersonen und den Versorgungseinrichtungen führen (Lowers, 2020; Saladin et al., 2018; Fringer et al., 2020; Gerson et al., 2020). Zudem können sie moralische Konflikte erleben, die sie als innere Zerrissenheit und Ohnmacht empfinden, wenn sie zwischen den beiden Verpflichtungen stehen, einerseits Suizid zu verhindern und andererseits die Autonomie der Betroffenen zu unterstützen (Gerson et al., 2020). Die Bewertung des FVET als natürliches Sterben führt hingegen zu mehr Akzeptanz der Entscheidung (Saladin et al., 2018; Malpas et al., 2017).

Obwohl die meisten Gesundheitsfachpersonen das Sterben durch FVET mit ihren eigenen Wertvorstellungen für vereinbar halten, kann die Kultur oder die Religion einen Einfluss auf die Akzeptanz einer FVET-Entscheidung haben (Saladin et al., 2018). Es gibt Fallberichte, in denen der kulturelle Hintergrund oder die religiösen Überzeugungen zu einer Ablehnung des FVET oder dessen Begleitung führte (Eppel-Meichlinger et al., 2021; Stängle et al., 2021a). Weitergehende Aussagen zum Einfluss der Religion auf die Akzeptanz können nicht getroffen werden, da in den einbezogenen Studien nicht nachgewiesen werden konnte, dass der Grad der Religiosität (Hoekstra et al., 2015) oder die Konfessionszugehörigkeit (Stängle et al., 2021b) einen Unterschied bei der Akzeptanz der FVET-Entscheidung macht.

Studien zeigen, dass Wissen über FVET, eine längere Berufserfahrung oder Erfahrungen mit einer früheren Begleitung, mit einer höheren Akzeptanz des FVET verbunden sind (Stängle et al., 2021b, 2020a; Saladin et al., 2018). Dabei wurde jedoch nicht untersucht, welche Art von Erfahrungen welchen Einfluss haben. Mangelndes Wissen über FVET kann zu Verunsicherungen führen und einer professionellen FVET-Begleitung bzw. dem FVET selbst im Wege stehen. Es können Zweifel darüber bestehen, ob ein prinzipieller Verzicht auf Flüssigkeit und seine physiologischen Folgen für die Patient:innen nicht auch Leid bedeutet (Eppel-Meichlinger et al., 2021). Es gibt Beispiele, bei denen Essen und Trinken von ungeschultem Personal oder Hilfskräften verabreicht wurden, ohne auf die spezielle Situation des FVET Rücksicht zu nehmen (Lowers, 2020). Zugehörige erlebten auch, wie Gesundheitsfachpersonen versuchten den FVET zu stoppen, indem sie die Patient:innen aufforderten mit dem Verzicht aufzuhören, oder die Nährstoffe parenteral verabreichten (Eppel-Meichlinger et al., 2021).

Studien zeigen, dass es nur vereinzelt Gesundheitsfachpersonen gibt, für die eine FVET-Begleitung grundsätzlich nicht infrage kommt (Stängle et al., 2021b; Eppel-Meichlinger et al., 2021; Lowers et al., 2021; Saladin et al., 2018), auch auf Einrichtungsebene kann eine Begleitung abgelehnt werden (Lowers et al., 2021; Saladin et al., 2018). Dies kann zu Spannungen und moralischen Belastungen führen. Im besten Fall besteht eine übereinstimmende Haltung bezüglich einer FVET-Begleitung. Wahrscheinlicher ist aber, dass unterschiedliche Perspektiven existieren. Diskrepante Haltungen können zu einem Dilemma zwischen eigenen Wertvorstellungen und beruflichen Handlungszwängen führen. In den untersuchten Studien wurden Beispiele genannt, in denen Gesundheitsfachpersonen den Wunsch hatten, einen FVET zu begleiten, da sie es als ihre moralische Pflicht empfunden hatten, die Betroffenen zu unterstützen. Die jeweiligen Einrichtungsleitungen hatten jedoch eine FVET-Begleitung untersagt. In dieser Situation sahen sich die Gesundheitsfachpersonen genötigt, entgegen der Entscheidung der Einrichtung und unabhängig vom Team zu handeln, um dem Wunsch der Betroffenen nach FVET erfüllen zu können (Gerson et al., 2020; Saladin et al., 2018). Diese Situation kann für die Gesundheitsfachkräfte sehr belastend sein, da sie zwischen dem Versprechen zur Begleitung und der Pflicht gegenüber der Einrichtung stehen (Saladin et al., 2018). Es kann vermutet werden, dass es auch Fälle gibt, bei denen Gesundheitsfachpersonen, die eine FVET-Begleitung ablehnen, diese trotzdem mitbegleiten müssen. Dies wurde in Studien bisher aber nicht nachgewiesen. Ähnlich belastend ist es für Gesundheitsfachpersonen, wenn sie die Erfahrung machen, dass sie weder im Team noch in der Einrichtung offen über das Phänomen FVET sprechen können (Gerson et al., 2020).

Die FVET-Begleitung selbst ist intensiv und zeitaufwendig. Die Gespräche mit den Betroffenen und Zugehörigen, die am Anfang zur Klärung der Situation notwendig sind, können viel Zeit in Anspruch nehmen (Stängle et al., 2021a; Fringer et al., 2020). Die Zugehörigen müssen unterstützt werden, zumal Gesundheitsfachpersonen häufig den Eindruck haben, dass diese von dem FVET ihres geliebten Menschen sehr belastet sind (Stängle et al., 2021a, 2021b, 2020b, 2021c, 2020a; Hoekstra et al., 2015; Fringer et al., 2020). Der Verlauf des FVET kann stark variieren und manche der Betroffenen werden sehr unruhig oder verwirrt (Saladin et al., 2018; Lowers et al., 2021) und verlangen nach Flüssigkeit oder Nahrung (Lowers, 2020). Der Umgang mit diesen kurzzeitigen Forderungen, vor allem nach Flüssigkeit, ist für alle Beteiligten eine große Herausforderung – im besten Fall wurden zuvor Maßnahmen vereinbart, wie damit umzugehen ist. Diese könnten bspw. ein dreistufiges Vorgehen beinhalten: erstens, die Erinnerung an die Betroffenen, dass der FVET deren bewusste Wahl war, zweitens, die Information darüber, dass mit jeder Flüssigkeitseinnahme der FVET-Prozess verlängert wird, und drittens, die Versicherung, dass die Betroffenen jederzeit etwas zu trinken und zu essen bekommen, wenn es wirklich gewünscht wird (Lowers et al., 2021). Zudem kann es eine große Herausforderung für Gesundheitsfachpersonen sein, das Gleichgewicht zu finden zwischen der Ermutigung des Betroffenen zum Durchhalten einerseits und andererseits dem Betroffenen jederzeit die Möglichkeit offen zu halten, den FVET abbrechen zu können (Stängle et al., 2021a).

16.3 Diskussion

Moralische Herausforderungen und Belastungen für Gesundheitsfachpersonen können aus unterschiedlichen Spannungsfeldern entstehen: In der Diskrepanz der eigenen persönlichen Haltung, in Entscheidungsfindungsprozessen und im Versorgungsalltag. In den vorangegangenen Darstellungen präsentieren sich Haltung und der eigene Versorgungsanspruch als wesentlicher Aspekt für moralisches Belastungserleben. In den Interviews zum Versorgungsalltag der Berliner SAPV zeigt sich, dass die der Palliativversorgung zugeschriebenen Haltung und der daraus formulierte berufliche Anspruch häufig mit der Versorgungsrealität kollidiert und so zur moralischen Belastung führen kann. Lauxen (2009) sieht die Gründe für diese Art von Phänomenen darin, dass Vorstellungen der Patient:innen nicht denen der Gesundheitsfachpersonen entsprechen (Fürsorge-vs.-Autonomie-Konflikt), Ressourcen nicht ausreichend vorhanden sind und Rationierungsentscheidungen getroffen werden müssen (Fürsorge-vs.-Gerechtigkeits-Konflikt), oder dass aufgrund von Weisungsgebundenheit, als unsinnig empfundene Handlungen durchgeführt werden müssen (Fürsorge-vs.-Loyalitäts-Konflikt) (▶ Kap. 14).

Die Haltung der eigenen Person, der Teammitglieder, der Führungskräfte und die Position der Einrichtung sind entscheidend dafür, wie bspw. mit FVET umgegangen wird (Saladin et al., 2018; Fringer et al., 2020). Für Gesundheitsfachpersonen ist es wichtig, dass die Einrichtung ihre Position gegenüber FVET (bspw. ob sie eine FVET-Begleitung erlauben oder verbieten) formuliert und in einem Leitbild verankert (Stängle et al., 2021a), damit sie sich selbst geschützt und entlastet fühlen. Individuelle Haltungen und Ansprüche müssen thematisiert und ein Konsens im Team erreicht werden (Stängle et al., 2021a). Die Entwicklung einer gemeinsamen Haltung und Position ist ein Prozess und braucht Zeit (Saladin et al., 2018). Bei unterschiedlichen Haltungen muss vermittelt und ein Weg gefunden werden, der für alle möglich und akzeptabel ist und der individuelle Dissens muss respektiert werden (Saladin et al., 2018).

Entscheidungsfindungsprozesse spielen eine Schlüsselrolle für moralische Be- und Entlastungen für Gesundheitsfachpersonen (▶ Kap. 10). Getroffene Entscheidungen müssen von allen mitgetragen werden. Zur Belastung können Entscheidungen dann werden, wenn beteiligte Personen nicht an der Entscheidungsfindung partizipieren durften oder die Entscheidung nicht beeinflusst oder nachvollzogen werden kann. Ethische Entscheidungsfindungsprozesse in der Palliativversorgung werden auch von Cheon et al. (2015) als herausfordernd identifiziert und können nachhaltig negativ erlebt werden. Unzureichende Entscheidungsfindungsprozesse werden als Auslöser von moralischem Stress vermutet (Wöhlke, 2018; Wöhlke & Wiesemann, 2016; Pauly et al., 2012) bzw. als Risikofaktor für das Burn-out-Syndrom beschrieben (Hernàndez-Marrieri et al., 2016).

Moralischer Stress präsentiert sich in Form von starker emotionaler Belastung oder Erschöpfung und kann sich in Zorn, Schuldgefühlen, Sorgen, Angst, Wut, Hilflosigkeit, Ohnmacht, Depression und Frustration, im Verlust des Selbstwertgefühls, Verbitterung und Machlosigkeit, aber auch als Krankheitsursache manifestieren (Tanner et al., 2014; Wöhlke, 2018). Vermeidungsstrategien, wie die Delegation von Verantwortung, Überarbeitung, Distanzierung und Ablenkung, können Folgen sein (Wöhlke, 2018). Moralischer Stress kann durch moralische Sensibilität, Reflexionsfähigkeit sowie systematische, transparente und partizipative Entscheidungsprozesse reduziert werden (Tanner et al., 2014).

Die Ausbildung ethischer Kompetenz spielt eine zentrale Rolle, um moralische Belastung vorzubeugen bzw. zu reduzieren. Tanner et al. (2014) zeigen, dass Interventionen zur Stärkung der ethischen Kompetenz eine Reduzierung von moralischem Stress bedeuten können. Gleichsam betonen sie die Gefahr der Belastungszunahme aufgrund der gesteigerten Sensibilisierung, da so die Komplexität moralischer Probleme erst in vollem Umfang wahrgenommen werden kann (▶ Kap. 8).

Am Beispiel des FVET zeigt sich, dass die Einstellungen zur Nahrungsverweigerung unter den Gesundheitsfachpersonen heterogen sind und vom persönlichen Wissen und den beruflichen Netzwerken abhängen (Fringer et al., 2020). Gesundheitsfachpersonen selbst sehen einen Bedarf an mehr Information, Schulungen und Fachwissen (Stängle et al., 2021a). Darüber hinaus zeigten die Studien, dass eigene Erfahrungen mit einer FVET-Begleitung und Wissen über den FVET Stress und Ängste reduzieren (Saladin et al., 2018; Stängle et al., 2020a). Das gesammelte Wissen und die praktischen Erfahrungen mit dem FVET sollten allen Gesundheitsfachpersonen zugänglich gemacht werden, bspw. im Rahmen von Fort- und Weiterbildungen oder als konkretes Unterstützungsangebot innerhalb der Einrichtung in Form von professionellen Ansprechpersonen für FVET-bezogene Fragen, wie es den Studien zufolge von Pflegefachpersonen auch gewünscht wird (Saladin et al., 2018).

Hernàndez-Marrieri et al. (2016) zeigen, dass Palliativversorger:innen eher geringere Belastungen aufweisen, obwohl sie häufig mit Entscheidungsfindungsprozessen konfrontiert sind. Dies wird damit begründet, dass Schutzfaktoren und Unterstützungen, wie interprofessionelle Entscheidungsfindungsprozesse, Ethikberatung sowie Fort- und Weiterbildungen in der Palliativversorgung, obligat sind (Hernàndez-Marrero et al., 2016). Möglichkeiten der reflektierten Problemlösung, wie Supervision, ethische Fallbesprechungen, Leit- und Richtlinien, stellen probate Methoden dar, um moralischen Stress zu begegnen und moralische Widerstandskraft zu fördern (Wöhlke, 2018; Hirsmüller & Schröer, 2018).

Die spezielle Situation eines FVET, aber auch generell der Umgang mit ethischen Herausforderungen im Versorgungsalltag bedeuten für Gesundheitsfachpersonen nicht nur Belastungen. Sie können diese Erfahrungen ebenso als Bereicherung und als Ressource empfinden; so wurde die Zufriedenheit und das Vertrauen der Betroffenen bei der Begleitung eines FVET als erfüllend erlebt (Saladin et al., 2018; Gerson et al., 2020). In den Interviews zum Versorgungsalltag in der Berliner SAPV wurde geschildert, dass der Umgang mit moralischen Herausforderungen auch die Möglichkeit einen Perspektivwechsel einzunehmen sowie die Ausbildung von ethischer Kompetenz bedeuten kann.

16.4 Zusammenfassung

Ein angemessener Umgang mit moralischen Herausforderungen ist notwendig, um Belastungen zu reduzieren. Eine Bewältigung der beruflichen Spannungsfelder kann nur durch das Wahrnehmen der eigenen Rolle, dem Bewusstwerden eigener Wertevorstellungen und Lebensentwürfe sowie durch Selbstreflexion, Achtsamkeit, fachliche und emotionale Intelligenz sowie Anpassungsfähigkeit gelingen. Neben der individuellen Initiative und dem persönlichen Engagement müssen vor allem strukturelle Rahmenbedingungen gefördert werden, sodass eine Auseinandersetzung mit moralischen Spannungsfeldern, Herausforderungen und Belastung bedarfsgerecht stattfinden kann. Nur so lassen sich nachhaltig moralischer Stress reduzieren sowie Handlungssicherheit, Orientierung und ethische Kompetenz entwickeln. Der Umgang mit moralischen Herausforderungen und Wissen zu spezifischen Handlungsfeldern der Versorgung müssen Inhalt der Ausbildung aller Gesundheitsfachberufe sein. Gleichzeitig müssen Rahmenbedingungen moralisches Handeln zulassen, damit ethische Kompetenz nicht zur Überforderung wird.

16.5 Literatur

Bolt, E. E., Hagens, M., Willems, D. et al. (2015). Primary care patients hastening death by voluntarily stopping eating and drinking. *Ann Fam Med, 13,* 421–28. https://doi.org/10.1370/afm.1814

Cheon, J., Coyle, N., Wiegand, D. L. et al. (2015). Ethical Issues Experienced by Hospice and Palliative Nurses. *Journal of Hospice and Palliative Nursing, 17*(1), 7–13. https://doi.org/10.1097/NJH.0000000000000129

Eppel-Meichlinger, J., Stängle, S., Mayer, H. et al., (2021). Family caregivers' advocacy in voluntary stopping of eating and drinking: A holistic multiple case study. *Nurs Open* (00), 1–13. https://doi.org/10.1002/nop2.1109

Fringer, A., Stängle, S., Büche, D. et al (2020). The associations of palliative care experts regarding food refusal: A cross-sectional study with an open question evaluated by triangulation analysis. *PLoS One, 15,* e0231312. https://doi.org/10.1371/journal.pone.0231312

Gerson, S. M., Preston, N. J., Bingley, A. F. (2020). Medical Aid in Dying, Hastened Death, and Suicide: A Qualitative Study of Hospice Professionals' Experiences From Washington State. *J Pain Symptom Manage, 59,* 679–686. https://doi.org/10.1016/j.jpainsymman.2019.10.021

Hernàndez-Marrero, P., Martins Pereira, S., Carvalho, A. S. (2016). Ethical Decisions in Palliative Care: Interprofessional Relations as a Burnout Protective Factor? Results From a Mixed-Methods Multicenter Study in Portugal. *American Journal of Hospice & Palliative Medizin, 33*(8), 723–732. https://doi.org/10.1177/1049909115583486

Hirsmüller, S., Schröer, M. (2018). Resilienz durch Ethikvisiten stärken. In A. Riedel, A. & Linde, AC. (Hrsg.), *Ethische Reflexion in der Pflege. Konzepte – Werte – Phänomene* (pp. 189–198) Springer.

Hoekstra, N. L., Strack, M., Simon, A. (2015). Bewertung des freiwilligen Verzichts auf Nahrung und Flüssigkeit durch palliativmedizinisch und hausärztlich tätige Ärztinnen und Ärzte – Ergebnisse einer empirischen Umfrage (n = 255). *Z Palliativmed, 16,* 68–73. https://doi.org/10.1055/s-0034-1387571

Ivanović, N., Büche, D., Fringer, A. (2014). Voluntary stopping of eating and drinking at the end of life – a ›systematic search and review‹ giving insight into an option of hastening death in capacitated adults at the end of life. *BMC Palliat Care, 13,* 1–8. https://doi.org/10.1186/1472-684X-13-1

Karnik, S. & Kanekar, A. (2016). Ethical Issues Surrounding End-of-Life Care: A Narrative Review. *Healthcare, 4*(2), 1–6. https://doi.org/10.3390/healthcare4020024

Kranz, S. J. (2018). *Ambulante Ethikberatung – Chance oder Notwendigkeit für die häusliche Palliativversorgung?* [Masterarbeit, Alice-Salomon-Hochschule Berlin].

Kuckartz, U. (2016). *Qualitative Inhaltsanalyse. Methoden, Praxis, Computerunterstützung* (3. Aufl.) Beltz Juventa.

Lauxen, O. (2009). Moralische Probleme in der ambulanten Pflege. Eine deskriptive pflegeethische Untersuchung. *Pflege, 22*(6), 421–430. https://doi.org/10.1024/1012-5302.22.6.421

Lowers, J. (2020). *Experiences of caregivers who support a patient who elects voluntarily stopping eating and drinking (VSED) to hasten death* [Dissertation, Lancaster University (United Kingdom)]. https://doi.org/10.17635/lancaster/thesis/1054

Lowers, J., Hughes, S., Preston, N. (2021). Experience of Caregivers Supporting a Patient through Voluntarily Stopping Eating and Drinking. *J Palliat Med, 24,* 376–381. https://doi.org/10.1089/jpm.2020.0223

Malpas, P. J., Mitchell, K. (2017). »Doctors Shouldn't Underestimate the Power that they Have«: NZ Doctors on the Care of the Dying Patient. *Am J Hosp Palliat Care, 34,* 301–307. https://doi.org/10.1177/1049909115619906

Mensger, C. (2022). *Voluntary Stopping of Eating and Drinking – a systematic review about experiences, knowledge and attitudes of affected people, relatives, close friends and healthcare professionals* [Masterarbeit, Charité – Universitätsmedizin Berlin].

Mensger, C., Jiao, Y., Jansky, M. et al. (2024). Voluntarily Stopping Eating and Drinking (VSED): a systematic mixed-methods review focusing on the carers' experiences. *Health Policy*, 150, 105174. https://doi.org/10.1016/j.healthpol.2024.105174

Pauly, B. M., Varcoe, C.; Storch, J. (2012). Framing the Issues: Moral Distress in Health Care. *HEC Forum*, 24(1), 1–11. https://doi.org/10.1007/s10730-012-9176-y

Rehmann-Sutter, C., Lehnert, H. (2016). Ethische Aspekte der Palliativmedizin. *Der Internist*, 57(10), 946–952. https://doi.org/10.1007/s00108-016-0129-4

Reiter-Theil, S., Schürmann, J. M. (2016). Unterstützung bei ethischen Fragen – eine methodische Orientierung zur Ethikberatung in der Palliativversorgung. In A. Wienke, K. Janke, T. Sitte et al. (Hrsg.), *Aktuelle Rechtsfragen der Palliativversorgung* (S. 35–47). Springer.

Rester, C., Grebe, C., Bauermann, E. et al. (2017). Klinische Ethikberatung und subjektive Belastungen von Mitarbeitern in der unmittelbaren Patientenversorgung. *Heilberufe – Science*, 8(1), 3–9. https://doi.org/10.1007/s16024-016-0290-7

Saladin, N., Schnepp, W., Fringer, A. (2018). Voluntary stopping of eating and drinking (VSED) as an unknown challenge in a long-term care institution: an embedded single case study. *BMC Nurs*, 17, 39. https://doi.org/10.1186/s12912-018-0309-8

Shinjo, T., Morita, T., Kiuchi, D. et al. (2019). Japanese physicians' experiences of terminally ill patients voluntarily stopping eating and drinking: a national survey. *BMJ Support Palliat Care*, 9, 143–145. https://doi.org/10.1136/bmjspcare-2017-001426

Stängle, S., Schnepp, W., Büche, D. et al. (2020a). Family physicians' perspective on voluntary stopping of eating and drinking: a cross-sectional study. *J Int Med Res*, 48, 1–15. https://doi.org/10.1177/0300060520936069

Stängle, S., Schnepp, W., Büche, D. et al. (2020b). Long-term care nurses' attitudes and the incidence of voluntary stopping of eating and drinking: A cross-sectional study. *J Adv Nurs*, 76, 526–534. https://doi.org/10.1111/jan.14249

Stängle, S., Fringer, A. (2021a). Perspectives of people accompanying a person during voluntary stopping eating and drinking: a convergent mixed methods study. *Ann Palliat Med*, 10, 1994–2007. https://doi.org/10.21037/apm-20-1339

Stängle, S., Büche, D., Häuptle, C. et al. (2021b). Experiences, Personal Attitudes, and Professional Stances of Swiss Health Care Professionals Toward Voluntary Stopping of Eating and Drinking to Hasten Death: A Cross-Sectional Study. *J Pain Symptom Manage*, 61, 270–278. https://doi.org/10.1016/j.jpainsymman.2020.07.039

Stängle, S., Schnepp, W., Büche, D. et al. (2021c). Voluntary stopping of eating and drinking in Swiss outpatient care. *GeroPsych 2021c*, 34, 73–81. https://doi.org/10.1024/1662-9647/a000249

Tanner, S., Albisser Schleger, H., Meyer-Zehnder, B. et al. (2014), Klinische Alltagsethik – Unterstützung im Umgang mit moralischem Disstress? Evaluation eines ethischen Entscheidungsfindungsmodells für interprofessionelle klinische Teams. *Medizinische Klinik-Intensivmedizin und Notfallmedizin*, 109(5), 354–363. https://doi.org/10.1007/s00063-013-0327-y

Walker, A., Breitsameter, C. (2013). Ethische Entscheidungen in Hospizen. Ergebnisse einer qualitativen Studie in drei Hospizen in Nordrhein-Westfalen. *Ethik in der Medizin*, 25(4), 301–313. https://doi.org/10.1007/s00481-012-0217-5

Wallner, J. (2007). *Health Care zwischen Ethik und Recht*. Facultas.

Wöhlke, S. (2018). Bedeutsamkeit und Konsequenzen von moralischem Stress im pflegerischen Alltag. In A. Riedel & A. C. Linde (Hrsg.), *Ethische Reflexion in der Pflege. Konzepte – Werte – Phänomene* (S. 41–46). Springer.

Wöhlke, S., Wiesemann, C. (2016). Moral distress im Pflegealltag und seine Bedeutung für die Implementierung von Advance Care Planning. *Pflegewissenschaft*, 18(5–6), 280–287. https://doi.org/10.3936/1346

17 Moralische Herausforderungen für Pflegefachpersonen in der Langzeitpflege im Spannungsfeld zwischen Palliative Care und Suizidassistenz

Karen Klotz, Anna-Henrikje Seidlein und Annette Riedel

17.1 Hinführung

Sowohl nationale als auch internationale Entwicklungen im Kontext des assistierten Suizids eröffnen für Pflegefachpersonen ein ethisches Spannungsfeld zwischen dem Palliative Care-Auftrag und der Suizidassistenz (Zeilinger et al., 2025; Unseld et al., 2025; Jox, 2024; Müller Busch, 2024; Peisah et al., 2023; Abbott et al., 2023; Gerson et al., 2023, 2020; Joolaee et al., 2022; Wright et al., 2021; Ho et al., 2021; Bernheim et al., 2014; Hurst & Mauron, 2006). Dieses Spannungsfeld erweist sich als moralisch herausfordernd für alle Professionen, die innerhalb der Palliative Care wirken, insbesondere jedoch für die Berufsgruppe der Pflegefachpersonen, die nachfolgend im Mittelpunkt stehen. Angesichts der komplexen moralischen Herausforderungen, die ohnehin mit Todes- und Sterbewünschen und insbesondere auch mit Wünschen nach einem assistierten Suizid einhergehen, kann es in diesem Kontext verstärkt zu moralischem Belastungserleben kommen (Klotz et al., 2025a; Riedel et al., 2025a, 2024a, b). Die Ausführungen in diesem Kapitel erfolgen vor dem Hintergrund, dass der Wunsch nach Suizidassistenz als *eine* spezifische Form zu verstehen ist, die ein Todes- bzw. Sterbewunsch einnehmen kann. Dabei wurde bisher vor allem die Erlebensqualität Moral Distress in einen Zusammenhang mit der Äußerung von Wünschen nach Suizidassistenz gebracht (Klotz et al., 2025a; Sandham et al., 2022; Bruce & Beuthin, 2020; Ho et al., 2021; Bellens et al., 2020; Pesut al., 2020a, 2019; Elmore et al., 2018). Der Erlebensqualität Moral Injury wird im Rahmen empirischer Studien zur Thematik bisher weniger Aufmerksamkeit zuteil. Moral Injury entsteht aufgrund »traumatischer Ereignisse« (eigene Übersetzung; Čartolovni et al., 2021, S. 596), durch die »tief verankerte moralische Werte« (eigene Übersetzung; ebd., S.596) überschritten werden. Anhaltspunkte für das potenzielle Risiko für Moral Injury finden sich im »Matters Arising« Papier von Peisah et al. (2023). Die Autor:innen verweisen darauf, dass es der Gefahr von Moral Injury im Kontext der Implementierung von Suizidassistenz vorzubeugen gilt. Aber auch angesichts dessen, dass die Debatte rund um die Suizidassistenz als kontrovers gilt und durch stark polarisierte Meinungen geprägt ist, wird bei Pflegefachpersonen die Möglichkeit für die Entwicklung von Moral Injury in der Auseinandersetzung mit solchen Wünschen evident.

Um das Potenzial für die Entwicklung moralischen Belastungserlebens exemplarisch am Setting der Langzeitpflege zu skizzieren, erfolgt im vorliegenden Kapitel die Bezugnahme auf eine aktuelle, international kontrovers diskutierte und dokumentierte Debatte rund um die Vereinbarkeit von Suizidassistenz und Palliative Care. In einem ersten Schritt (▶ Kap. 17.2) wird die Relevanz der Thematik für das Setting der Langzeitpflege und für die dort wirkenden Pflegefachpersonen vor dem Hintergrund ethischer Rahmungen der Palliative Care konturiert. Im zweiten Schritt (▶ Kap. 17.3) werden die groben Eckpunkte des exemplarischen Spannungsfeldes anhand einer Fachdiskussion vorgestellt, die sich im Ausgang von Downar et al. (2023) nachvollziehen lässt. Bezugnehmend auf diese Debatte beschreibt ▶ Kap. 17.4 exemplarische Auswirkungen dieser normativen Uneinigkeit auf die Entwicklung moralischen Belastungserlebens (Moral Distress und Moral Injury)[15] von Pflegefachpersonen.

Ziel des Kapitels ist es, die angesichts der normativ ungeklärten Diskussion über die Vereinbarkeit von Palliative Care und Suizidassistenz antizipierbaren und identifizierbaren moralischen Herausforderungen von Pflegefachpersonen zu skizzieren und darauf basierend das Potenzial für moralisches Belastungserleben zu verdeutlichen; dies verbunden mit der Intention, für die ethische Komplexität angesichts der Pluralität wirkender Werte zu sensibilisieren und die Notwendigkeit von Angeboten zur moralischen Entlastung im Setting der Langzeitpflege herauszuheben.

17.2 Bedeutsamkeit von Todes- und Sterbewünschen in der Langzeitpflege

Todes- und Sterbewünsche weisen sowohl im Kontext der Palliativversorgung (Perrar et al., 2021; AWMF 2020) als auch unter älteren pflegebedürftigen Menschen (Lindner, 2025; Kessler, 2025; Werner et al., 2025; Erikkson et al., 2024; Eggert et al., 2023; Rubli Truchard et al., 2022) eine hohe Prävalenz auf. In der stationären und ambulanten Langzeitpflege stellt die Konfrontation mit Todes- und Sterbewünschen für Pflegefachpersonen eine häufige und herausfordernde Realität dar (Klotz et al., 2025a, b; Zeilinger et al., 2025; Richter, 2024; Riedel et al., 2025a, 2024a, b; Dörmann et al., 2023). Ohnsorge et al. (2019) erklären dies u. a. damit, dass der eigene Tod für pflegebedürftige ältere oder schwerkranke Menschen kein abstraktes Zukunftsszenario mehr verkörpert, sondern angesichts der individuellen Lebenssituationen der Betroffenen immer greifbarer wird. Darüber hinaus besteht in der stationären Langzeitpflege ein relativ hohes Suizidrisiko –

---

15 Wenn im Folgenden von moralischem Belastungserleben gesprochen wird, so sind sowohl die Erlebensqualität Moral Distress als auch Moral Injury gemeint. Andernfalls wird dies an entsprechender Stelle differenziert.

auch aufgrund der dort lebenden Personengruppe, der vornehmlich ältere Menschen angehören (Lindner et al., 2022, 2021; Schneider et al., 2021; Frühwald et al., 2021; Arbeitsgruppe Alte Menschen im Nationalen Suizidpräventionsprogramm für Deutschland, 2019).

Ein weiterer Aspekt ist im Kontext der Thematik beachtlich: Immer mehr Länder legalisieren den assistierten Suizid oder die Tötung auf Verlangen (Richardson, 2023), wobei die meisten Personen, die eine dieser Maßnahmen beanspruchen über 65 Jahre alt sind (Gleich et al., 2024; Swissinfo, 2023; Statista, 2023; Dierickx et al., 2020). Auch in Deutschland weist die Anzahl an assistierten Suiziden eine steigende Tendenz auf (Gleich et al., 2024; Ärztezeitung, 2024). Parallel zeigen Daten aus dem Ausland, dass diejenigen Menschen, die eine Suizidassistenz (oder Tötung auf Verlangen) in Anspruch nehmen, häufig auch durch Palliative Care-Teams begleitet werden (Gerson et al., 2020; Emanuel et al., 2016) bzw. sich eine solche Begleitung wünschen (Cheng et al., 2022).

Wünsche nach Suizidassistenz sind als *eine* spezifische Form des übergeordneten Phänomens Todes- bzw. Sterbewunsch einzuordnen. Todes- bzw. Sterbewünsche wiederum sind komplexe, dynamische und subjektive Phänomene, die vielfach mit ambivalenten Gefühlen einhergehen und häufig in ihrer Intensität und Persistenz schwanken (Klotz et al., 2025a; Riedel, 2024; Riedel et al., 2025a, 2024a, b; Rehmann-Sutter, 2024; Rodríguez-Prat et al., 2024; Kremeike et al., 2023; Deutscher Ethikrat, DER, 2022; Feichtner, 2022; Streeck, 2022; Ohnsorge et al., 2019, 2014; Radbruch et al., 2016; Balaguer et al., 2016). Die Komplexität von Todes- und Sterbewünschen ergibt sich u. a. daraus, dass die subjektiven Hintergründe und das individuelle Erleben dieser Wünsche sowie ihre Bedeutung und die damit verbundenen Hoffnungen von Mensch zu Mensch stark variieren können (Ohnsorge et al., 2019, 2014, 2012). So sind Todes- bzw. Sterbewünsche beeinflusst durch multiple Faktoren auf der physischen, psychischen, sozialen und spirituellen Ebene sowie durch die persönlichen Überzeugungen, Haltungen und Werteorientierungen der Betroffenen (Riedel, 2024; Kruse, 2024; Rodríguez-Prat et al., 2024; Feichtner, 2022; Ohnsorge et al., 2019; Radbruch et al., 2016). Individuelle und subjektiv erlebte Verlusterfahrungen wie bspw. der Einzug ins Pflegeheim, die wahrgenommene Verschlechterung des physischen und kognitiven Zustands, eingeschränkte Teilhabe an Aktivitäten, Institutionalisierung, der Tod nahestehender Personen, soziale Isolation und Einsamkeit, das Gefühl, nicht mehr gebraucht zu werden, die Sorge, zur Last zu fallen, die Angst vor dem Verlust der Würde oder das Bedürfnis, Angehörige vor dem eigenen Leid zu schützen, aber auch existente Altersbilder können zu Motiven eines Todes- bzw. Sterbewunsches werden bzw. dazu beitragen und spielen daher auch in der Auseinandersetzung mit Wünschen nach Suizidassistenz eine Rolle (Kessler, 2025; Lindner, 2025; Unseld et al., 2025; Kruse, 2024; Richter, 2024; Riedel, 2024; Riedel et al., 2025a, 2024a; Rodríguez-Prat et al., 2024; Ohnsorge et al., 2019; Seidlein et al., 2019). Hierbei ist Folgendes zu konstatieren: Die Äußerung eines Todes- bzw. Sterbewunsches ist nicht automatisch gleichzusetzen mit dem Wunsch danach, tatsächlich tot zu sein (Bausewein, 2024; Rodríguez-Prat et al., 2024; Kremeike et al., 2023; DER, 2022; Ohnsorge et al., 2019, 2014). Vielmehr kann die Dringlichkeit solcher Wünsche von der Akzeptanz des baldigen Sterbens (ohne Handlungsdruck) bis hin zum

Wunsch nach einer gezielten Beschleunigung des Sterbeprozesses reichen (Ohnsorge et al., 2014; DER, 2022). Ein solch gezieltes Beschleunigen könnte bspw. die Entscheidung zum freiwilligen Verzicht auf Nahrung und Flüssigkeit, Therapiezieländerungen, Therapiebegrenzungen oder den assistierten Suizid umfassen (Rehmann-Sutter, 2024; Kremeike et al., 2023; Streeck, 2022; Feichtner, 2022; Deutsche Gesellschaft für Palliativmedizin, DGP e. V., 2022, 2019).

Deutlich ist bereits an dieser Stelle, dass Palliative Care im Setting der Langzeitpflege angesichts der skizzierten Herausforderungen im Kontext von Todes- und Sterbewünschen, aber auch als Ort des Lebens und des Sterbens vieler älterer Menschen, einen zentralen Stellenwert einnimmt. Das heißt folglich auch, dass die normativen Rahmungen, die sich aus der Definition von Palliative Care der WHO (»fördert Lebensqualität«, »bejaht das Leben und erkennt das Sterben als normalen Prozess an,« »beabsichtigt weder die Beschleunigung noch Verzögerung des Todes«; World Health Organization, WHO, 2002) wie auch aus Empfehlungen der »Charta zur Betreuung schwerstkranker und sterbender Menschen in Deutschland« (im Folgenden: »die Charta« genannt) (DGP, Deutscher Hospiz- und Palliativverband e. V., Bundesärztekammer, 2020) ableiten lassen, in diesem Setting eine ethisch-normative Orientierung und Verpflichtung darstellen. Dabei wird die Förderung von Lebensqualität sowohl im Rahmen der Definition der WHO als auch in der Charta unterstrichen und verweist somit auf eine dem Palliative Care-Handeln inhärente Wertorientierung (DGP e. V., Deutscher Hospiz- und Palliativverband e. V., Bundesärztekammer, 2020; WHO, 2002). Die Charta formuliert in ihrem Leitsatz 1 weiter: »Jeder Mensch hat ein Recht auf ein Sterben unter würdigen Bedingungen. Er muss darauf vertrauen können, dass er in seiner letzten Lebensphase mit seinen Vorstellungen, Wünschen und Werten respektiert wird und dass Entscheidungen unter Achtung seines Willens getroffen werden« (ebd., S. 8, S. 10). Zugleich steht dort geschrieben: »Ein Sterben unter würdigen Bedingungen zu ermöglichen bedeutet auch, den Bestrebungen nach einer Legalisierung der Tötung auf Verlangen oder der Beihilfe zum Suizid durch eine Perspektive der Fürsorge und des Miteinanders entgegenzuwirken« (ebd., S. 11). Deutlich ist: Trotz oder möglicherweise auch aufgrund der Grundwerte, Grundhaltungen und Prämissen im Kontext der Palliative Care kann es in der Praxis zu einer ethischen »Entscheidungsnot« (Jox, 2024, S. 116) kommen. Denn so weisen bereits diese Elemente auf moralische Herausforderungen und potenzielles ethisches Konfliktpotenzial hin, das sich u. a. zwischen dem Respekt der Selbstbestimmung (hier in Bezug auf den Todes- bzw. Sterbewunsch), der Verbesserung der Lebensqualität (z. B. in Bezug auf den Schutz des Lebens, auf die Symptomlinderung, die soziale Teilhabe) und der Beeinflussung des Sterbeprozesses bewegt.

Pflegefachpersonen sind dabei häufig die ersten Ansprechpersonen, wenn es zu der Äußerung eines Todes- bzw. Sterbewunsches kommt (Klotz et al., 2025a, b; Riedel et al., 2025a, 2024a, b; Salvatore, 2023; Bareeqa et al., 2023; Eggert et al., 2023; Gringart et al., 2022; Castelli Dransart et al., 2017). Dies angesichts dessen, dass Pflegefachpersonen durch häufig langfristig aufgebaute Pflegebeziehungen zu wichtigen Bezugspersonen pflegebedürftiger Menschen werden (Klotz et al., 2025a, b; Riedel et al. 2025a, 2024a, b; Feichtner, 2022). Als Adressat:innen solcher Wünsche tragen Pflegefachpersonen eine moralische Verantwortung, im Rahmen derer es darum geht, die individuelle Not der Betroffenen empathisch, respektvoll, wertfrei und zugewandt aufzugreifen (Riedel, 2024; Feichtner, 2022). Diese Verantwortung wächst vor dem Hintergrund situativer Vulnerabilitäten der zu Pflegenden (Rehmann-Sutter, 2024). Unter anderem im Lichte des pflegeprofessionellen Auftrags »Leiden [zu] lindern« und »ein würdiges Sterben« zu begleiten (International Council of Nurses, ICN, 2021, S.4), aber auch bezüglich anderer professionsethischer Prinzipien wie der »Achtung von Autonomie [und] Nicht-Schaden« (ICN, 2021, S.11) stellt die Konfrontation mit Todes- und Sterbewünschen das Pflegefachpersonal zugleich vor erhebliche moralische Herausforderungen (Riedel, 2024). Der Aspekt der Leidenslinderung gilt dabei insbesondere im Rahmen der Palliative Care-Bewegung als zentral (Total-Pain-Ansatz) (Riedel et al., 2025b (▶ Kap. 5); Streeck, 2022; Riedel & Lehmeyer, 2022a; International Association of Hospice & Palliative Care, IAHPC, 2018; WHO, 2002). Aufgrund der sich auch angesichts dessen abbildbaren Komplexität führt die Auseinandersetzung mit Todes- und Sterbewünschen nicht selten zu Versagensgefühlen, Irritation, moralischer Unsicherheit und Überforderung auf Seiten der Professionellen (Klotz et al., 2025a, b; Zeilinger et al., 2025; Wareing, 2025; Unseld et al., 2025; Werner et al., 2025; Riedel, 2024; Riedel et al., 2024a; Variath et al., 2020; De Bal et al., 2006). Diese Empfindungen können sich bis hin zu moralischem Belastungserleben verdichten (Klotz et al., 2025a; Riedel et al., 2024a; Ho et al., 2021; Elmore et al., 2018), was mit Gesundheitseinbußen auf Seiten der Pflegefachpersonen und einer reduzierten pflegerischen Versorgungsqualität einhergehen kann (Klotz et al., 2025a; Riedel et al., 2024a; Seidlein, 2023; Klotz et al., 2022).

17.3 Palliative Care und Suizidassistenz – eine normative Debatte

Die Debatte über Suizidassistenz in der Palliative Care ist – auch angesichts der zuvor ausgeführten Spannungsfelder und normativen Rahmungen – sowohl ethisch als auch rechtlich umstritten und wird entsprechend kontrovers diskutiert und eingeordnet (Jox, 2024; Müller Busch 2024; Kitta et al., 2024; Peisah et al., 2023; Abbott et al., 2023; Gerson et al., 2023, 2020; Joolaee et al., 2022; Wright et al., 2021; Ho et al., 2021; DGP 2021; Bernheim et al., 2014; Hurst & Mauron, 2006).
Hier gilt es zu konstatieren, dass es stark divergierende Meinungen hinsichtlich der Vereinbarkeit von Palliative Care und Suizidassistenz gibt: So wird zum einen die Position vertreten, dass Palliative Care und Suizidassistenz nicht zusammenpassen, zum anderen jedoch auch, dass die Palliative Care prädestiniert dafür ist, mit Anfragen nach Suizidassistenz wie auch in Bezug auf deren Begleitung professionell umzugehen (Peisah et al., 2023). Positionierungen zur Suizidassistenz finden sich auch innerhalb von Fachgesellschaften, wie der European Association of Palliative Care (EAPC) (Radbruch et al., 2016) und der Deutschen Gesellschaft

für Palliativmedizin (DGP, 2021) sowie innerhalb pflegerischer Berufsverbände (z. B. Deutscher Berufsverband für Pflegeberufe, DBfK, 2020; Deutscher Pflegerat, DPR, 2024, 2020) wieder. Die EAPC erkennt Wünsche nach Suizidassistenz als besondere Herausforderung innerhalb der Palliative Care an, erachtet die Suizidassistenz jedoch nicht als Bestandteil von Palliative Care. Vielmehr sei es die Aufgabe von Palliative Care-Fachkräften entsprechende Wünsche offen und empathisch aufzugreifen und ganzheitliche Lösungsstrategien für die Betroffenen zu entwickeln (Radbruch et al., 2016). Eine ähnliche Position vertritt die DGP, wenngleich sie im Umgang mit Todes- und Sterbewünschen unterstreicht: »Die DGP sieht es als Aufgabe der Hospiz- und Palliativversorgung, sich respektvoll mit Todeswünschen von Patient:innen auseinanderzusetzen. […] Dabei ist auch die Durchführung des Suizids durch die Patient:innen selbst als möglicher Ausgang der respektvollen Begleitung zu tolerieren« (DGP, 2021, S. 29). Bezogen auf die Berufsgruppe der Pflege in Deutschland positionierte sich der DBfK (2020) klar gegen die Suizidassistenz: »Es trifft zu, dass in einzelnen Fällen die jetzt bestehenden Möglichkeiten dem Leidenden keine Linderung bringen. Hieraus kann jedoch nicht ein Anspruch auf einen assistierten Suizid durch einen Arzt oder eine Pflegende abgeleitet werden« (DBfK, 2020, S. 2). Während der Deutsche Pflegerat (DPR) in früheren Positionierungen formuliert, dass die Durchführung von Suizidassistenz in Krankenhäusern und Altenheimen zu verbieten sei (DPR, 2020), konstatiert er in einem aktuelleren Positionspapier: »Wenn alle Möglichkeiten ausgeschöpft wurden, gemeinsam mit der betroffenen Person eine lebensbejahende Alternative zu entwickeln, konnte das Recht auf Selbstbestimmung Pflegefachpersonen veranlassen, eine Assistenz beim Suizid zu übernehmen. Pflegefachpersonen sollten dem vorausgehend für sich abwägen, ob Sterbehilfe eine Verletzung ihrer Moral bedeutet« (DPR, 2024, S. 5). Die Mitwirkung an der Suizidassistenz wird dadurch zur individuellen Gewissensentscheidung der Pflegefachpersonen. Allseits unterstrichen wird darüber hinaus der Bedarf, Palliative Care-Strukturen auszubauen – auch um Wünschen nach Suizidassistenz entgegenzuwirken (DGP, 2021; DBfK, 2020; DPR 2024, 2020, 2015; Radbruch et al., 2016).

Die zugrundeliegende normative Kontroverse wird im Folgenden anhand eines Fachdiskurses skizziert, der sich auf Grundlage eines Diskussionspapieres der kanadischen Forschungsgruppe von Downar et al. (2023) entwickelte. Da der Gegenstand dieser Publikation die »Medical Assistance in Dying« (MaiD) ist, wird dieser Begriff für die Ausführungen beibehalten. Der Begriff MaiD stammt aus dem englischsprachigen Kontext und umfasst sowohl die Suizidassistenz als auch die Tötung auf Verlangen (Richardson, 2023; Matthews et al., 2021; Pesut et al., 2020a).

Downar et al. (2023) argumentieren in ihrem Beitrag »Medical Assistance in Dying and Palliative Care: Shared Trajectories«, dass die Grundprinzipien der Palliative Care und die Umsetzung von MaiD sich nicht grundsätzlich ausschließen. Sie begründen dies damit, dass die Palliativbewegung entstanden sei, weil nicht alle Formen menschlichen Leidens gelindert werden können. In manchen Fällen sei es daher die Aufgabe der Palliativteams, Patient:innen darin zu unterstützen, zwischen Lebensqualität und Lebensquantität zu entscheiden. Downar et al. (2023) interpretieren dabei die »Platin-Regel« des kanadischen Psychiaters Harvey Max Chochinov zugunsten der Befürwortung von MaiD im Kontext der

Palliative Care. Diese »Platin-Regel« besagt: »Behandle Patienten so, wie sie selbst behandelt werden wollen« (eigene Übersetzung; Chochinov, 2022, S. 855). Downar et al. (2023) sehen MaiD als eine Möglichkeit für Betroffene, eine autonome Entscheidung den eigenen Tod betreffend fällen zu können, die von dem Fachpersonal respektiert werden sollte. Sie hinterfragen weiter, ob Kritiker:innen von MaiD nicht auch andere gängige Maßnahmen der Palliative Care, wie etwa den Therapieabbruch, als moralisch verwerflich betrachten müssten, wenn sie die MaiD kritisieren. Ihrer Meinung nach können Palliative Care und MaiD komplementär wirken. Bezugnehmend auf die Ausführungen von Downar et al. (2023) wurden in der Fachwelt mehrere Stimmen laut (vgl. Chochinov, 2023; Gallagher & Kaya, 2023; Marosi et al., 2023; Regnard & George, 2023). Diese umfassten sowohl Kritik am Argumentationsstrang des Diskussionspapieres als auch ergänzende Überlegungen, den Auftrag der Palliative Care betreffend.

Harvey Max Chochinov (2023), auf dessen »Platin-Regel« sich Downar et al. berufen, kritisiert bspw., dass die Argumentation von Downar et al. (2023) zu stark auf Schwarz-Weiß-Denken beruhe. Für ihn umfasst die Auseinandersetzung mit dem Wunsch nach MaiD eine ethische und moralische Komplexität. Die Diskussion von Downar et al. (2023), die sich auf die Unterscheidung zwischen Qualität und Quantität des Lebens beschränke, hält er in der Auseinandersetzung mit Wünschen nach MaiD für zu einfach gedacht. Für ihn tragen Professionelle die Verantwortung vor dem Hintergrund des je individuellen und subjektiven Leidens zuwendungsvoll mit den Betroffenen und deren An- und Zugehörigen umzugehen.

Auch Gallagher und Kaya (2023) beziehen Stellung zum Beitrag von Downar et al. (2023). Sie argumentieren, dass die Umsetzung von MaiD prinzipiell nicht mit den Grundprinzipien der Palliative Care vereinbar sei. Sie berufen sich auf die globale Konsensus-Definition der IAHPC (2018), die feststellt, dass Palliative Care weder den Tod beschleunigt noch hinauszögert, das Leben bejaht und das Sterben als natürlichen Prozess anerkennt. Auf dieser Grundlage kommen sie zu dem Schluss, dass MaiD, als Akt der gezielten Beschleunigung des Todes, auch dann nicht legitim ist, wenn die dahinterstehende Intention die Leidenslinderung oder der Respekt vor der Autonomie ist. Sie argumentieren weiter, dass nicht alles Leiden gelindert werden könne und dass das Ziel der Palliative Care darin bestehe, dieses zu reduzieren.

Marosi et al. (2024) ergänzen, dass die Legalisierung von MaiD immer ethische, rechtliche und gesellschaftliche Fragen aufwerfe. Angesichts dessen, dass MaiD in immer mehr Ländern legalisiert wird und sich die Reichweite von MaiD somit ausweitet, betonen die Autor:innen, dass Überlegungen soziale Missstände betreffend in die ethische Reflexion rund um MaiD einfließen müssen. Beispielsweise könnte MaiD aufgrund von Kostenersparnissen für das Gesundheitssystem oder sozialen Problemen wie Wohnungsnot missbraucht werden. Die Autor:innen betonen, dass zwischen MaiD und anderen medizinischen Disziplinen keine Parallelen bestünden. Das Ziel von MaiD sei der Tod, während Palliative Care die Verbesserung der Lebensqualität anstrebe.

Eine weitere Perspektive eröffnen Regnard und George (2023) für die u. a. Versorgungslücken innerhalb der Palliative Care problematisch wirken. Demnach sei der Zugang zu Palliative Care – anders als die MaiD in manchen Gebieten – vielerorts kein gesetzliches Recht, sodass nicht alle Menschen davon profitieren können. Darüber hinaus verweisen sie auf den Bedarf von Schutzkonzepten bzw. Kontrollen, welche die MaiD regulieren. Sie laden dazu ein, den Prozess der MaiD kontinuierlich zu reflektieren und die MaiD nicht durch Missstände in anderen Bereichen (z. B. Zugang zur Palliative Care) zu legitimieren. Vielmehr müsse auch kritisch überlegt werden, wie man die Palliative Care und deren Angebotsstrukturen verbessern und absichern kann.

Wenngleich diese exemplarische Debatte der Vielschichtigkeit und Komplexität der Fachdiskussion zum Thema nicht vollumfänglich gerecht werden kann, so zeigt sie doch eindrücklich, dass es facettenreiche und teilweise stark polarisierende Meinungen in Bezug auf das Zusammenwirken von Palliative Care und MaiD gibt. Ziel der Autorinnen des hiesigen Kapitels ist es nicht, Stellung zur Fachdiskussion zu beziehen, sondern zu konturieren, inwieweit sich die Kontoverse – und die damit verbundenen Uneindeutigkeiten – auf das moralische Belastungserleben von Pflegefachpersonen auswirken können. Eine solche Perspektive erscheint aufgrund dessen bedeutsam, dass die hier konturierte Debatte auch die Pflegefachpersonen im Setting der Langzeitpflege tangiert. Denn: Unabhängig davon, welche Haltung zum assistierten Suizid Pflegefachpersonen und deren Teams einnehmen, werden sie in ihrer Praxis mit Todes- und Sterbewünschen – inklusive dem Wunsch nach Suizidassistenz – konfrontiert (Antonacci et al., 2021; Matthews et al., 2021; Wright et al., 2021). Die ethischen Abwägungs- und Reflexionsprozesse von Pflegefachpersonen gehen in diesem Zusammenhang mit vielschichtigen und facettenreichen Überlegungen einher (Sedgwick et al., 2024; Wright et al., 2023; Elmore et al., 2018). Werden der Austausch und die ethische Reflexion als Konsequenz einer normativ ungeklärten Debatte eingeschränkt, so kann dies tiefgreifende Auswirkungen auf das moralische Integritätserleben der Pflegefachpersonen haben (Klotz et al., 2025a). Moralische Integrität beschreibt »ein Gefühl der moralischen Unversehrtheit oder der moralischen Ganzheit« (Riedel & Lehmeyer, 2022b, S. 453; vgl. auch Seidlein & Kuhn, 2023). Eine Einschränkung dieser kann sowohl das Risiko für moralisches Belastungserleben verdeutlichen als zugleich auch ein Symptom von Moral Distress und Moral Injury darstellen (Čartovolni et al., 2021).

17.4 Moralische Herausforderungen

Im folgenden Schritt wird aufgezeigt, inwieweit sich diese Debatte auf die Entwicklung moralischen Belastungserlebens von Pflegefachpersonen auswirken kann. Dabei werden insbesondere stark polarisierende Meinungen in den Blick genommen. Es wird verdeutlicht, wie sich solche Meinungen auf Ebene der Vertreter:innen und/oder Führungsverantwortlichen der Palliative Care sowie auf Ebene der Palliative Care-Teams auf das Erleben von Moral Distress und Moral Injury der Pflegefachpersonen auswirken können.

17.4.1 Stark polarisierte Meinungen auf Ebene der Vertreter:innen und/oder Führungsverantwortlichen der Palliative Care-Bewegung

Der Umgang mit Anfragen nach Suizidassistenz wird von Pflegefachpersonen vielfach als moralisch herausfordernd empfunden und geht häufig mit moralischer Unsicherheit einher (Klotz et al., 2025a; Riedel et al., 2025a, 2024a, b; Wareing et al. 2025; Unseld et al., 2025; Mathews et al., 2021; Ho et al., 2021; Pesut et al., 2020a, b, 2019). Kommt es zusätzlich dazu, dass Führungsverantwortliche und/oder Vertreter:innen der Palliative Care klare Standpunkte zum Thema Suizidassistenz vertreten – sei es als starke Befürworter:innen oder Kritiker:innen – so entsteht für die Pflegefachpersonen, deren Haltung davon abweicht, die Sorge über die möglichen Konsequenzen einer ihrerseits konträren Positionierung (Klotz et al., 2025a; Wright et al., 2021). Peisah et al. (2023) bezeichnen diese Sorge als Angst davor, aufgrund der bekundeten Haltung zum assistierten Suizid »named and shamed« (S. 2) zu werden. Das bedeutet, Pflegefachpersonen trauen sich teilweise nicht die persönliche Perspektive auf eine Anfrage nach Suizidassistenz zu teilen – aus Sorge vor Kritik aus dem jeweiligen sozialen und professionellen Umfeld (Klotz et al., 2025a; Peisah et al., 2023; Wright et al., 2021). Morley et al. (2023) beschreiben solche Situationen, in denen ein:e moralische:r Akteur:in (z. B. die Pflegefachperson) sich unfähig fühlt, die eigenen Überzeugungen bzw. die eigene Haltung mit anderen zu teilen als moralische Spannungen, die mitunter in Moral Distress resultieren können (Morley et al., 2023, S. 886). Problemtisch erscheint hier insbesondere das Potenzial dafür, dass stark polarisierte Meinungen dazu führen können, dass die Offenheit im Dialog eingeschränkt wird und es zu Tabuisierungen kommt (Klotz et al., 2025a).

Wenngleich eine solche Tabuisierung per se als problematisch zu erachten ist, stellt sie im Setting der Langzeitpflege eine besondere Herausforderung dar. Durch häufig langfristig aufgebaute Versorgungsbeziehungen kennen die Pflegefachpersonen die zu Pflegenden besonders gut und können wichtige Einschätzungen in Bezug auf die Hintergründe von Todes- und Sterbewünsche sowie die situative Vulnerabilität der Betroffenen beitragen (Riedel et al., 2025a, 2024a); dies mit dem professionsethischen Ziel, das Lebensende dieser Personen würdevoll und bedürfnisorientiert zu gestalten (Rafi & Abredari, 2023; ICN, 2021).

Zusätzlich ergeben sich bezogen auf die Zielgruppe in der Langzeitpflege – häufig ältere Menschen – nochmals spezifische ethische Fragestellungen, bspw. in Bezug auf den ethisch angemessenen Umgang mit Todes- und Sterbewünschen von Menschen mit dementiellen Erkrankungen (Riedel et al., 2025a; Groenewoud et al., 2022; Bravo et al., 2019; Diehl-Schmid et al., 2017; Tomlinson & Stott, 2015) oder aber hinsichtlich der Einordnung existentiellen Leidens als Motiv für den Wunsch nach Suizidassistenz (Riedel et al., 2025a; Variath et al., 2020; Richards, 2017). Für die Pflegepraxis heißt das: Um professionsethischen Zielen (z. B. Fürsprache, Interessenvertretung, gemäß dem ICN, 2021) gerecht werden zu können und um moralischem Belastungserleben vorzubeugen, braucht es in Bezug auf moralisch herausfordernde Fragestellungen im Kontext von Todes- und Sterbewünschen eine

Kultur der Offenheit (Klotz et al., 2025a; Kremeike et al., 2023; Ohnsorge et al., 2019). Die erfolgreiche Etablierung einer solchen Kultur wird dann evident, wenn Pflegefachpersonen – ohne Sorge vor negativen Konsequenzen für sich selbst bzw. ohne Sorge davor, vom eigenen Arbeitsumfeld verurteilt zu werden, – für die Bedürfnisse und Interessen der pflegebedürftigen Menschen einstehen können. Dies bedeutet nicht, dass jedem Wunsch nach Suizidassistenz prinzipiell nachzugehen ist. Vielmehr beinhaltet eine offene Gesprächskultur, dass die Hintergründe von Todes- und Sterbewünschen sowie die damit einhergehenden moralischen Unsicherheiten thematisiert werden können, dass verschiedene Perspektiven und Wertorientierungen gehört und betrachtet werden (Klotz et al., 2025a, b). Dabei wird die Grundlage einer entsprechenden Ethikkultur bzw. eines guten ethischen Klimas, die auch das moralische Belastungserleben der Mitarbeitenden aufgreift, auf der Ebene der Führung gelegt (Riedel & Lehmeyer, 2022c; Klotz et al., 2022).

17.4.2 Stark polarisierte Meinungen auf Teamebene

Auf Teamebene besteht das Risiko moralischer Konflikte dann, wenn einzelne Teammitglieder stark divergierende Haltungen zur Akzeptanz einer Suizidassistenz vertreten (Sedgwick et al., 2024; Kirchhoffer et al., 2023; Sandham et al., 2022; Ho et al., 2021; Pesut et al., 2019). Morley et al. (2023) beschreiben, dass ein moralischer Konflikt dann entsteht, wenn zwei moralische Akteure unterschiedliche Meinungen dahingehend vertreten, welche Handlungsweise aus ethischer Sicht geboten ist (Morley et al., 2023, S. 886). Ein solcher Konflikt kann zu moralischen Belastungen wie Moral Distress führen (Morley et al., 2023). Die Literatur liefert Beispiele dafür, dass der Umgang mit Anfragen nach Suizidassistenz als moralisch konflikthaft erlebt wird. So beschreibt z. B. eine Pflegefachperson in der kanadischen Studie von Pesut et al. (2020a) eine Situation, in der einem:r Patient:in die palliative Versorgung und Begleitung durch den zuständigen Arzt/ die zuständige Ärztin verwehrt wurde, nachdem der Wunsch nach Suizidassistenz geäußert wurde. Das provozierte bei der Pflegefachperson Gefühle der Wut, da sie ihrem Auftrag der Schmerzlinderung und Symptomkontrolle aus diesem Grund nicht mehr gerecht werden konnte. Wenngleich diese Situation als extrem und hoffentlich als selten einzustufen ist, beschreiben Pflegefachpersonen an anderer Stelle ähnliche moralische Konflikte, die entstehen, wenn Patient:innen aufgrund der Haltung von Mitgliedern des multiprofessionellen Teams vor erhebliche Versorgungsbarrieren gestellt werden. Dies ist z. B. der Fall, wenn Menschen die Aufnahme ins Hospiz verwehrt wird, da manche Professionelle die Suizidassistenz als unvereinbar mit der Palliative Care wahrnehmen (Wright et al., 2021; Ho et al., 2021; Pesut et al., 2020a). Solche Erfahrungen führen mitunter bis zum Professionsausstieg (Wright et al., 2021). Von dem nachteiligen Effekt einer solchen Dichotomie (Entscheidung zwischen Palliative Care oder Suizidassistenz) sprechen auch White et al. (2023) aus der Perspektive von Patient:innen sowie deren An- und Zugehörigen.

In Bezug auf die Versorgung und Betreuung von Menschen im Setting der Langzeitpflege bedeutet das Folgendes: Ungelöste moralische Konflikte auf der Teamebene können sich negativ auf das Wohlbefinden der pflegebedürftigen

Menschen und deren An- und Zugehörigen (White et al., 2023; Peisah et al., 2023), aber auch auf das Wohlbefinden von Pflegefachpersonen auswirken (Wright et al., 2021; Ho et al., 2021; Pesut et al., 2020a). Betroffene stehen vor dem Risiko in existenziellen Situationen in die schwierige Lage versetzt zu werden, die gewünschte oder benötigte Unterstützung nicht zu erhalten. Dies tangiert die Pflegefachpersonen dahingehend, dass sie pflegebedürftigen Menschen gegenüber auch eine moralische (Mit-)Verantwortung im Sinne der Suizidprävention tragen (Klotz et al., 2025a; Riedel et al., 2024a, b). Wird den pflegebedürftigen Menschen, die einen Todes- oder Sterbewunsch äußern, demnach der Zugang zur Palliative Care verwehrt, so können die Pflegefachpersonen zentralen professionsethischen Anforderungen (Suizidprävention, Leiden lindern) nicht mehr gerecht werden. Zugleich eröffnet sich angesichts des pflegerischen Auftrags zur Suizidprävention ein weiteres ethisches Spannungsfeld, indem es auf der einen Seite darum geht, präventiv wirksam zu werden, andererseits jedoch auch darum, der Not der Betroffenen respektvoll und empathisch zu begegnen, auch wenn dies in Einzelfällen bedeutet, dass ein Wunsch nach Suizidassistenz bestehen bleibt (Riedel et al., 2024a, b).

Die Ausführungen verdeutlichen, dass der Umgang mit Anfragen nach Suizidassistenz auf Teamebene ethisch herausfordern kann. Pesut et al. (2020a) verweisen auf den bestehenden Wertepluralismus, indem sie die »Bandbreite möglicher Reaktionen auf die MaiD« (eigene Übersetzung; S. 5) des Pflegefachpersonals beschreiben. In ihrer Studie zeigte sich, dass Institutionen, die einen konstruktiven Weg fanden mit den unterschiedlichen Reaktionen auf die MaiD der Mitarbeitenden umzugehen, einen wichtigen Beitrag zum Wohlbefinden des Personals beitragen. Eine Kultur der Offenheit, die eine differenzierte Betrachtung und Einordnung von Todes- und Sterbewünschen in der Palliativversorgung zulässt, ist vor diesem Hintergrund als grundlegend zu erachten (Klotz et al., 2025a; Kremeike et al., 2023; Ohnsorge et al., 2019).

17.5 Fazit

Der professionelle Umgang mit Todes- und Sterbewünschen in der palliativen Versorgung und Begleitung von pflegebedürftigen Menschen im Setting der Langzeitpflege erweist sich als ethisch herausfordernd. Insbesondere dann, wenn entsprechende Wünsche oder gar Anfragen nach Suizidassistenz im Raum stehen, eröffnen sich moralische Konfliktfelder, die sich durch die normativ ungeklärte Debatte rund um die Vereinbarkeit von Palliative Care und Suizidassistenz verdichten. Wenngleich sich die Bezugnahme, die Darlegung des Diskurses und die damit verbundenen Kontroversen vornehmlich auf die Suizidassistenz beziehen, sind diese übertragbar auf die Konfrontation mit Todes- und Sterbewünschen. Dies vor dem Hintergrund, dass der Wunsch nach Suizidassistenz als *eine* spezifische Form zu verstehen ist, die ein Todes- bzw. Sterbewunsch einnehmen kann. Diese

Weitung unterstreicht die Auseinandersetzung mit den skizzierten ethischen Spannungsfeldern.

Um mit den exemplarisch konturierten moralischen Herausforderungen professionell und konstruktiv umzugehen, bedarf es institutioneller Strategien, die dem Wertepluralismus gerecht werden (Jox, 2024; Peisah et al., 2023) und moralisches Belastungserleben reduzieren können. Diese Strategien müssen zugleich so ausgerichtet sein, dass pflegebedürftige Menschen sich darauf verlassen können, angesichts ihrer individuellen und subjektiven Not, professionell begleitet zu werden. Dies insbesondere auch dann, wenn sie den Wunsch nach Suizidassistenz zum Ausdruck bringen (Riedel, 2024).

17.6 Literatur

Abbott, J., Kerwin, J., Holden, C. et al. (2023). Hospice Nurse Ethics and Institutional Policies towart Medical Aid in Dying. *AJN*, 123(6), 37–43. https://doi.org/10.1097/01.naj.0000938728.13124.c3

Antonacci, R., Baxter, S., Henderson, J. D. et al. (2021). Hospice Palliative Care (HPC) and Medical Assistance in Dying (MaiD): Results From a Canada-Wide Survey. *Journal of palliative care*, 36(3), 151–156. https://doi.org/10.1177/0825859719865548

Arbeitsgruppe Alte Menschen im Nationalen Suizidpräventionsprogramm für Deutschland. (2019). *Wenn das Altwerden zur Last wird. Suizidprävention im Alter*. BMFSFJ. https://www.bmfsfj.de/resource/blob/95512/03e414bd01deff4bf704d6e9e5ce4dab/wenn-das-altwerden-zur-last-wird-data.pdf

AWMF. (2020). *Erweiterte S3-Leitlinie. Palliativmedizin für Patienten mit einer nicht-heilbaren Krebserkrankung. Langversion 2.2.* https://www.leitlinienprogramm-onkologie.de/fileadmin/user_upload/Downloads/Leitlinien/Palliativmedizin/Version_2/LL_Palliativmedizin_Langversion_2.2.pdf

Ärztezeitung. (2024). *Sterbehelfer sehen keinen Dammbruch beim assistierten Suizid*. https://www.aerztezeitung.de/Politik/Sterbehelfer-sehen-keinen-Dammbruch-beim-assistierten-Suizid-447558.html

Balaguer, A., Monforte-Royo, C., Porta-Sales, J., et al. (2016). An International Consensus Definition of the Wish to Hasten Death and Its Related Factors. *PloS ONE*, 11(1), e0146184. https://doi.org/10.1371/journal.pone.0146184

Bareeqa, S. B., Samar, S. S., Masood, Y., et al. (2023). Prevalence of Suicidal Behaviors in Residents of Long-Term Care Facilities: A Systematic Review and Meta-Analysis. *OMEGA – Journal of Death and Dying*, 0(0). https://doi.org/10.1177/00302228231176309

Bausewein, C. (2024). Die aktuelle Gesetzeslage zum assistierten Suizid. *Onkologie*, 30, 38–42. https://doi.org/10.1007/s00761-023-01472-0

Bellens, M., Debien, E., Claessens, F., et al. (2020). »It is still intense and not unambiguous.« Nurses' experiences in the euthanasia care process 15 years after legalisation. *Journal of clinical nursing*, 29(3–4), 492–502. https://doi.org/10.1111/jocn.15110

Bravo, G., Trottier, L., Rodrigue, C., et al. (2019). Comparing the attitudes of four groups of stakeholders from Quebec, Canada, toward extending medical aid in dying to incompetent patients with dementia. International *Journal of Geriatric Psychiatry*, 34(7), 1078–1086. https://doi.org/10.1002/gps.5111

Bruce, A., Beuthin, R. (2020). Medically Assisted Dying in Canada: »Beautiful Death« Is Transforming Nurses' Experiences of Suffering. *The Canadian journal of nursing research*, 52(4), 268–277. https://doi.org/10.1177/0844562119856234

Bernheim, J. L., Distelmans, W., Mullie, A. et al. (2014). Questions and Answers on the Belgian Model of Integral End-of-Life Care: Experiment? Prototype? *Bioethical Inquiry, 11*, 507–529. https://doi.org/10.1007/s11673-014-9554-z

Čartolovni, A., Stolt, M., Scott, P. A., et al. (2021). Moral injury in healthcare professionals: A scoping review and discussion. *Nursing ethics, 28*(5), 590–602. https://doi.org/10.1177/0969733020966776

Castelli Dransart, D. A., Scozzari, E., Voélin, S. (2017). Stances on Assisted Suicide by Health and Social Care Professionals Working with older Persons in Switzerland. *Ethics & Behavior, 27*(7), 599–614. https://doi.org/10.1080/10508422.2016.1227259

Cheng, E. Y., Mah, K., Al-Awamer, A., et al. (2022). Public interest in medical assistance in dying and palliative care. *BMJ supportive & palliative care, 12*(4), 448–456. https://doi.org/10.1136/spcare-2022-003910

Chochinov, H. M. (2022). The Platinum Rule: A New Standard for Person-Centered Care. *Journal of palliative medicine, 25*(6), 854–856. https://doi.org/10.1089/jpm.2022.0075

Chochinov, H. M. (2023). Response to Downar J et al., Medical Assistance in Dying and Palliative Care: Shared Trajectories. *Journal of palliative medicine, 26*(10), 1319. https://doi.org/10.1089/jpm.2023.0455

De Bal, N., Dierckx de Casterlé, B., De Beer, T., et al. (2006). Involvement of nurses in caring for patients requesting euthanasia in Flanders (Belgium): a qualitative study. *International journal of nursing studies, 43*(5), 589–599. https://doi.org/10.1016/j.ijnurstu.2005.08.003

Deutscher Berufsverband für Pflegeberufe (DBfK). (2020). *Positionspapier. Strafbarkeit der geschäftsmäßigen Förderung der Selbsttötung.* DBfK, Berlin. https://www.dbfk.de/media/docs/newsroom/dbfk-positionen/Positionspapier-Foerderung-der-Selbsttoetung_erg_2020-03-03.pdf

Deutscher Ethikrat (DER). (2022). *Suizid – Verantwortung, Prävention und Freiverantwortlichkeit. Stellungnahme.* https://www.ethikrat.org/fileadmin/Publikationen/Stellungnahmen/deutsch/stellungnahme-suizid.pdf

Deutsche Gesellschaft für Palliativmedizin e. V. (DGP). (2019). *Positionspapier der Deutschen Gesellschaft für Palliativmedizin zum freiwilligen Verzicht auf Essen und Trinken.* https://www.dgpalliativmedizin.de/dgp-aktuell-2022/sektion-ernaehrung-der-dgp-veroeffentlicht-handreichung-zur-begleitung-beim-fvet.html

DGP e.V. (2021). *Empfehlungen der deutschen Gesellschaft für Palliativmedizin. Zum Umgang mit dem Wunsch nach Suizidassistenz in der Hospizarbeit und Palliativversorgung.* https://www.dgpalliativmedizin.de/dgp-aktuell/nun-auch-als-online-broschuere-dgp-empfehlungen-zum-umgang-mit-dem-wunsch-nach-suizidassistenz.html

DGP e. V. (2022). *Zur Begleitung beim freiwilligen Verzicht auf Essen und Trinken. Handreichung der Sektion Ernährung der Deutschen Gesellschaft für Palliativmedizin.* https://www.dgpalliativmedizin.de/images/RZ_220713_Broschuere_FVET_online.pdf

DGP e. V., Deutscher Hospiz- und PalliativVerband e. V., Bundesärztekammer. (2020). *Charta zur Betreuung schwerstkranker und sterbender Menschen in Deutschland.* https://www.dgpalliativmedizin.de/images/stories/Charta-08-09-2010%20Erste%20Auflage.pdf

Deutscher Pflegerat e.V. (DPR). (2015). *Grundsatzpapier des DPR zur Diskussion um eine Gesetzesänderung zum Assistierten Suizid (Beihilfe zur Selbsttötung) und zur Tötung auf Verlangen.* DPR, Berlin. https://deutscher-pflegerat.de/wp-content/uploads/2020/02/2015-07-29-DPR-Stellungnahme-zum-assistierten-Suizid.pdf

DPR e. V. (2020). *Mögliche Neuregelung der Suizidassistenz.* https://deutscher-pflegerat.de/wp-content/uploads/2021/04/Stellungnahme-DPR_M%C3%B6gliche-Neuregelung-Suizidassistenz.pdf

DPR e.V. (2024) Positionspapier »Die pflegerische Begleitung von Personen mit Todeswunsch«. https://deutscher-pflegerat.de/download/2024-10-28__positionspapier_pflegerische_begleitung_bei_personen_mit_todeswunsch_final.pdf

Diehl-Schmid, J., Jox, R., Gauthier, S., et al. (2017). Suicide and assisted dying in dementia: what we know and what we need to know. A narrative literature review. *International psychogeriatrics, 29*(8), 1247–1259. https://doi.org/10.1017/S1041610217000679

Dierickx, S., Onwuteaka-Philipsen, B., Penders, Y., et al. (2020). Commonalities and differences in legal euthanasia and physician-assisted suicide in three countries: a populationlevel comparison. *International journal of public health*, 65(1), 65–73. https://doi.org/10.1007/s00038-019-01281-6

Downar, J., MacDonald, S., Buchman, S. (2023). Medical Assistance in Dying and Palliative Care: Shared Trajectories. *Journal of palliative medicine*, 26(7), 896–899. https://doi.org/10.1089/jpm.2023.0209

Dörmann, L., Nauck, F., Wolf-Ostermann, K., et al. (2023). »I Should at Least Have the Feeling That It [...] Really Comes from Within«: Professional Nursing Views on Assisted Suicide. *Palliative medicine reports*, 4(1), 175–184. https://doi.org/10.1089/pmr.2023.0019

Eggert, S., Haeger, M., Teubner, C., et al. (2023). *Lebensendlichkeit, Lebensmüdigkeit und Suizidprävention im Kontext von Pflegebedürftigkeit – Eine Befragung pflegender Angehöriger. Projektbericht.* https://www.zqp.de/wp-content/uploads/Abschlussbericht_ZQP_NaSPro_Lebensmuedigkeit.pdf

Elmore, J., Wright, D. K., Paradis, M. (2018). Nurses' moral experiences of assisted death: A meta-synthesis of qualitative research. *Nursing ethics*, 25(8), 955–972. https://doi.org/10.1177/0969733016679468

Emanuel, E. J., Onwuteaka-Philipsen, B. D., Urwin, J. W., et al. (2016). Attitudes and Practices of Euthanasia and Physician-Assisted Suicide in the United States, Canada, and Europe. *JAMA*, 316(1), 79–90. https://doi.org/10.1001/jama.2016.8499

Ethik in der Medizin. (2024). Sterbewunsch trotz behandelbarer Erkrankung. *Ethik Med*, 36, 169–171. https://doi.org/10.1007/s00481-024-00812-x

Feichtner, A. (2022) Der Wunsch zu sterben. In: Feichtner, A., Körtner, U., Likar, R. et al. (Hrsg.), *Assistierter Suizid. Hintergründe, Spannungsfelder und Entwicklungen* (S. 3–10). Springer.

Frühwald, T., Pinter, G. (2021). Stellungnahme der Österreichischen Gesellschaft für Geriatrie und Gerontologie zum assistierten Suizid bei älteren Menschen. *Zeitschrift für Gerontologie und Geriatrie*, 54, 390–394. https://doi.org/10.1007/s00391-021-01924-5

Gallagher, R., Kaya, E. (2023). Response to Downar J et al., Medical Assistance in Dying and Palliative Care: Shared Trajectories. *Journal of palliative medicine*, 26(10), 1320. https://doi.org/10.1089/jpm.2023.0443

Gerson, S. M., Koksvik, G. H., Richards, N., et al. (2020). The Relationship of Palliative Care With Assisted Dying Where Assisted Dying is Lawful: A Systematic Scoping Review of the Literature. *Journal of pain and symptom management*, 59(6), 1287–1303.e1. https://doi.org/10.1016/j.jpainsymman.2019.12.361

Gerson, S. M., Gamondi, C., Wiebe, E., et al. (2023). Should Palliative Care Teams be Involved in Medical Assisted Dying? *Journal of pain and symptom management*, 66(2), e233–e237. https://doi.org/10.1016/j.jpainsymman.2023.04.004

Gleich, S., Peschel, O., Graw, M., et al. (2024). Assistierte Suizide in München – eine erste kritische Analyse. *Rechtsmedizin*, 34(1), 24–30.

Gringart, E., Adams, C., Woodward, F. (2022). Older Adults' Perspectives on Voluntary Assisted Death: An In-Depth Qualitative Investigation in Australia. *OMEGA – Journal of Death and Dying*, 0(0). https://doi.org/10.1177/00302228221090066

Groenewoud, A. S., Leijten, E., van den Oever, S., et al. (2022). The ethics of euthanasia in dementia: A qualitative content analysis of case summaries (2012–2020). *Journal of American Geriatric Society*, 70(6), 1704–1716. https://doi.org/10.1111/jgs.17707

Hurst, S. A., Mauron, A. (2006). The ethics of palliative care and euthanasia: exploring common values. *Palliative medicine*, 20(2), 107–112. https://doi.org/10.1191/0269216306pm1109oa

Ho, A., Joolaee, S., Jameson, K., et al. (2021). The Seismic Shift in End-of-Life Care: Palliative Care Challenges in the Era of Medical Assistance in Dying. *Journal of Palliative Medicine*, 24(2), 189–194. https://doi.org/10.1089/jpm.2020.0185.

International Association for Hospice, Palliative Care (IAHPC). (2018). *Global Consensus based palliative care definition. The International Association for Hospice and Palliative Care.* https://hospicecare.com/what-we-do/projects/consensus-based-definition-of-palliative-care/definition/

International Council of Nurses (ICN). (2021). *Der ICN-Ethikkodex für Pflegefachpersonen (deutsche Fassung)*. https://www.dbfk.de/media/docs/download/Allgemein/ICN_Code-of-Ethics_DE_WEB.pdf

Joolaee, S., Ho, A., Serota, K., et al. (2022). Medical assistance in dying legislation: Hospice palliative care providers' perspectives. *Nursing ethics*, 29(1), 231–244. https://doi.org/10.1177/09697330211012049

Jox, R. J. (2024). Suizidassistenz und Palliativmedizin – zwei Geschwister auf Abstand. In: Bozzaro, C., Richter, G., Rehmann-Sutter, C. (Hrsg.), *Ethik des Assistierten Suizids. Autonomien, Vulnerabilitäten, Ambivalenzen* (S. 111–123). Transcript Verlag.

Kessler E-M (2025) Ageism »in den Köpfen« als Risikofaktor für Suizidalität im Alter. *Z Gerontol Geriat 58*: 10–16. https://doi.org/10.1007/s00391-024-02396-z

Kirchhoffer, D. G., Lui, C. W., Ho, A. (2023). Moral uncertainty and distress about voluntary assisted dying prior to legalisation and the implications for post-legalisation practice: a qualitative study of palliative and hospice care providers in Queensland, Australia. *BMJ open*, 13(5), e065964. https://doi.org/10.1136/bmjopen-2022-065964

Kitta, A., Ecker, F., Zeilinger, E. L. et al. (2024). Statements of Austrian hospices and palliative care units after the implementation of the law on assisted suicide: A qualitative study of web-based publications. *Wien Klin Wochenschr.*, 136(13–14), 382–389. https://doi.org/10.1007/s00508-023-02157-9

Klotz, K., Haug, P., Riedel, A., et al. (2022). Wenn Berufsethik zu moralischer Belastung führt. *Pflege Zeitschrift*, 75(10), 54–57. https://doi.org/10.1007/s41906-022-1936-y

Klotz, K., Seidlein, A.-H., Riedel, A. (2025a). Todes- und Suizidwünsche. Ethische Herausforderungen in der Pflege (Essential). Springer, im Erscheinen. https://doi.org/10.1007/s41906-022-1936-y

Klotz, K., Seidlein, A.-H., Riedel, A. (2025b). Todeswünsche, Suizidwünsche und Suizidprävention. In: Riedel, A., Linde, A.-C. (Hrsg.), *Ethische Reflexion in der Pflege. Konzepte – Werte – Phänomene*. Springer, im Erscheinen.

Kremeike, K., Perrar, K. M., Voltz R. (2023). »Das Phänomen Todeswunsch in der Palliativversorgung«. In: Kremeike, K., Perrar, K. M., Voltz R. (Hrsg.), *Palliativ & Todeswunsch* (1. Aufl., S.17–27). Kohlhammer.

Kruse, A. (2024). Entscheidungen am Lebensende. *Innere Medizin*, 65, 976–984. https://doi.org/10.1007/s00108-024-01770-8

Kühlmeyer, K., Hirsch, A., Marckmann, G. (2024). Kommentar I zum Fall »Sterbewunsch trotz behandelbarer Erkrankung«. *Ethik Med*, 36, 173–177. https://doi.org/10.1007/s00481-024-00813-w

Lindner, R. (2025). Suizidprävention und assistierter Suizid – unvereinbar? *Zeitschrift für Gerontologie und Geriatrie*, 58, 23–27. https://doi.org/10.1007/s00391-024-02394-1

Lindner, R., Sperling, U., Drinkmann, A., et al. (2021). Suizidprävention für alte Menschen. In: Schneider, B., Lindner, R., Giegling, I., et al. (Hrsg.), *Suizidprävention in Deutschland. Aktueller Stand und Perspektiven* (S. 141–168). Deutsche Akademie für Suizidprävention e. V. (DASP). https://www.naspro.de/dl/Suizidpraevention-Deutschland-2021.pdf

Lindner, R., Drinkmann, A., Schneider, B., et al. (2022). Suizidalität im Alter. *Zeitschrift für Gerontologie und Geriatrie*, 55, 157–164. https://psycnet.apa.org/doi/10.1007/s00391-022-02030-w

Maier, B. O. (2024). Kommentar II zum Fall »Sterbewunsch trotz behandelbarer Erkrankung«. *Ethik in der Medizin*, 36, 179–181. https://doi.org/10.1007/s00481-024-00814-9

Marosi, C., Kreye, G., Weixler, D., et al. (2024). Response to Downar J et al., Medical Assistance in Dying and Palliative Care: Shared Trajectories. *Journal of palliative medicine*, 27(5), 586–587. https://doi.org/10.1089/jpm.2024.0026

Mathews, J. J., Hausner, D., Avery, J., et al. (2021). Impact of Medical Assistance in Dying on palliative care: A qualitative study. *Palliative medicine*, 35(2), 447–454. https://doi.org/10.1177/0269216320968517

Morley, G., Bena, J.F., Morrison, S.L., et al. (2023). Sub-categories of moral distress among nurses: A descriptive longitudinal study. *Nursing Ethics*, 30(6), 885–903. https://doi.org/10.1177/09697330231160006

Müller-Busch, C. (2024). Palliativmedizinische Perspektiven im Umgang mit Suizidabsichten. In A. Arnold-Krüger, D. Schäfer, A. Frewer (Hrsg.), *Herausforderung Sterbekultur* (S. 173–184). Franz Steiner.

Ohnsorge, K., Keller, H. R. G., Widdershoven, G.A., et al. (2012). ›Ambivalence‹ at the end of life: How to understand patients' wishes ethically. *Nursing Ethics*, *19*(5), 629–641. https://doi.org/10.1177/0969733011436206

Ohnsorge, K., Gudat, H., Rehmann-Sutter, C. (2014). Intentions in wishes to die: analysis and a typology–a report of 30 qualitative case studies of terminally ill cancer patients in palliative care. *Psycho-oncology*, *23*(9), 1021–1026. https://doi.org/10.1002/pon.3524

Ohnsorge, K., Rehmann-Sutter, C., Streeck, N., et al. (2019). Wishes to die at the end of life and subjective experience of four different typical dying trajectories. A qualitative interview study. *PloS one*, *14*(1), e0210784. https://doi.org/10.1371/journal.pone.0210784

Peisah, C., Sheppard, A., Leung, K. C. (2023). Objections to assisted dying within institutions: systemic solutions for rapprochement. *BMC medical ethics*, *24*(1), 100. https://doi.org/10.1186/s12910-023-00981-2

Perrar, K. M., Boström, K., Kremeike, K., et al. (2021). Suizidprävention in der Hospiz- und Palliativversorgung. In: B. Schneider, R. Lindner, I. Giegling et al. (Hrsg.), *Suizidprävention in Deutschland. Aktueller Stand und Perspektiven* (S.190–213). DASP.

Pesut, B., Thorne, S., Greig, M., et al. (2019). Ethical, policy, and practice implications of nurses' experiences with assisted death: a synthesis. *ANS Adv Nurs Sc*, *42*(3), 216–230. https://doi.org/10.1097/ANS.0000000000000276

Pesut, B., Thorne, S., Schiller, C. J., et al. (2020a). The rocks and hard places of MAiD: a qualitative study of nursing practice in the context of legislated assisted death. *BMC Nurs*, *19*, 12. https://doi.org/10.1186/s12912-020-0404-5

Pesut, B., Greig, M., Thorne, S., et al. (2020b). Nursing and euthanasia: a narrative review of the nursing ethics literature. *Nurs Ethics*, *27*(1), 152–167. https://doi.org/10.1177/0969733019845127

Radbruch, L., Leget, C., Bahr, P., et al. (2016). Euthanasia and physician-assisted suicide: A white paper from the European Association for Palliative Care. *Palliative medicine*, *30*(2), 104–116. https://doi.org/10.1177/0269216315616524

Rafii, F., Abredari, H. (2023). Death with Dignity in End-of-Life Nursing Care: Concept Analysis by Rodgers' Evolutionary Method. *Iranian Journal of Nursing and Midwifery Research*, *28*(2), 179–187. https://doi.org/10.4103/ijnmr_440_21

Regnard, C., George, R. (2023). Response to Downar J et al., Medical Assistance in Dying and Palliative Care: Shared Trajectories. *Journal of palliative medicine*, *26*(10), 1321. https://doi.org/10.1089/jpm.2023.0451

Rehmann-Sutter, C. (2024). Was bedeuten Sterbewünsche? In: C. Bozzaro, G. Richter, C. Rehmann-Sutter (Hrsg.), *Ethik des Assistierten Suizids. Autonomien, Vulnerabilitäten, Ambivalenzen* (S. 289–302). transcript Verlag.

Richards, N. (2017). Old age rational suicide. *Sociology Compass*, *11*, e12456. https://doi.org/10.1111/soc4.12456

Richardson, S. (2023). An international expansion in voluntary euthanasia/assisted dying: The implications for nursing. *International nursing review*, *70*(1), 117–126. https://doi.org/10.1111/inr.12807

Richter, G. (2024). Einsamkeit und Assistierter Suizid im Alter. In: C. Bozzaro, G. Richter, C. Rehmann-Sutter (Hrsg.), *Ethik des Assistierten Suizids. Autonomien, Vulnerabilitäten, Ambivalenzen* (S. 223–232). transcript Verlag.

Riedel, A. (2024). Assistierter Suizid und die Pflege(nden). In: C. Bozzaro, G. Richter, C. Rehmann-Sutter (Hrsg.), *Ethik des Assistierten Suizids. Autonomien, Vulnerabilitäten, Ambivalenzen* (S. 85–104). transcript Verlag.

Riedel, A., Lehmeyer, S. (2022a). Palliative Care und Total Pain – Bezugspunkte für ethisch begründete Entscheidungen in der stationären Langzeitpflege. In: A. Riedel, S. Lehmeyer (Hrsg.), *Ethik im Gesundheitswesen*. Springer. https://doi.org/10.1007/978-3-662-58685-3_101-1

Riedel, A., Lehmeyer, S. (2022b). Erlebensqualitäten moralischer Belastung professionell Pflegender und die Notwendigkeit des Schutzes der moralischen Integrität – am Beispiel der COVID-19-Pandemie. In: Riedel, A., Lehmeyer, S. (Hrsg.), Ethik im Gesundheitswesen (S. 447–475). Springer, Berlin/Heidelberg. https://doi.org/10.1007/978-3-662-58680-8_94

Riedel, A., Lehmeyer, S. (2022c). Organisationsethik in der stationären Langzeitpflege aus der Pflege heraus und mit der Pflege entwickeln – Professionelle Besonderheiten als Motiv und als intrinsische Motivation in den strukturierten Entwicklungs- und Implementierungsprozess einbinden. In: A. Riedel, S. Lehmeyer (Hrsg.), *Ethik im Gesundheitswesen* (S. 995–1010). Springer. https://doi.org/10.1007/978-3-662-58680-8_92

Riedel, A., Seidlein, A.-H., Klotz, K. (2025a). Gerontologische Pflege und Ethik als Grundlage für den professionellen Umgang mit Todeswünschen und dem Wunsch nach einem assistierten Suizid älterer Menschen. In: C. Giese, M. Rabe, F. Salomon (Hrsg.), *Assistierter Suizid – ein Thema in der Pflege?* De Gruyter. Im Erscheinen.

Riedel, A., Klotz, K., Seidlein, A.-H. (2025b). Moral Distress und Moral Injury von Pflegefachpersonen in der Palliative Care – auslösende Faktoren und Effekte im Kontext der Palliativen Sedierung. In: Stanze, H., Riedel, A. (Hrsg.), *Moral Distress und Moral Injury. Sensibilität, Verantwortung und Sorge in der Palliative Care.* Kohlhammer.

Riedel, A., Klotz, K., Seidlein, A.-H. (2024a). Assistierter Suizid und die ethischen Implikationen. für die Pflegefachpersonen. In: A. Riedel, S. Lehmeyer (Hrsg.), *Ethik im Gesundheitswesen*. Springer. https://doi.org/10.1007/978-3-662-58685-3_102-1

Riedel, A., Klotz, K., Heidenreich, T. (2024b). Ethische Aspekte von Todes- und Suizidwünschen älterer Menschen in der Pflege und für Pflegefachpersonen. *Ethik Med*, 36, 263–281. https://doi.org/10.1007/s00481-024-00822-9

Rodríguez-Prat, A., Pergolizzi, D., Crespo, I., et al. (2024). The Wish to Hasten Death in Patients With Life-Limiting Conditions. A Systematic Overview. *Journal of pain and symptom management*, 68(2), e91–e115. Advance online publication. https://doi.org/10.1016/j.jpainsymman.2024.04.023

Rubli Truchard, E., Monod, S., Bula, C. J., et al. (2022). Wish to Die Among Residents of Swiss Long-Term Care Facilities: A Multisite Cross-Sectional Study. *Journal of the American Medical Directors Association*, 23(12), 1935–1941. https://doi.org/10.1016/j.jamda.2022.09.001

Salvatore, T. (2023). Dying by suicide in Nursing Homes: A preventable end of life outcome for older residents. *OMEGA – Journal of Death and Dying*, 88(1), 20–37. https://doi.org/10.1177/00302228211038798

Sandham, M., Carey, M., Hedgecock, E., et al. (2022). Nurses' experiences of supporting patients requesting voluntary assisted dying: a qualitative meta-synthesis. *J Adv Nurs*, 78(10), 3101–3115. https://doi.org/10.1111/jan.15324

Schneider, B., Lindner, R., Giegling, I., et al. (2021). *Suizidprävention Deutschland – Aktueller Stand und Perspektiven.* Kassel: Deutsche Akademie für Suizidprävention e. V. (DASP). Naspro. https://www.naspro.de/dl/Suizidpraevention-Deutschland-2021.pdf

Sedgwick, M., Brassolotto, J., Manduca-Barone, A. (2024). Rural healthcare professionals' participation in Medical Assistance in Dying (MAiD): beyond a binary decision. *BMC palliative care*, 23(1), 107. https://doi.org/10.1186/s12904-024-01440-4

Seidlein A. H. (2023). Moral Distress: Allgegenwärtig, erschöpfend erforscht und nun? *Pflege*, 36(4), 187–188. https://doi.org/10.1024/1012-5302/a000945

Seidlein, A.-H., Buchholz, I., Buchholz, M., et al. (2019). Relationships and burden: An empirical-ethical investigation of lived experience in home nursing arrangements. *Bioethics*, 33(4), 448–456. https://doi.org/10.1111/bioe.12586

Seidlein, A.-H., Kuhn, E. (2023). When Nurses' Vulnerability Challenges Their Moral Integrity: A Discursive Paper. *Journal of Advanced Nursing*, 79(10), 3727–3736. https://doi.org/10.1111/jan.15717

Statista. (2023) *Number of medically assisted deaths in Canada in 2021, by age.* https://www.statista.com/statistics/792308/number-of-medically-assisted-deaths-canada-by-age/

Streeck, N. (2022). Sterbewünsche. Aktuelle Diskurse und ethische Implikationen im Pflege- und Gesundheitswesen. In A. Riedel, S. Lehmeyer (Hrsg.), *Ethik im Gesundheitswesen* (S. 717–733). Springer. https://doi.org/10.1007/978-3-662-58685-3_75-1

Swissinfo. (2023) *The Swiss assisted suicide organisation EXIT helped a total of 1,125 people end their lives in 2022, up 15% on the previous year, it said on Friday.* https://www.swissinfo.ch/eng/society/assisted-suicide-numbers-up-last-year--says-organisation/48256854

Tomlinson, E., Stott, J. (2015). Assisted dying in dementia: a systematic review of the international literature on the attitudes of health professionals, patients, carers and the public, and the factors associated with these. *International Journal Geriatric Psychiatry, 30*(1), 10–20. https://doi.org/10.1002/gps.4169

Unseld, M., Meyer, A. L., Vielgrader, T.-L., et al. (2025). Assisted Suicide in Austria: Nurses' understanding of Patents' requests and the role of patient symptoms. *Int. J. Environ. Res. Public Health*, 22, 218. https://doi.org/10.3390/ijerph22020218

Variath, C., Peter, E., Cranley, L., et al. (2020). Relational influences on experiences with assisted dying: a scoping review. *Nurs Ethics*, 27(7), 1501–1516. https://doi.org/10.1177/0969733020921493

Wareing, M. (2025). Implications of assisted dying für nursing practice. *Nursing Ethics*, 23(2), 373–384.

Werner, M.; Pleschberger, S., Heimerl, K. (2025). Sterbewünsche im hohen Alter. *Pflege*, https://doi.org/10.1024/1012-5302/a001034

White, B. P., Jeanneret, R., Close, E., et al. (2023). The impact on patients of objections by institutions to assisted dying: a qualitative study of family caregivers' perceptions. *BMC medical ethics*, 24(1), 22. https://doi.org/10.1186/s12910-023-00902-3

World Health Organization (WHO). (2002). *WHO Definition of Palliative Care 2002*. DGP. https://www.dgpalliativmedizin.de/images/stories/WHO_Definition_2002_Palliative_Care_englisch-deutsch.pdf

Wright, D. K., Chan, L. S., Fishman, J. R., et al. (2021). »Reflection and soul searching«: Negotiating nursing identity at the fault lines of palliative care and medical assistance in dying. *Social science & medicine* (1982), 289, 114366. https://doi.org/10.1016/j.socscimed.2021.114366

Zeilinger E. L., Vielgrader, T.-L., Petersen, A. et al. (2025) Nurses' perspectives on assisted suicide: Challenges an support needs. *Social Science & Medicine*, 366, 117663. https://doi.org/10.1016/j.socscimed.2024.117663

18 Professionelle Haltung

Martina Kern und Henrikje Stanze

»Gott, gib mir die Gelassenheit, Dinge hinzunehmen, die ich nicht ändern kann, den Mut, Dinge zu ändern, die ich ändern kann, und die Weisheit, das eine vom anderen zu unterscheiden.« (Robert Niebuhr, 1951)

18.1 Palliativversorgung – eine Frage der Haltung!?

Weltweit haben über 56 Millionen Menschen einen Bedarf an Palliativversorgung und Hospizarbeit, die Hälfte davon befindet sich im letzten Jahr ihres Lebens (WHO, 2020). Als Hauptaspekte definiert die WHO:

> »Palliative care is an approach that improves the quality of life of patients (adults and children) and their families who are facing problems associated with life-threatening illness. It prevents and relieves suffering through the early identification, correct assessment and treatment of pain and other problems, whether physical, psychosocial or spiritual. Addressing suffering involves taking care of issues beyond physical symptoms. Palliative care uses a team approach to support patients and their caregivers. This includes addressing practical needs and providing bereavement counselling. It offers a support system to help patients live as actively as possible until death.« (WHO, 2020)

Diese Zusammenfassung unterstreicht, wie weitreichend die Palliativversorgung ist und dass diese in vielen Bereichen und nicht nur in einem spezialisierten Feld stattfindet. Vor allem die Betrachtung der unterschiedlichen Lebensbereiche und damit einhergehend die Ausrichtung der Versorgungs- und Behandlungsoptionen von Menschen mit unheilbaren Erkrankungen und ihren Angehörigen, bildet die Reichweite von palliativen und hospizlichen Aufgabenfeldern ab. Studien zeigen, dass bei hauptamtlich Mitarbeitenden wie Pflegefachpersonen die Identifikation mit der Palliativversorgung und Hospizarbeit von den eigenen beruflichen Erfahrungen und Berührungspunkten mit dem Sterben und dem dazugehörigen Umgang im Rahmen von Sterbebegleitung positiv oder negativ beeinflusst wird (Jeong et al., 2020). Vor allem das Wissen über die Möglichkeiten der Palliativversorgung und Hospizarbeit bedingen effektiv die Haltung, inwiefern sich Ärzt:innen sowie Pflegefachpersonen in die palliative und hospizliche Behandlung, Versorgung sowie Begleitung einbringen und diese anbieten wollen (Jeong et al., 2020; Ashrafizadeh et al., 2022).

Haltung ist zentraler Bestandteil von Hospizarbeit und Palliativversorgung. Dies zeigt sich beispielhaft in der nationalen Strategie der Charta zur Versorgung schwerkranker und sterbender Menschen. Sie ist durchzogen vom Thema Haltung in unterschiedlichen Kontexten. So wird die hospizlich palliative Haltung der Akteur:innen bei der Entwicklung von Hospizkultur und Palliativkompetenz in Pflegeeinrichtungen gefordert (Koordinierungsstelle für Hospiz- und Palliativversorgung in Deutschland, S. 4). Vor allem bei der Hospiz- und Palliativversorgung für Menschen mit Migrationshintergrund und aus anderen Kulturkreisen muss die Haltungsarbeit viel mehr in den Fokus rücken, denn wie Banse et al. aufzeigen konnten, findet die Hospiz- und Palliativversorgung »[…] ohne spezifische Kenntnisse der Migrationsbiografie« statt und so kommt es z.B. zu Kommunikationsproblemen, woraus vermeidbare Missverständnisse auf Seiten der Patient:innen und Angehörigen sowie der Professionellen entstehen (Banse et al., 2021, S. e22). Mitarbeitende sollten zum einen für die Belange von Migrant:innen sensibilisiert werden, zum anderen sollte ihnen Haltung und Wissen vermittelt werden (Koordinierungsstelle für Hospiz- und Palliativversorgung in Deutschland, S. 49).

Wie bereits erwähnt, werden aufgrund der besseren Identifikation mit Denkweisen und Vorgehensweisen der Palliativversorgung und Hospizarbeit auch Einrichtungen der Aus-, Fort- und Weiterbildung aufgerufen, Handlungskompetenzen, Wissen und Haltungen zu vermitteln und entsprechend wurde dies auch in die Charta zur Versorgung schwerstkranker und sterbender Menschen aufgenommen und als fester Bestandteil beschrieben (Koordinierungsstelle für Hospiz- und Palliativversorgung in Deutschland, S. 62). Einrichtungen der Eingliederungshilfe haben erste Implementierungskonzepte zur Entwicklung von hospizlicher Haltung entwickelt, die noch nicht flächendeckend bekannt und umgesetzt sind (Koordinierungsstelle für Hospiz- und Palliativversorgung in Deutschland, S. 65). Zudem sollen in Einrichtungen des Maßregelvollzugs Voraussetzungen für eine hospizliche Haltung geschaffen werden. Netzwerke sollen auch hier auf der Basis der hospizlich-palliativen Grundhaltung zusammenarbeiten (Koordinierungsstelle für Hospiz- und Palliativversorgung in Deutschland, S. 83), da immer mehr Menschen im Gefängnis ein hohes Lebensalter erreichen mit einhergehenden unheilbaren und symptombelastenden Erkrankungen (Richter et al., 2014). Bedingung für die nachhaltige Entwicklung hospizlich-palliativer Versorgungsangebote ist die Umsetzung des begonnenen Kulturwandels und Paradigmenwechsels, der sich in einer bewusst entwickelten Haltung aller Beteiligten und der Gesellschaft insgesamt ausdrückt (Koordinierungsstelle für Hospiz- und Palliativversorgung in Deutschland, S. 90). Um das Versorgungs- und Beratungsangebot durch Professionelle zu erhöhen, müssen in der Palliativversorgung Tätige die Möglichkeit haben, sich weiter zu qualifizieren, um über eine reflektierte Haltung zu verfügen (Koordinierungsstelle für Hospiz- und Palliativversorgung in Deutschland, S. 96; Jeong et al., 2020; Ashrafizadeh et al., 2022) (▶ Kap. 8). Einschränkung, Krankheit und Trauer erfordern eine Haltung der Solidarität und die sichtbar werdende Verletzlichkeit des oder der Einzelnen wird durch eine gemeinschaftliche Sorgekultur begegnet (Koordinierungsstelle für Hospiz- und Palliativversorgung in Deutschland, S. 107).

Auch die von der Deutschen Gesellschaft für Palliativmedizin und dem Deutschen Hospizverband anerkannten Curricula der Hospizarbeit und Palliativversorgung sind nach Wissen, Fertigkeiten und Haltung gegliedert. In den Neuauflagen, die sich am Deutschen Qualifikationsrahmen für lebenslanges Lernen (DQR) orientieren, ist die Haltung unter personaler Kompetenz, Sozialkompetenz sowie unter Personaler Kompetenz eingeordnet (BMBF, 2024).

Über die Auseinandersetzung mit dem Haltungsbegriff und den Herausforderungen sowie Belastungen, die in der Palliativversorgung und Hospizarbeit aufkommen können, wird sich dem Phänomen des Moral Distress und der Moral Injury sowie möglichen Resilienzstrategien genährt.

18.2 Definition von Haltung

So zentral die Haltung beschrieben und gefordert ist, so schwierig ist es, sie zu definieren. Bei genauerem Hinsehen ist die Bestimmung dessen, was mit dem Begriff der Haltung im Eigentlichen und exakt gemeint ist, unklar. So findet er als »eine Art Containerbegriff« für unterschiedlichste Sinngehalte und damit verbundene Zielvorstellungen Verwendung (Krug & Ritterbusch, 2022).

Der Duden definiert Haltung mit unterschiedlicher Bedeutung. Eine Variante, die als Erstes gelistet ist, beschreibt z. B. die Art eines Menschen, sich besonders beim Stehen, Gehen oder Sitzen, demnach den Körper und besonders das Rückgrat, zu halten (d. h. Körperhaltung). Die zweite Variante wird als innere (Grund-) Einstellung definiert, die jemandes Denken und Handeln prägt. Dazu gehört das Verhalten bzw. Auftreten, das durch eine bestimmte innere Einstellung, Verfassung bei einer Person hervorgerufen wird. Eine dritte Option kennzeichnet Haltung als Beherrschtheit einer Person, somit der inneren Fassung (Duden, 2024).

Lorenzer beschreibt Haltung als »Niederschläge real erlebter, körperbestimmter Interaktionen und der in diese Interaktionen eingehenden gesellschaftlichen Beziehungen, die in ihren strukturbildenden Momenten im vorsprachlichen Raum in der frühen Mutter-Kind-Beziehung produziert und im Verlaufe des Lebens durch neue Erlebnisse geformt, entfaltet und überarbeitet werden« (Lorenzer, 1976).

18.2.1 Haltung zeigt sich im Verhalten

Die genannten Definitionen zeigen, dass Haltung tief im Menschen angelegt und verwurzelt ist. Sie ist sichtbar im Verhalten: in der Art und Weise, wie sich ein Mensch körperlich (ver-)hält, und mit welcher Einstellung er anderen Menschen begegnet. Dies erfordert Mut und Entschiedenheit, denn »eine Person, die ihre Haltung zeigt, macht ihre subjektiven Werte öffentlich und sich selbst damit angreifbar wie verletzlich, demonstriert zugleich aber auch Ich-Stärke und ein Fundament der eigenen Position« (Krug & Ritterbusch 2022 S. 468).

Die »Ich-Stärke«, das Fundament der eigenen Person, muss wie ein Puzzle mit dem Fundament der Palliativversorgung immer wieder abgeglichen bzw. zusammengefügt werden, (▶ Abb. 18.1). Haltungen sind der Kompass des palliativen Feldes, die Brille, durch die das Feld wahrnehmend und entsprechend denkend und handelnd betreten wird (Baumann, 2013). Dies erfordert eine regelmäßige subjektive Auseinandersetzung mit dem Fundament der eigenen Person, dem »Ich«. Dabei können Kolleg:innen, Ausbilder:innen, aber vor allem Patient:innen die Lehrenden und Vorbilder für die (Weiter-)Entwicklung der Haltung, der Ich-Stärke sein.

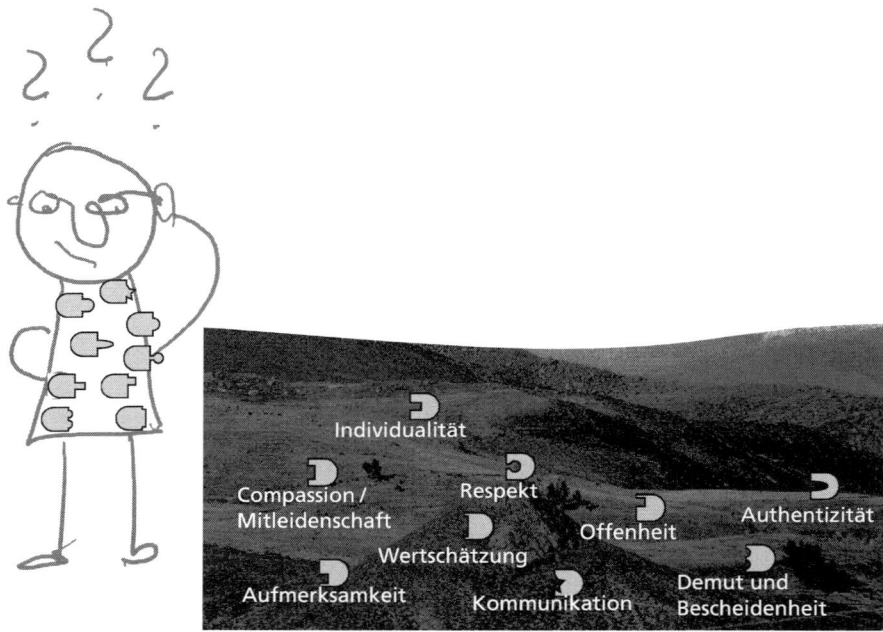

Abb. 18.1: Abgleich unterschiedlicher Haltungen

Praxisbeispiel

Anfang der 1990er Jahre, nachdem ich einige Jahre im Feld der Palliativversorgung gearbeitet hatte, war ich überzeugt, dass ich nun schon vieles gesehen und erlebt hatte. Ich fühlte mich wissend. In dieser Zeit wurde auf der Palliativstation eine alte, sterbende Dame aufgenommen und begleitet. Sie litt an Schmerzen und Luftnot, die insgesamt gut behandelt werden konnten. Wir bewunderten sie sehr, denn sie war immer zufrieden. Nur ein Thema bereitete ihr Unruhe und beschäftigte sie sehr: »Was ist, wenn ich lebendig begraben werde?« Ihr Ehemann teilte die Sorge und wir überlegten, wie wir beiden diese Angst nehmen könnten. Wir versprachen der Patientin und ihrem Mann, dass wir, wenn der Tod eingetreten ist, über 24 Stunden auf der Palliativstation die sicheren Todeszeichen immer wieder prüfen würden. Das Versprechen beruhigte beide sehr. Nachdem die Patientin verstorben war, blieb der Mann zur Totenwache über Nacht. Ich kam am nächsten Morgen zum Frühdienst, begrüßte den Ehemann und sagte: »Ich hörte von den Kolleginnen, dass ihre Frau Nachmittag ruhig eingeschlafen ist«. Nachdem ich den Satz ausgesprochen hatte, erschrak ich: Da hatte jemand Sorge geäußert, dass der geliebte Mensch vielleicht lebendig begraben wird, und ich vergrößerte mit meiner Aussage, »ruhig eingeschlafen«, möglicherweise die Furcht, dass der geliebte Mensch gar nicht tot ist, sondern nur schläft. Ich dachte darüber nach, was mich veranlasste, das Wort eingeschlafen zu benutzen: War es Gewohnheit, oder vielleicht doch eher unbewusst der Wunsch, die Unabänderlichkeit zu mildern, zu versuchen, es nicht ganz so endgültig klingen zu lassen?

Mir wurden mit Blick auf dieses Beispiel mehrere Haltungen bewusst, die zukünftig meine Handlungen beeinflussen sollten

- Sensibilität für Individualität
  Ich werde insbesondere bei Kindern darauf achten, die Worte zu benutzen, die die Situation beschreiben. Wenn ich einem Kind, das sich von seinem verstorbenen Großvater verabschiedet, sage »Der Opa ist ruhig eingeschlafen« und die Eltern das Kind abends ins Bett bringen und sagen »Schlaf gut«, können Ängste ausgelöst werden: davor, dass schlafen so ist, so leblos, so fremd und traurig.
- Achtsamkeit in der Sprache
  Mir wurde deutlich, dass sich Achtsamkeit auch in der Sprache widerspiegelt und ich zukünftig meine Wortwahl genauer beachten möchte
- Demut
  Die Patientin und die Situation haben mich (wieder einmal) gelehrt, dass meine Erfahrungen und Gedanken das Ende meines Horizontes sind und sicher nur ein Bruchteil des Ganzen.

> Haltung zeigt sich im Verhalten und erfordert eine regelmäßige Auseinandersetzung.

18.2.2 Kann man Haltung lehren?

Im Bereich der Lehre in der Palliativversorgung spielt die Auseinandersetzung mit erworbenen Haltungen und deren Auswirkung auf die Begleitung schwerstkranker Menschen und ihrer An- und Zugehörigen eine zentrale Rolle. Suon Hoon et al. (2020) zeigen, dass eine fachliche Begleitung von Menschen in der letzten Lebensphase, die Körperpflege des Leichnams sowie Gespräche mit Angehörigen zu Tod und Sterben bereits während der Ausbildung die Bereitschaft erhöhen, mit schwerstkranken und sterbenden Menschen professionell zusammenzuarbeiten und mehr palliatives Wissen in die alltägliche Praxis einfließen zu lassen. Ein Hauptziel zahlreicher Bildungsmaßnahmen und Curricula in der Palliativversorgung war und ist es bis heute, sich mit den eigenen Einstellungen und Haltungen auseinanderzusetzen sowie die Bereitschaft zu fördern, bisherige Einstellungen oder Deutungsmuster zu überprüfen. Ein vordergründiges Erlernen von Techniken und eine ausschließliche Aneignung von Wissen ermöglichen nur unzureichende Prozesse der Um- oder Neubewertung im Umgang mit den Themen Leid, Angst, Sterben, Tod und Trauer (Kern et al., 1996).

Die Auseinandersetzung mit Haltungen erfolgt dabei in einem Dreischritt:

1. Die eigene Gewordenheit erkennen (in Kontakt kommen mit der erworbenen Haltung)
2. Eigenverantwortung übernehmen (Haltung verflüssigen)
3. Konsequenzen für den weiteren Lebensweg ziehen (Haltungsänderung oder bewusste Beibehaltung)

(Nentwig-Gesemann et al., 2012).

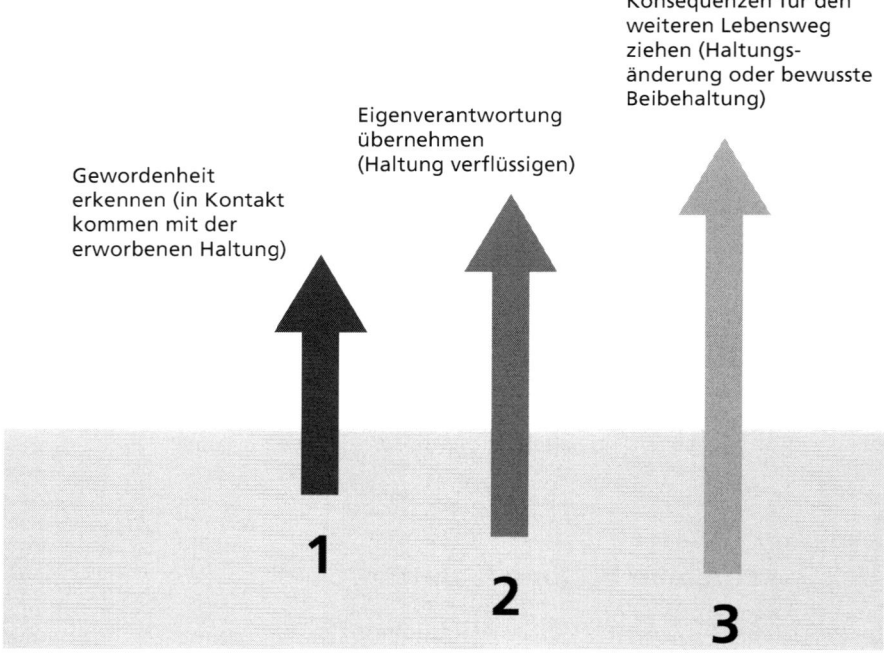

Abb. 18.2: Schritte der Auseinandersetzung nach Nentwig-Gesemann et al. (2012)

In diesem Prozess wird scheinbar Selbstverständliches und Habitualisiertes infrage gestellt (Befremdung des eigenen Normalitätshorizontes). Dadurch verändern sich die Haltungen (Prinzip der Offenheit für das »Fremde«). Gleichzeitig werden sich die Lernenden ihrer eigenen Ressourcen bewusst und können sie für die Handlungsanforderungen im (Berufs-)Alltag nutzen (Steudter, 2019). Dies ist ein Prozess, der zu großer Irritation und Verunsicherung führen kann. »Während Reflexion in alltagspraktischen Kontexten eher auf Bewältigung, Orientierung und (Wieder-)Gewinnung von Sicherheit gerichtet ist, d. h. darauf zielt, subjektiv angemessenes (Weiter-)Handeln zu ermöglichen, zielt Reflektieren in didaktischen Kontexten zumeist geradezu auf gegensätzliche Wirkungen: Etwas wird ins Bewusstsein gehoben, um fraglich, hinterfragt, infrage gestellt und kritisiert werden zu können. Das unhinterfragt Selbstverständliche wird absichtsvoll in die ›Krise‹ geführt.« (Häcker, 2022)

Diesen Prozess der Irritation und Verunsicherung gilt es als Lehrende zu halten, zu begleiten, einzuordnen und neu zu bewerten.

Praxisbeispiel

In einem Ärztekurs Palliativmedizin übte eine erfahrene Ärztin das Überbringen einer schlechten Nachricht. Aufgabe war es, einer 55-jährigen Schauspielpatientin zu übermitteln, dass es bei einem malignen Melanom unter Chemotherapie zu einem Tumorwachstum mit Lungen- und Hirnmetastasen gekommen war und keine weitere lebensverlängernde Therapie sinnvoll ist. Die Schauspielpatientin begann zu weinen, als ihr die Tragweite der Diagnose bewusst wurde. Die Ärztin beugte sich vor, berührte die Patientin leicht, dann wurden auch ihre Augen feucht. Dann brach sie das Rollenspiel ab und entschuldigte sich, dass sie aus der Rolle gefallen sei und sich so unprofessionell verhalten habe. Wir reflektierten die Situation gemeinsam in der Gruppe. Die Schauspielpatientin meldete zurück, dass die Berührtheit der Ärztin sie erreicht hätte und sie dankbar war, Solidarität erlebt zu haben. Die anderen Kolleg:innen waren ebenfalls beeindruckt. Immer wieder argumentierten sie, dass das zwar gut, aber wohl nicht professionell gewesen sei. An der Wand hing noch die Sammlung zum Thema Haltung, die wir am Vormittag zusammengetragen hatten. Mitgefühl war mehrfach genannt worden. Ich verwies auf diesen Gedanken, und dass das Zeigen von Emotionen – hier eine Träne – zutiefst menschlich, angemessen und professionell sei. Eine Ärztin wandte sich mir aufgebracht und wütend mit den Worten zu: »Sie wissen ja gar nicht, wie uns die Gefühle im Studium abtrainiert wurden …, wie hart das war. Und jetzt wollen Sie uns das wieder antrainieren?!«. Meine Antwort: »Nein, nicht trainieren, ›nur‹ spüren, zulassen, vertrauen. Eine große Aufgabe und gleichzeitig so entlastend«. Sich zu öffnen und sich angreifbar zu machen, haltlos zu werden und sich dabei zu verlieren, das ist eine häufig benannte Angst im Zusammenhang mit Selbsterfahrungsübungen. Sie entspringt meist den Erfahrungen, die Teilnehmende im beruflichen Alltag gemacht haben. Sie haben erlebt, dass sie sich im Sich-Zeigen, Sich-Öffnen verwundbar gemacht haben und dass diese Verwundbarkeit z. B. in Lernsituationen nicht geschützt, sondern zusätzlich verletzt wurde. Aus dieser Erfahrung wird die bisher erworbene Erkenntnis vertieft, dass es zur Rettung der eigenen Seele wichtig sei, sich eine Art Panzerung zuzulegen. Um diese Strategie zu wissen, sie als Schutzversuch abzuerkennen, wertzuschätzen und nicht aufzubrechen versuchen, ist eine wichtige Voraussetzung der

Lehre in der Palliativversorgung. Dies bedeutet auch, dass die Lehrenden sich verletzlich zeigen und damit die Haltung erkennbar wird.

> Lehrende müssen verkörpern, was sie lehren, denn eine Haltung kann man nicht rein instruktiv lehren, man muss sie ausstrahlen und vorleben (Nentwig-Gesemann et al., 2012).

18.3 Haltungen im Feld der Palliativversorgung

Haltungen in der Palliativversorgung lassen sich unterschlichen Ebenen zuordnen. Dazu gehören eigene Persönlichkeitsmerkmale, die Sorge für Andere, die Arbeitsgestaltung und Selbstsorge (Ateş et al., 2019).

Nachfolgend werden einige Haltungen exemplarisch beschrieben.

18.3.1 Kommunikation auf Augenhöhe

Eine Haltung, die auf mehreren Ebenen verortet ist, ist der Wunsch nach Kommunikation auf Augenhöhe. Sie zeigt sich körperlich, wenn Begleitende sich bewusst so positionieren, dass sie dem schwerkranken Menschen in die Augen sehen können. Dazu gehört z. B., sich im Gespräch ans Bett zu setzen oder sich zum anderen herunterzubeugen. Nicht immer ist es eine bequeme Haltung, die eine Beziehung ausdrückt, in der es kein hierarchisches Oben oder Unten gibt.

Weiter kann diese Haltung auf Augenhöhe bereits im Team bei gemeinsamen Besprechungen am sogenannten »Runden Tisch« laut McCaffrey et al. (2012) eine klare und angemessene Kommunikation im interprofessionellen Team fördern, die erheblich zu einer qualitativ hochwertigen Versorgung, Behandlung und Begleitung von Patient:innen sowie ihren Angehörigen beiträgt. Die Zusammenarbeit der Professionen in den Gesundheits(fach)berufen schafft ein positives Arbeitsumfeld, verbessert die Arbeitszufriedenheit des Pflegefachpersonals sowie der Ärzt:innen und erhöht die Qualität in der Patientenversorgung, was einen positiven Einfluss auf die Morbidität und Mortalität der Patient:innen haben kann. Eine schlechte Kommunikation und mangelnde Teamarbeit oder Zusammenarbeit werden als anhaltende Probleme mit einhergehenden ethischen Konflikten im Gesundheitswesen genannt (McCaffrey et al., 2012).

Auch die Kommunikation soll nach dieser Maßgabe gestaltet sein, im Umgang mit Patient:innen, An- und Zugehörigen, ebenso wie mit Teamkolleg:innen.

18.3.2 Bereitschaft zur Reflexion

Praxisbeispiel

Frau S., 38 Jahre, mit der Diagnose einer ALS, wurde auf die Palliativstation aufgenommen. Sie ist mit einer PEG-Sonde versorgt, nicht invasiv beatmet, kommuniziert über einen Sprachcomputer. Aufnahmegründe sind eine zunehmende respiratorische Insuffizienz, das Ziel der Verbesserung des Sekretmanagements und die Planung der weiteren Versorgung inkl. einer Notfallplanung. Die Patientin wünscht sich eine »rein palliative Versorgung«. Eine Beatmung sowie medikamentöse Maßnahmen, die ihr Bewusstsein beeinträchtigen, lehnt sie ab, ebenso wie eine Infektbehandlung. Sie wünscht sich eine Steigerung ihrer Lebensqualität.

Probleme im Behandlungsverlauf

- Die Patientin möchte häufig abgesaugt werden, obwohl nach medizinischem Ermessen dazu keine Indikation besteht.
- Sie lehnt die Gabe von Anxiolytika bei Angst ab.
- Sie möchte nur von bestimmten Mitarbeiter:innen gepflegt werden.

Die Begleitung ist für alle Beteiligten zunehmend unbefriedigend, da die Wünsche der Patientin trotz großer Anstrengungen nur unzureichend umgesetzt werden können. Dies wird im Rahmen von multiprofessionellen Fallbesprechung erörtert.
CAVE: Menschen sind keine Fälle. Als Fall wird die Lebenssituation beschrieben.
Fragen, die zur Vorbereitung in die Besprechung eingegeben werden:

- Wie klar ist das Team in der Symptombehandlung?
- Was genau heißt palliatives Vorgehen?
- Wie kann sich das Team verhalten, wenn die Patientin häufiges Absaugen einfordert, obwohl keine medizinische Indikation erkennbar ist?
- Wie geht das Team mit der Ablehnung von Mitarbeitenden um?

Im multiprofessionellen Team werden die Verzweiflung, aber auch Unmut, Mitgefühl und die Dilemmasituation artikuliert. Im Austausch und in der Reflexion der Situation werden Probleme, Ziele und Ressourcen gesammelt. Ein Dilemma besteht im Wunsch der Patientin, häufig abgesaugt zu werden, ohne dass eine medizinische Indikation erkennbar ist. Hier besteht ein Konflikt zwischen Fürsorge (Absaugen ist ineffizient und schadet mehr, als es nützt) und Autonomie (die Patientin sagt: »Nur ich kann spüren, wann ich abgesaugt werden muss.«).
Ein weiteres Dilemma erleben die Beteiligten durch den Wunsch, nur durch bestimmte Mitarbeitende gepflegt zu werden. Es wird die These erarbeitet, dass Frau S. durch ihre Erkrankung einen maximalen Verlust von Selbstwirksamkeit erlebt, der möglicherweise dadurch etwas kompensiert wird, dass sie einige

Mitarbeitende auswählt und andere ablehnt. Es besteht ein Konflikt zwischen der Autonomie der Patientin und dem Prinzip der Gerechtigkeit: Hat die Patientin das Recht, Teammitglieder auszusuchen? Alle Mitarbeitenden haben die gleiche Grundqualifikation in Palliative Care. Was passiert, wenn dies alle Patient:innen tun würden? Wie geht es den Kolleg:innen, die eine Verweigerung ihnen gegenüber erleben? Abgelehnt zu werden, hat ein hohes Kränkungspotenzial. Ein Klinikclown antwortet auf die Frage, wie er damit umgeht, wenn ihm das passiert: »Und wenn es das Einzige ist, was ich tun kann: das letzte bisschen Selbstbestimmung erfahrbar machen, indem sie mich rausschicken dürfen, ohne sanktioniert zu werden, dann hat meine Arbeit Sinn. Ich bin froh, dass ich dazu beitragen darf«. Dieser Beitrag führt zu einem Perspektivwechsel im Team.

Es wird vereinbart, dass die Patientin aussuchen darf, von wem sie gepflegt wird, solange dies den Dienstablauf nicht beeinträchtigt und die Kolleg:innen, die die Pflege durchführen, dadurch nicht zu stark belastet werden. Darüber hinaus wird in der Besprechung ein Kompromiss ausgehandelt, der darin besteht, dass die Patientin ohne erkennbare Indikation nicht häufiger als zweimal während des achtstündigen Dienstes abgesaugt wird. Begründet wird dies damit, dass diese Maßnahme der Patientin voraussichtlich nicht schadet und sie dennoch Mitbestimmungsrecht hat. Zusätzlich werden Handlungsalternativen erarbeitet. Dazu gehört z. B., dass die Atemtherapeutin, zu der die Patientin Vertrauen aufgebaut hat, Entspannungsübungen mit ihr einübt, um Erstickungsängste abzumildern. Die Patientin ist mit diesen Maßnahmen einverstanden und dankbar für den Aushandlungsprozess. Sie lässt sich im weiteren Begleitungsprozess auch auf medikamentöse Maßnahmen zur Angstlinderung ein und stirbt nach weiteren zwei Wochen ohne erkennbare Symptome auf der Palliativstation. Die Situation wirkt entspannt und friedlich.

> Durch Reflexion können Situationen verstanden und Handlungsalternativen erschlossen werden.

18.3.3 Wertschätzung und Respekt

Der Umgang mit schwerkranken und sterbenden Menschen und ihren An- und Zugehörigen soll von Wertschätzung und Respekt gekennzeichnet sein. Im Curriculum Palliative Care für Pflegefachpersonen sind u. a. folgende Lernziele formuliert:
Die Teilnehmer:innen

- erlangen die Einsicht, dass es keine absoluten Wahrheiten, sondern immer mehrere Wirklichkeitsauffassungen gibt, und
- respektieren unterschiedliche Werte, Normen und Arbeitsweisen
- sowie andere Sichtweisen (Kern et al., 2020).

Praxisbeispiel

Frau K., 88 Jahre alt, lebt seit einigen Jahren in einer Pflegeeinrichtung. Sie konnte sich aufgrund einer fortschreitenden Tumorerkrankung und einer Demenz nicht mehr allein versorgen. Sie hat zwei Töchter: Brigitte und Karin. Brigitte kommt regelmäßig in die Einrichtung. Karin konnte ihre Mutter aufgrund einer eigenen schweren Erkrankung schon länger nicht mehr besuchen und ist vor zwei Tagen verstorben. Frau K. fragt immer wieder einmal nach Karin. Brigitte hat entschieden, dass man die Mutter nicht über den Tod informiert. Sie hat aktuell wenig Zeit, da sie viel organisieren muss, ist selbst traurig und möchte der Mutter den Schmerz ersparen. Die Mitarbeitenden der Einrichtung sehen es als ihre Pflicht an, die Bewohnerin über den Tod zu informieren, da sie auch mit der Diagnose Demenz das Recht hat, vom Tod der Tochter zu erfahren. Ein Konfliktfeld entsteht:

	Angehörige	Begleitende
Zeit	wenig	wenig
Werte	Gutes Tun, nicht schaden	Gutes Tun, nicht schaden

Die Ausgangslage in Bezug auf Zeit ist bei beiden Beteiligten gleich. Auch die Werte stimmen überein. Diese sind aber mit unterschiedlichen Handlungen verknüpft. Frau B. hat gelernt, dass man über das Sterben nicht spricht, und die Pflegefachperson, dass offene und ehrliche Kommunikation wichtig ist. Dies zeigt sich in nachfolgenden Reaktionen:

Norm-reaktion	»Über das Sterben spricht man nicht.«	»Wir wollen offen und ehrlich kommunizieren.«

Diese führen zu einer Dissonanz bei gleichen Werten. Beide möchten das Richtige und Gute tun.

Haltung	Wertschätzung, Respekt	Wertschätzung, Respekt
Reaktion	»Das hat sie nicht auch noch verdient.«	»Sie wird den Verlust spüren.«

Auch die Haltung ist bei beiden Personen identisch: Sie ist von Wertschätzung und Respekt gegenüber Frau K. gekennzeichnet, zeigt sich aber wiederum unterschiedlich in der Handlung. Die Tochter Birgit ist überzeugt davon, dass sie respektvoll handelt, wenn sie die Mutter schont. Die Pflegefachkraft hat gelernt, dass sie den Verlust spüren wird und drückt dies gegenüber der Tochter auch aus. Dies führt bei beiden handelnden Personen zu Ärger, eine wiederum gemeinsame Gefühlsreaktion.

IV Exemplarische zukünftige und aktuelle Herausforderungen

Stimmung	ärgerlich	ärgerlich
Reaktion	»Ich habe das Recht zu entscheiden, ich bin bevollmächtigt.«	»Sie müssen es ja wissen, aber das wird ihrer Mutter schaden.«

Frau B. verteidigt ihre Position mit der Aussage, dass sie bevollmächtigt ist. Die Pflegefachkraft resigniert, aber weist nochmals darauf hin, dass sie damit Schaden anrichtet.

Vertrauen	gering	gering
Sympathie	gering	gering

Vertrauen zu- und Sympathie füreinander sind gering. Wertschätzung und Respekt haben sich in diesem Beispiel nicht passgenau verbunden.

Wertschätzung 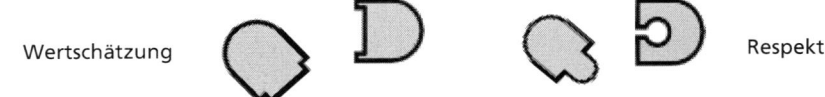 Respekt

Abb. 18.3: Unverbundene Puzzleteile führen zu Unverständnis und Frustration.

Mit dem Respekt für die Situation der Angehörigen, dem Versuch ihre Sichtweise zu verstehen, verbunden mit dem Ziel, auch der Tochter in der Situation Wertschätzung und Respekt entgegenzubringen, könnte die Situation anders ablaufen:

	Angehörige	Begleitende
Zeit	wenig	~~wenig~~ bewusst etwas Zeit nehmen

Die Pflegefachkraft nimmt sich bewusst etwas Zeit.

Werte	Gutes Tun, nicht schaden	Gutes Tun, nicht schaden
Norm	»Über das Sterben spricht man nicht.«	»Wir wollen offen und ehrlich kommunizieren, **aber behutsam.**«

Sie nähert sich Frau B. mit Behutsamkeit und dem Wunsch, verstehen zu wollen.

18 Professionelle Haltung

Haltung	Wertschätzung, Respekt	Wertschätzung, Respekt
Reaktion	»Das hat sie nicht auch noch verdient.«	»Das muss alles ziemlich schwer für Sie sein. Wie geht es Ihnen damit?« ~~»Sie wird den Verlust spüren«~~ »Könnten Sie sich vorstellen, dass sie den Verlust spürt? Gerade in der Demenz werden Gefühle oft sensibel wahrgenommen.«

> Die Pflegefachkraft argumentiert nicht gegen die Aussage, sondern bleibt bei der Situation der Angehörigen. Sie macht deutlich, dass sie ahnt, in welcher schwierigen Lage sich die Tochter vermutlich befindet. Dann fragt sie nach, ob die Tochter sich vorstellen kann, dass die Mutter den Verlust spürt. Erst dann erklärt sie, dass Gefühle in der Demenz sensibel wahrgenommen werden.

Stimmung	ärgerlich	~~ärgerlich~~ verständnisvoll
Reaktion	»Ich habe das Recht zu entscheiden, ich bin bevollmächtigt.«	~~»Sie müssen es ja wissen, aber das wird ihrer Mutter schaden«~~ »Das ist sicher manchmal eine große Last für Sie…«

> Auch auf die Abwehrreaktion reagiert die Pflegefachkraft weiterhin verständnisvoll, indem sie sie darauf aufmerksam macht, wie herausfordernd die Situation für die Tochter ist.

Vertrauen	(gering) kann wachsen	Achtung! Verarbeitungszeit
Sympathie	(gering) kann wachsen	kann wachsen oder neutral sein

> Wichtig ist nun, der Tochter Zeit zu geben für die Bearbeitung des Gehörten. Auch bei ihr setzt nun möglicherweise eine Auseinandersetzung mit ihrer Haltung ein, die verunsichernd ist – für die sie Halt und Unterstützung benötigt. Mit dieser Einstellung ist die Grundlage eines Verständnisses auf beiden Seiten gegeben.

Wertschätzung 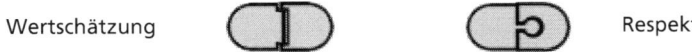 Respekt

Abb. 18.4: Versuch der Verbindung und Einfühlung stellen die Grundlage für Vertrauen dar.

> In Konfliktsituationen ist es hilfreich, sich in die Perspektive des Gegenübers hineinzudenken, um dessen Worte und Handlungen besser einordnen zu können und ihm mit Verständnis zu begegnen statt mit rigider Ablehnung. Das bedeutet nicht, den eigenen Standpunkt aufzugeben.

18.4 Der Einfluss von Belastungsfaktoren auf die Haltungen in der Palliativversorgung

Manfred Baumann beschreibt Hospizarbeit- und Palliativversorgung als ein Gegenmodell gegen den gesellschaftlichen Zeittaktungs- und Fragmentierungstrend, eine Entschleunigungsoase inmitten der beschleunigten Gesellschaft und eines beschleunigten Gesundheitswesens (Baumann, 2013).

Die Haltungen im Feld dieser Entschleunigungsoase sind aber nicht isoliert zu betrachten, sondern stehen in Verbindung mit äußeren Einflüssen. So hat sich die Palliativversorgung in raschem Tempo entwickelt, neue Strukturen und Dienste sind entstanden, frühzeitige Integration wird angestrebt, viele Versorgungsformen haben eine gesetzliche Einordnung und sind finanzierbar geworden. Einerseits eine Erfolgsgeschichte, andererseits gerät das Feld immer stärker unter Druck. (▶ Abb 18.5). Dies zeigt sich u. a. in geänderten Belastungsfaktoren der Mitarbeitenden. So waren in einer im Jahr 2009 durchgeführten Untersuchung der hohe Anspruch der Idee, die besondere Beziehung zu Patient:innen sowie die Häufung von Todesfällen die am meisten genannten belastenden Faktoren (Müller et al., 2009). Zehn Jahre später wird die Befragung wiederholt und um Fragen zu Rahmenbedingungen ergänzt, die 2009 nicht als vordergründig identifiziert wurden. Als Hauptbelastung in Bezug zu den Rahmenbedingungen werden nun genannt: zu wenig Personal, hoher Dokumentationsaufwand und keine Zeit, um auf Wünsche und Probleme der Betroffenen eingehen zu können. Aber auch unterschiedliche Erwartungshaltungen wie widersprüchliche Behandlungspläne im Versorgungsnetz und Beginn oder Fortführung von Therapien bei schlechter Prognose waren häufige Nennungen. Im Bereich interpersoneller Belastungsfaktoren werden Kommunikationsprobleme sowie insbesondere im ambulanten Bereich sozial isolierte Patient:innen als belastend erlebt. Eine nicht gelungene Symptombehandlung wird häufiger als Belastungsfaktor genannt als der Anspruch an die Palliativversorgung (Ateş et al., 2019).

Mitarbeitende in der Palliativversorgung sind nach wie vor insgesamt zufrieden mit den Arbeitsbedingungen. Gleichzeitig werden eine veränderte Haltung im Team, der Einfluss des Themas auf die eigene Person und damit verbunden der Verlust von Leichtigkeit, eigene Lebenskrisen sowie das ausschließliche Thema Sterben (31 %) als mögliche Gründe genannt, das Feld zu verlassen (Schmude & Kern, 2017).

> Veränderte Rahmenbedingungen, hohe in- und extrinsische Ansprüche und Erwartungen, intensive Beziehungsarbeit mit schwerkranken und sterbenden Menschen, damit verbunden kontinuierliche Berührung mit Leid, wirken auf die Haltungen der Palliativversorgung ein und beeinflussen diese.

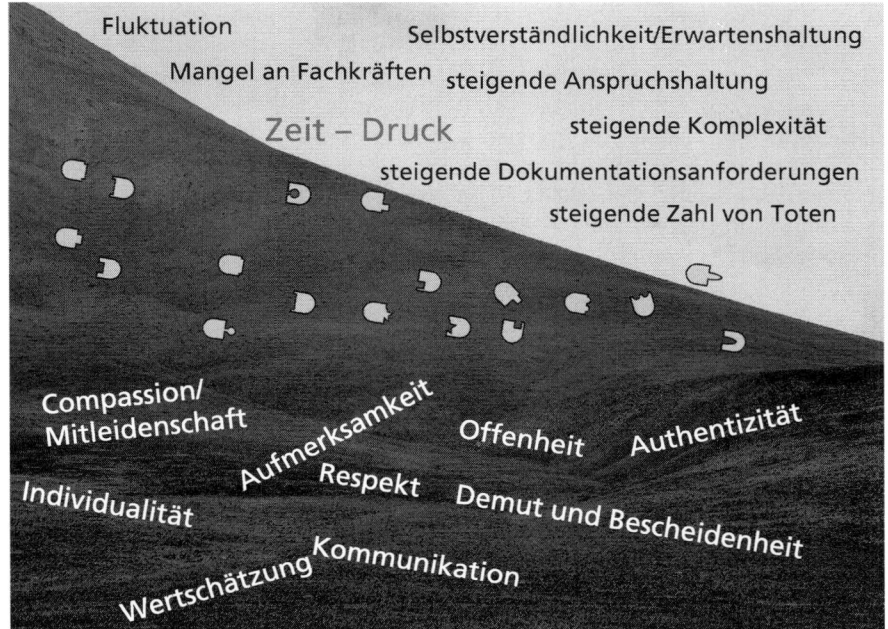

Abb. 18.5: Einfluss äußerer Faktoren auf die Haltungen der Palliativversorgung

18.5 Welche Haltungen können dabei helfen, moralische Überforderung zu reduzieren?

Die Bereitschaft zur Reflexion ist eine wesentliche Haltung für einen hilfreichen Umgang mit den Belastungsfaktoren im Feld der Palliativversorgung. Immer wieder gilt es zu überprüfen: Sind Ziele erreichbar und angemessen? Stehen sie in Bezug zu den Rahmenbedingungen? Was ist die Motivation des eigenen Handelns? Welche Erwartungen stelle ich an mich selbst?

18.5.1 Anerkennen von Leid und Ohnmacht

Ein Hauptantrieb vieler Hospiz- und Palliativbewegten ist das Lindern von Leiden. Durch gute Symptombehandlung sowie mitmenschliche Begleitung und Unterstützung soll Lebensqualität erhalten und gefördert werden. Doch selbst bei bester Symptombehandlung wird das Leiden angesichts der existenziellen Themen Sterben und Tod nicht zu vermeiden sein. Leiden gehört zum Sterben wie zum Menschsein als unvermeidbare Erfahrung. Doch es ist schwer Menschen leiden zu sehen und dies auszuhalten. Der Handlungsimpuls ist groß, dem Leiden etwas entgegenzusetzen, hier und jetzt etwas unternehmen zu müssen. Die richtige Handlung, der richtige Experte oder die Expertin, das richtige Wort werden oft gesucht und vermutlich häufig nicht gefunden. Dies führt zu unangenehmen Gefühlen: Ohne Macht und ohne Hilfe stehen wir Helfenden da. Unsere Selbstwirksamkeit erschöpft sich angesichts der erlebten moralischen Ohnmacht gegenüber den existenziellen Themen von Tod und Sterben. Die Anerkennung und Akzeptanz von Leiden, die Toleranz des Mehrebenansatz von Berufsethos sowie situativen Moralanspruches und der Ohnmacht indes können zu einer haltgebenden Haltung werden. »Wir können das Leid nicht aus der Welt schaffen, aber was wir tun können, ist dies: einander die Tränen trocknen!« (Pfau, 2014) In diesem Zitat von Ruth Pfau findet sich ein solidarischer Gedanke: das Leid gemeinsam auszuhalten, die Ohnmacht zu teilen. Nicht der oder die Helfende trocknet dem oder der Leidenden die Tränen, sondern wir trocknen sie einander. Dies erfordert, sich sowohl von der Ohnmacht berühren zu lassen als auch sich verletzlich zu zeigen. Für diese Haltung steht auch der Begriff des »wounded healers«, des verwundeten Helfenden (Jung, 1951). Sich der eigenen (moralischen) Verwundungen bewusst zu sein, sie demütig anzuerkennen, sich immer wieder verletzlich zu zeigen und verwundbar zu machen, ist eine der großen Herausforderungen und gleichzeitig eine große Entlastung: Auch die sog. Helfenden müssen nicht immer stark sein. Aus dieser Haltung heraus kann sich Kreativität erschließen und schöpferische Energie freiwerden (Daneault, 2008).

18.5.2 Wahrnehmen und Anerkennen von Ambivalenzen

Die Arbeit in der Palliativversorgung ist gekennzeichnet durch Ambivalenzen: der Sterbenden, der An- und Zugehörigen und der Begleitenden. Dadurch entstehen Konflikte und Widerstände, die nicht verdrängt, sondern situativ ausgehandelt und ausgehalten werden müssen (Baumann, 2013). Es gibt selten ein Entweder-oder – leicht oder schwer, sinnstiftend oder frustrierend –, sondern vielfach ein Und-und, eine stetige Bewegung auf einem Kontinuum: Immer wieder erfahren Begleitende statt Eindeutigkeit Mehrdeutigkeit und dass Dinge und Situationen immer mindestens zwei Seiten haben. Exemplarisch steht dafür die Wahrnehmung von Mitarbeitenden, die einerseits beschreiben, wie in der kontinuierlichen Begleitung schwerstkranker Menschen der Verlust von Leichtigkeit zu Überlegungen führt, das Feld zu verlassen, andererseits aber das Lernen von Sterbenden als Lebensschule sie im Beruf hält.

Die Spannungsfelder und scheinbaren Widersprüche nicht abschaffen zu wollen, sondern zu identifizieren, zu verstehen, anzunehmen und in das Arbeitsfeld zu integrieren, ist ein wesentlicher Schutzfaktor.

18.5.3 Einüben von Gleichmut und Vertrauen

Vertrauen und Gleichmut einzuüben können ebenfalls haltgebend sein. Dem Anderen seinen eigenen Weg und seine Lösung zuzutrauen stärkt die Selbstwirksamkeit und kann das eigene Gefühl von Überforderung reduzieren, dass allzu oft daraus entstehen kann, sich für »Alles« verantwortlich zu fühlen. Vertrauen in die eigenen Kompetenzen zu entwickeln und die Zuversicht, dass »es wird«, wenn ich alles mir Mögliche getan habe, führt ebenso zu Entlastung wie die Entwicklung von Gleichmut, die nicht mit Gleichgültigkeit zu verwechseln ist. Während Gleichgültigkeit mit Desinteresse oder Belanglosigkeit assoziiert wird, »entwickelt sich Gleichmut durch eine Fähigkeit, die Dinge des Lebens zu betrachten, ohne sich dauernd mit ihnen zu identifizieren« (Reddemann, 2017).

> Haltung wird häufig mit Festhalten und Unbeweglichkeit assoziiert. Die Haltungen im Bereich der Palliativversorgung sind durch Beweglichkeit gekennzeichnet. Die Antwort auf die Vielfalt und Beweglichkeit des Lebens kann kein starres Haltungsgerüst sein. Das Gerüst der Haltungen benötigen wir aber dringend, denn ohne sie wären wir haltlos und auf vielen Ebenen, vor allem moralisch, verletzlich.

18.6 Literatur

Ashrafizadeh, H., Khanali Mojen, L., Barasteh, S. et al. (2022). Factors Related to Nurses and Physicians' Knowledge and Attitudes Towards Palliative Care. *Int J Cancer Manag.*, 15(2), e122653. https://doi.org/10.5812/ijcm-122653.

Ateş, G., Jaspers, B., Kern, M. (2019) *Belastungs- und Schutzfaktoren in Teams der Hospiz- und Palliativversorgung in Nordrhein-Westfalen – eine Pilotstudie.* https://alpha-nrw.de/wp-content/uploads/2020/06/studie_belastungs-schutzfaktoren_alpha_2020.pdf

Banse, C., Owusu-Boakye, S., Schade, F. et al. (2021). Der Migrationshintergrund als Grenze der Palliativversorgung am Lebensende? *Dtsch Med Wochenschr*, 146(04), e22–e28. https://doi.org/10.1055/a-1263-3437

Baumann, M. (2013). *Palliative Haltung [Masterarbeit in überarbeiteter Fassung, Philosophisch-Theologische Hochschule Vallendar].* https://kidoks.bsz-bw.de/frontdoor/deliver/index/docId/403/file/Masterarbeit_Vallendar_25.08.2014.pdf

Bundesministerium für Bildung und Forschung (BMBF). (2024). *Der Deutsche Qualifikationsrahmen für lebenslanges Lernen.* https://www.dqr.de/dqr/de/home/home_node.html (Zugriff 29.05.2024)

Daneault, S. (2008). The wounded healer Can this idea be of use to family physicians? *Cam Fam Physician*, 54(9), 1218–1219. PMCID: PMC2553448 PMID: 18791062 https://www.ncbi.nlm.nih.gov/pmc/articles/PMC2553448/#

Duden. (2024). *Haltung.* https://www.duden.de (Zugriff 25.04.2024)

Häcker, T. (2022). Reflexive Lehrer*innenbildung. In: C. Reintjes, I. Kunze (Hrsg.): *Reflexion und Reflexivität in Unterricht, Schule und Lehrer:innenbildung* (S. 94–116). Julius Klinkhardt. https://nbn-resolving.org/urn:nbn:de:0111-pedocs-254007

Jeong, S. H., So Jeong, L., Seul Min, C. et al. (2020). Systematic Review on the Influencing Factors of Nurses and Nursing Students Attitudes Toward Hospice and Palliative Care. *Journal of Hospice & Palliative Nursing*, 22(2), 130–136. https://doi.org/10.1097/NJH.0000000000000627

Kern, M., Müller, M., Aurnhammer, K. (1996). *Basiscurriculum Palliative Care Eine Fortbildung für Pflegende in der Palliativmedizin.* Pallia-Med-Verlag.

Kern, M., Müller, M., Aurnhammer, K. (2020). *Palliative Care für Pflegefachkräfte.* Pallia-Med-Verlag.

Koordinierungsstelle für Hospiz- und Palliativversorgung in Deutschland. (o. D.). Charta zur Betreuung schwerstkranker und sterbender Menschen in Deutschland. https://www.charta-zur-betreuung-sterbender.de (Zugriff am 05.06.2024)

Krug, H., Ritterbusch, U. (2022) Mit welcher Haltung Haltung lehren? Skizzierung eines Umfrageprojekts. *Ethik Med, 34,* 467–474. https://doi.org/10.1007/s00481-022-00696-9

Lorenzer, A. (1976). *Sprachzerstörung und Rekonstruktion.* Suhrkamp.

McCaffrey, R., Hayes, R. M., Cassell, A. et al. (2012). The effect of an educational programme on attitudes of nurses and medical residents towards the benefits of positive communication and collaboration. *JAN Volume, 68*(2). https://doi.org/10.1111/j.1365-2648.2011.05736.x

Müller, M., Pfister, D., Markett, B. et al. (2009). Wie viel Tod verträgt ein Team. *Der Schmerz, 23*(6), 600–608. https://doi.org/10.1007/s00482-009-0845-y

Nentwig-Gesemann, I., Fröhlich-Gildhoff, K., Harms, H., et al. (2012). *Professionelle Haltung – Identität der Fachkraft für die Arbeit mit Kindern in den ersten drei Lebensjahren.* https://www.weiterbildungsinitiative.de/uploads/media/WiFF_Expertise_Nentwig-Gesemann.pdf

Pfau, R. (2014). *Leben ist anders: Lohnt es sich? Und wofür? – Bilanz eines abenteuerlichen Lebens.* Herder.

Reddemann, L. (2017). *Leidfaden, 1/2017,* 2192–1202.

Richter, M., Hostettler, U., Marti, I. (2014). Lebensende im geschlossenen Strafvollzug: Ambivalenzen von »care« und »custody«. *Newsletter Studienbereich Soziologie, Sozialpolitik und Sozialarbeit, 15,* 18–24. https://doi.org/10.7892/boris.88058

Steudter, E. (2019). *Haltung im gesellschaftlichen und professionellen Kontext.* Friedrich-Verlag.

Von Schmude, A., Kern, M. (2017). Zufriedenheit von Mitarbeitenden in Hospizarbeit und Palliativversorgung – eine quantitative Studie. *Z Palliativmed, 18,* 305–309. https://doi.org/10.1055/s-0043-119439

Welt Health Organisation (WHO). (2020). *Palliative Care.* https://www.who.int/news-room/fact-sheets/detail/palliative-care (Zugriff 04.06.2024)

19 Best-Practice-Beispiel zum Umgang mit Bildungsanforderungen im Rahmen von moralisch belastendenden Themen[16]

Nathalie Castellanos-Herr, Rabea Sandt und Henrikje Stanze

19.1 Einleitung

Mit dem Urteil des Bundesverfassungsgerichts vom 26. Februar 2020 zum »Verbot der geschäftsmäßigen Förderung der Selbsttötung« wurde der entsprechende Paragraf 217 des Strafgesetzbuches als Verstoß gegen das Grundgesetz (GG) erkannt und für nichtig erklärt. Sterbewilligkeit wird nach dem Bundesverfassungsgericht (BVerfG) als Grundrecht des allgemeinen Persönlichkeitsrechts (GG, Art. 2 Abs. 1 i.V.m. Art. 1 Abs. 1) anerkannt. Somit hat jede:r Bürger:in ein Grundrecht auf selbstbestimmtes Sterben, das jedem oder jeden Einzelnen gewährleistet, sich das Leben zu nehmen und sich hierbei der Hilfe Dritter zu bedienen (Rombey, 2020). Das Grundrecht auf Suizid korrespondiert mit einem weitreichenden grundrechtlichen Schutz des Handelns von Suizidassistenten (Rombey, 2020). Niemand kann verpflichtet werden, Suizidhilfe zu leisten (BVerfG, 2020).

Die Fachverbände wie z. B. die Akademie für Ethik in der Medizin (AEM) sehen in den Berufen der Medizin und anderer Heilberufe eine zentrale Rolle für den zukünftigen Umgang mit der Suizidassistenz (AEM, 2020). Diesbezüglich sieht die AEM eine Reihe von ungeklärten Fragen und Problemen in Bezug »auf die Entscheidung, worin genau die Funktion der medizinisch Tätigen bei einer zukünftigen Regelung der Suizidhilfe liegen könnte« (AEM, 2020, S. 2). Der Deutsche Pflegerat sieht Pflegefachpersonen als unmittelbare Ansprechpartner:innen für entsprechende Fragen von Patient:innen mit Sterbewunsch und betont, dass diese immer wieder um direkte Sterbehilfe gebeten werden. »Zudem kann eine mittelbare Mitwirkung an der Selbsttötung von Patienten:innen oder Bewohnern:innen nicht ausgeschlossen werden, wenn Selbsttötungen in Krankenhäusern, Alteneinrichtungen oder in der Häuslichkeit durchgeführt werden sollten.« (Wagner, 2020, o. S.).

Die im Pflegeberufegesetz verorteten vorbehaltenen Tätigkeiten sind gerechtfertigt durch den Schutz der Gesundheit des zu pflegenden Menschen. Damit ist zugleich eine besondere rechtliche und berufsethische Verantwortung verbunden (Fachkommission § 53 PflBG, 2020). Pflegefachpersonen sehen sich in ihrem Alltag häufig mit ethisch-moralischen Spannungsfeldern, wie z. B. Todeswünschen, konfrontiert. Riedel et al. (2022) weisen darauf hin, dass Pflegende ihren Berufsalltag häufig als moralisch belastend erleben, wenn sie nicht über ethische Kompetenzen

---

16 Der Beitrag basiert auf der Masterarbeit von Castellanos-Herr & Sandt (2023).

verfügen und/oder in Gesundheits- und Pflegeeinrichtungen keine organisationsethischen Strukturen vorhanden sind und gelebt werden, die Pflegenden ethisches Handeln ermöglichen.

Über die genannten Berufsgruppen hinaus werden auch weitere Personengruppen wie z. B. ehrenamtliche Mitarbeiter:innen und Sozialarbeiter:innen in die Begleitung der Suizidassistenz involviert sein. Die Deutsche Gesellschaft für Palliativmedizin (DGP) sieht eine große Herausforderung für alle Fachkräfte der Hospizarbeit und Palliativversorgung in der Wahrung der »Würde eines Menschen […] bis zum Wunsch, dieses Leben selbst zu beenden (DGP, 2022, S. 1). Die DGP empfiehlt allen Mitarbeitenden und Institutionen der Hospizarbeit und Palliativversorgung die Reflexion der eigenen Haltung sowie auf institutioneller Ebene den einzelnen Einrichtungen, den Verbänden und den jeweiligen Trägerstrukturen, zum Suizid und zum Thema Suizidhilfe zu reflektieren (DGP, 2021). Die Suizidassistenz kann zu kontroversen Einstellungen führen und eine Herausforderung für das Fachpersonal, sowohl für sich selbst als auch im multiprofessionellen Team darstellen (Dörmann et al., 2023). Diese kann Moral Distress fördern.

Im Hinblick auf eine mögliche gesetzliche Konkretisierung und Umsetzung der Suizidassistenz in Deutschland wurde ein multiprofessionelles und evidenzbasiertes Curriculum entwickelt, um die am Prozess beteiligten Akteure auf die Suizidassistenz vorzubereiten.

19.2 Die Bildungsanforderungen in Aus-, Fort- und Weiterbildung

Mit der Umsetzung der generalistischen Pflegeausbildung im Jahr 2020 wurden berufsethische Herausforderungen aufgegriffen, um Pflegefachpersonen frühzeitig vorzubereiten und Belastungserfahrungen dieser Berufsgruppe transparent zu machen. Der Kompetenzbereich IV »Das eigene Handeln auf der Grundlage von Gesetzen, Verordnungen und ethischen Leitlinien reflektieren und begründen« und der Kompetenzbereich V »Das eigene Handeln auf der Grundlage von wissenschaftlichen Erkenntnissen und berufsethischen Werten und Haltungen reflektieren und begründen« fokussieren eine ethische sowie wissenschaftliche, rechtliche, ökologische und ökonomische Begründung und Rahmung pflegerischen Handelns (Fachkommission § 53 PflBG, 2020). Den Kompetenzschwerpunkten sind jeweils Aufgabenstellungen bzw. Pflegesituationen zugeordnet, die Lernanlässe im Rahmen des arbeitsbezogenen Lernens darstellen. Hier ist die Vermittlung ethischer Grundlagen zu Beginn der Ausbildung und u. a. die Schaffung von Raum für die Entwicklung einer eigenen berufsethischen Haltung im Sinne des ICN-Kodex und den vier medizinethischen Prinzipien (Respekt vor der Autonomie des Patienten, Schadensvermeidung, Fürsorge und Gerechtigkeit) nach Beauchamp und Childress von Bedeutung. Die Wahrnehmung der moralischen

Verantwortung von Pflegefachpersonen erfordert neben ethischen Kompetenzen auch moralisches Handlungsvermögen. Hierunter wird die Fähigkeit und Möglichkeit verstanden, sich inter- und intraprofessionell über ethische Wahrnehmungen auszutauschen, sowie konstruktive Lösungen und Bearbeitungsmöglichkeiten zu generieren (Monteverde, 2019; Klotz et al., 2022). Handlungsanlässe wie gesundheitsbezogene und ethische Entscheidungskonflikte werden anhand von Lernsituationen thematisiert (Fachkommission § 53 PflBG, 2020). Weiter werden die Auszubildenden angehalten ihre persönliche Entwicklung als professionell Pflegende zu reflektieren und »[...] ein eigenes Pflegeverständnis sowie ein berufliches Selbstverständnis unter Berücksichtigung berufsethischer und eigener ethischer Überzeugungen [zu entwickeln]« (Fachkommission § 53 PflBG, 2020, S. 59). Sie »erkennen ethische Konflikt- und Dilemmasituationen, ermitteln Handlungsalternativen und suchen Argumente zur Entscheidungsfindung« (Fachkommission § 53 PflBG, 2020). Im Hinblick auf palliative Handlungsfelder, reflektieren die Auszubildenden das Spannungsverhältnis zwischen systemischen Zwängen versus Personenzentrierung. Hier werden die Auszubildenden u. a. bestärkt Menschen aller Altersstufen bei der Selbstverwirklichung und Selbstbestimmung über das eigene Leben, auch unter Abwägung konkurrierender ethischer Prinzipien zu fördern und zu unterstützen (Fachkommission § 53 PflBG, 2020).

Im Rahmen der Weiterbildung Palliative Care sollen den Teilnehmenden berufsbezogene und berufsübergreifende Qualifikationen vermittelt werden, die sie zur Bewältigung von z. B. ethisch-moralischen Belastungen befähigt und das Fundament für eine ethische Einstellung und Argumentation bildet (DGP, 2017). Somit müssen auch die Lernprozesse in Weiterbildungen so gestaltet werden, dass Teilnehmende als aktiv und kritisch Lernende in ihrer Handlungskompetenz gestärkt werden (Ministerium für Arbeit, Gesundheit und Soziales, 2009). Das impliziert eine kompetenz- und handlungsorientierte Didaktik, die lernendenzentriert und somit selbstgesteuert gestaltet werden sollte. Demzufolge ist den Lernenden mehr Eigenverantwortung für ihren Lernprozess zu übertragen.

Diese Erweiterung der Selbststeuerung erfordert den Einsatz verschiedener Methodenkonzepte. Durch die stetig wachsenden Anforderungen und Veränderungen der Berufswelt von Pflegenden sind die Strukturierung von Arbeitsabläufen durch Selbststeuerung und eigenverantwortliches Handeln verbunden und erforderlich. Somit ist die Kompetenz zum selbstgesteuerten Lernen unerlässlich und wird mit dem Konzept des lebenslangen Lernens verbunden.

19.2.1 Didaktische und methodische Ansätze

Arnold et al. (2002) definieren selbstgesteuertes Lernen als einen aktiven Aneignungsprozess, bei dem die Lernenden über ihr Lernen selbst entscheiden. Dabei haben sie die Möglichkeiten: ihren eigenen Lernbedarf sowie die Interessen und Vorstellungen festzulegen und selbstständig zu strukturieren (Castellanos-Herr & Sandt, 2023, S. 119).

Einen weiteren möglichen didaktischen Ansatz stellt die erfahrungsorientierte Didaktik nach Ingo Scheller dar. Bezogen auf die Aus-, Fort- und Weiterbildung zum Thema Suizidassistenz sollen im erfahrungsorientierten Unterricht Teilnehmende die Möglichkeit haben, ethisch-moralisch belastende Situationen, Erfahrungen, Fragen und Probleme zu thematisieren, welche in der beruflichen Praxis entstanden sind. Ziel ist es, dass Teilnehmende eigene Erfahrungen mit fremden Themen verbinden und sich sowohl der Situation als auch der dahinterstehenden fachlichen Thematik bewusstwerden. Durch die Anwendung der eigenen emotionalen Situationen nähern sich die Teilnehmenden den fremden, fachlichen Perspektiven und können eigene Problemsituationen, Erfahrungen und Konflikte neu sortieren und für sich bearbeiten. Zudem erhalten sie die Möglichkeit, eine Haltung zu ihrem Handeln zu entwickeln (Poser et al., 2005, S. 163–165)

Mit Anwendung der hermeneutischen Fallarbeit nach Berta Schrems (2013) können anhand konkreter Fallsituationen theoretisches Wissen und Erkenntnisse zu Lösungen zusammengeführt werden. Laut Schrems werden mit dieser Methode die Problemlösungsfähigkeiten der Teilnehmenden durch Reflexion und intuitive Entscheidungsprozesse gefördert. Die Fallarbeit ist eine Methode zur Auslegung von komplexen Situationen. Phänomene wie z. B. Angst und Unsicherheit, werden hinterfragt und aus verschiedenen Perspektiven analysiert und ganzheitlich erfasst (Schrems, 2013). Als methodologische Grundlage der Fallarbeit führt Schrems (2013) die Hermeneutik an: »Das Ziel ist die Erfassung der Bedeutung; dabei kann an drei Punkten angesetzt werden: an der Perspektive der Betroffenen, am Kontext der gegebenen Situation und an einem passenden Erklärungsmodell« (Schrems, 2013, S. 49). Menschliche Phänomene, die im Zusammenhang mit Gesundheit und Krankheit erfahren werden können, stehen an zentraler Stelle und müssen keine Eigenerfahrung sein. Die Methode des hermeneutischen Fallverstehens basiert auf der Deutung, Interpretation und Bewertung von herausfordernden Phänomenen, gestützt auf Wissen, Erfahrung und den gegebenen Kontext (Schrems, 2013). Dabei werden die hermeneutischen Differenzen, das Vorverständnis der Teilnehmenden, systematisches Bezugswissen, die Lebenswelt der Betroffenen, Perspektivwechsel sowie ethische Aspekte in die Analyse einbezogen (Schrems, 2013).

19.3 Diskussion und Reflexion im Kontext von beruflichen Handlungsfeldern, Settings, Zielgruppen sowie nationalen und internationalen rechtlichen Grundlagen

Berufliche Handlungsfelder stellen nach Schneider (2005, S. 86) »komplexe Aufgabenbereiche dar, die entweder Problemstellungen aus dem Beruf, der Gesellschaft oder dem privaten Bereich aufgreifen«. Becker (2013, S. 13) beschreibt »berufliche Handlungsfelder bzw. Aufgabenfelder von Berufstätigen, [als Handlungsfelder, d. Verf.], in denen die beruflichen Arbeitsaufgaben verankert sind«. Die Begleitung von Menschen mit Suizidwunsch kann derzeit in allen Settings des Gesundheitswesens und pflegerischen Versorgungseinrichtungen gefordert werden und schließt die soziale Umgebung wie z. B. Angehörige ein.

Die Auseinandersetzung mit ethisch-moralischen Belastungen, wie Sterbewünschen und Suizidassistenz, findet in verschiedenen beruflichen Handlungsfeldern des Gesundheitswesens statt. Perspektivisch kann er in allen pflegerischen und medizinischen Versorgungsbereichen Anwendung finden, jedoch nicht zur geschäftsmäßigen Bereicherung dienen (StGB, 2018, §217 Abs. 1). Mediziner:innen, Pflegefachpersonen, Sozialarbeiter:innen, ehrenamtlichen Mitarbeiter:innen und Seelsorger:innen können in den Prozess involviert sein. »Dies bedeutet, im Falle eines Sterbewunsches aufgrund körperlichen Leidens, wie z. B. Schmerzen, werden vornehmlich Mediziner:innen und Pflegende gefordert sein. Wird der Suizidwunsch aus sozialen Gründen geäußert, sind Sozialarbeiter:innen bevorzugt anzusprechende Personen.« (Castellanos-Herr & Sandt, 2023, S. 82)

Die Organisationen und Fachgesellschaften der Suizidprävention sowie der Hospizarbeit und Palliativversorgung forderten eine umfassende gesetzliche Verankerung der Suizidprävention im Rahmen eines Suizidpräventionsstärkungsgesetzes in Verbindung mit dem weiteren Ausbau der Hospizarbeit und Palliativversorgung, was 2023 mit einer großen Mehrheit im Bundestag entschieden wurde. Der respektvolle Umgang mit einem Suizidwunsch gilt als wichtige Grundhaltung im Rahmen der Suizidprävention (Kapitany, 2022).

Meier und Sitte (2019, S. 3) setzen »die Akzeptanz des Sterbens als natürlichen Prozess am Ende des Lebens voraus«. Alt-Epping (2018, S. 22) beschreibt als übergeordnete Ziele der Palliativmedizin/Palliative Care die gesellschaftliche Bewusstmachung von Leid und Sterben sowie das Aufzeigen verschiedener Unterstützungs- und Behandlungsmöglichkeiten und kultureller Aspekte in Bezug auf die Begleitung in schwerer Krankheit und am Lebensende. Stanze und Stanze (2019, S. 299) ergänzen den interdisziplinären und multiprofessionellen Ansatz damit, »das Leiden entsprechend zu lindern, um Lebensqualität wieder herzustellen«. Im Zusammenhang mit den Gesetzesänderungen zum §217 wurde im Dezember 2015 das Gesetz zur Verbesserung der Hospiz- und Palliativversorgung in Deutschland (Hospiz- und Palliativgesetz, HPG) verabschiedet. Mit Stärkung dieses Gesetzes soll Todeswünschen von Betroffenen und damit der Suizidassistenz mittels frühzeitiger Leidenslinderung entgegengewirkt werden; zudem ist das Gesetz Gegenstand der Weiterbildung Palliative Care.

Mit der SEILASS-Studie, einem Projekt der Hochschule Bremen, wurde eine qualitative Studie durchgeführt, in der »Sichtweisen und Einstellungen von Pflegefachpersonen unterschiedlicher Versorgungssettings zur Suizidassistenz« erhoben wurden (Dörmann et al., 2023). Dabei stand das Erleben von Pflegefachkräften unterschiedlicher Versorgungssettings im Kontext der Suizidassistenz im Fokus. Zusätzlich wurde dargestellt, wie Pflegefachkräfte auf real oder fiktiv geschilderte Situationen der Suizidassistenz reagieren, ihre professionelle sowie individuelle Rolle einschätzen und wie sich die Entwicklung von Haltung und Einstellung im Kontext der Suizidassistenz etabliert (Dörmann et al., 2023).

Der Prozess der Suizidassistenz vom Todeswunsch bis zur Durchführung des Suizids ist an verschiedene gesetzliche und institutionelle Rahmenbedingungen gebunden. Mit der Ausformulierung der Rahmenbedingungen auf gesetzlicher und institutioneller Ebene kann die Begleitung von Suizidwilligen verantwortungsvoll erfolgen, in dem Wissen, dass der assistierte Suizid keine Straftat darstellt und die am Suizid beteiligten Personen keine rechtlichen Konsequenzen zu erwarten haben.

Lindner und Voltz (2021, S. 439) empfehlen Behandlungsteams, die Patient:innen mit Sterbewunsch begleiten, die Teilnahme an Angeboten, wie z.B. »Fallbesprechungen, Seelsorge und Supervision [...] sowie Ethikberatung [...] und Fortbildungen«. Im Kontext der Organisationsentwicklung gibt es eine Möglichkeit, beispielsweise durch Inhouse-Schulungen, diese Rahmenbedingungen in die verschiedenen Institutionen und Organisationen zu implementieren. In diesem Zusammenhang können auch Überlegungen zur Finanzierung von z.B. Supervision thematisiert werden, um moralisch-ethische Belastungen aufzuarbeiten.

Das Thema Suizidassistenz oder Sterbebeihilfe ist in den europäischen Ländern unterschiedlich geregelt. Den Blick auf die Regelungen und den Umgang mit Suizidbeihilfe der anderen Länder zu richten und ggf. aus den bestehenden Erfahrungen zu lernen, kann hilfreich sein. Mit den niederländischen Rechtsgrundlagen (April 2001) wie z.B. der Strafbarkeit der aktiven Sterbehilfe und der Beihilfe zur Selbsttötung, aber mit Strafausschließungsbestimmungen für Ärzt:innen sowie Regelungen über die Kontrolle der Lebensbeendigung auf Verlangen und der Hilfe bei Selbsttötung, wurde das Gesetz (niederländisches Strafgesetzbuch [nlStGB], Artikel 293 und nlStGB, Artikel 294) verabschiedet. In diesem Zusammenhang gilt es auch auf bedenkliche Aspekte und Studien zur emotionalen Belastung der Ärzt:innen, z.B. den Niederlanden, hinzuweisen.

Feichtner (2022) zeigt auf, dass die Durchführung eines assistierten Suizids in der Schweiz nicht von medizinischem Personal begleitet wird. Ärzt:innen übernehmen die Bewertung der Entscheidungsfähigkeit und bestätigen den freiverantwortlichen Suizidwunsch. Weiter übernehmen sie mit der Verordnung des Suizidmedikaments die Verantwortung der Bewertung der oben beschriebenen Kriterien (Feichtner, 2022).

Die Pflegekammern in Deutschland haben bisher noch keine Stellung bezogen. Der Schweizer Berufsverband der Pflegefachfrauen und -männer sieht die Verantwortung im Bereich der psychosozialen Begleitung und nicht im Bereich der Beschaffung, Zubereitung und Bereitstellung der Medikamente (Feichtner, 2022). In aktuellen Studien mit Pflegefachpersonen in Deutschland (Dörmann et al., 2023; Flügge et al., 2024) konnte analysiert werden, dass auch Pflegefachpersonen in Deutschland sich durch ihre berufliche Position in der Rolle der Begleitung sehen.

19.4 Zusammenfassende Hauptaspekte und zentrale Forderungen für die Palliative Care-Praxis

Für die begleitenden Personen ist der Umgang mit Sterbewilligen eine stark emotional geprägte Herausforderung, die der Anerkennung bedarf. »Darüber hinaus wirken sich auch die Emotionen der anderen auf das eigene Befinden aus, und die Beteiligten müssen lernen, mit diesen Emotionen umzugehen. Die belastenden Emotionen sind meist mit Ängsten verbunden, die z. B. den Umgang mit Scham- und Schuldgefühlen oder die Angst vor Fehlentscheidungen betreffen.« (Castellanos-Herr & Sandt, 2023, S. 59)

Die Äußerung z. B. eines Sterbewunsches stellt alle in den Prozess involvierten Personen vor besondere Herausforderungen und kann Moral Distress auslösen. Dörmann et al. (2023) schlussfolgern, dass hier der Bedarf eines gesonderten Curriculums zum Thema Suizidassistenz besteht.

19.4.1 Best Practice: »Entwicklung eines evidenzbasierten multiprofessionellen Curriculums zum Thema Suizidassistenz«

Auf Grundlage der in ▶ Kap. 19.2 und ▶ Kap. 19.3 beschriebenen Bildungsanforderungen wurde ein evidenzbasiertes multiprofessionelles Curriculum zum Umgang mit Suizidassistenz in Deutschland entwickelt. Das Curriculum zielt auf die Aus-, Fort- und Weiterbildung einer multiprofessionellen Personengruppe, die maßgeblich am Prozess der Suizidbegleitung beteiligt sein wird. Es wurde ein Rahmen geschaffen, innerhalb dessen die in den Umgang mit dem Wunsch nach Suizidassistenz involvierten Personengruppen auf die anstehenden An- und Herausforderungen, wie z. B. moralischen Belastungen, vorbereitet werden sollen. Dabei werden die Grundrechte, einzelne Einstellungen und ethisch-moralische Haltungen der durchführenden und begleitenden Personen beachtet und Raum geschaffen individuelle Einstellungen und Haltungen sowie ethisch-moralische Belastungen zu reflektieren und Lösungen zu entwickeln (Stanze et al., 2024; Castellanos-Herr & Sandt, 2023). Die Teilnehmenden sollen in multiprofessionellen Teams lernen, interprofessionell zusammenzuarbeiten, von den unterschiedlichen Kompetenzen lernen und sich im Rahmen der modularen Fort- und Weiterbildung gemeinsam weiterentwickeln.

Die Entwicklung des evidenzbasierten multiprofessionellen Curriculums zum Thema Suizidassistenz für die Aus-, Fort- und Weiterbildung in Deutschland wurde unter Berücksichtigung bereits vorhandener Kompetenzen und möglicher Erfahrungen der Teilnehmenden in Bezug auf Suizidassistenz, die Subjektorientierung in den Vordergrund der didaktischen Prinzipien gestellt. So stehen sowohl die individuellen Bedürfnisse der Menschen mit Sterbewunsch und ihrer Angehörigen als auch die Wünsche und Erfahrungen der Teilnehmenden und damit eine konstruktivistische Sichtweise im Vordergrund. Mithilfe »reflexiver Methoden lernen

Teilnehmende ihre bisherigen Erfahrungen mitzuteilen. Teilnehmende greifen auf diese Erfahrungen und Erkenntnisse anderer Teilnehmenden zurück und entnehmen, welche Zuschreibung und Bedeutung sie dem Lerngegenstand geben« (Jürgensen & Saul, 2021, S. 38).

Anhand von Daten aus Expertenworkshops und Einzelinterviews wurden Inhalte des zu entwickelnden Curriculums erhoben. Das aus zehn Modulen (▶ Tab. 19.1) bestehende Curriculum beschäftigt sich mit der Kompetenzentwicklung z. B. im Bereich der Suizidprävention, in Bezug auf den Umgang mit Ängsten, Rollenkonflikten, Dilemmata und rechtlichen sowie medizinischen Grundlagen zum Thema Suizidassistenz. Die Moduleinheiten sollen die Teilnehmenden stärken dem Prozess der Suizidassistenz kompetent begegnen zu können. Die Kompetenzformulierung erfolgte hier in Anlehnung an die Kompetenzbeschreibung des Deutschen Qualifikationsrahmens für lebenslanges Lernen (DQR).

Tab. 19.1: Übersicht der Moduleinheiten des evidenzbasierten, multiprofessionellen Curriculums für die Aus-, Fort- und Weiterbildung zum Umgang mit Suizidassistenz in Deutschland

Moduleinheiten: Curriculum für die Aus-, Fort- und Weiterbildung zum Umgang mit Suizidassistenz in Deutschland	
Modul 1:	Menschen mit Todeswünschen professionell begegnen können
Modul 2:	Emotionalen Belastungen aller am Prozess beteiligten Akteur:innen begegnen
Modul 3:	Innerhalb des multiprofessionellen Teams handeln können
Modul 4:	Rahmenbedingungen des Prozesses der Suizidassistenz kennenlernen
Modul 5:	Dem selbstbestimmten Menschen offen begegnen
Modul 6:	Den Prozess der Suizidassistenz unter Berücksichtigung ethischer Prinzipien reflektieren
Modul 7:	Die gesellschaftliche Relevanz zur Suizidassistenz erkennen und reflektieren können
Modul 8:	Im Rahmen des Prozesses der Suizidassistenz personale Kompetenzen erwerben
Modul 9:	Für den Prozess der Suizidassistenz relevante kommunikative Kompetenz erwerben
Modul 10:	Medizinische Grundlagen erwerben

Im Folgenden werden die Module für den Umgang mit und die Reflexion über ethische und moralische Belastungen näher erläutert.

Emotionalen Belastungen aller am Prozess beteiligten Akteur:innen begegnen

Insbesondere der Umgang mit emotionalen Belastungen, wie z. B. einem Todeswunsch zu begegnen, wird im Modul 2 hohe Aufmerksamkeit zugesprochen. »Ziel des Moduls ist es, am Prozess beteiligte Akteur:innen auf mögliche emotionale Belastungen vorzubereiten und Anleitung zu deren Reflexion zu geben.« (Castellanos-Herr & Sandt, 2023, S. 132)

Im Rahmen der Interviewauswertung wurden die emotionalen Belastungen für die am Prozess der Suizidassistenz beteiligten Personen benannt. Emotionen wie Angst, Ohnmacht, Intra- und Interrollenkonflikte, Gewissenskonflikte und Schuldgefühle kamen zum Ausdruck. Galushko et al. (2023) sehen darin fehlende Bewältigungskompetenzen der am Prozess beteiligten Akteur:innen. Laut Schmidt-Atzert (1996, S. 25) ist eine »Emotion ein qualitativ näher beschreibbarer Zustand, der mit Veränderungen auf einer oder mehreren der folgenden Ebenen einhergeht: Gefühl, körperlicher Zustand und Ausdruck«.

Die Teilnehmenden reflektieren eigene und fremde emotionale Belastungen in Bezug auf das Thema Suizidassistenz und analysieren die Komplexität der damit verbundenen Anforderungen an das berufliche Tätigkeitsfeld. Die emotionalen Belastungen können wissenschaftlich begründet argumentiert und berufliche Herausforderungen, die mit der Suizidassistenz einhergehen, frühzeitig erkannt werden. Konzepte und Unterstützungsmöglichkeiten sind in diesem Modul zu verorten. Maßnahmen zur eigenen Psychohygiene, Burn-out-Prophylaxe und Stärkung der Schutzmechanismen in Bezug auf ethisch-moralische Belastungen sollen erarbeitet werden.

Auch die Konfrontation und Auseinandersetzung mit der eigenen Sterblichkeit können Ängste auslösen und bilden daher ein weiteres Thema dieses Moduls ab. Husebø (2009, S. 551) weist an dieser Stelle darauf hin, dass niemand gezwungen werden kann, »der eigenen Sterblichkeit und dem eigenen Tod mit Offenheit zu begegnen«. Gleichzeitig macht der Autor die Relevanz einer authentischen Offenheit gegenüber Sterbenden deutlich.

Die Ergebnisse der Interviews zeigen das Risiko für berufliche Rollenkonflikte und Dilemmata bei der Begleitung eines assistierten Suizids. Die Berufsgruppen des Gesundheitssystems identifizieren sich vornehmlich mit dem gesellschaftlichen Auftrag, Gesundheit zu fördern, Krankheit zu vermeiden und Leben zu erhalten. Die Diskussion Suizidassistenz in diesen Auftrag zu implementieren und gewissenhaft vertreten zu können, ist Gegenstand dieses Moduls.

Für die am Prozess beteiligten Akteur:innen ist es aus Sicht der DGP (2021) wichtig, die eigenen Gefühle in der Begleitung wahrzunehmen und zu reflektieren. Hierzu werden regelmäßige Teambesprechungen und Supervisionen zur Selbstfürsorge und Psychohygiene empfohlen, u. a. um eigene Belastungsgrenzen zu respektieren (Mühlegger & Wimmer, 2022).

Den Prozess der Suizidassistenz unter Berücksichtigung ethischer Prinzipien reflektieren

Eine ethisch-moralische Reflexion wird in Modul 6 »Den Prozess der Suizidassistenz unter Berücksichtigung ethischer Prinzipien reflektieren« angeregt. Im Zentrum des Moduls steht die Reflexion eigener ethischer Prinzipien in Bezug auf die Suizidassistenz.

Die ethische Reflexion versteht Riedel (2015, S. 322) als »Analyse der pflegerelevanten Situation, mit der Perspektive auf deren moralischen Gehalt sowie auf die leitenden Werte und Werteorientierungen der Beteiligten hin. Ausgangspunkt für die ethische Reflexion sind nicht Personen als Meinungsträger, sondern Situationen und die in diesem Zusammenhang wirkende Werte.« Mit der Begleitung einer Suizidassistenz werden die Akteur:innen mit unterschiedlichen Lebenswelten, Lebensentwürfen und Lebenskontexten konfrontiert. Die Auseinandersetzung mit diesen Aspekten sieht Riedel (2013, S. 1) beeinflusst durch »subjektive Betroffenheit und von Widersprüchen, die für die Beteiligten auf der Basis ihrer persönlichen Werteorientierung Wahrheit und Gültigkeit beanspruchen«. Bei der curricularen Entwicklung werden thematische Zusammenhänge ethisch beleuchtet. In Anlehnung an Beauchamp und Childress (2019) stehen die vier Prinzipien ethischen Handelns in der Medizin im Mittelpunkt der curricularen Entwicklung. Aus medizinethischer Sicht entscheidet der Patient bzw. die Patientin autonom und selbstbestimmt, was mit ihm bzw. ihr geschieht. Die individuellen Entscheidungen haben alle am Prozess beteiligten Akteur:innen zu respektieren. Im Rahmen des Moduls 6 reflektieren und begleiten die Teilnehmenden den Prozess der Suizidassistenz vor dem Hintergrund aktueller ethischer Diskussionen und Prinzipien.

Im Rahmen des Prozesses der Suizidassistenz personale Kompetenzen erwerben

Im Kontext der Suizidassistenz sind personale Kompetenzen miteinander verknüpft. Diese umfassen insbesondere den Bereich »Verantwortung übernehmen«. Derzeit gibt es noch keine gesetzlichen Vorgaben, welche Personen- oder Berufsgruppen die Verantwortung für den Prozess zukünftig übernehmen sollen. Die Verordnungshoheit von Medikamenten liegt in Deutschland bisher ausschließlich bei den Ärzt:innen. Doch zur Suizidassistenz gehört nicht allein die Verordnung des Medikaments, sondern es betrifft viel mehr Professionen im Rahmen der Begleitung und Betreuung sowie Versorgung. Die Gesetzentwürfe berücksichtigen, dass die Verantwortung auf freiwilliger Basis aufgebaut werden muss und niemandem auferlegt werden kann.

Das Thema der Übernahme von Verantwortung wird in Modul 8 »Im Rahmen des Prozesses der Suizidassistenz personale Kompetenzen erwerben« aufgearbeitet. Dabei sollte die Bereitschaft Verantwortung zu übernehmen jedem bzw. jeder Einzelnen im Rahmen der Entscheidungshoheit freigestellt sein. Die Teilnehmenden sollten befähigt werden, die eigenen Grenzen einschätzen zu können. Darüber hinaus sollen sie ihre eigenen Gefühle wahrnehmen sowie Nähe und

Distanz in der Beziehungsarbeit reflektieren.

In der curricularen Entwicklung sind Themen wie Resilienz, Psychohygiene, Ausgleichsmöglichkeiten zum beruflichen Alltag und ggf. Informationen in Bezug auf mögliche Beratungsstellen berücksichtigt (Stanze et al., 2024; Castellanos-Herr & Sandt, 2023).

Ziel dieser modularen Einheit ist die Förderung der Reflexion eigener bestehender und der Entwicklung neuer Resilienz fördernder Kompetenzen, des konstruktiven Umgangs mit belastenden Arbeitssituationen und der eigenen psychischen Gesundheit (Benfer-Bresacher, 2018).

Rabe (2009) hält eine Reflexion des eigenen Handelns, besonders im Gesundheitswesen für hochrelevant, da sie zum Beispiel Pflegende als überwiegend mit zu Pflegenden konfrontiert versteht. Um der ständigen Konfrontation mit herausfordernden Situationen gerecht werden zu können, ist es von großer Bedeutung, dass sich alle am Prozess der Suizidassistenz beteiligten Personen stetig mit ethischen Grundsätzen auseinandersetzen. Dies sollte nicht nur im Rahmen von grundständigen Ausbildungen erfolgen, sondern auch von Fort- und Weiterbildungen. Die Methode der ethischen Fallreflexion ist ein durch einen Moderator geleitetes Gespräch, bei dem ein multiprofessionelles Team zusammenkommt und, innerhalb eines vordefinierten Zeitraums, gemeinsam eine ethisch begründbare Entscheidung zu einem herausfordernden Fall oder einer herausfordernden Situation trifft.

An ethischer Entscheidungsfindung kompetent mitwirken zu können, kann die Zufriedenheit mit der eigenen Arbeit und bilateral dazu sowohl die Reflexion des eigenen Handelns als auch die Qualität im beruflichen Setting erhöhen (Rabe, 2009). Bezogen auf das hier dargestellte Curriculum ist die Aussage Rabes auf alle am Prozess beteiligten Personen zu beziehen. Alle Akteur:innen, die sich als einbezogen in einen Prozess der Suizidassistenz verstehen, sollten über Kenntnisse zur Methode der ethischen Fallbesprechung verfügen, um an Entscheidungsprozessen mitwirken zu können.

Weiter ist es im Kontext der Suizidassistenz wünschenswert, die Fähigkeit »Vieldeutigkeit und Unsicherheit zur Kenntnis zu nehmen und ertragen zu können« auszubauen. Mit dem Aufbau einer guten Ambiguitätstoleranz nach Friesen (2019, o. S.) ist für die Demokratie unabdingbar. Es gilt im Kontext der Suizidassistenz zu lernen, unterschiedliche Interessen und Kompromisse auszuhalten und Unsicherheiten zu begegnen. »Es ist wichtig, dass die Mehrheit diese Fähigkeit besitzt und trainiert, um der Unsicherheit des Lebens, der Unberechenbarkeit der Zukunft mit innerer Toleranz zu begegnen.« (Friesen, 2019, o. S.)

19.5 Literatur

Akademie für Ethik in der Medizin (AEM). (2020). *Stellungnahme des Vorstands der Akademie für Ethik in der Medizin e.V. (AEM) zum Urteil des Bundesverfassungsgerichts vom 26. 02. 2020 aus medizinethischer Sicht.* https://www.aem-online.de/fileadmin/user_upload/Publikatio nen/Stellungnahmen/AEM_Stellungnahme_Suizidhilfe_nach_BVerfG_Urteil_2022- 02-22.pdf

Akademie für Ethik in der Medizin (AEM). (2022). *Aktualisierte und erweiterte Stellungnahme des Vorstands der Akademie für Ethik in der Medizin e.V. (AEM) zum Urteil des Bundesverfassungsgerichts vom 26. 02. 2020 aus medizinethischer Sicht (vom 22. 02. 2022).* https://www.aem-online.de/fileadmin/user_upload/Publikationen/Stellungnahmen/AEM_Stellungnahme_Suizidhilfe_nach_BVerfG_Urteil_2022-02-22.pdf

Alt-Epping, B. (2018). Leidenslinderung am Lebensende Erwartungen an die Palliativmedizin. *Bioethica Forum, 11*(1), 20–23. https://doi.org/10.24894/bf.2018.11006

Arnold, R., Gomez Tutor, C., Kammerer, J. (2002). Selbstgesteuertes Lernen als Perspektive der beruflichen Bildung. *Berufsbildung in Wissenschaft und Praxis* [BWP], (4), 32–36.

Ärztekammer Nordrhein (ÄkNo). (2022). *Ärztekammer Nordrhein fordert Suizidpräventionsgesetz.* https://www.aekno.de/presse/nachrichten/nachricht/aerztekammer-nordrhein-fordert-suizidpraeventionsgesetz

Beauchamp, T., Childress, J. (2019). Principles of Biomedical Ethics: Marking Its Fortieth Anniversary. *The American Journal of Bioethics, 19*(11), 9–12. https://doi.org/10.108 0/15265161.2019.1665402

Becker, M. (2013). *Arbeitsprozessorientierte Didaktik.* bwp. http://www.bwpat.de/ausgabe24/becker_bwpat24.pdf

Benfer-Breisacher, A. (2018). »Resilienz in der Pflege« – von Anfang an! Implementierung des Konzeptes »Resilienz« im Curriculum der Pflegeausbildung zur Förderung der psychischen Gesundheit von Pflegeschülern. *PADUA, 13*(3), 195–202. https://doi.org/10.1 024/1861-6186/a000438

Bundesverfassungsgericht (BVerfG). (2020). *Verbot der geschäftsmäßigen Förderung der Selbsttötung verfassungswidrig. Pressemitteilung Nr. 12/2020 vom 26. Februar 2020.* https://www.bundesverfassungsgericht.de/SharedDocs/Pressemitteilungen/DE/2020/bvg20-012.html

Castellanos-Herr, N., Sandt, R. (2023). *Entwicklung eines evidenzbasierten multiprofessionellen Curriculums für die Aus-, Fort- und Weiterbildung zum Umgang mit Suizidassistenz in Deutschland* [Masterarbeit, Fachhochschule Bielefeld]. Pallia Med Verlag.

Deutsche Gesellschaft für Palliativmedizin (DGP). (2017). *Kompetenzbasierte berufsgruppenunabhängige Matrix zur Erstellung von Curricula für die Weiterbildung curricularer Bildungsinhalte in Palliative Care/Palliativmedizin (KoMPaC).* Pallia Med Verlag.

Deutsche Gesellschaft für Palliativmedizin (DGP). (2021). *Empfehlungen der Deutschen Gesellschaft für Palliativmedizin (DGP) zum Umgang mit dem Wunsch nach Suizidassistenz in der Hospizarbeit und Palliativversorgung.* https://www.dgpalliativmedizin.de/images/DGP_Empfehlungen_zum_Umgang_mit_Wu%CC%88nschen_nach_Suizidassistenz_20210916.pdf

Deutsche Gesellschaft für Positive Psychologie (DGPP). (2022). *Toleranz, Akzeptanz und Verständnis.* https://www.dgpp-online.de/post/toleranz-akzeptanz-und-verstaendnis

Dörmann, L., Nauck, F., Wolf-Ostermann, K. et al. (2023). »I Should at Least Have the Feeling That It [...] Really Comes from Within«: Professional Nursing Views on Assisted Suicide. *Palliat Med Rep., 4*(1), 175–184. https://doi.org/10.1089/pmr.2023.0019. PMID: 37496713; PMCID: PMC10366272.

Fachkommission nach § 53 Pflegeberufegesetz. (2020). *Rahmenpläne der Fachkommission nach § 53 PflBG.* o. O.

Feichtner, A. (2022). Der Wunsch zu Sterben. In A. Feichtner, U. Körtner, R. Likar et al. (Hrsg.). (2022). *Assistierter Suizid. Hintergründe, Spannungsfelder und Entwicklungen* (S. 3–10). Springer.

Feichtner, A. (2022). *Assistierter Suizid aus Sicht der Pflege.* facultas.

Flügge, K., Kirchner, C., Seeger, Y. et al. (2024). Einstellungen von Pflegenden zum assistierten Suizid in der stationären Langzeitpflege: Eine qualitative Interview-Studie. *Zeitschrift für Palliativmedizin, 25*(02), 85–93. https://doi.org/10.1055/a-2205-8841

Friesen, v., A. (2019). *Mangel an Ambiguitätstoleranz. Der fatale Wunsch nach Eindeutigkeit.* Verfügbar unter: https://www.deutschlandfunkkultur.de/mangel-an-ambiguitaetstoleranz-der-fatale-wunsch-nach-100.html

Galushko, M., Frerrich, G., Eisenmann, Y. (2023). Todeswunsch aus Sicht der Verstorbenen. In K. Kremeike, K. Perrar, R. Voltz (2023). *Palliativ und Todeswunsch* (S. 120–127). Kohlhammer.

Husebø, S., Klaschik, E. (2009). *Palliativmedizin* (5. aktualisierte Auflage). Springer.

Jürgensen, A., Saul, S. (2021). *Handreichung für die Pflegeausbildung am Lernort Praxis.* Bundesinstitut für Berufsbildung.

Kapitany, T. (2022). Suizidbeihilfe – die Sicht der Suizidprävention. In A. Feichtner, U. Körtner, R. Likar et al. (Hrsg.), *Assistierter Suizid. Hintergründe, Spannungsfelder und Entwicklungen* (S. 185–191). Springer.

Klotz, K., Riedel, A., Lehmeyer, S. et al. (2022). Wenn Berufsethik zu moralischer Belastung führt. *Pflege, 10.2022*, 54–57. https://doi.org/10.1007/s41906-022-1936-y

Lindner, R., Voltz, R. (2020). *Todeswünsche. In Leitlinienprogramm Onkologie (Deutsche Krebsgesellschaft, Deutsche Krebshilfe, AWMF): Palliativmedizin für Patienten mit einer nicht-heilbaren Krebserkrankung, Langversion 2.2, 2020, AWMF-Registernummer: 128/001OL.* https://www.leitlinienprogramm-onkologie.de/leitlinien/palliativmedizin/.

Meier, O., Sitte, T. (2019). Grundlagen und Versorgungsstrukturen. In Thöns, M. & Sitte, T. (2019). *Repetitorium Palliativmedizin. Zur Vorbereitung auf die Prüfung Palliativmedizin* (3., überarbeitete und aktualisierte Auflage) (S. 1–13). Springer.

Monteverde, S. (2019). Komplexität, Komplizität und moralischer Stress in der Pflege. *Ethik Med, 31*, 345–360. https://doi.org/10.1007/s00481-019-00548-z

Mühlegger, V., Wimmer, H. (2022). Grundlegende Konzepte in der psychologischen Betreuung in Hinblick auf assistierten Suizid. In A. Feichtner, U. Körtner, R. Likar et al. (Hrsg.). (2022). *Assistierter Suizid. Hintergründe, Spannungsfelder und Entwicklungen* (S. 59–75). Springer.

Ostgathe, C., Alt-Epping, B., Golla, H. et al. (2011). Non-cancer patients in specialized palliative care in Germany: what are the problems? *Palliativ Medizin, 25*(2),148–152. https://doi.org/10.1177/0269216310385370

Poser, M., Schneider, K., Bohrer, A. et al. (2005). *Leiten, Lehren und Beraten. Fallorientiertes Lehr- und Arbeitsbuch für Pflegemanager und Pflegepädagogen.* Huber.

Rabe, M. (2009). *Ethik in der Pflegeausbildung. Beiträge zur Theorie und Didaktik.* Huber.

Riedel, A. (2013). Ethische Reflexion und Entscheidungsfindung im professionellen Pflegehandeln realisieren. *Ethik Med, 25*, 1–4. https://doi.org/10.1007/s00481-012-0236-2

Riedel, A. (2015). Vertiefung von Ethik-Kompetenzen Die Entwicklung einer Ethik-Leitlinie als methodisch-didaktische und strukturierende Rahmung. *PADUA, 10*(5), 321–327. https://doi.org/10.1024/1861-6186/a000282

Riedel, A., Goldbach, M., Lehmeyer, S. (2022). Moralisches Belastungserleben von Pflegefachpersonen – Ein deskriptives Modell der Entstehung und Wirkung eines ethisch bedeutsamen Phänomens der Pflege. In A. Riedel, S. Lehmeyer (Hrsg.), *Ethik im Gesundheitswesen* (S. 427–446). Springer. https://doi.org/10.1007/978-3-662-58680-8

Rombay, S. (2020). *BVerfG verwirft § 217 StGB und entwickelt Grundrecht auf Suizid.* https://www.juraexamen.info/bverfg-verwirft-%C2%A7-217-stgb-und-entwickelt-grundrecht-auf-suizid/

Schmidt-Atzert, L. (1996). *Lehrbuch der Emotionspsychologie.* Kohlhammer.

Schneider, K. (2005). Das Lernfeldkonzept – zwischen theoretischen Erwartungen und praktischen Realisierungsmöglichkeiten. In K. Schneider, E. Brinker-Meyendriesch, A. Schneider (2005). *Pflegepädagogik. Für Studium und Praxis* (2. Auflage) (S. 79–114). Springer.

Schrems, B. (2013). *Fallarbeit in der Pflege. Grundlagen, Formen und Anwendungsbereiche.* Facultas.

Stanze, D., Stanze, H. (2019). Die palliative Sedierung – Was der Hausarzt wissen sollte. Palliative Sedation – What The Family Physician Should Know. *ZFA, 95*, 298–302. http://dx.doi.org/10.3238/zfa.2019.0298-0302

Stanze H., Kern M., Radbruch L. et al. (2024). *»Ich kann und will nicht mehr«: Curriculum für die Aus-, Fort- und Weiterbildung zum Umgang mit Sterbewünschen und Suizidassistenz in Deutschland* (Reihe Palliative Care 1). Pallia Med Verlag.

Wagner, F. (2020). *Mögliche Neuregelung der Suizidassistenz.* Bundesgesundheitsministerium. https://www.bundesgesundheitsministerium.de/fileadmin/Dateien/3_Downloads/Gesetze_und_Verordnungen/Stellungnahmen_WP19/Suizidassistenz/Deutscher_Pflegerat_bf.pdf

V Zum Abschluss

Zusammenfassung und Ausblick

Annette Riedel und Henrikje Stanze

Die in den vorausgehenden Kapiteln vollzogene dezidierte Analyse, Auseinandersetzung und kritische Reflexion der bestehenden Zusammenhänge zwischen dem Potenzial für und den Auswirkungen von Moral Distress und Moral Injury einerseits sowie den Besonderheiten der beiden Phänomene im Kontext der palliativen Versorgung und Begleitung wie auch angesichts der spezifischen Anforderungen an die Palliative Care andererseits, verweist auf die Bedeutsamkeit der Darlegungen aus den unterschiedlichsten Perspektiven. Zugleich unterstreichen die praxisnahen und -bezogenen Beiträge des Buches, dass Palliative Care-spezifisches professionelles Handeln unmittelbar in die individuellen Lebensbezüge der zu pflegenden, zu versorgenden und zu begleitenden Menschen eingebunden ist, was eine Vielfalt moralischer Fragestellungen und ethischer Herausforderungen eröffnet.

Deutlich wird zugleich: Die Komplexität der Situationen mit moralischem Gehalt im Kontext der Palliative Care und die damit verbundenen ethischen Entscheidungserfordernisse in der Versorgung und Begleitung einer höchst vulnerablen Zielgruppe, sowie die Vielfalt der wirkenden Perspektiven, Werteorientierungen und Vorstellungen bezüglich der Konkretion von Lebensqualität, des Lebens bzw. hinsichtlich eines »guten« Sterbens fordern angesichts der besonderen Lebensphase im Palliative Care-Kontext ethisch heraus. Diesbezüglich zeigen die Ausführungen, dass Situationen mit moralischem Gehalt, mit den inhärenten und geforderten Abwägungs- und Entscheidungserfordernissen, zu einer moralischen Irritation oder Ungewissheit führen und sich auf das moralische Handelsvermögen auswirken können. Aufgrund der situativen ethischen Komplexität kann es zu einem moralischen Unbehagen und in der Folge zu einem erschwerten moralischen Handeln kommen. Die situative ethische Komplexität kann zu moralischem Stress und einem kompromittierten moralischen Handlungsvermögen führen (Monteverde, 2019, S. 353). Moral Distress und Moral Injury wiederum können die moralische Integrität der Mitglieder des interprofessionellen Palliative Care-Teams in unterschiedlichem Ausmaß verletzen (Riedel & Seidlein, 2024; Seidlein & Kuhn, 2023; Golbach et al., 2023; Riedel et al., 2022).

Deutlich wird in der Darlegung der Autor:innen hinsichtlich der Ursachen und beeinflussenden Faktoren von Moral Distress und Moral Injury zudem, dass der Grund für das moralische Belastungserleben nicht ausschließlich bei der betroffenen Person selbst liegt, sondern vielfach auch im System oder in den institutionellen Gegebenheiten begründet ist. Das heißt in der Konsequenz auch, dass es Formen der Prävention und Intervention bedarf, die sich an die betroffenen Personen selbst richten, aber auch die Leitungsverantwortlichen für Ethikbildung, Ethikstrukturen und Organisationsethik gefordert sind, ihren Beitrag zur moralischen Entlastung zu leisten. Diese umfassende Perspektive ist grundlegend dafür, um langfristig den Berufsverbleib, die Berufszufriedenheit und die Palliative Care-Qualität abzusichern. Vor diesem Hintergrund ist es folgerichtig, dass die Beiträge des Buches in der Summe nicht nur problematisieren und kontextualisieren, sondern zugleich konkrete Interventionen zur Prävention und Reduktion von Moral Distress und Moral Injury aufzeigen.

Wenngleich zu den Phänomen Moral Distress und Moral Injury selbst noch weiterer Forschungsbedarf besteht (Seidlein, 2023), so kann in der Zusammenschau der Beiträge – die sowohl aus der Wissenschaft wie auch aus der Praxis kommen – konstatiert werden, dass die mit dem Buch intendierte Sensibilisierung und Aufmerksamkeit für Moral Distress und Moral Injury berechtig ist und zum richtigen Zeitpunkt erfolgt. Zugleich darf der mit den Phänomenen einhergehende Handlungsbedarf und Aufruf zur Verantwortungsübernahme nicht ohne die beschriebenen Konsequenzen im Kontext der Palliative Care-Qualifizierung wie auch der organisationsethischen Entwicklungen bleiben. Denn das Ziel des Buches war es nicht, zu den bereits umfassend bestehenden, übergreifenden Belastungen und ethischen Herausforderungen im Kontext der Palliative Care (Geng et al., 2024; Luitingh et al., 2024; Jeong et al., 2024; Maffoni et al., 2019) eine weitere Facette hinzuzufügen. Das Ziel des Buches ist es vielmehr, eine Basis dahingehend zu schaffen, sensibel für Moral Distress und Moral Injury und somit sensibel für die Mitarbeitenden im Palliative Care-Team zu sein. Die Beiträge des Buches bieten eine Grundlage dafür, Moral Distress und Moral Injury zu identifizieren und im Sinne der Gesundheit, Berufszufriedenheit aber auch der Palliative Care-Qualität verantwortungsvoll konkrete Maßnahmen der Prävention und Intervention abzuleiten, begründet einzufordern und zu etablieren, im Sinne einer verantwortungsvollen und umfassenden Sorge für die Lebensqualität der Mitarbeitenden und der begleiteten Menschen in der Palliative Care.

Literatur

Geng, S., Zhang, L., Zhang, Q. et al. (2024). Ethical dilemmas für palliative care nurses: systematic review. *BMJ Support Palliat Care*, 27. https://doi.org/10.1136/spcare-2023-004742

Goldbach., M, Riedel, A., Lehmeyer, S. (2023). Entstehung und Wirkung moralischen Belastungserlebens bei Pflegefachpersonen. In: A. Riedel, S. Lehmeyer, G. Goldbach (Hrsg.), *Moralische Belastung von Pflegefachpersonen* (S. 35–68), Springer.

Luitingh, T. L., Williams, M., Vemuri, S. (2024). Moral-Uncertainty Distress in Palliative Care: A Reflection on its Impact on Clinical Practice. *J Pain Symptom Manage*, 68(4), e333–e337. https://doi.org/10.1016/j.jpainsymman.2024.07.032

Maffoni, M., Argentero, P., Giorgi, I. et al. (2019). Healthcare professionals' moral distress in adult palliative care: a systematic review. *BMJ Support Palliat Care*, 9(3), 245–254. https://doi.org/10.1136/bmjspcare-2018-001674

Monteverde, S. (2019). Komplexität, Komplizität und moralischer Stress in der Pflege. *Ethik in der Medizin*, 31, 345–360. https://doi.org/10.1007/s00481-019-00548-z

Riedel, A., Seidlein, A.-H. (2024). *Moralisches Belastungserleben. socialnet Lexikon*. https://www.socialnet.de/lexikon/29976 (Zugriff am: 27.10.2024)

Riedel, A., Goldbach, M., Lehmeyer, S. (2022). Moralisches Belastungserleben von Pflegefachpersonen – Ein deskriptives Modell der Entstehung und Wirkung eines ethisch bedeutsamen Phänomens in der Pflege. In: A Riedel & S. Lehmeyer (Hrsg.), *Ethik im Gesundheitswesen* (S. 427–446), Springer.

Seidlein, A.-H. (2023). Moral Distress: Allgegenwärtig, erschöpfend erforscht und nun? *Pflege*, *36*(4), 187–188. https://doi.org/10.1024/1012-5302/a000945

Seidlein, A.-H., Kuhn, S. (2023). When Nurses' Vulnerability Challenges Their Moral Integrity: A Discursive Paper. *Journal of Advanced Nursing*, *79*(10), 3727–3736. https://doi.org/10.1111/jan.15717

Verzeichnis der Autorinnen und Autoren

Prof. Dr. med. Bernd Alt-Epping
Ärztl. Direktor der Klinik für Palliativmedizin
Universitätsklinikum Heidelberg
Lehrstuhl für Palliativmedizin Universität Heidelberg
Im Neuenheimer Feld 305, D-69120 Heidelberg
bernd.alt-epping@med.uni-heidelberg.de

Natalie Castellanos-Herr
Stellv. Akademieleiterin der Johanniter-Akademie NDS./B.
Büttnerstraße 19, D-30165 Hannover
natalie-reyes.castellanos-herr@johanniter.de

Prof. Dr. med. Carl Friedrich Classen
Leiter Sektion Pädiatrische Onkologie und Palliativmedizin
Universitätsmedizin Rostock, Kinder- und Jugendklinik
Ernst- Heydemann- Str. 8, D-18057 Rostock
carl-friedrich.classen@med.uni-rostock.de

Stephanie Feinauer, M. A.
Fakultät Soziale Arbeit, Bildung und Pflege
Hochschule Esslingen
Flandernstr. 101, D-3732 Esslingen
stephanie.feinauer@hs-esslingen.de

Dr. Daniel Gregorowius
Bildungsbeauftragter und Ethikforen-Leitung
Stiftung Gesundheitskompass – Institut für praktische Gesundheitsethik
Schaffhauserstrasse 418, CH-8050 Zürich
daniel.gregorowius@gesundheitskompass.ch

Prof. Dr. habil. Thomas Heidenreich
Fakultät Soziale Arbeit, Bildung und Pflege
Hochschule Esslingen
Flandernstr. 101, D-73732 Esslingen
thomas.heidenreich@hs-esslingen.de

Prof. Dr. med. Susanne Hirsmüller
M. Sc. Palliative Care, Professorin Hebammenkunde B. Sc.
Fliedner Fachhochschule gemeinnützige GmbH
University of Applied Sciences
Geschwister-Aufricht-Straße 9, D-40489 Düsseldorf
hirsmueller@fliedner-fachhochschule.de

Isabelle Karzig-Roduner
Co-Leitung Klinische Ethik und Co-Geschäftsführerin Klinisches Ethikkomitee
Universitätsspital Zürich
Institut für Biomedizinische Ethik und Medizingeschichte, Universität Zürich
Rämistrasse 100, CH-8091 Zürich
isabelle.karzig@usz.ch

Martina Kern
Leitung Zentrum für Palliativmedizin, Helios Klinikum Bonn/Rhein-Sieg und ALPHA Rheinland
Heinrich-Sauer Str.15, D-53111 Bonn
rheinland@alpha-nrw.de

Karen Klotz, M. A.
Wissenschaftliche Mitarbeiterin
Hochschule Esslingen, Fakultät Soziale Arbeit, Bildung und Pflege
Flandernstr. 101, D-73732 Esslingen
karen.klotz@hs-esslingen.de

Steven Kranz
Stellv. Geschäftsführer
Deutsche Gesellschaft für Palliativmedizin
Aachener Straße 5, D-10713 Berlin
steven.kranz@palliativmedizin.de

Prof. Dr. med. Tanja Krones
Leitende Ärztin Klinische Ethik und Geschäftsführerin Klinisches Ethikkomitee
Universitätsspital Zürich
Institut für Biomedizinische Ethik und Medizingeschichte, Universität Zürich
Rämistrasse 100, CH-8091 Zürich
tanja.krones@usz.ch

Dr. rer. biol. hum. Katja Kühlmeyer
Akademische Rätin, Institut für Ethik, Geschichte und Theorie der Medizin
LMU München
Lessingstr. 2, D-80336 München
katja.kuehlmeyer@med.lmu.de

Prof. Dr. Georg Marckmann
Institut für Ethik, Geschichte und Theorie der Medizin
LMU München
Lessingstr. 2, D-80336 München
marckmann@lmu.de

Susann May, MPH
Wissenschaftliche Mitarbeiterin
Zentrum für Versorgungsforschung
Medizinische Hochschule Brandenburg
Seebad 82/83, 15562 Rüdersdorf bei Berlin
susann.may@mhb-fontane.de

Dr. Christina Mensger
Wissenschaftliche Mitarbeiterin
Abteilung Hämatologie und Internistische Onkologie
Universitätsklinikum Jena, Klinik für Innere Medizin II
Am Klinikum 1, D-07747 Jena
christina.mensger@posteo.de

Prof. Dr. Settimio Monteverde, MAE, MME, RN
Dozent, Leiter Ausbildungsprogramm BSc Pflege
Berner Fachhochschule, Departement Gesundheit
Murtenstrasse 10, CH-3008 Bern
und
Co-Leitung Klinische Ethik und Stv. Geschäftsführer Klinisches Ethikkomitee
Universitätsspital Zürich
Institut für Biomedizinische Ethik und Medizingeschichte, Universität Zürich
Rämistrasse 100, CH-8091 Zürich
settimio.monteverde@bfh.ch

Dr. Felix Mühlensiepen, PhD, MPH
Wissenschaftlicher Mitarbeiter
Zentrum für Versorgungsforschung
Medizinische Hochschule Brandenburg
Seebad 82/83, 15562 Rüdersdorf bei Berlin
felix.muehlensiepen@mhb-fontane.de

Urs Münch
Ethikbeauftragter der DRK Kliniken Berlin
Klinik für Allgemein- und Viszeralchirurgie
DRK Kliniken Berlin Westend
Spandauer Damm 130, D-14050 Berlin
u.muench@drk-kliniken-berlin.de

Julia Petersen
Wissenschaftliche Mitarbeiterin
Bundesanstalt für Arbeitsschutz und Arbeitsmedizin
Fabricestraße 4, D-01099 Dresden
petersen.julia@baua.bund.de

Prof. Dr. phil. habil. Annette Riedel, M. Sc.
Professorin für Pflegewissenschaft mit dem Schwerpunkt klinische Pflegepraxis und -forschung
Hochschule Esslingen
Fakultät Soziale Arbeit, Bildung und Pflege
Flandernstr. 101, D-73732 Esslingen
annette.riedel@hs-esslingen.de

Rabea Sandt
Leitung Weiterbildung »Pflege in der Onkologie (DKG)«
Lindenburg Akademie – Universitätsklinikum Köln
Glueler Straße 176–178, D-50935 Köln
rabea.sandt@uk-koeln.de

Dr. med. Hannah Vera Schmieg, M. A.
Bildungsbeauftragte und Ethikforen-Leitung
Stiftung Gesundheitskompass – Institut für praktische Gesundheitsethik
Schaffhauserstrasse 418, CH-8050 Zürich
hannah.schmieg@gesundheitskompass.ch

Prof. Dr. Martin Schnell
Inhaber des Lehrstuhls für Sozialphilosophie und Ethik im Gesundheitswesen
Universität Witten/Herdecke, Fakultät für Gesundheit (Department für Humanmedizin)
Alfred-Herrhausen-Straße 50, D-58448 Witten
martin.schnell@uni-wh.de

Margit Schröer
Dipl.-Psychologin, Psychologische Psychotherapeutin, Medizinethikerin
in Düsseldorf
info@medizinethikteam.de

Dr. Anna-Henrikje Seidlein, M. Sc.
Wissenschaftliche Mitarbeiterin
Institut für Ethik und Geschichte der Medizin
Universitätsmedizin Greifswald
Ellernholzstraße 1–2; D-17487 Greifswald
anna-henrikje.seidlein@med-uni-greifswald.de

Prof. Dr. Alfred Simon
Geschäftsführer und wissenschaftlicher Leiter der Akademie für Ethik in der Medizin, assoziierter wissenschaftlicher Mitarbeiter des Instituts für Ethik und Geschichte der Medizin
Universitätsmedizin Göttingen
Humboldtallee 36, D-37073 Göttingen
simon@aem-online.de

Prof. Dr. Henrikje Stanze
Professorin und Studiengangsleitung Internationaler Master Palliative Care M.Sc., Professorin des Studiengangs Internationaler Studiengang Pflege B.Sc.
Hochschule Bremen
Am Brill 2–4, D-28199 Bremen
henrikje.stanze@hs-bremen.de

Dr. med. Jürg C. Streuli
Geschäftsführer und Institutsleiter
Stiftung Gesundheitskompass – Institut für praktische Gesundheitsethik
Schaffhauserstrasse 418, CH-8050 Zürich
juerg.streuli@gesundheitskompass.ch

PD Dr. med. Christian Volberg, MPC
Oberarzt Palliativstation
Universitätsklinikum Marburg, Klinik für Anästhesie und Intensivtherapie
Baldingerstraße, D-35043 Marburg
christian.volberg@staff.uni-marburg.de